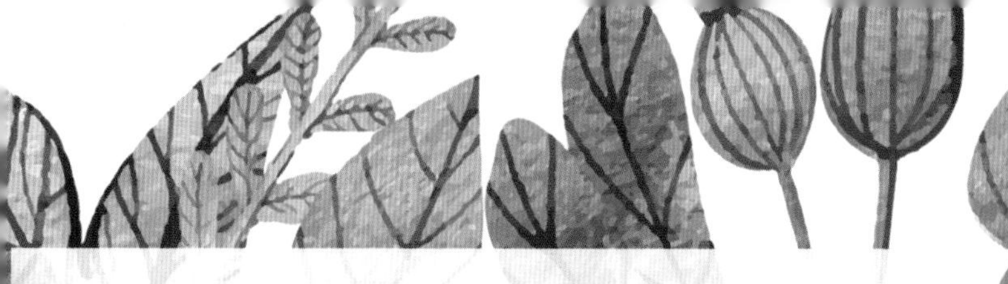

QINGCAOYAO

SHIBIE YINGYONG TUPU

300余种常用青草药 600余张高清彩图 1200余首单偏验方

青草药

识别应用图谱

（第二版）

冼建春　王福强　主编

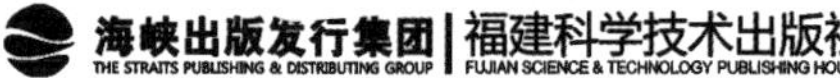

图书在版编目（CIP）数据

青草药识别应用图谱 / 冼建春，王福强主编 . —2 版 . —福州：福建科学技术出版社，2020.5

ISBN 978-7-5335-6081-2

Ⅰ . ①青… Ⅱ . ①冼… ②王… Ⅲ . ①中草药–图谱 Ⅳ . ① R282-64

中国版本图书馆 CIP 数据核字（2020）第 020646 号

书　　名　**青草药识别应用图谱（第二版）**
主　　编　冼建春　王福强
出版发行　福建科学技术出版社
社　　址　福州市东水路 76 号（邮编 350001）
网　　址　www.fjstp.com
经　　销　福建新华发行（集团）有限责任公司
印　　刷　福州德安彩色印刷有限公司
开　　本　700 毫米 ×1000 毫米　1 / 32
印　　张　20.75
图　　文　640 码
版　　次　2020 年 5 月第 2 版
印　　次　2020 年 5 月第 10 次印刷
书　　号　ISBN 978-7-5335-6081-2
定　　价　68.00 元

书中如有印装质量问题，可直接向本社调换

编 委 名 单

主　编：冼建春　王福强

副主编（按姓氏笔画排序）**：**刘四军　邱文慧　陈　溢　冼浚立　魏裕涛

编　委（按姓氏笔画排序）**：**王福强　刘四军　邱文慧　陈华恩　陈　溢　冼建春　冼浚立　郑敏婷　郭诗韵　魏裕涛

作 者 简 介

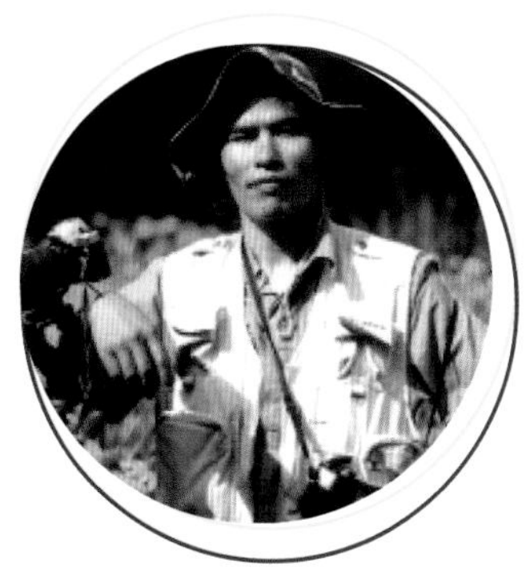

冼建春：广州中医药大学中药标本中心主任，全国中医药院校中药标本馆专业委员会副理事长兼副秘书长，国医大师邓铁涛教授学术传承人。长期从事中医临床、中药、民间医药的研究，擅长摄影，并把自己的中医药知识与摄影技术相结合，拍摄了大量准确性、艺术性极强的中药基源图片。参与了《常用中草药与验方》《中草药彩图手册》《岭南医方精选》《常用中药材真伪对照鉴别图谱》等图书的编写。

本书 使用指南

查找药物的方法

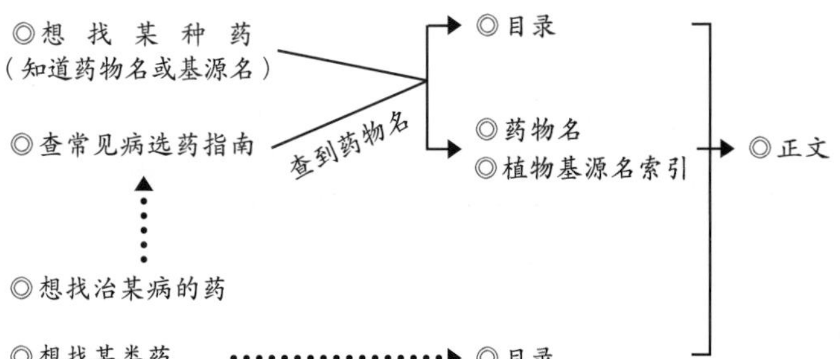

图文结合使用方法

红色文字　该段文字所述为该基源的特征性形态。由于生长环境的不同，同种植物的形态可能不完全吻合，若某植物形态与文中红色文字叙述一致，而其他形态不完全符合，也基本可判定为该植物。

加波浪线文字　该段文字所述的特征在图中清晰可辨，且已用与文中右上角标相同数字在图中标出（见示意图）。

玉簪花

○常用别名

内消花、白鹤仙、金销草、化骨莲。

○植物基源

百合科植物玉簪 *Hosta plantaginea* (Lam.) Aschers. 的花。

○采收加工

多在夏季含苞待放时采收，阴干。生用或鲜用。

○性味功用

甘、辛，微寒；有毒。清热解毒，利水通淋。内服：2~3 克，水煎服。外用：适量，捣敷患处。

识别特征：多年生草本。叶基生，成丛；叶片卵形，急尖，有光泽[1]。花白色，顶端有叶状苞片 1 枚[2]；芳香，夜间开，向上生长，形如"玉簪"[3]；花柄基部有膜质卵形苞片；花被长漏斗状，上部 6 裂，花筒长。蒴果狭长[4]。种子黑色，有光泽，边缘有翼。花期 7~8 月，果期 8~9 月。生于阴湿地区。分布于我国各地大部分地区。

验方精选：①咽喉肿痛：玉簪花 3 克，板蓝根、玄参各 15 克，水煎服。②牙痛、咽喉痛：玉簪花煎水含漱；或玉簪花 5 克，板蓝根、玄参各 25 克，水煎服。③小便不通：玉簪花、灯心草各 3 克，萹蓄、车前草各 12 克，水煎服。④烧伤：玉簪花 500 克，用香油 2000 毫升浸泡 2 个月，取香油外涂。⑤乳痈、疮毒、蛇咬伤：鲜玉簪花地上部分洗净，捣烂外敷。⑥耳内流脓：玉簪花地上部分适量，洗净，捣汁滴耳。⑦瘰疬：玉簪花根捣烂成泥，贴敷患处，每日 1 次。

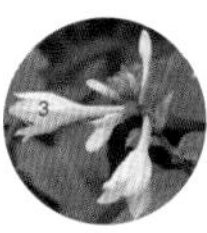

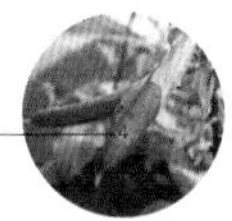

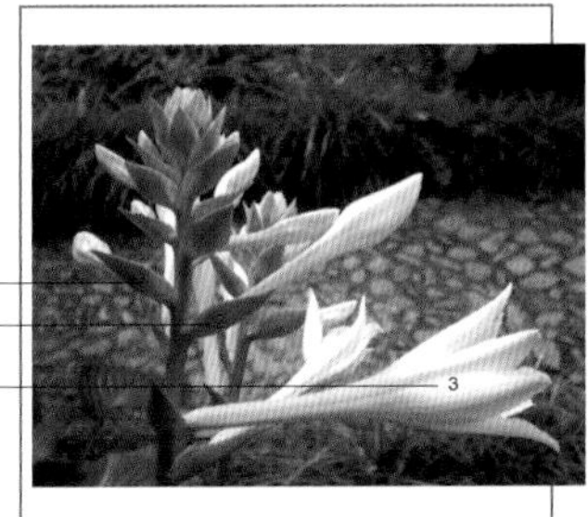

○玉　簪

常见植物形态术语图解

叶序种类

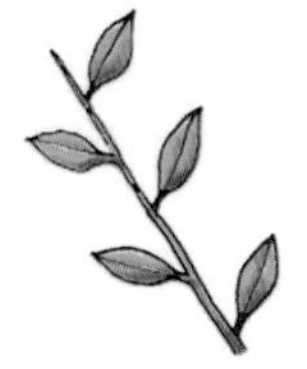
互生

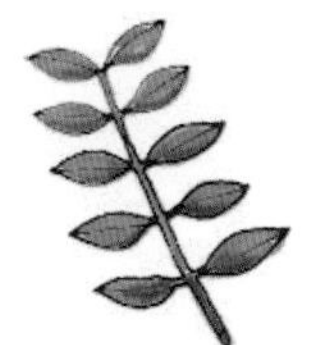
对生

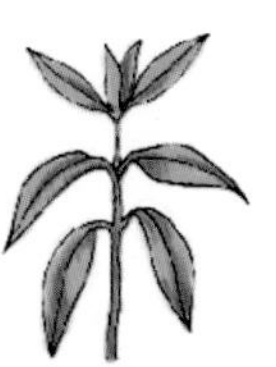
十字形对生

轮生

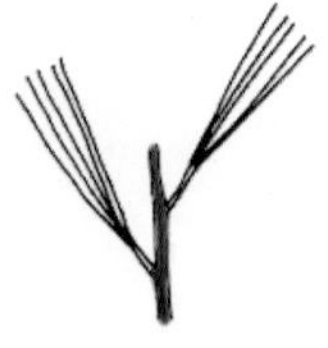
簇生

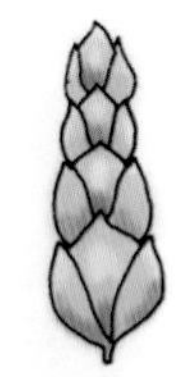
覆瓦状排列

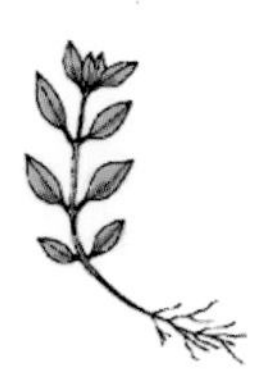
茎生

丛生

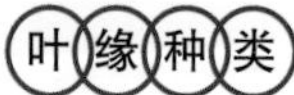

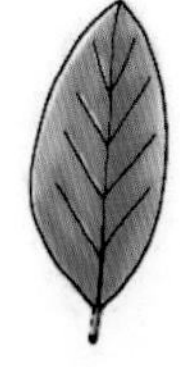
全缘

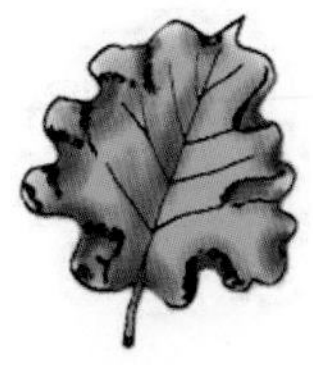
波状

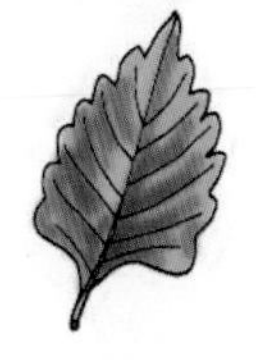
钝锯齿

锯齿

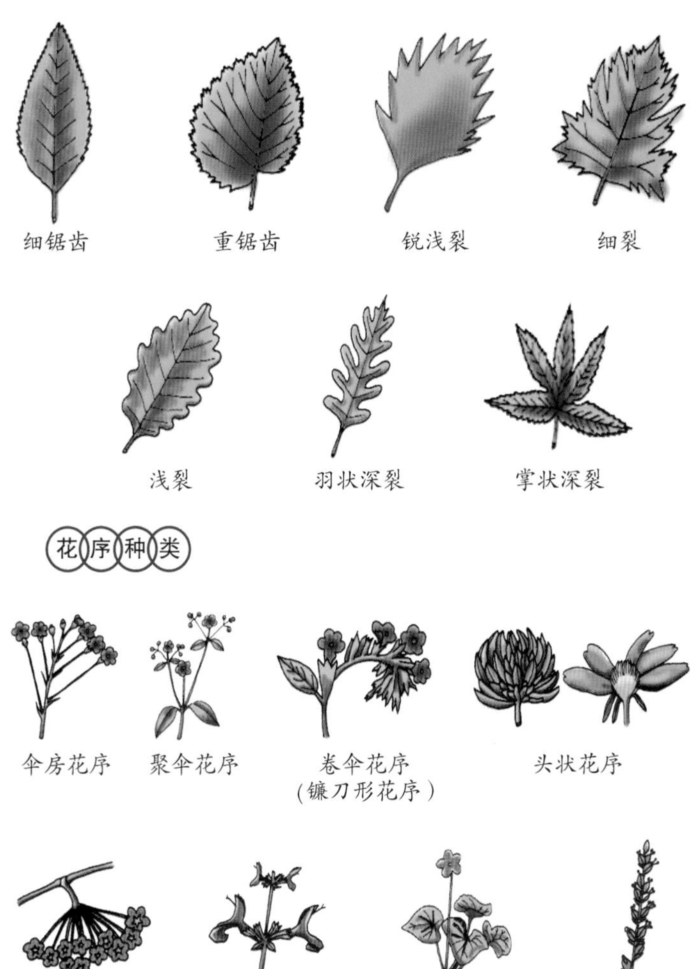
细锯齿
重锯齿
锐浅裂
细裂
浅裂
羽状深裂
掌状深裂
花序种类
伞房花序
聚伞花序
卷伞花序
（镰刀形花序）
头状花序
伞形花序
密伞花序
单顶花序
穗状花序

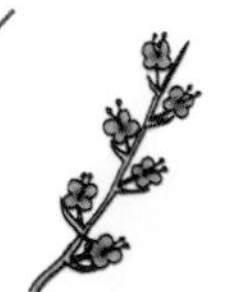

总状花序

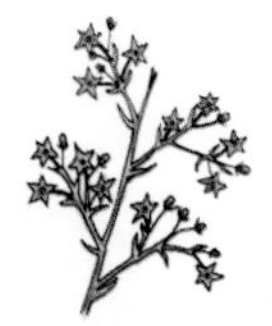

圆锥状花序

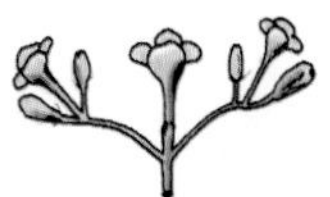

二歧聚伞花序

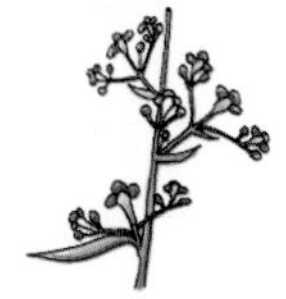

总状复聚伞花序

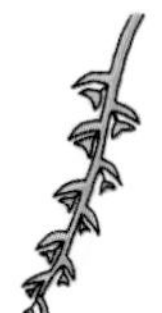

柔荑花序

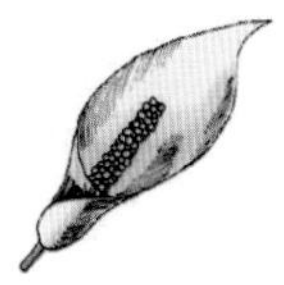

肉穗花序

花形种类

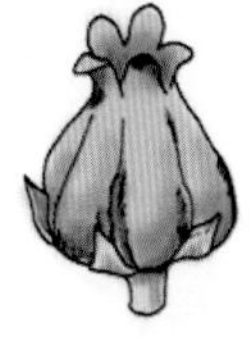

壶状

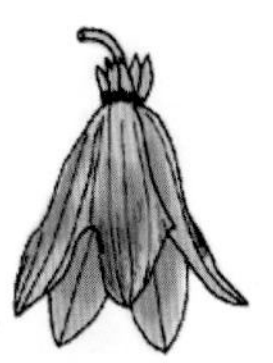

钟状

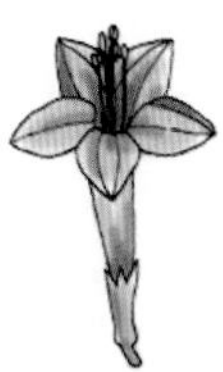

高杯状

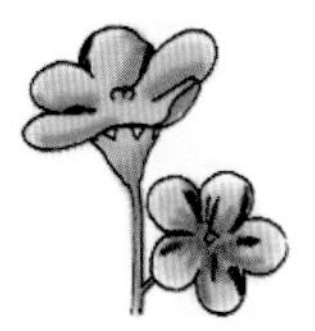

轮状

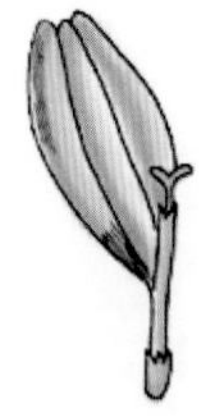

舌状

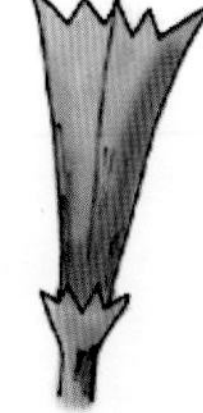

管状

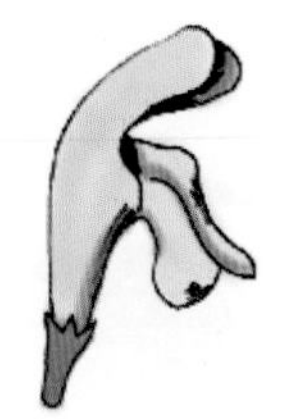

二唇形

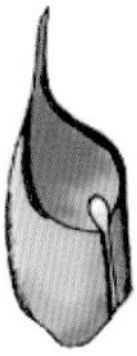

菁葖状 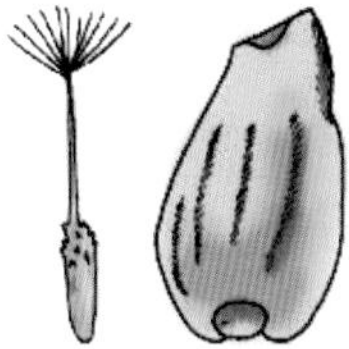　　瘦果 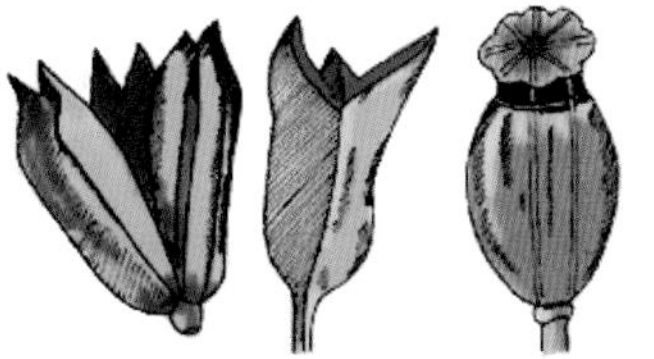　　蒴果

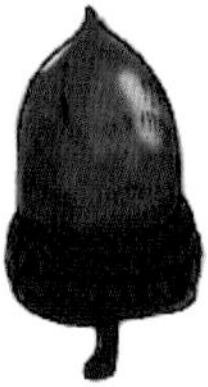

坚果 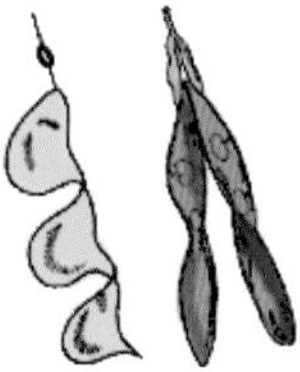　　荚果 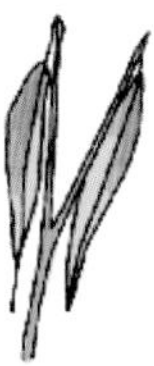　　分离果

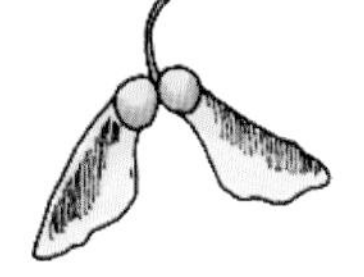

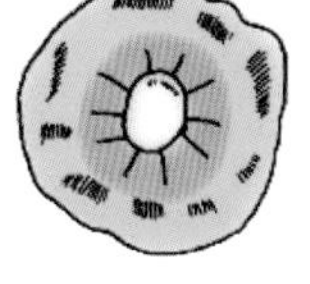

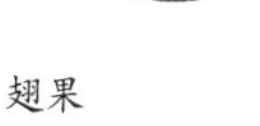

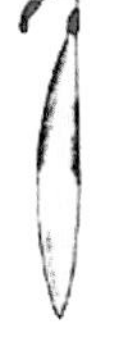

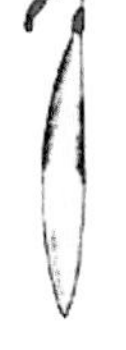

翅果

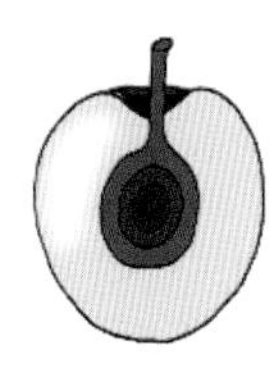

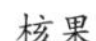

核果

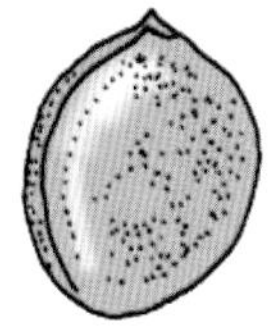

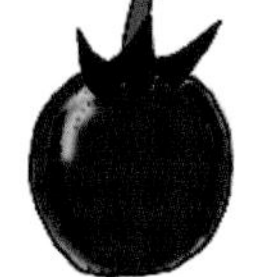

核或小核果

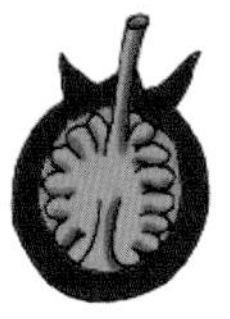

浆果

序

随着“回归大自然”浪潮的兴起，传统天然药物，特别是中药的特色和优势越来越受到人们的重视。中药的应用历史悠久，历代医家和广大人民一起积累了丰富的临床经验。加大中药的开发应用，既是对传统文化的继承发展，也是对人类的医疗保健事业做出的新贡献。然而，作为一种天然药物，准确识别中药是其推广应用的前提。

作为广州中医药大学中药标本中心主任、岭南中草药研究课题的负责人，冼建春教授积累了丰富的中药识别经验。多年来，他为了拍摄药用植（动）物，踏遍全国名山大川，行走二十余个省市，“行万里路，学万种药”，积累了大量珍稀的药物基源图片。此次他所主编的《中草药识别应用图谱》和《青草药识别应用图谱》，各从浩如烟海的中草药资源宝库中选择300余种分布广泛、疗效显著的中草药，采用图文并茂的形式整理出版。本书重点突出识别，特别注意结合传统的鉴别方法（看、摸、嗅、尝），简单易学、非常适合野外快速识别之用。此外，书中创造性地将文字描述与图中药物特征用专门的标识一一对应标出，使得图文相互呼应，对照性更强，更便于读者按图索骥，准确地识别药物。所选验方，多是组成简单、经长期临床应用、疗效确切的方剂，实用性很强。可以预期，这两本书的出版，将深受广大读者的欢迎。值其出版前夕，特为其作序。

广州中医药大学教授、国务院政府特殊津贴专家

刘心纯

再版前言

我国药用植物资源丰富，各类图书典籍中也时常有青草药疗疾的病案。在大力倡导“绿色环保，回归自然”，从以“治病”为中心到以“治未病”“人民健康”为中心转变的今天，充分重视青草药这个“天然药库”，发挥中医药特别是青草药“简、便、廉、验”优势，对新时代国家医改、百姓健康都有重要的作用。

本书自 2006 年出版至今已有 14 年余，一直得到广大读者的喜爱，先后印刷了 9 次，累计印数达 43000 册，14 年间我们收到了大量的读者来信和宝贵意见，时隔 14 年，我们有必要对该畅销书进行修订再版以飨读者。此次修订，我们特稍改大开本，调整版式，使其既能很好地体现本书特点又方便携带。其次，为方面读者识别草药，我们在文前醒目位置设置了彩图版的“常见植物形态术语图解”。再次，增补或替换了一些更具代表性的植物特征图片。值得一提的是，本书每种植物特征文字描述与图片一一对应标注，植物特征一目了然，极大地提高了本书的实用性，这是本书区别于市场同类书最显著的特点。本书验方药味少，是作者临床经验总结，用法简单，疗效明确，但还是要在专业医生的指导下应用。

当你远离尘嚣，走进自然时，本书也将成为你识别身边药用植物宝藏的指南。最后，感谢读者对本书的厚爱，希望此次再版能更好地服务于广大读者。

编写说明

1. 本书收载了分布广泛、易于采收、疗效显著的常用青草药 300 多种，并按功效分为 16 类。

2. 每种药均按正名、常用别名、植物基源、采收加工、性味功用、识别特征、验方精选等项记述，并配有 1~4 幅原植 (动) 物的图片 (包括生境、特写图)。

3. 每味药包括文字和彩图两部分。因限于篇幅，“常用别名”以使用较广泛的为主酌情收录。“识别特征”重点描述野生状态下感官能识别的特征，如花、果实的特征，茎叶特征，气味、乳汁及特有味道或特定的生长环境等。为了利于读者识别，各原植 (动) 物重要的、有鉴别意义的形态特征在文中用红色印刷；而图中清晰易辨的特征，则行文中下加波浪线，并注有数字角码，同时在图中相应部分分别用相应数字标出。

4. 凡有毒植物，不论毒性大小，均在“性味功用”中注明“有毒”，无毒药物则不注明。

5. “性味功用”中所述药物用量为干品用量，无特殊标明者，鲜用时加倍。

6. “验方精选”原则上选组方简单（一般组成不多于 5 种）、药材易于取得、效果显著的验方 2~5 首。验方保留原方原貌，方中的国家保护动物用自然淘汰品或人工养殖品替代。

7. 书后另附植物基源名和药名（正名、别名）的中文名索引，并按拼音排序，索引中正名用黑体，别名用宋体，植物基源名用仿宋体。

8. 书后附有“常见病选药指南”，读者在医生的指导下可据此选方用药，具体用法参见内文。

目录

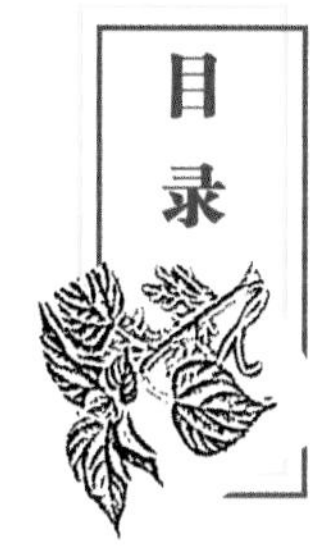

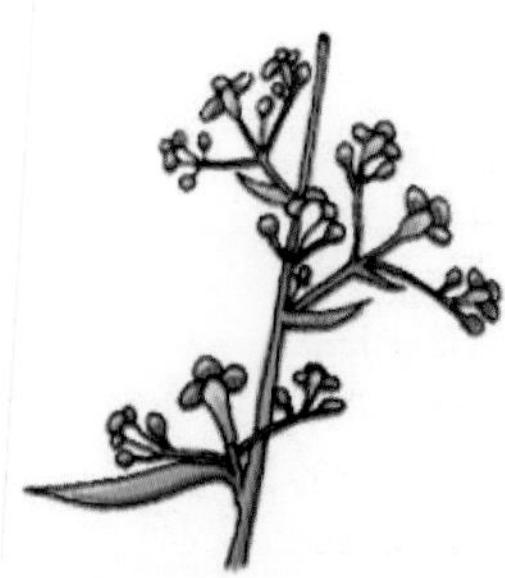

泻下药 /228

祛风湿药 /236

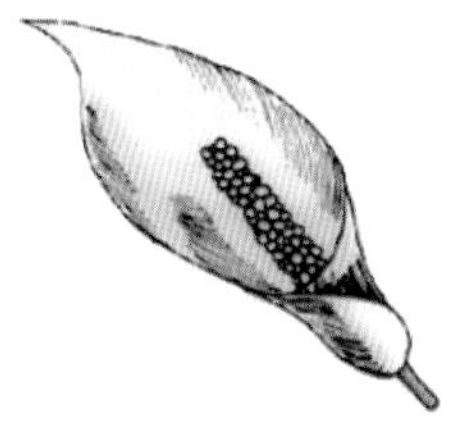

利水渗湿药 /314

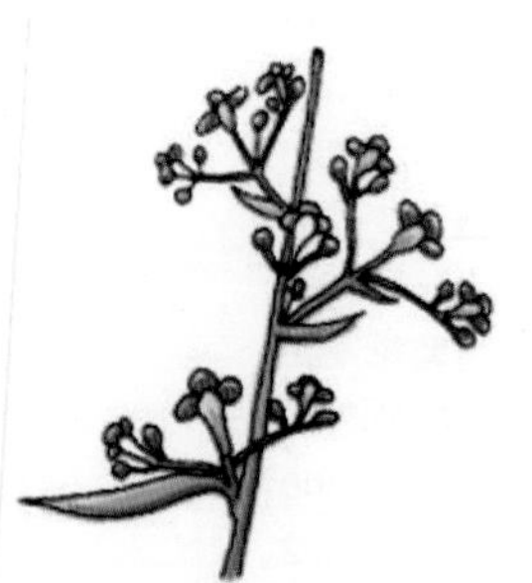

温里药 /392

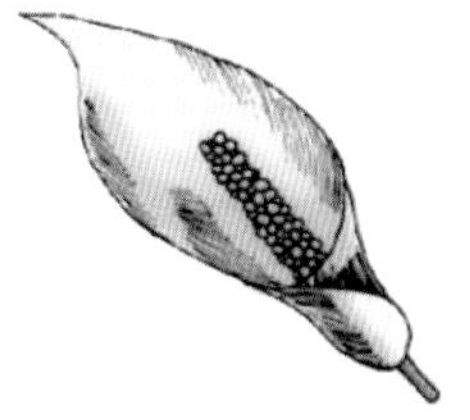

理气药 /402

止血药 /434

活血祛瘀药 /458

化瘀药 /504

安神药 /532

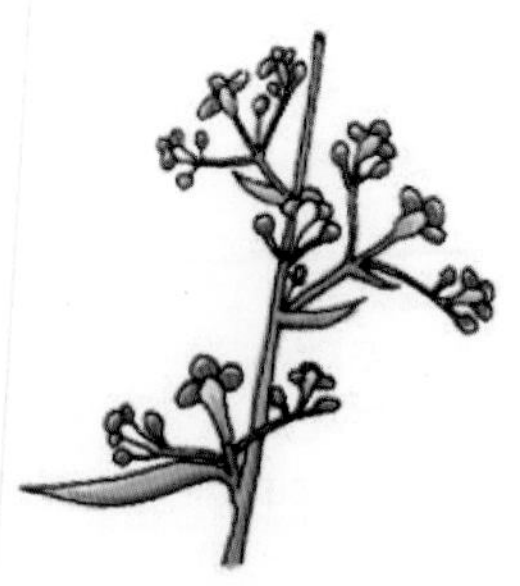

平肝息风药 /538

补益药 /544

收涩药 /574

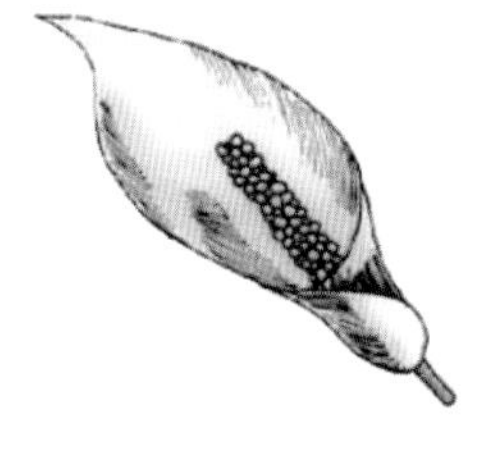

消食药 /582

驱虫药 /596

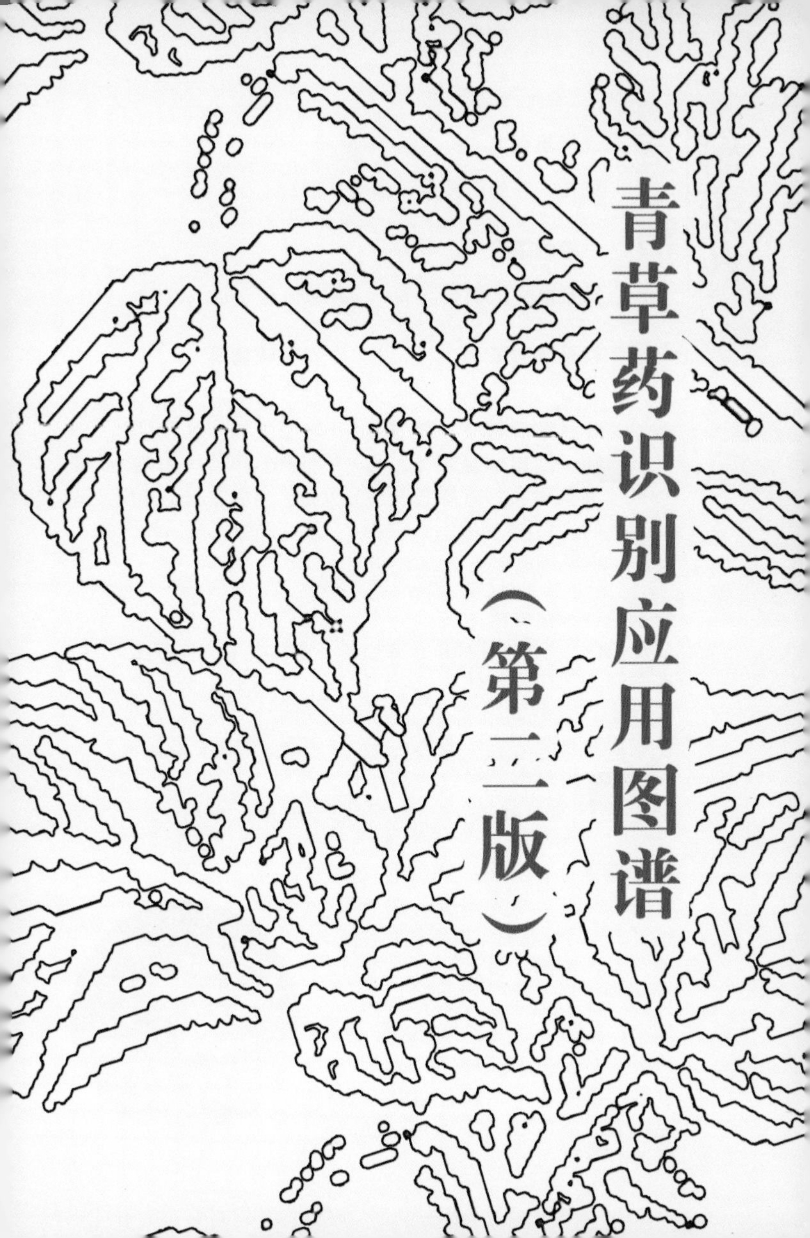

青草药识别应用图谱（第二版）

黄荆

◎常用别名

蚊枝、姜荆、布荆。

◎植物基源

马鞭草科植物黄荆 *Vitex negundo* L. 的叶。

◎采收加工

夏初未开花时采集净叶，堆叠踏实，使其发汗，倒出晒至半干，再堆叠踏实，待绿色变黑润，再晒至足干。生用或鲜用。

◎性味功用

甘、苦，平。清热解表，利湿除痹，解毒截疟。内服：6~15 克（鲜品 15~60 克），水煎服。外用：适量，捣敷或煎汤外洗。

识别特征：落叶灌木或小乔木，高 2~5 米。根黄白色。树皮灰褐色，小枝四棱形[1]，灰白色，密被柔毛，枝叶揉碎后有香气。掌状复叶对生，具长柄[2]；小叶 5 片，全缘或每侧有 2~5 个疏浅齿，下面灰白色，密被短柔毛。花小，淡紫色，组成顶生圆锥花序[3]；花萼钟形，5 齿裂，被毛；花冠被毛，二唇形。果球形，褐色，基部有宿存萼。花期 7~8 月，果期 8~9 月。生于山坡、路旁、林缘。主产于广东、广西等地。

验方精选：①脚癣：鲜黄荆、松叶各 250 克，水煮泡脚。②风寒感冒、流行性感冒（以下简称“流感”）：黄荆、黄皮树叶、苏叶各 15 克，水煎服。③寒湿肠炎、痢疾：黄荆、荜澄茄各 15 克，水煎服。④风寒湿关节疼痛：黄荆、罗勒、南五味子、刺五加皮各 15 克，入地金牛 10 克，水煎，加适量黄酒调服。

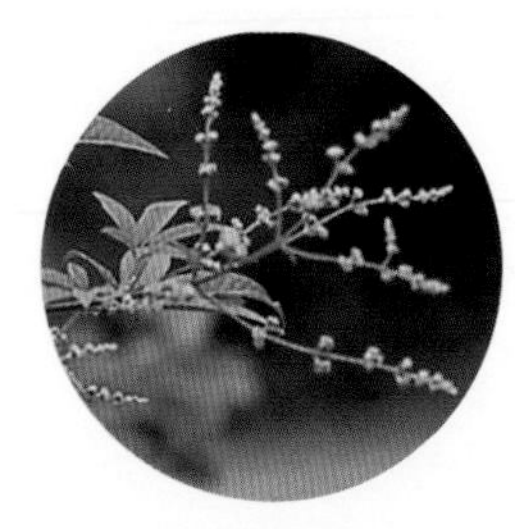

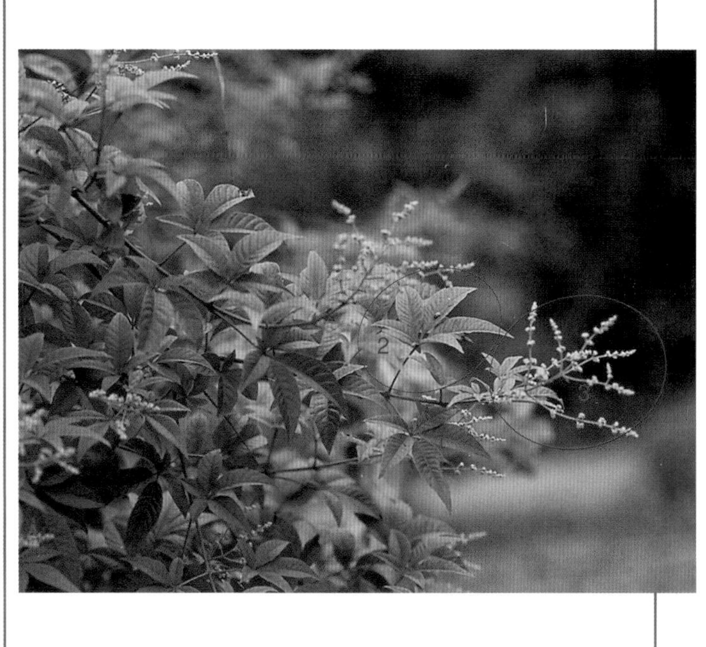

◎黄荆

鹅不食草

◎常用别名

地胡椒、三芽戟。

◎植物基源

菊科植物石胡荽 *Centipeda minima* (L.) A. Braun et Aschers. 的全草。

◎采收加工

5~6 月采集，鲜用或晒干用。

◎性味功用

辛，微温。归肺、肝经。驱风散寒，通鼻开窍，化痰止咳。内服：6~10 克，水煎服；捣汁服可用至 60 克；散剂，每次 1~2 克。外用：适量。

识别特征：1 年生匍匐状草本，高 5~20 厘米，微臭，揉碎有辛辣味。茎细，基部分枝很多，枝匍匐，着地生根，无毛或略有细柔毛。叶互生；叶片小，倒卵状披针形，先端钝，基部楔形，边缘有疏齿，无柄[1]。头状花序小，扁球形，无柄[2]，单生叶腋；花黄色。瘦果四棱形，棱上有毛。花期 4~9 月，果期 5~10 月。生于稻田或阴湿处、路旁。主产于湖北、江苏、广东等地。

验方精选：①伤风头痛：鹅不食草 10 克，水煎后闻其气味，每日 2 次。②湿疮：鹅不食草 15 克（擂烂），朱砂 1.5 克，加适量桐油制成膏状，外敷患处。③扁桃体炎：鹅不食草 10 克，糯米 30 克，将鹅不食草捣烂，取汁浸糯米然后磨浆，分数次慢慢含咽。④目赤肿痛、风痒：鹅不食草、青黛、川芎各 6 克，研为细末，含水满口，每次吸一点细末进入鼻内，有眼泪出来即止。

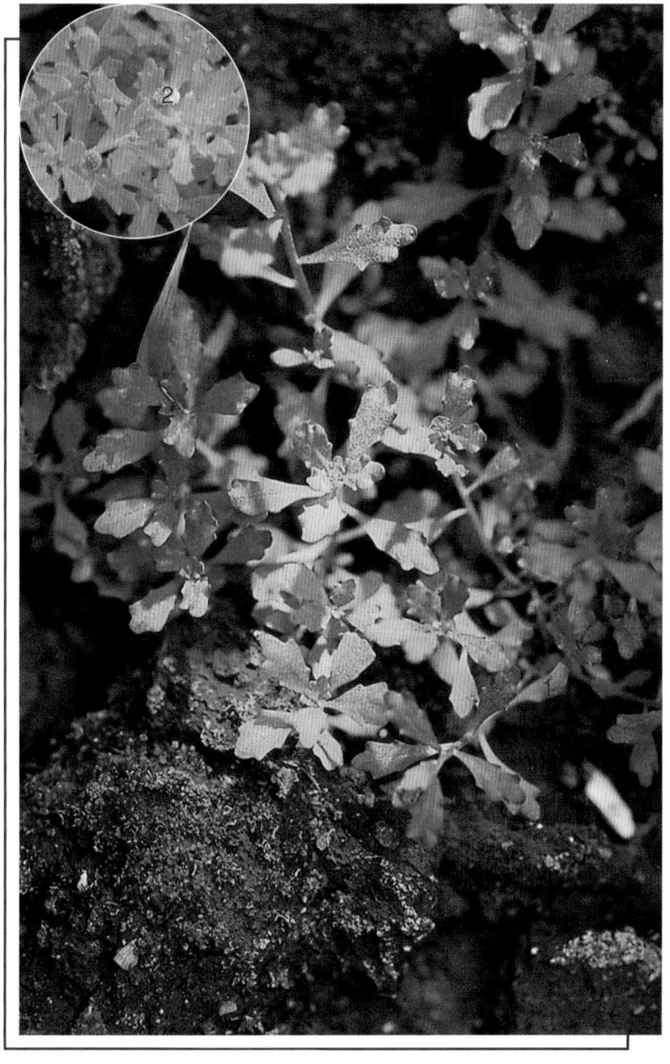

◎石胡荽

牡荆叶

◎**常用别名**

午时草、布惊草、土柴胡。

◎**植物基源**

马鞭草科植物牡荆 *Vitex negundo* L. var. *cannabifolia* (Sieb. et Zucc.) Hand.-Mazz. 的叶。

◎**采收加工**

秋季采收，去除杂质，晒干。生用或鲜用。

◎**性味功用**

辛、苦，平。祛风解表，除湿，杀虫，止痛。内服：9~15 克，水煎服。外用：适量。

识别特征：落叶灌木或小乔木，高可达 5 米，多分枝，有香味。新枝四棱形[1]，密被细毛。叶对生[2]，间有 3 叶轮生；掌状五出复叶[3]，边缘具粗锯齿，两面绿色，并有细微油点，两面沿叶脉有短细毛，嫩叶背面毛较密；总叶柄密被黄色细毛。圆锥状花序顶生或侧生[4]，密被粉状细毛；小苞细小，线形，有毛，着生于花梗基部；花萼钟状，上端 5 裂；花冠淡紫色，外面细毛密生。果球形，褐色，基部有宿存萼。花期 7~8 月，果期 8~9 月。生于山野、林缘、路旁等温暖处。主产于江苏、湖南、广西等地。

验方精选：①风寒感冒：鲜牡荆叶 30 克，或加鲜紫苏叶 12 克，生姜 2 片，水煎服。②预防中暑：牡荆干嫩叶、罗勒叶各 9 克，水煎代茶饮。③痧气腹痛及胃痛：鲜牡荆叶 30 克，春砂仁 9 克，水煎服。④急性胃肠炎：鲜牡荆叶 30 克，水翁花 15 克，水煎服。⑤久痢不愈：牡荆鲜叶 30 克，炒麦芽 15 克，生姜 3 克，加适量冰糖，水煎服。

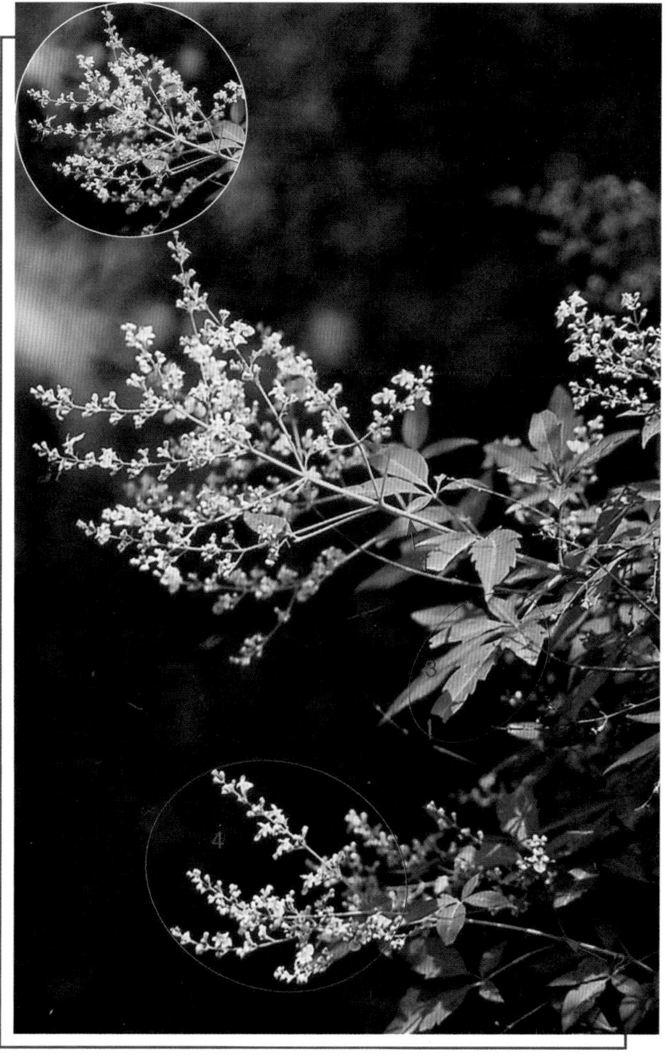

◎牡荆

豆豉姜

◎常用别名

满山香、山苍子、澄茄根。

◎植物基源

樟科植物山鸡椒*Litsea cubeba* (Lour.) Pers.的根及根茎。

◎采收加工

9~10月挖取，洗净，切片，阴干或晒干。生用或鲜用。

◎性味功用

辛，温。祛风除湿，理气止痛。内服：6~15克（鲜品15~60克），水煎服。外用：适量，煎汤洗。

识别特征：落叶灌木或小乔木，高可达10米，全体无毛，有强烈的姜香。根圆锥形，灰白色。茎皮灰褐色，小枝细长，幼时被短毛。叶互生[1]；叶片长圆状披针形或长椭圆形[2]，先端渐尖，基部楔形，全缘，上面亮绿色，下面灰绿色，幼时被毛，后无毛。花先于叶开放，淡黄色[3]，雌雄异株；花序总梗纤细，每梗顶端有苞片4。浆果球形，如黄豆大，香辣，成熟时黑色，基部有6齿状宿存花被。花期2~3月，果期7~8月。生于灌丛、疏林或林中路旁、水边。分布于长江流域以南各地。主产于广东、广西、重庆、四川等地。

验方精选：①感冒头痛，风湿骨痛：豆豉姜、土防风各15克，水煎服。②胸口痛：豆豉姜15克，葱头5克，泡酒服用。③肩颈关节疼痛、活动无力、上肢发麻：豆豉姜、入地金牛、鸡骨香各30克，研粉，加少许黄酒、鸡蛋清调和，敷肩颈部，每周1次。

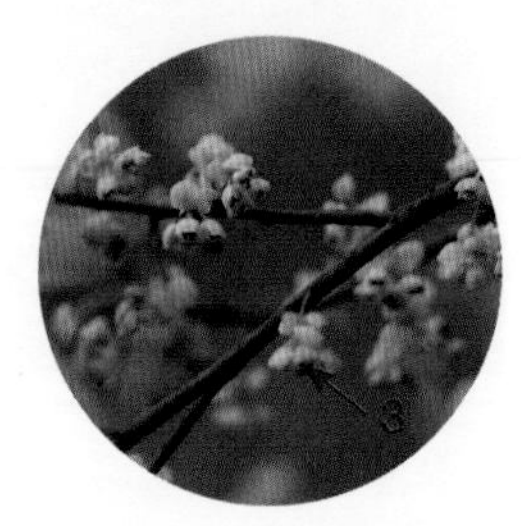

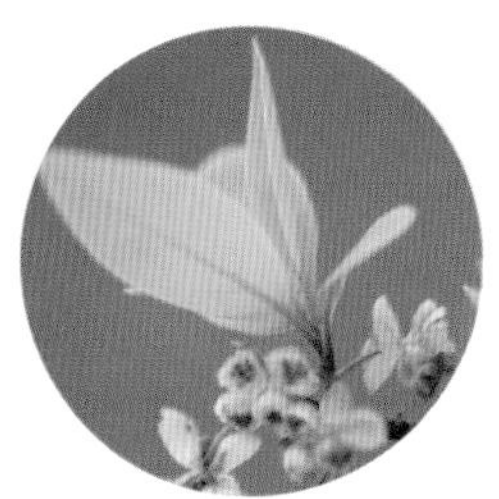

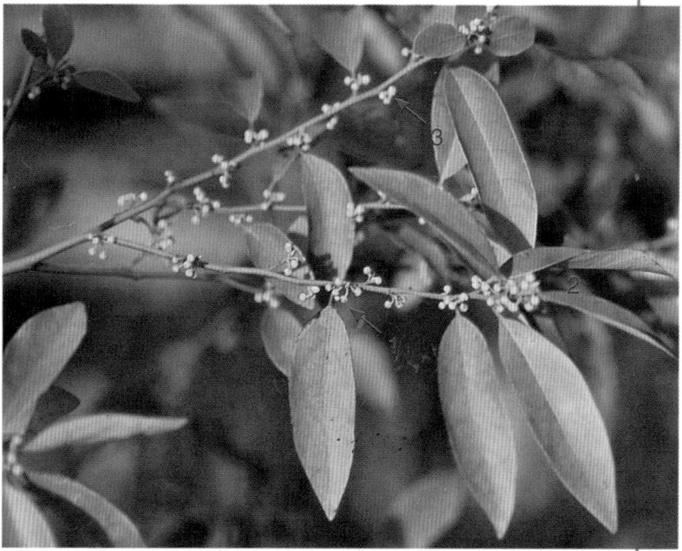

◎ 山鸡椒

假芫荽

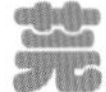

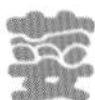

◎常用别名

刺芫荽、马刺、洋芫荽、香信。

◎植物基源

伞形科植物刺芹 *Eryngium foetidum* L. 的全草。

◎采收加工

全年可采，去除杂质，阴干，切段。生用或鲜用。

◎性味功用

辛，温。疏风散寒，行气健胃。内服：9~15 克，水煎服。外用：适量，捣敷。

识别特征：多年生草本，高 10~60 厘米，因香气似芫荽，叶缘有刺，故称“假芫荽”“刺芫荽”。基生叶披针形或倒披针形[1]，基部渐窄而成一阔而扁平的叶柄，边缘有硬骨质和刺状齿[2]，羽状脉达锯齿尖端成硬刺。花茎直立，粗壮，中部以上 2 分枝，具有疏锐齿的茎生叶[3]；圆形或矩圆形头状花序生于花茎的分叉处[4]；花小极多，白色或淡绿色；总苞片叶状，较小，有针刺。双悬果极小，有茶色小凸瘤。花期 4 月，果期 5~6 月。生于村边、路旁、河滩沙地，或栽培。主产于广东、广西、云南等地。

验方精选：①产后流血：鲜假芫荽 30 克，水煎后用适量米酒调服。②跌打肿痛：鲜假芫荽、鲜吴茱萸叶、鲜柠檬叶、鲜肿节风、小驳骨各等量，捣烂后用少许米酒炒，搽在患处。③消化不良、脘腹胀满：假芫荽 15 克，水煎服。④小儿风热外感：鲜假芫荽、白马骨、路边青根各 15 克，蝉衣 5 克，水煎服。⑤腹泻：假芫荽 15 克，生姜 5 克，水煎，分 2 次服。

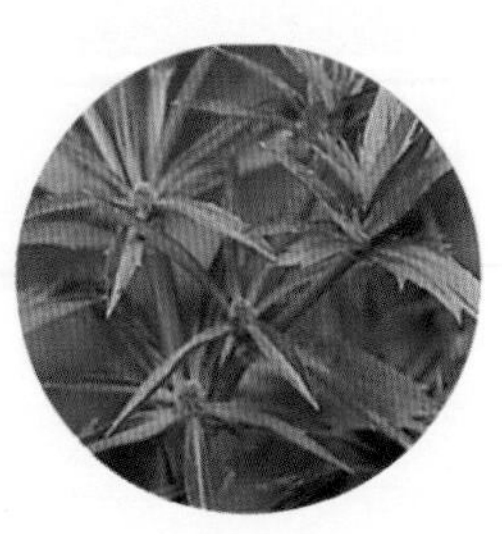

11

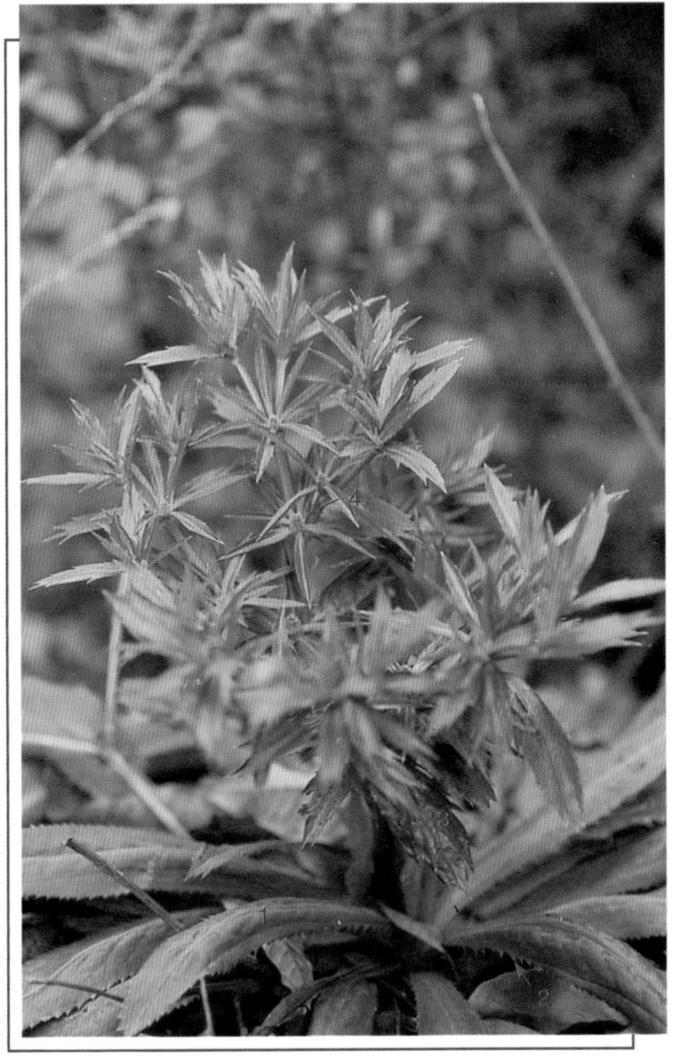

◎刺芹

防风草

◎**常用别名**

落马衣、假紫苏、秽草。

◎**植物基源**

唇形科植物广防风*Epimeredi indica* (L.) Rothm. 的全草。

◎**采收加工**

夏、秋季割取全草，除去杂质，晒干。切段，生用或鲜用。

◎**性味功用**

辛、苦，温。祛风除湿，解毒止痛。内服：3~15克（鲜品15~30克），水煎服。外用：适量，煎水洗或捣敷。

识别特征：1~2年生直立草本，分枝，高1~2米，被茸毛。茎4棱。单叶对生[1]；叶片阔卵形至卵形，边缘有不规则的齿[2]，两面均有茸毛，具细小腺点；花轮生，在下部为腋生[3]，在上部可排到顶端而成长总状花序，密生或间断；萼浅绿色，管状；花冠管状，粉红色，二唇形[4]。小坚果4个，圆形，黑褐色，平滑。花期9~10月，果期12月至次年1月。生于荒地、旷野、村边草丛中。主产于广东、广西、云南等地。

验方精选：①筋骨疼痛：防风草15克，生姜5克，水煎服。②高血压：鲜防风草、豨莶草、鲜海州常山根各15~30克，水煎服。③中风口眼歪斜：鲜防风草15~30克，红糖15克，水煎服；另用叶和蓖麻子仁适量一起捣烂，贴在麻痹侧。④痈肿：鲜防风草30克，捣烂绞汁外敷。⑤湿疹：鲜防风草、广藿香、九里香各等量，水煎外洗。

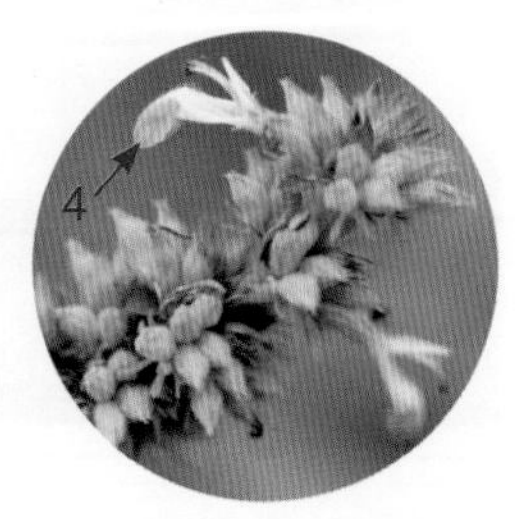

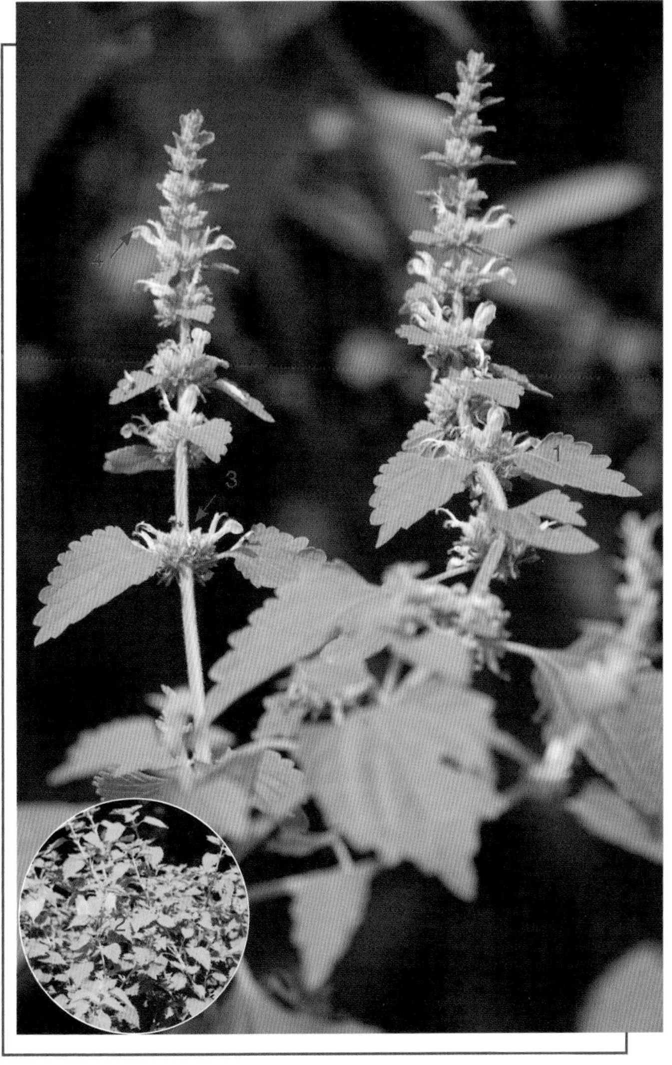

◎广防风

山黄皮

◎**常用别名**

五薯叶、母鸡黄、山鸡皮。

◎**植物基源**

芸香科植物假黄皮 *Clausena excavata* Burm. f. 的枝叶。

◎**采收加工**

夏、秋季采收，除去杂质，晒干，切段。生用。

◎**性味功用**

苦、辛，温。祛风解表，行气止痛，截疟，杀虫，散瘀。内服：3~9 克，水煎服。外用：适量，捣敷或酒炒敷。

识别特征：灌木或小乔木，高 1~6 米。枝、叶、花柄通常被毛，有刺激气味。单数羽状复叶[1]；小叶通常 21~27 片，卵形，披针形，先端急尖，基部钝斜[2]，边缘有小圆齿或不明显，两面被毛或仅脉上被毛。聚伞圆锥花序顶生[3]；苞片常成对而细小；萼片 4；花瓣 4，白色[4]。浆果卵形至椭圆形[5]，淡红色或朱黄色。种子 1~2 粒。花期 3~4 月，果期 7~9 月。生于河谷两岸坡地或栽种。主产于广东、广西、云南等地。

验方精选：①感冒、流感：山黄皮 9 克，大叶桉、山芝麻各 10 克，青蒿 5 克，水煎服。②跌打肿痛：山黄皮、铜锤草、小驳骨各等量，捣烂，加酒少许炒热敷在患处。③风湿骨痛：山黄皮、胡秃子根、白勒根各 15 克，入地金牛根 6 克，水煎服。④胃痛：山黄皮、佛手根各 9 克，春砂仁 5 克，水煎服。

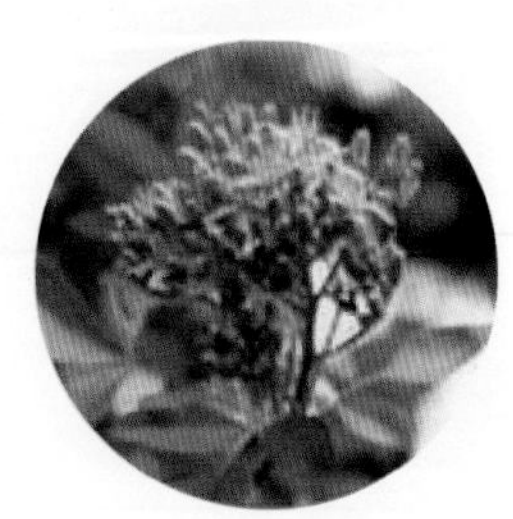

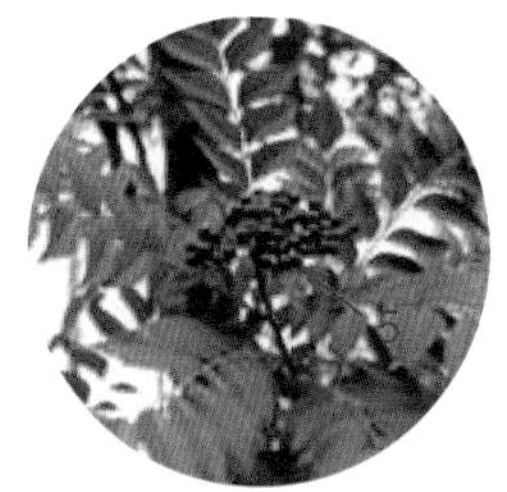

◎假黄皮

桧叶

◎**常用别名**

红心柏、刺柏。

◎**植物基源**

柏科植物圆柏 *Sabina chinensis* (L.) Antoine 的叶。

◎**采收加工**

全年可采，阴干，切段。生用或炒炭用。

◎**性味功用**

辛，温；有毒。驱风散寒，活血解毒。内服：5~20 克，水煎服。外用：适量，捣敷。

识别特征：常绿高大乔木，高可达 15~20 米。树皮幼时赤褐色[1]，呈片状剥落，老时灰褐色，浅纵裂，呈狭条状脱落。叶有二型；幼、嫩枝上者为针形[2]，对生或 3 叶轮生，上面有 2 条白色气孔带，下面绿色；老枝上的叶交互叠生，菱状卵形，呈鳞状叶，先端钝，紧贴，或两种叶同存。花单性，雌雄同株或异株；雄花序椭圆形，淡黄色[3]；雌花序圆形，均生于有鳞状叶的枝端。球果浆果状[4]，近圆形，淡褐色，被白粉。种子 2~3，卵形，有 3 棱。花期 4 月，果期次年 9~10 月。喜生于湿润肥沃的向阳山坡。分布于全国大部地区。

验方精选：①风寒感冒：鲜桧叶 15 克，生姜、苏叶各 5 克，水煎服。②关节风湿痛：鲜桧叶、艾叶各等量，煎汤后趁热熏洗痛处。③荨麻疹：桧叶适量，卷在粗纸中，用火烧，以烟气熏患处。④皮肤瘙痒、无名肿毒：鲜桧叶适量，煎水外洗。

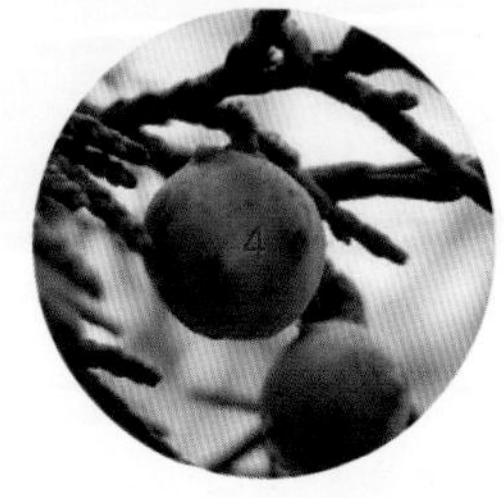

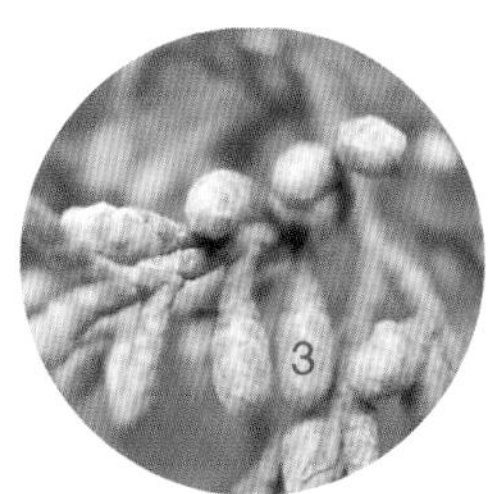

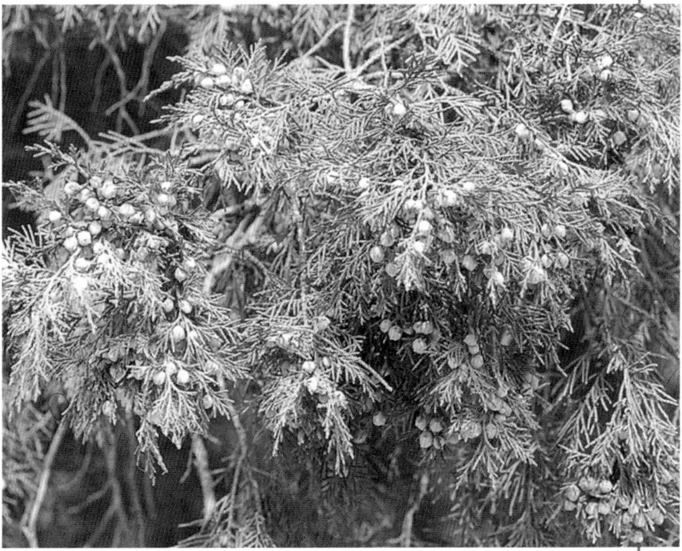

◎圆柏

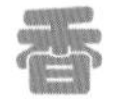

◎**常用别名**

玉芙蓉、白香菊。

◎**植物基源**

菊科植物芙蓉菊 *Crossostephium chinense* (L.) Mak. 的叶。

◎**采收加工**

夏、秋季叶盛时采割，晒干备用。

◎**性味功用**

辛、苦，微温。发散风寒，消肿疗疮。内服：15~18克，水煎服。外用：适量，捣敷。

识别特征：直立、分枝亚灌木，高 10~40 厘米。叶互生，紧聚于枝顶；叶片狭倒卵状楔形，密被灰白色短柔毛[1]，顶端 3~5 齿裂或分裂，基部狭长，裂片卵状狭矩圆形。头状花序近球形，生于上部叶腋内，具柄[2]，为一顶生、具叶的总状花序；花杂性。瘦果有棱角 5，顶冠有短小、分裂的鳞片。花期春季。生于山谷、林缘，多栽培。我国中南部及南部有栽培。

验方精选：①风寒感冒：香菊 15~18 克，水煎，加适量冰糖服用。②痈疽初起、无名肿毒：鲜香菊适量，红糖少许，捣烂敷患处。③疔毒：鲜香菊、野菊鲜叶等量，捣烂，加适量蜂蜜敷患处。④毒虫咬伤：在伤口放血后，鲜香菊、穿心莲鲜叶等量，捣烂敷在伤口，中间留有小口，好让毒气外排。

附注：香菊根：为芙蓉菊的根。辛、苦，微温。祛风除湿，温中止痛。内服：15~30 克，加陈皮、生姜适量，水煎服。

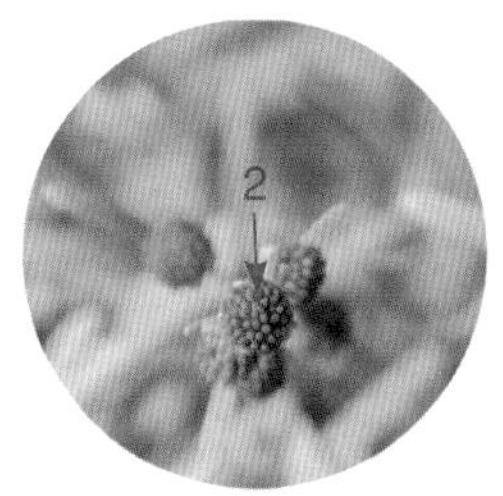

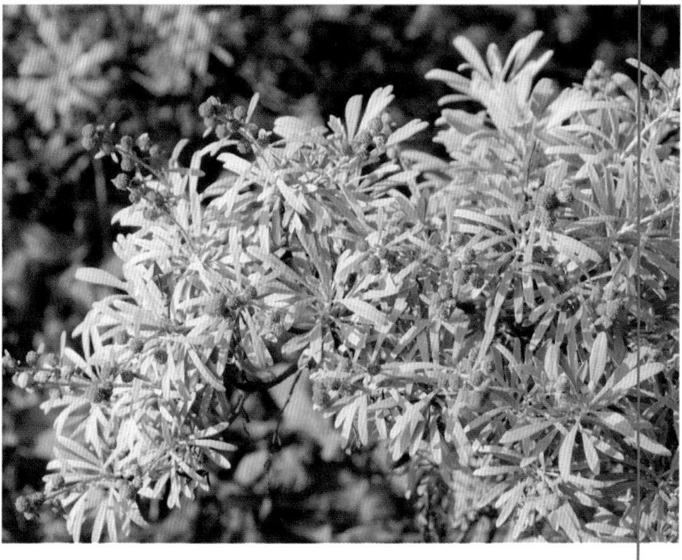

◎芙蓉菊

冰糖草

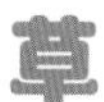

◎**常用别名**

土甘草、四时茶、节节珠。

◎**植物基源**

玄参科植物野甘草 *Scoparia dulcis* L. 的全草。

◎**采收加工**

全年可采，去除杂质，晒干。切段，生用或鲜用。

◎**性味功用**

甘，凉。祛风清热，解毒，利湿，止痒。内服：15~30克(鲜品60~90克)，水煎服。外用：适量，捣敷或煎水洗。

识别特征：多年生草本或半灌木，高25~80厘米。茎有棱[1]，光滑无毛。叶小，对生及轮生，有短柄；叶片披针形至椭圆形或倒卵形，常近菱形[2]，先端渐尖，基部渐窄，下延成柄，上部边缘有单锯齿或重锯齿，枝叶嚼之有甜味，故名“冰糖草”。花白色，单生或成对生于叶腋，无小苞片。蒴果卵状至球形。花期5~8月。生于旷野荒地、路旁、田边或村边湿地。主产于广东、广西、福建等地。

验方精选：①感冒咳嗽：鲜冰糖草60克，鱼腥草15克，薄荷9克（后下），水煎服。②细菌性痢疾：冰糖草、一点红、火炭母各30克，水煎服。③热痱：鲜冰糖草适量，捣烂取汁搽患处。④脚气水肿，小便不利：冰糖草、车前草各30克，菝葜根15克，水煎服。⑤肺热咳嗽：鲜冰糖草30~60克，水煎服。

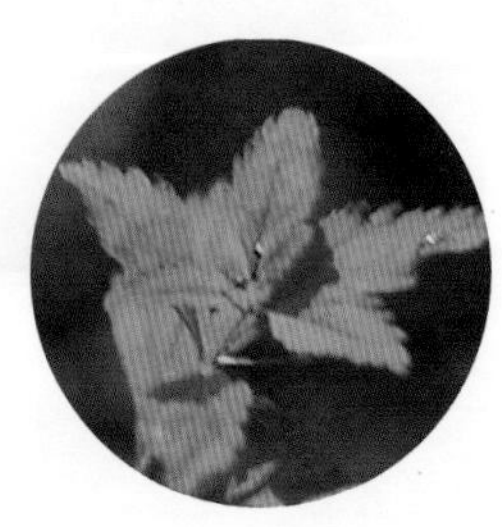

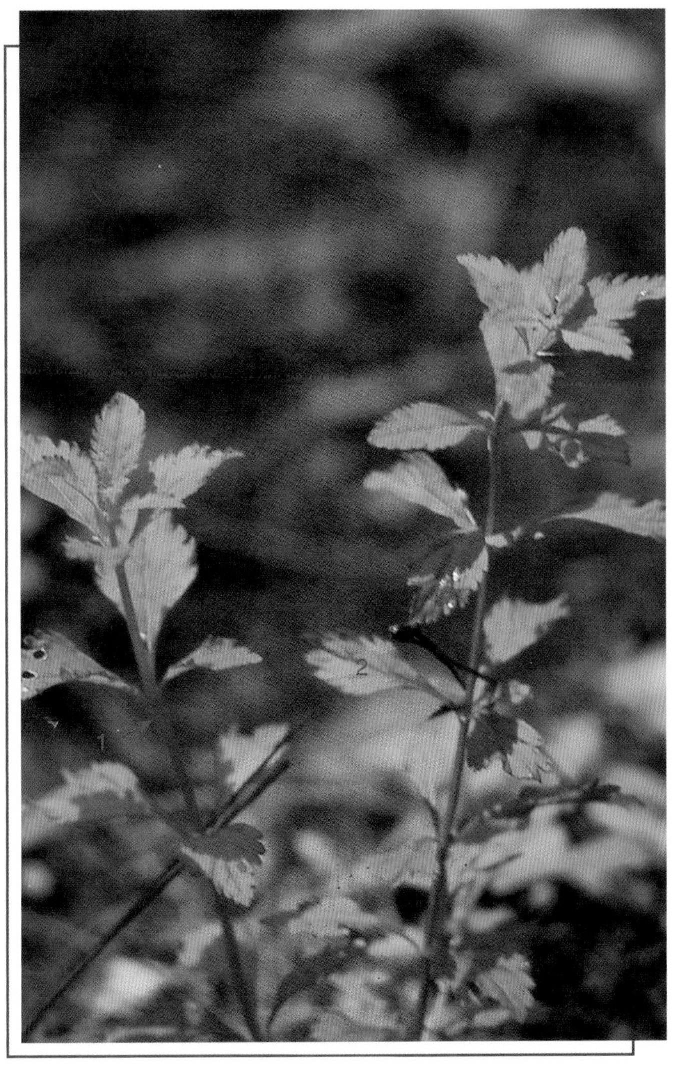

◎野甘草

五色梅

◎**常用别名**

如意花、龙船花、杀虫花。

◎**植物基源**

马鞭草科植物马缨丹 *Lantana camara* L. 的叶或带花叶的嫩枝。

◎**采收加工**

全年可采，去除杂质，晒干。切段，生用或鲜用。

◎**性味功用**

苦，寒。祛风解表，解毒消肿，杀虫止痒。内服：15~30 克，水煎服。外用：适量，煎水洗或用鲜叶捣敷。

识别特征：直立或半藤状灌木，高可达 2 米，有强烈臭气，全株被短毛。幼茎四棱形[1]，茎枝常有下弯钩刺。叶对生；叶片卵形或长圆状卵形，先端短渐尖[2]，基部截形或楔形，稍偏斜，边缘有钝齿，上面粗糙被短刺毛，脉网稍呈皱纹状，下面被刚毛。花序腋生，顶端密集多数无梗小花，组成稠密的小伞形花序；花有红、粉红、黄、橙黄、白等各种颜色，故叫"五色梅"[3]。核果球形，肉质，成熟时紫黑色[4]。花、果期全年。生于村落旁或栽培于庭园。主产于广东、广西、福建、湖南、江西等地。

验方精选：①筋伤：鲜五色梅适量，捣碎，先擦拭患处，然后以药渣敷患处。②皮炎、湿疹瘙痒：鲜五色梅适量，煎水外洗。③跌打扭伤：鲜五色梅适量，捣烂外敷患处。④感冒风热：五色梅 30 克，山芝麻 15 克，水煎，分 2 次服用。

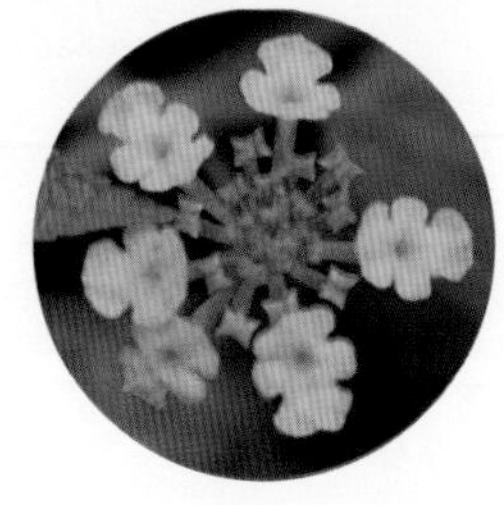

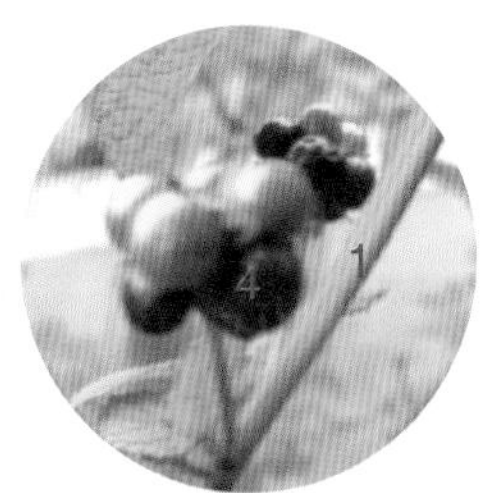

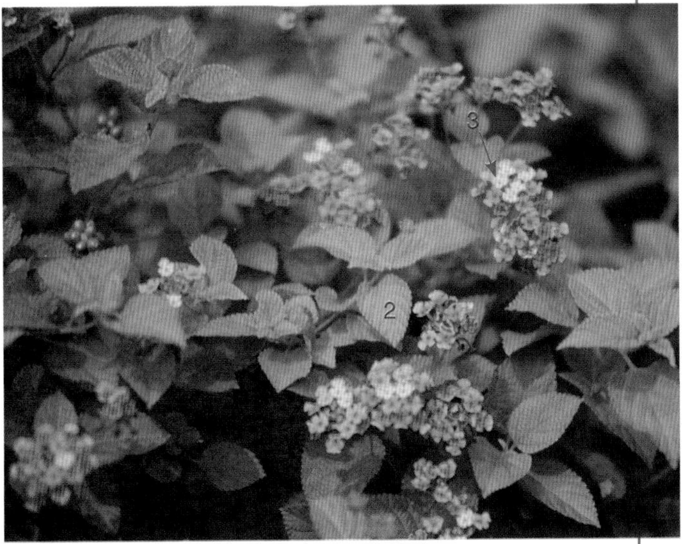

◎马缨丹

鸭脚木

◎**常用别名**

伞托树、五指通、西加皮。

◎**植物基源**

五加科植物鹅掌柴 *Schefflera octophylla* (Lour.) Harms 的树皮、根皮、根和叶。

◎**采收加工**

春、秋季采收树皮或根皮，根全年可采挖，分别洗净，切片，晒干；叶多于夏、秋季采收，晒干。生用或鲜用。

◎**性味功用**

苦、涩，凉。树皮或根皮发汗解表，祛风除湿，舒筋活络；根散热消肿；叶止痛，接骨，止血，消肿。内服：9~15 克（鲜品 30~60 克），水煎服。外用：适量，捣汁涂、酒炒敷或煎水洗。

识别特征：常绿乔木或大灌木，高 2~15 米。树皮灰白色，枝条粗壮。掌状复叶互生[1]，有长柄；叶革质或纸质，椭圆形或卵状椭圆形，全缘，上面深绿[2]，下面灰白色，幼时密生星状短柔毛，后渐脱落。花小，白色，芳香；伞形花序排成顶生大型伞房状圆锥花序[3]，密生星状短柔毛，后渐脱落。浆果球形，熟时暗紫色。花期秋、冬两季，果期冬季。生于常绿阔叶林中或向阳山坡。主产于广东、广西等地。

验方精选：①跌打肿痛：鸭脚木叶 1500 克，枇杷枝叶 500 克，晒干研末，加适量米汤制丸，每丸 5 克，用酒溶化后内服或外涂，每日服 3 次，每次服 3 丸。②烧伤：鲜鸭脚木叶适量，捣烂取汁，用棉签蘸涂患处；另取鸭脚木叶 15 克，水煎服。

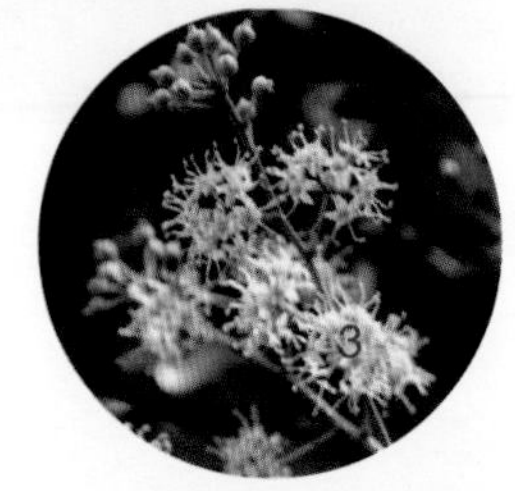

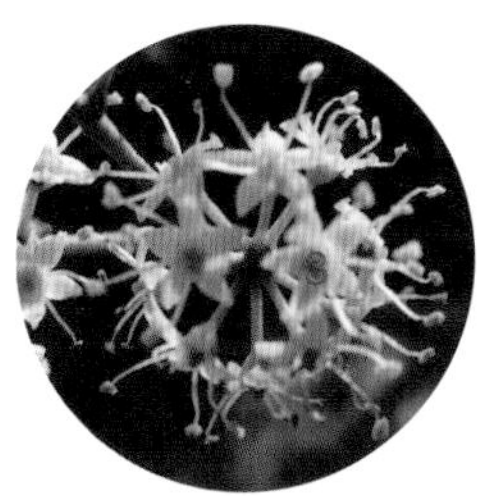

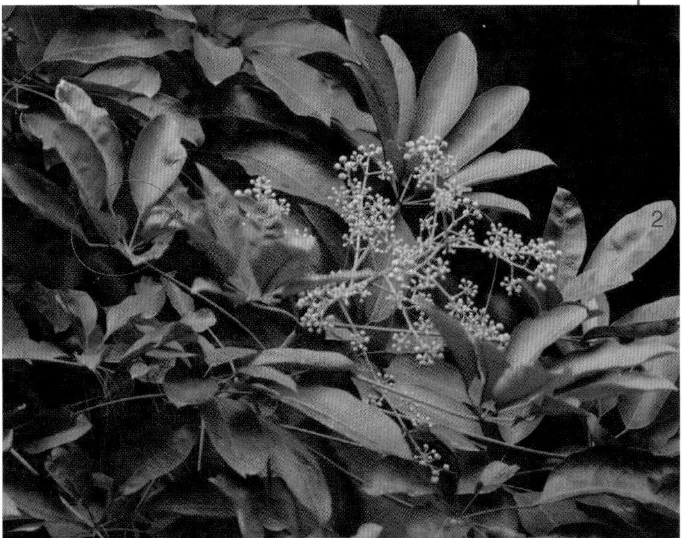

◎鹅掌柴

水翁花

◎**常用别名**

水雍花、大蛇药。

◎**植物基源**

桃金娘科植物水翁 *Cleistocalyx operculatus* (Roxb.) Merr. et Perry 的花蕾。

◎**采收加工**

农历端午前后，采摘带有花蕾的花枝，用水淋湿，堆叠3~5日，使花蕾自然脱落，晒至三成干，堆闷1~2日再晒，以后晒1日，闷1日，待足干后，筛净残存枝梗。生用。

◎**性味功用**

苦，寒。解表散热，去湿化滞。内服：15~30克，水煎服。

识别特征：常绿大乔木，高达15米。小枝无毛，有时四棱形。单叶对生；叶片矩状宽卵形或卵状椭圆形，近革质，先端渐尖，基部宽楔形，全缘或稍有波状弯曲[1]，散生透明腺点，羽状侧脉约10对，沿叶缘连成边脉。夏季顶生和侧生聚伞状圆锥花序；小花绿白色[2]；萼片合生成帽状，顶端尖，有腺点，整块脱落。浆果球形，熟后紫黑色。花、果期夏季。生于河边、沟边。主产于广东、广西等地。

验方精选：①夏季感冒，消化不良，腹部胀闷：水翁花30克，水煎服（亦可作凉茶饮）。②风热感冒、食滞：水翁花、黄牛茶、葫芦茶各30克，水煎服。③风热头痛：水翁花10克，蔓荆子12克，水煎服。④皮肤瘙痒：水翁花15克，木槿花9克，水煎服。

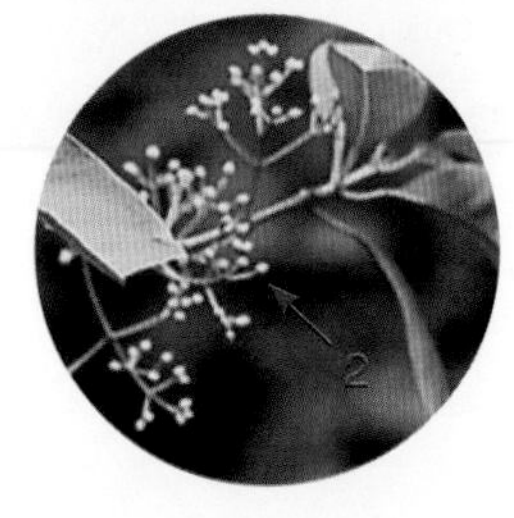

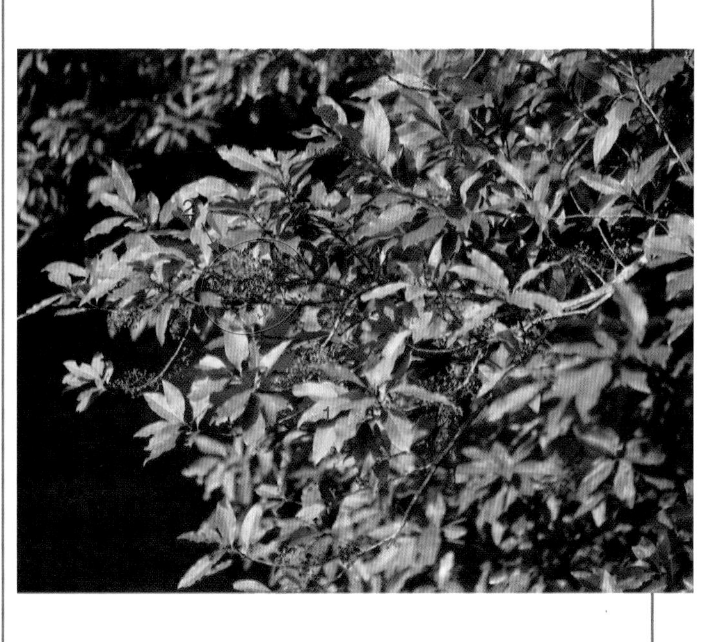

◎水翁

玉叶金花

◎**常用别名**

白纸扇、山甘草、白茶。

◎**植物基源**

茜草科植物小玉叶金花 *Mussaenda parviflora* Miq. 的根。

◎**采收加工**

全年可采，除去杂质，晒干。切段，生用或鲜用。

◎**性味功用**

甘、微苦，凉。清热解表，消暑利湿，凉血解毒。内服：15~30 克，水煎服。外用：适量，捣敷。

识别特征：藤状小灌木。小枝蔓延，初时被柔毛，成长后脱落。单叶互生，有短柄；叶片卵状矩圆形或椭圆状披针形，先端渐尖，基部短尖，边全缘，上面无毛或被疏毛，下面被柔毛；托叶 2 深裂，裂片条形，被柔毛。聚伞伞房花序[1]，密生多花，着生于枝顶；花黄色[2]，无柄；花萼钟形，其中常有 1 片扩大成白色叶状[3]，故称“玉叶金花”。浆果椭圆形，聚集成一团。花期 4~6 月，果期 5~8 月。生于山坡、沟谷或村旁灌木丛中。

验方精选：①支气管炎：玉叶金花 30 克，连钱草 15 克，福建胡颓子叶 9 克，水煎服。②中暑：玉叶金花、鱼腥草各 30 克，青蒿 10 克，水煎服。③肾盂肾炎、血尿：玉叶金花、爵床各 20 克，苡米根 15 克，水煎服。④急性扁桃体炎：玉叶金花 30 克，山豆根 6 克，爵床 15 克，水煎服。

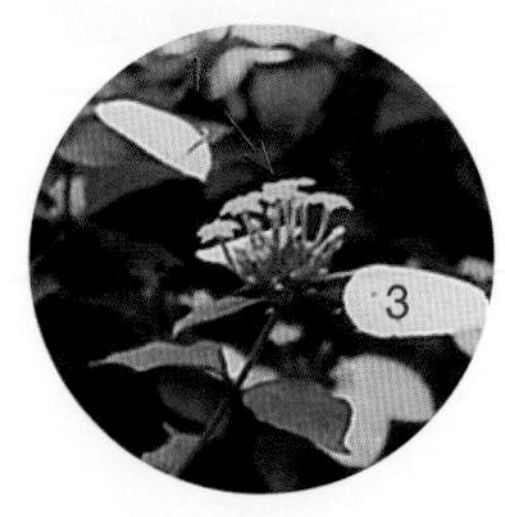

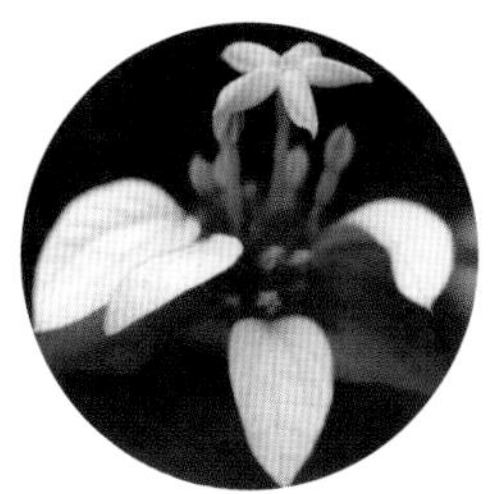

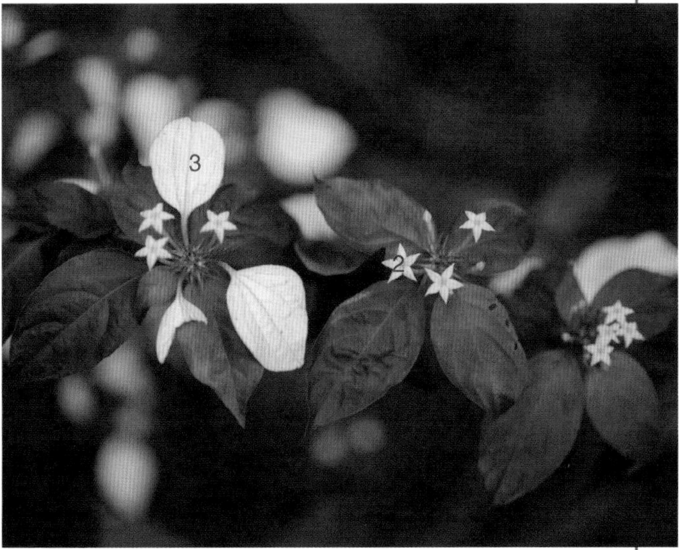

◎小玉叶金花

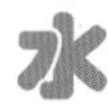

水蜈蚣

◎**常用别名**

发汗草、散寒草、疟疾草、三荚草。

◎**植物基源**

莎草科植物短叶水蜈蚣 *Kyllinga brevifolia* Rottb. 的全草。

◎**采收加工**

夏、秋季花期间采挖，洗净，晒干。切段，生用或鲜用。

◎**性味功用**

辛，平。疏风解表，清热利湿，止咳化痰，祛瘀消肿。内服：15~30 克，水煎服或捣汁服。外用：适量，捣敷。

识别特征：多年生草本，全株光滑无毛，鲜时有如菖蒲的香气。根状茎匍匐平卧于地下，形似蜈蚣（故名“水蜈蚣”），节多数，节下生须根多数，每节上有一小苗。秆扁三棱形[1]，平滑。叶窄线形，基部鞘状抱茎，最下 2 个叶鞘呈干膜质。夏季从秆顶生一球形、黄绿色的头状花序[2]，具极多数密生小穗，下面有向下反折的叶状苞片 3 枚，所以又有“三荚草”之称。坚果卵形[3]，极小。花期夏季，果期秋季。生于水边、路旁、水田及旷野湿地。我国大部分地区均产。

验方精选：①时疫发热：水蜈蚣、威灵仙各 15 克，水煎服。②赤白痢疾：鲜水蜈蚣 30~45 克，加适量开水和冰糖 15 克，炖 1 小时后服用。③疮疡肿毒：鲜水蜈蚣、鲜芭蕉根等份，捣烂敷患处。④百日咳、支气管炎、咽喉肿痛：水蜈蚣 15~30 克，水煎服。⑤小儿口腔炎：水蜈蚣根茎 30 克，水煎，加适量蜂蜜服用。

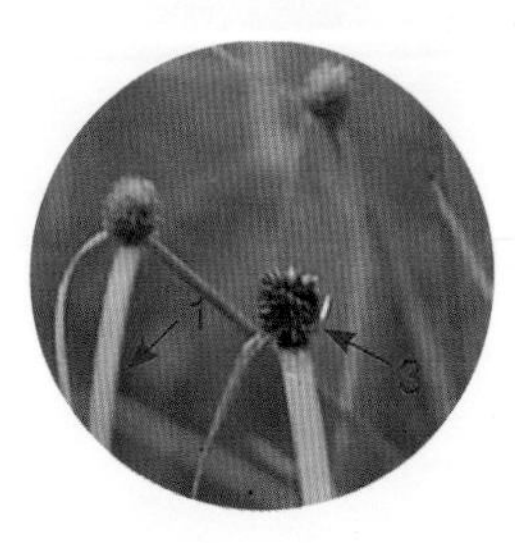

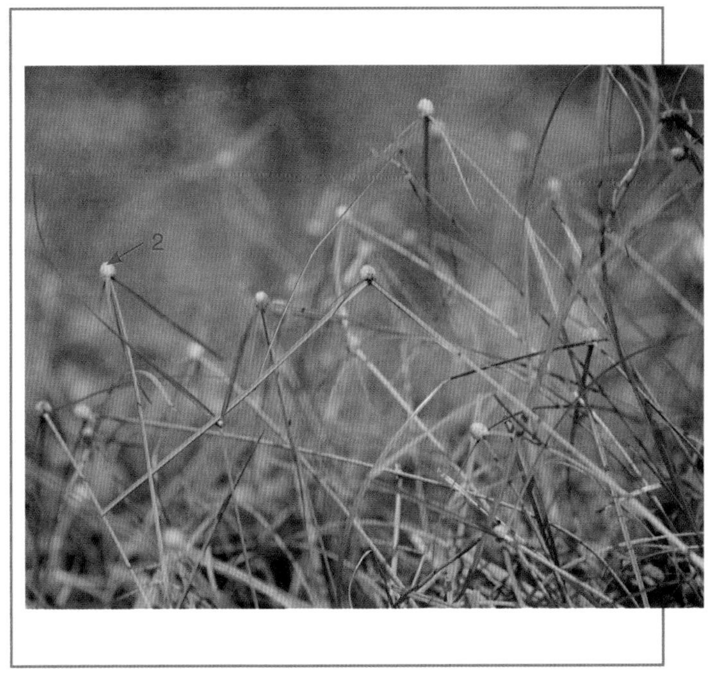

◎短叶水蜈蚣

伤寒草

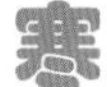

◎**常用别名**

消山虎、返魂香。

◎**植物基源**

菊科植物夜香牛 *Vernonia cinerea* (L.) Less. 的全草。

◎**采收加工**

夏、秋季采收全草，除去杂质，晒干。切段，生用或鲜用。

◎**性味功用**

苦、微甘，凉。疏散风热，清热除湿，凉血解毒，镇静安神。内服：9~15 克，水煎服。外用：适量，捣敷。

识别特征：1 年生草本，高 20~80 厘米。茎直立，少分枝，稍被灰白色短毛，有纵行条纹[1]。叶具柄，互生；叶片披针形[2]至卵形或倒卵形，先端钝或短尖，基部楔形，边缘有浅齿或波状齿，背脉明显，全株深绿色。花全年开放，头状花序具柄，排列成疏散的伞房状圆锥花序；总苞较花短；小花约 20 朵，两性，全为管状花，淡紫红色[3]。瘦果圆柱形，有线条，被毛，冠毛白色[4]。花期全年。生于旷野、山坡、路旁、田边。主产于我国南部各地。

验方精选：①黄疸型肝炎：伤寒草 15 克，鸡骨草 30 克，水煎服。②乳腺炎：伤寒草 15 克，水煎服，另取鲜品适量，加生盐少许共捣烂敷患处。③感冒风热表证、风热咳嗽：伤寒草、牡荆叶、无患子根、榕树叶各 15 克，水煎服。④高血压：伤寒草、酢浆草、豨莶草各 15 克，水煎服。

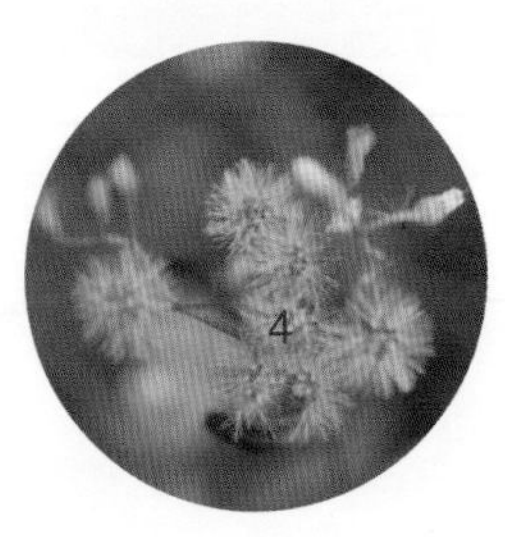

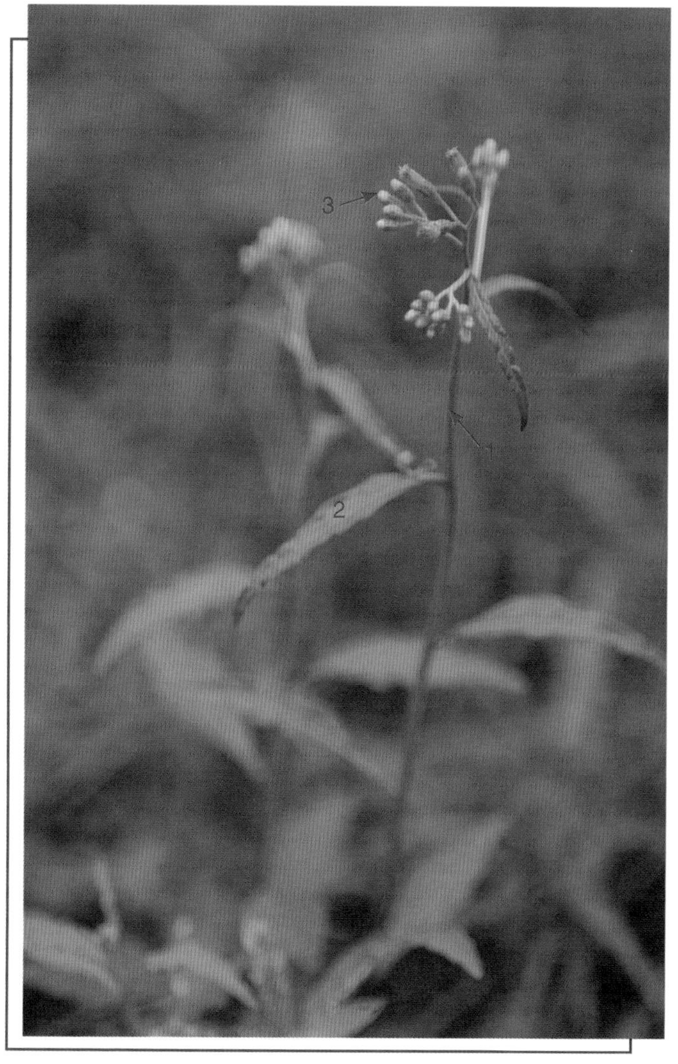

◎夜香牛

南天竹

◎**常用别名**

红枸子、山黄芩、土黄连。

◎**植物基源**

小檗科植物南天竹 *Nandina domestica* Thunb. 的根、茎、果实或叶。

◎**采收加工**

根、茎、叶全年可采，去除杂质，切片，晒干；秋、冬季采摘果实，晒干。生用。

◎**性味功用**

根、茎、叶，苦，寒；清热解毒，祛风除湿，化痰止咳，通经活络，止痛，止血。果，酸、甘，平，有毒；敛肺，止咳平喘，清肝明目。根、茎、叶：内服，9~15 克，水煎服；外用，适量，捣敷或煎水洗。果：内服，3~9 克，水煎服，或烧存性研末；外用，适量，捣敷，或烧存性研末调敷。

识别特征：常绿灌木，高可达 2 米。茎直立，少分枝，幼枝常为红色[1]。叶互生，常集生于茎梢，革质；2~3 回羽状复叶，各级羽状叶均对生[2]，小叶椭圆披针形，先端渐尖，基部楔形，全缘，有光泽，深绿色，冬季常变为红色[3]，小叶下方及叶柄基部有关节，包茎。大型圆锥花序顶生[4]；萼片多数重叠；花瓣 6，白色，舟状披针形。浆果球形，熟时鲜红色[5]，偶有黄色。种子 2 粒，扁球形。花期 5~7 月，果期 8~10 月。生于疏林及灌木丛中，多栽培于庭园。主产于江苏、浙江、福建等地。

验方精选：①小儿自幼哮喘：南天竹（霜）、蜡梅花各 15 克，水蜒蚰 1 条，水煎服。②百日咳：南天竹干果实 9~15 克，水煎后加适量冰糖服。③蜡烛疳：南天竹 0.3 克，烧存性，冰片 0.15 克，加适量麻油搽患处。

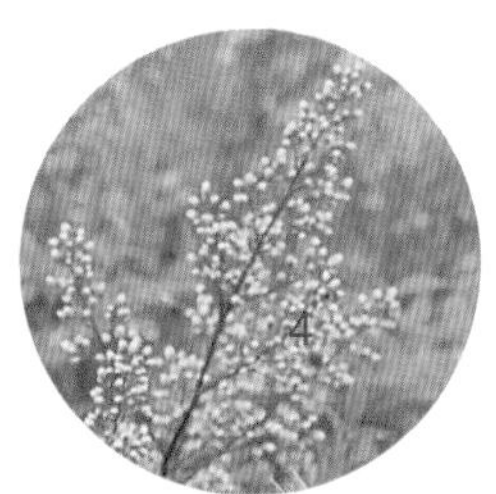

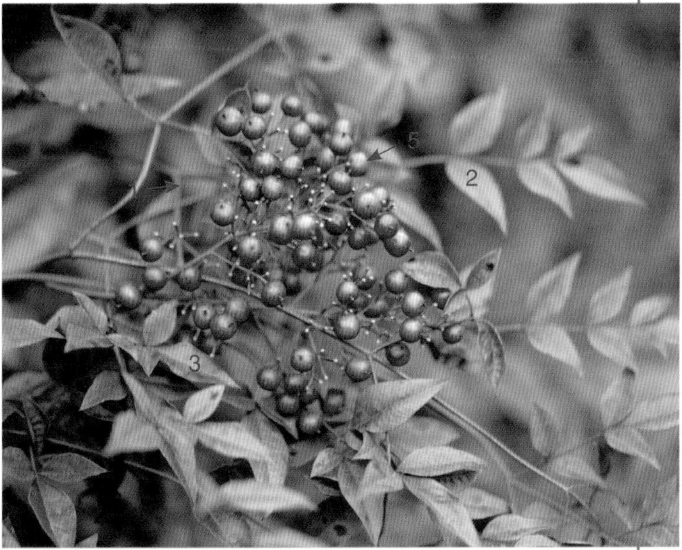

2

3

5

◎南天竹

咸虾花

◎**常用别名**

狗仔花、鲫鱼草、万重花。

◎**植物基源**

菊科植物咸虾花 *Vernonia patula* (Dryand.) Merr. 的全草。

◎**采收加工**

秋季采收全草，去除杂质，晒干。切段，生用或鲜用。

◎**性味功用**

苦、辛，平。祛风解表，清热解毒，止泻，活血调经。内服：15~30 克，水煎服。外用：适量，捣敷。

识别特征：1 年生草本，高 60~100 厘米。茎直立，粗壮，少分枝，密被灰色柔毛。叶互生，具柄或无柄[1]；叶片卵形或椭圆状披针形，基部楔形，下面被灰色柔毛，边缘有锯齿或浅齿。头状花序卵状，具梗[2]，散生或成对，或数个排成聚伞花序状；总苞片绿色，短尖；小花多数，两性，淡紫色，均为管状[3]。瘦果短，4~5 棱，无毛；冠毛白色，脱落。花期 4~10 月。生于草坡土坎。主产于广东、广西等地。

验方精选：①热泻型腹泻：咸虾花 30 克，水煎服。②肝阳头痛：咸虾花 90 克，水煎，分 3 次服。③风热感冒：咸虾花 60 克，山芝麻 30 克，水煎，每日分 2 次服。④荨麻疹：咸虾花叶适量，捣烂加水适量，外搽患处。⑤乳腺炎：咸虾花 60 克，酒适量，捣烂榨汁加温内服，第 1 日服 2 次，以后每日 1 次；如病情重的，可将药渣贴敷患处。⑥痈肿疼痛：咸虾花 30 克，水煎服，鲜品捣烂，直接敷患处。

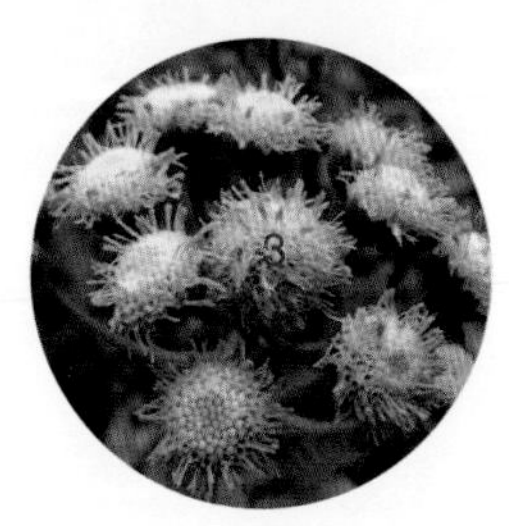

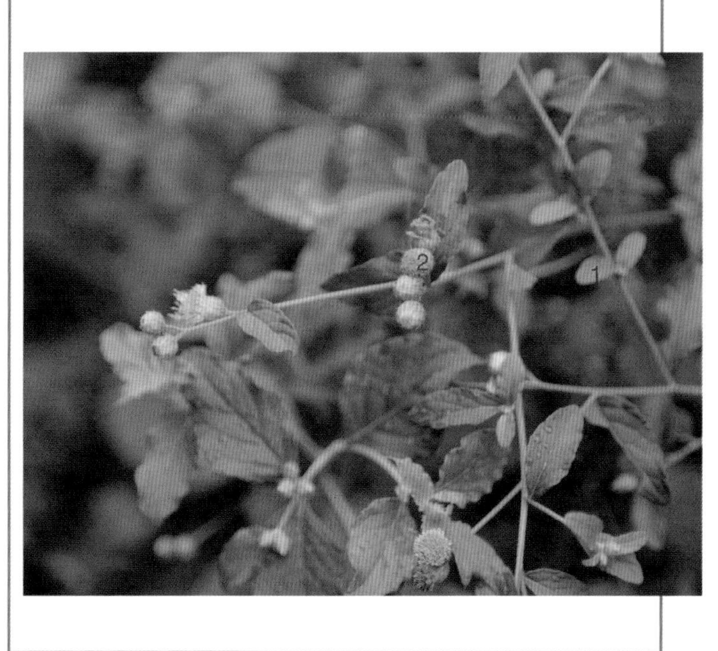

◎咸虾花

臭草

◎常用别名

荆芥七、芸香、臭艾。

◎植物基源

芸香科植物芸香 *Ruta graveolens* L. 的全草。

◎采收加工

夏、秋季开花前割取地上部分，去除杂质，阴干。切段，生用。

◎性味功用

苦、辛，寒。驱风退热，利尿消肿，活血解毒。内服：3~9克，水煎服。外用：适量，捣敷或捣汁调敷。

识别特征：多年生草本，高可达1米，有强烈气味。基部木质化，全株无毛，有腺点。叶互生；二至三回羽状复叶，全裂至深裂，裂片倒卵状长圆形、倒圆形或匙形[1]，全缘或微有钝齿。聚伞花序顶生或腋生；花金黄色[2]；萼片4~5，细小，宿存；花瓣4~5，边缘细撕裂状。蒴果4~5室，成熟时开裂[3]；种子肾形，黑色。花期春季。生于林缘、山谷草丛中。主产于我国南部各地。

验方精选：①小儿惊风：鲜臭草15克，冲开水炖服，每日2次。②泄泻及小便不通：臭草鲜叶15克，生吃或煮熟吃。③蛔虫症：臭草叶适量，用清油煎，捣烂敷在脐上。④鼻衄：臭草叶适量，捣烂，塞进鼻孔内。⑤小儿头上小疖：臭草叶适量，捣取汁，加适量青黛搽患处。

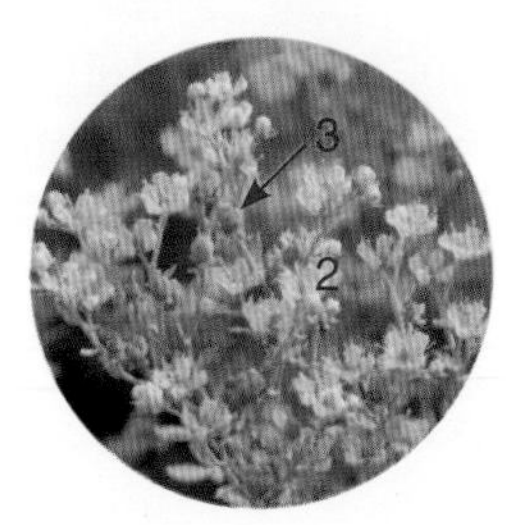

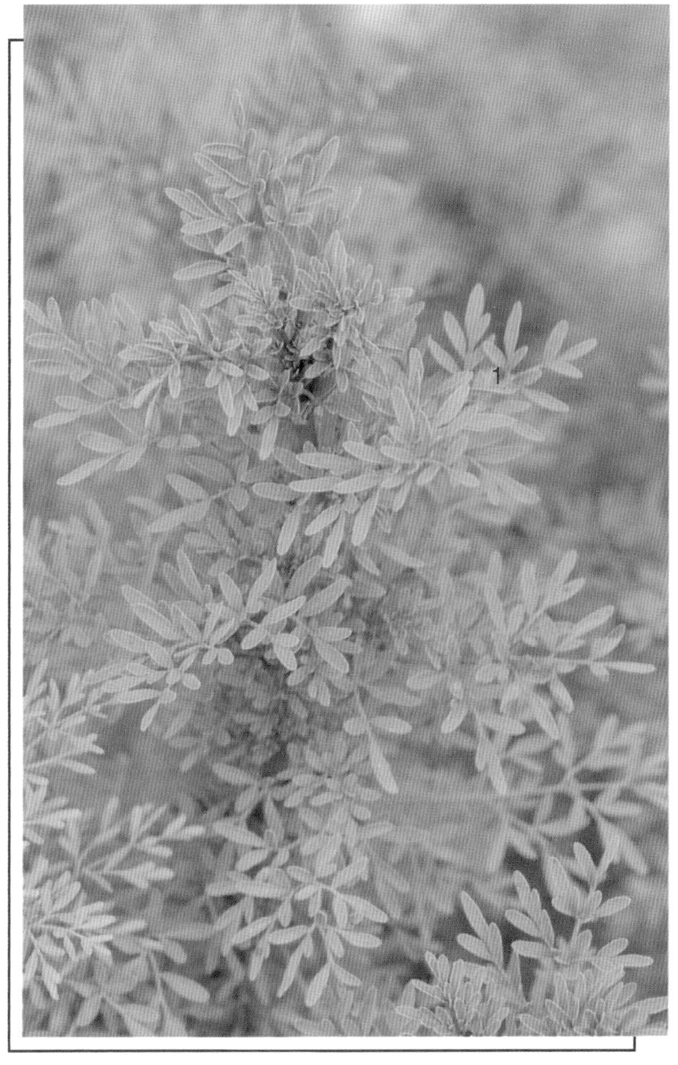

◎芸香

隔山香

◎**常用别名**

岩风、鸡山香、香白芷、假当归。

◎**植物基源**

伞形科植物隔山香 *Ostericum citriodorum* (Hance) Yuan et Shan 的根。

◎**采收加工**

秋后采挖根，洗净，晒干。切片，生用。

◎**性味功用**

苦、辛，平。疏风清热，化痰止咳，活血散瘀，行气止痛。内服：9~15 克，水煎服。外用：适量，捣敷。

识别特征：多年生草本，高 40~130 厘米，全体光滑无毛。主根圆柱形或近纺锤形。茎直立，圆柱形[1]，有纵纹和浅沟纹，上部分枝。叶有柄，基部具宽鞘；二至三回羽状复叶互生，羽片 1~2 对，每羽片又 3~5 羽状分裂，裂片椭圆形至长披针形，边缘有细齿或近全缘。花白色，组成顶生复伞形花序[2]。双悬果扁椭圆形，侧棱具宽翅，具柠檬香气。生于山坡向阳的灌林或林缘。主产于广东、广西、湖南、福建、浙江等地。

验方精选：①感冒：隔山香 15 克，紫苏叶 6 克，生姜 3 片，水煎服；或用隔山香花茎 9~15 克，水煎服。②咳嗽多痰：隔山香 15 克，水煎服。③风热咳嗽：隔山香 15 克，水煎服。④咯血：隔山香、雪见草各 9 克，接骨金粟兰、六月雪各 6 克，水煎服，以红糖、米酒为引。

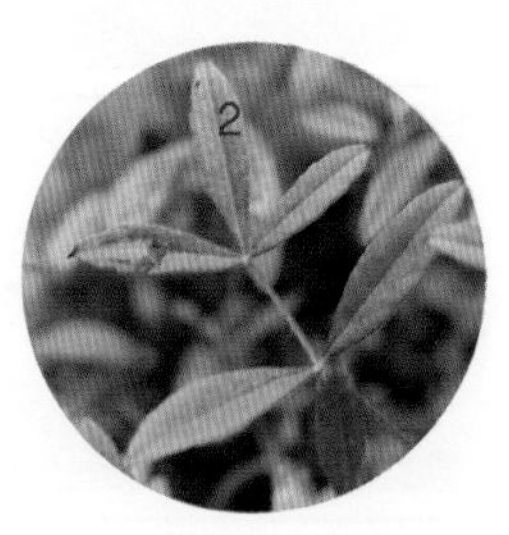

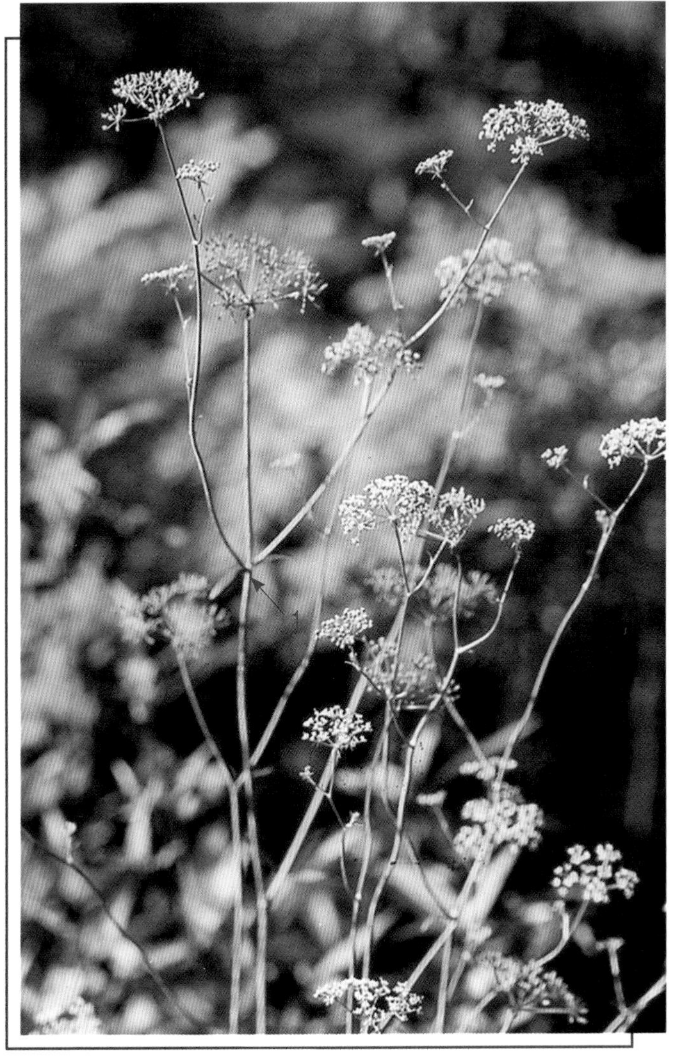

◎隔山香

华山矾

◎**常用别名**

土常山、狗屎木、华灰木。

◎**植物基源**

山矾科植物华山矾 *Symplocos chinensis* (Lour.) Druce 的枝叶及根。

◎**采收加工**

夏、秋季采收，枝叶与根分开，晒干。切片，生用或鲜用。

◎**性味功用**

甘、微苦，凉。解表退热，解毒，除烦，清热利湿，止血生肌。内服：6~15 克，水煎服或捣汁服。外用：适量，捣敷或研末调敷。解表、解毒多用根，止血生肌、利湿多用枝叶。

识别特征：落叶灌木，高达 3 米。树皮灰白色，嫩枝密被白色柔毛。单叶互生，具短柄[1]；叶片近革质，长圆形或倒卵形，边缘有细尖锯齿，上面被短细毛，下面密生白色长柔毛，叶脉在背面突起[2]，有白色柔毛。花白色，多而密，排成圆锥花序[3]，顶生及腋生；萼管密被白色柔毛，裂片被红色柔毛。核果卵圆形，顶端有宿存萼，熟时蓝黑色，被短毛。花期 6~7 月，果期 10~11 月。生于丘陵、荒坡、旷野、灌木丛中。主产于我国南部、东南、西南各地。

验方精选：①痢疾：华山矾嫩叶、野南瓜叶、枫树叶、凤尾草叶各 30 克（均为鲜品），捣烂，加水取汁，去渣，加适量蜂蜜或白糖，空腹时服用。②刀斧创伤：华山矾嫩叶，用人尿浸泡一夜，取出晒干，研末敷在伤口处。③烫烧伤：鲜华山矾叶捣烂（干叶研末），敷在患处。④疮疡：鲜华山矾叶捣烂或干叶研末，外敷患处。

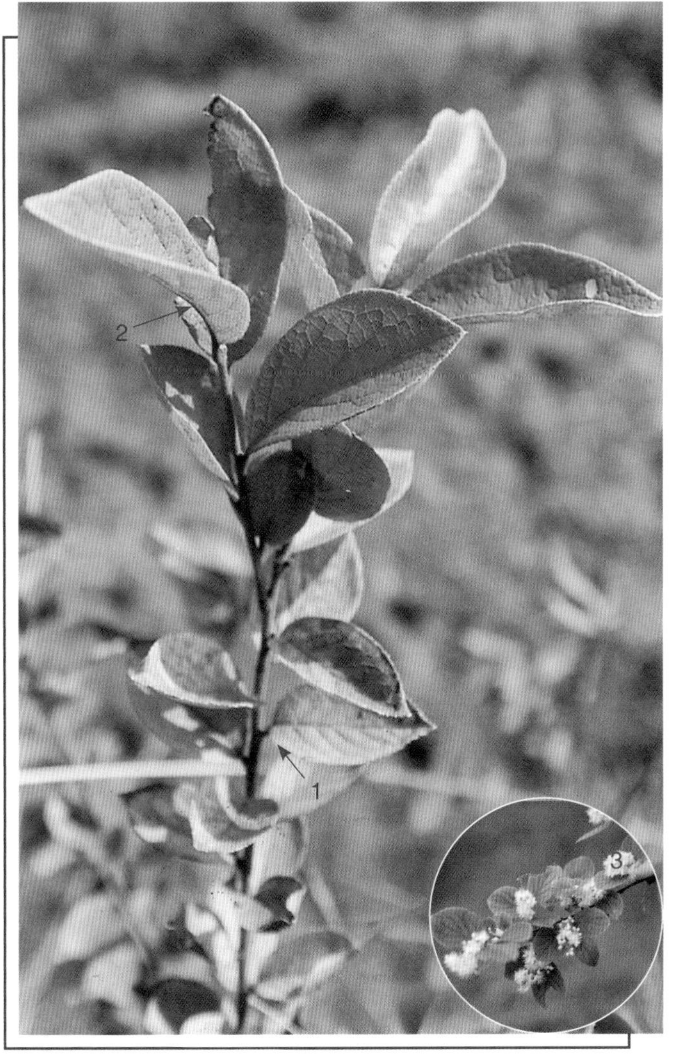

◎华山矾

星宿菜

◎**常用别名**

大田基黄、散血草。

◎**植物基源**

报春花科植物红根草 *Lysimachia fortunei* Maxim. 的全草。

◎**采收加工**

4~8 月采收，去除泥沙及杂质，晒干。切段，生用或鲜用。

◎**性味功用**

苦、涩，平。祛风清热，活血散瘀，清热利湿。内服：9~15 克（鲜品 30~90 克），水煎服。外用：适量，捣敷或煎水熏洗。

识别特征：多年生草本，高 30~70 厘米。根状茎细长，棕红色，有匍匐枝。茎直立，柔弱，淡褐色，基部带红色，有黑色小噗。叶互生，长椭圆状披针形，两端渐尖，全缘，上面绿色[1]，有黑色腺状斑点，下面淡绿色，中脉稍突出[2]。总状花序顶生，细长柔弱[3]，稍有腺毛；苞片三角状披针形；萼片膜质，中部有黑色点；花冠深 5 裂，白色[4]。蒴果小球形，果梗长于蒴果。花期 5~7 月，果期 9~10 月。生于水边、路旁、湿地。主产于我国中南、东南各地。

验方精选：①风湿关节痛：鲜星宿菜、冬蓼根各 90 克，南风藤 60 克，水酒各半，煎服。如筋痛，可用星宿菜和老酒炖服。②中暑、腹痛、吐泻：星宿菜干全草 15 克，食盐少许，水煎服。③遍身水肿：星宿菜 30 克，加水煎成半碗，饭前服用，每日 2 次。④带下病、月经不调、小便不利：星宿菜根 15 克，水煎，用适量甜酒调服。

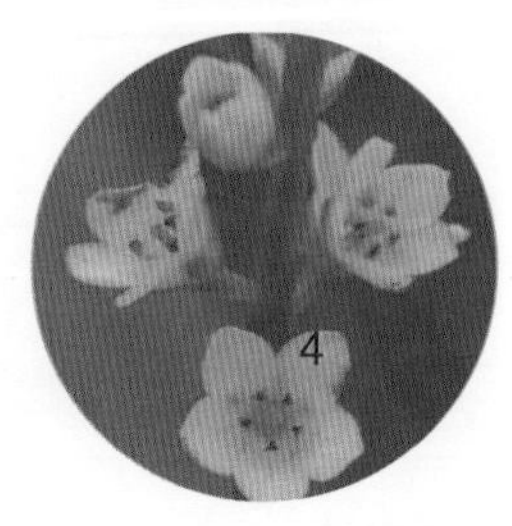

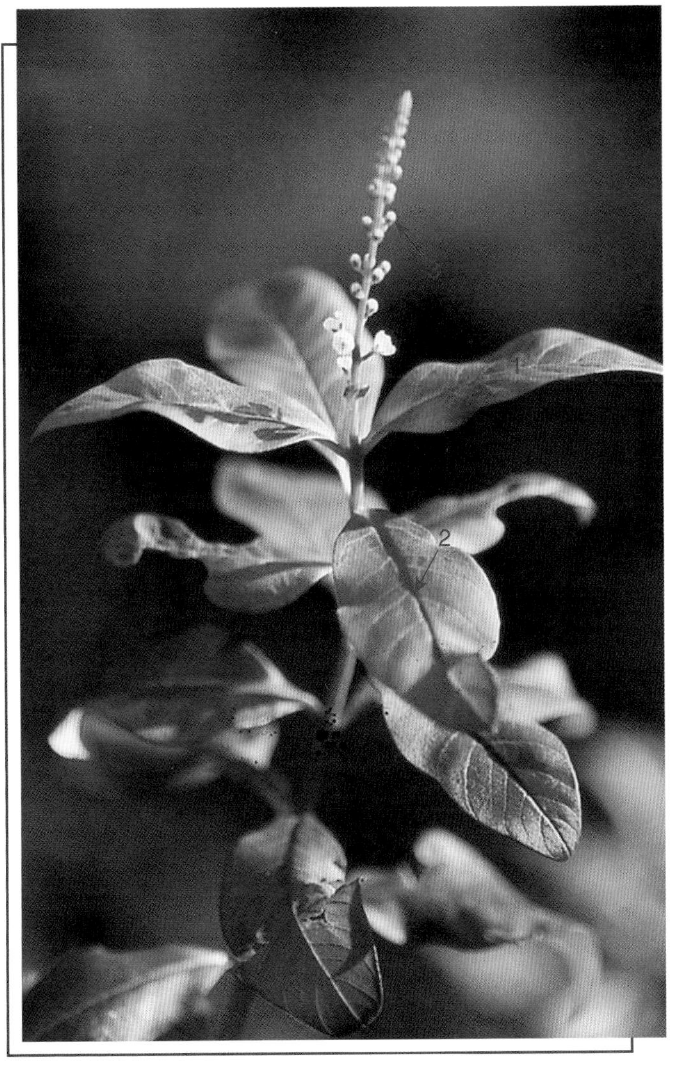

◎红根草

九头狮子草

◎**常用别名**

川白牛膝、六角英、化痰青。

◎**植物基源**

爵床科植物九头狮子草 *Peristrophe japonica* (Thunb.) Bremek. 的全草。

◎**采收加工**

夏、秋季采收，除去杂质，晒干。切段，生用或鲜用。

◎**性味功用**

辛，凉。祛风解痉，清热化痰，解毒。内服：6~15克，水煎服。外用：适量，捣敷。

识别特征：多年生草本，高 20~50 厘米。根细长，须根黄白色。茎直立，或披散，四棱形，深绿色，节显著膨大[1]。叶对生，纸质，具短柄；叶片椭圆形或卵状披针形[2]，先端渐尖，基部渐窄，全缘。聚伞花序短，集生于枝梢的叶腋；每一花有苞片 2，叶状，等大[3]；花冠淡红紫色，下部细长筒状，上部分裂为二唇形。蒴果窄倒卵形，略被柔毛，成熟时纵裂，胎座不弹起，每室具 2 种子，生于明显的种钩上。花期夏、秋季。生于林下或浅沟边，亦有栽培者。主产于我国东南、西南各地。

验方精选：①肺热咳嗽：鲜九头狮子草 30 克，加冰糖适量，水煎服。②肺炎：鲜九头狮子草 30 克，捣烂绞汁，混合少许食盐服用。③白带异常（以下简称“白常”或“带下”）、崩漏：九头狮子草 30 克，炖猪肉吃。④黑泡疔：鲜九头狮子草茎叶适量，捣烂，涂敷患处。⑤小儿吐奶：九头狮子草 15 克（根叶并用），水煎服。

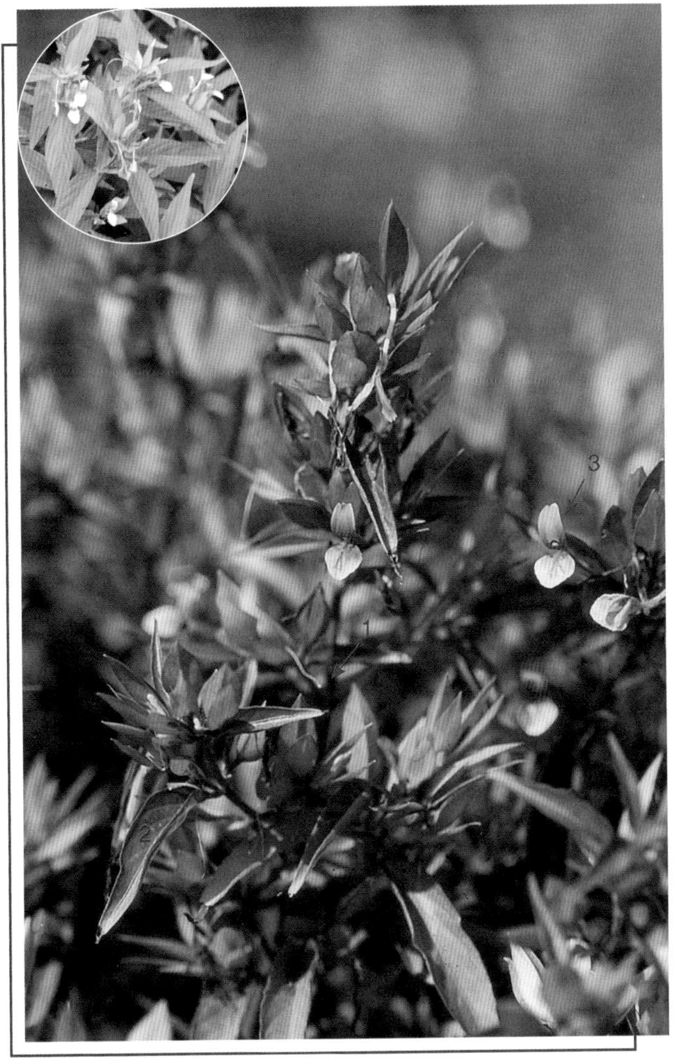

◎九头狮子草

斩龙剑

◎**常用别名**

草本威灵仙、九节草。

◎**植物基源**

玄参科植物轮叶婆婆纳 *Veronica spuria* (L.) 的全草。

◎**采收加工**

夏、秋季采收，去净泥土，切碎，晒干。生用或鲜用。

◎**性味功用**

微苦，寒。清热解表，祛风除湿，解毒通淋。内服：9~15 克（鲜品 30~60 克），水煎服。外用：适量，捣敷。

识别特征：多年生草本，高 0.8~1.5 米。茎直立，圆形[1]。叶 3~4 片轮生，广披针形或长椭圆形，先端渐尖[2]，基部楔形，边缘有锯齿。穗形总状花序，狗尾状[3]；花小，筒状，淡紫色或紫蓝色。蒴果卵状圆锥形[4]，两面有沟。生于林间、阴湿草地、山沟等地。分布于东北、华北、西北等地。

验方精选：①蛇蝎蜂咬蜇伤：鲜斩龙剑嫩枝叶 60~120 克，捣烂敷在患处；另以鲜斩龙剑茎、根 60 克，水煎服。②膀胱疝气、带下病：斩龙剑、夜关门各 9~12 克，用 2 次淘米水煎服。③睾丸肿：斩龙剑、黄独各 9 克，水煎服。

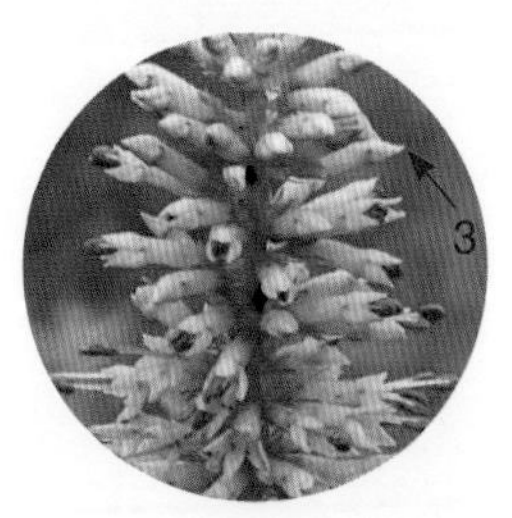

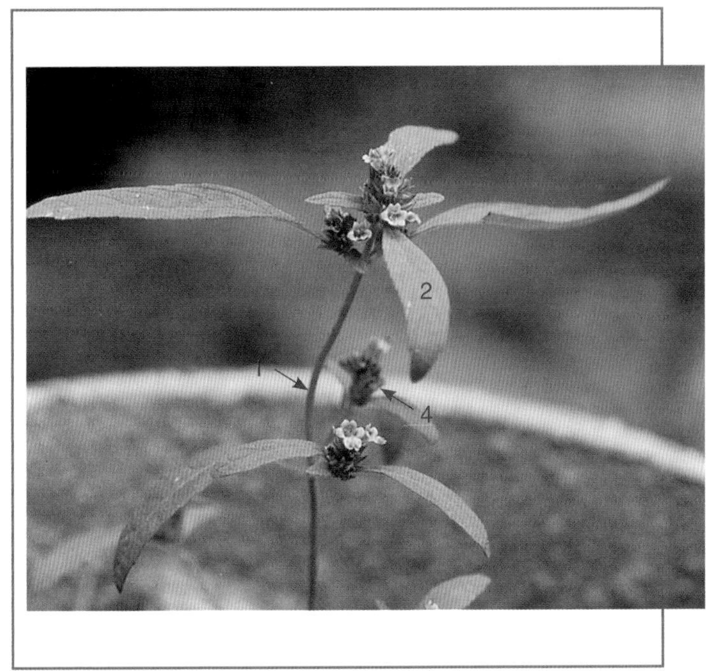

◎轮叶婆婆纳

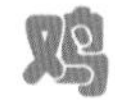
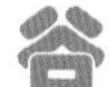
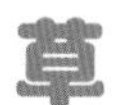

鸡谷草

◎常用别名

黏人草、草子花、蜈蚣草。

◎植物基源

禾本科植物竹节草 *Chrysopogon aciculatus* (Retz.) Trin 的全草或根。

◎采收加工

全年可采，除去杂质，洗净，晒干。生用或鲜用。

◎性味功用

微苦、甘，凉。清热疏风，利水。内服：9~30 克（鲜品 30~60 克），水煎服。

识别特征：多年生草本，高 20~50 厘米。茎横走，分枝多，节节生根。叶片多数生于匍匐茎上，披针形，叶鞘抱茎[1]。圆锥花序顶生，通常淡紫色[2]；分枝丝状，轮生，呈总状花序排列；花序秆直立，圆柱形，中空。小穗 3 个，基部尖锥，有倒生刺毛，人碰之易插入衣服，故又称“黏人草”。抽穗期夏、秋季。生于空旷山坡、草地、田埂、路边。分布于广东、广西、云南、台湾等地。

验方精选：①感冒发热、小便不利、上呼吸道感染：鸡谷草 9~15 克（鲜品 30 克），水煎服。②小儿风热：鸡谷草 30 克，淡竹叶 15 克，葫芦茶 9 克，水煎，每日分 3 次服。③湿热腹痛：鸡谷草根、番桃木叶各 30 克，香附 9 克，水煎服。④暑热小便赤涩：鸡谷草根 30 克，淡竹叶 18 克，山芝麻 15 克，水煎服。⑤痧症泄泻腹痛：鸡谷草 60 克，蚯蚓 4~6 条（捣烂），先将鸡谷草用适量水煎成 1 碗，冲蚯蚓，待澄清时去渣，1 次服用。

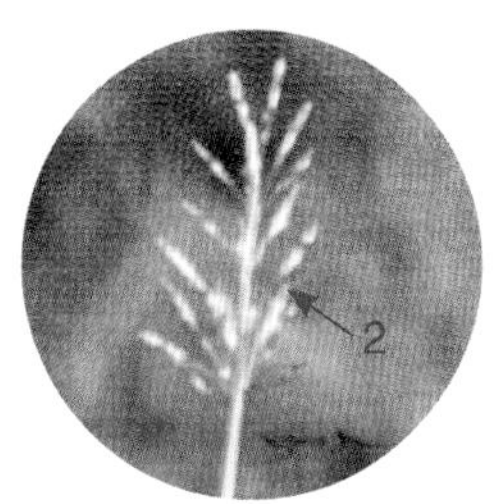

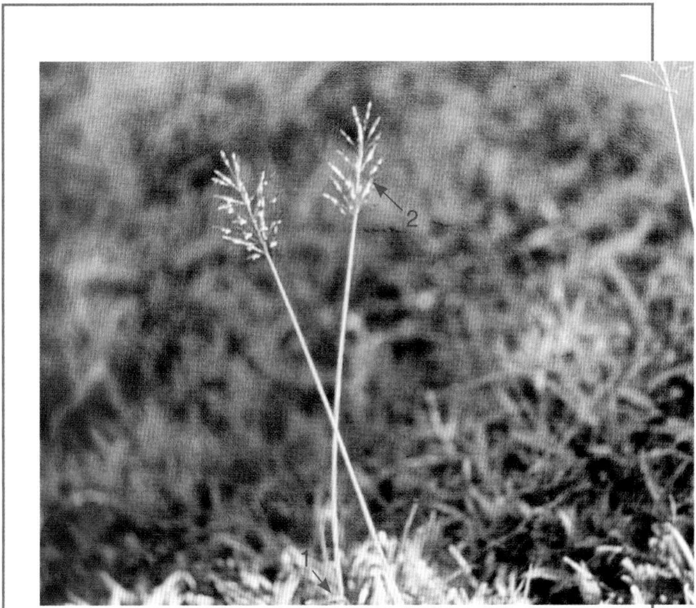

◎竹节草

牡蒿

◎常用别名

齐头蒿、白花蒿、臭艾。

◎植物基源

菊科植物牡蒿 *Artemisia japonica* Thunb. 的全草。

◎采收加工

夏、秋季采收全草，晒干。生用。

◎性味功用

苦、微甘，寒。疏风清热，杀虫解毒。内服：4.5~9 克，水煎或捣汁服。外用：适量，煎水洗。

识别特征：多年生草本，高 60~90 厘米。茎直立[1]，上部有细柔毛。叶二型；早期基生叶匙形，排列如莲座状，基部楔形，先端羽状 3 裂，中间裂片较宽，又羽状 3 裂[2]；中部以上的叶，线形，全缘；叶两面绿色。球形头状花序，排列成圆锥花序状；总苞球形，苞片绿色，边缘膜质；花托球形，上生两性花及雌花；花小，淡黄色；花冠均为管状；中央为两性花。瘦果椭圆形[3]。花期 9~10 月。生于山坡林下、路边草丛中。我国大部分地区有分布。

验方精选：①疟疾寒热：牡蒿根、滴滴金根适量，用酒研磨，病未发前服用；另用药渣敷在寸口处。②血崩：牡蒿 30 克，母鸡 1 只，炖熟后去渣，食鸡肉与汁。③扁桃体炎：鲜牡蒿 30 克，切碎，水煎服。④疥疮湿疹：牡蒿适量，煎水洗患处。

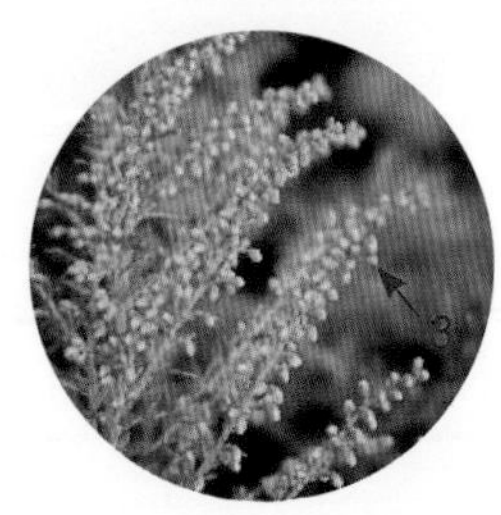

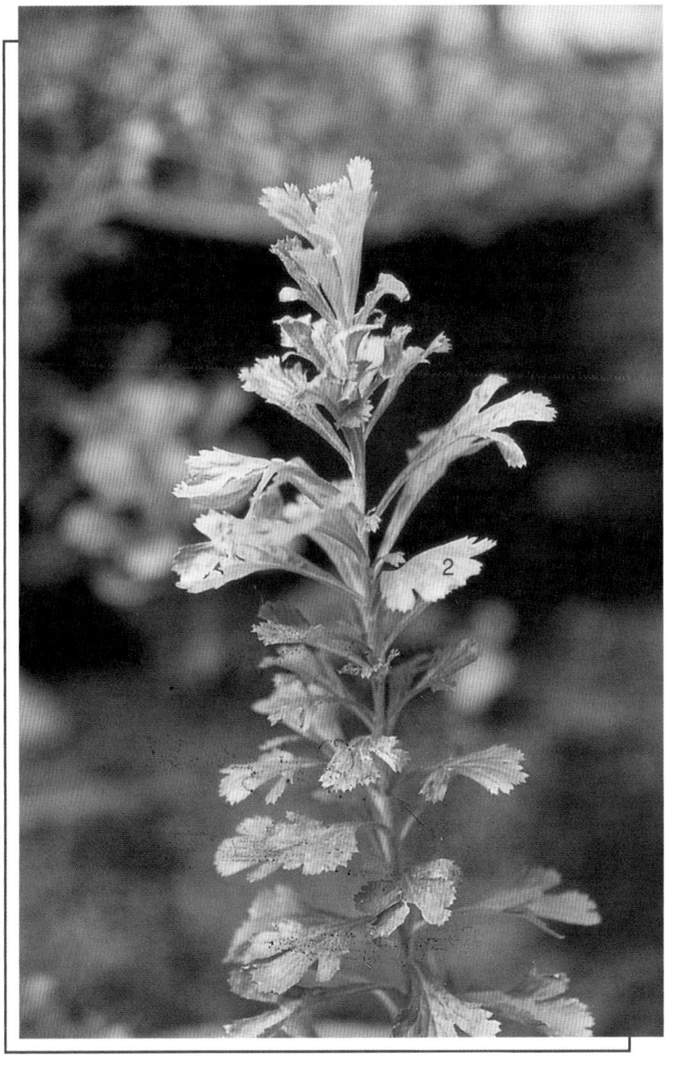

◎牡蒿

桉叶

◎**常用别名**

蓝桉叶、桉树叶。

◎**植物基源**

桃金娘科植物蓝桉 *Eucalyptus globulus* Labill. 的叶。

◎**采收加工**

全年可采，折取老叶，阴干或鲜用。

◎**性味功用**

苦、辛，凉。辛凉解表，清热利湿，清热解毒，祛风除湿，止血。内服：9~24 克，水煎服。外用：适量，煎水洗，研末撒或调敷。

识别特征：常绿乔木，高达 7 米。树皮呈薄片状剥落，幼枝呈方形[1]。叶蓝绿色，常被白粉；正常叶互生，披针形，镰状，有腺点；异常叶对生，卵形[2]。花白色，单生或 2~3 朵聚生；萼管和萼片与花瓣合生的帽状体扁平，坚硬而有小瘤状突起，外被蓝白色蜡粉，中央呈圆锥状凸出，早落。蒴果杯状，果瓣 4[3]。果期夏季及冬季。多栽培于路旁。我国南部及西南各地有栽培。

验方精选：①肠炎下痢：桉叶、马齿苋、地锦草、茶叶各 15 克，水煎服。②关节疼痛：桉叶、香通、松节、骨碎补各 9 克，水煎服。③膀胱炎、尿血、尿痛：桉叶、石韦、海金砂各 9 克，水煎服。④疥癣：桉叶适量，煎水洗。⑤流行性脑脊髓膜炎、流感、钩虫病：桉叶 15 克，水煎服，每日 2 次。

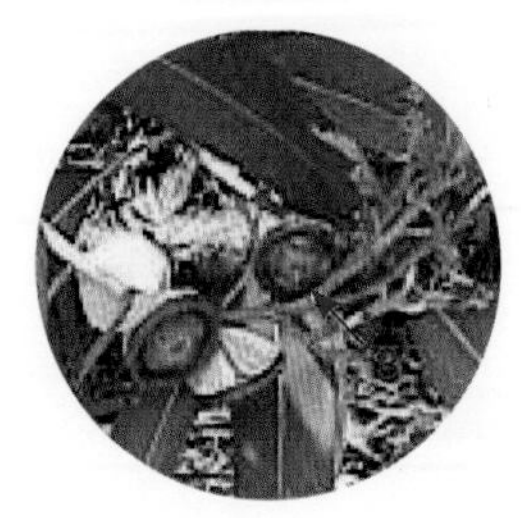

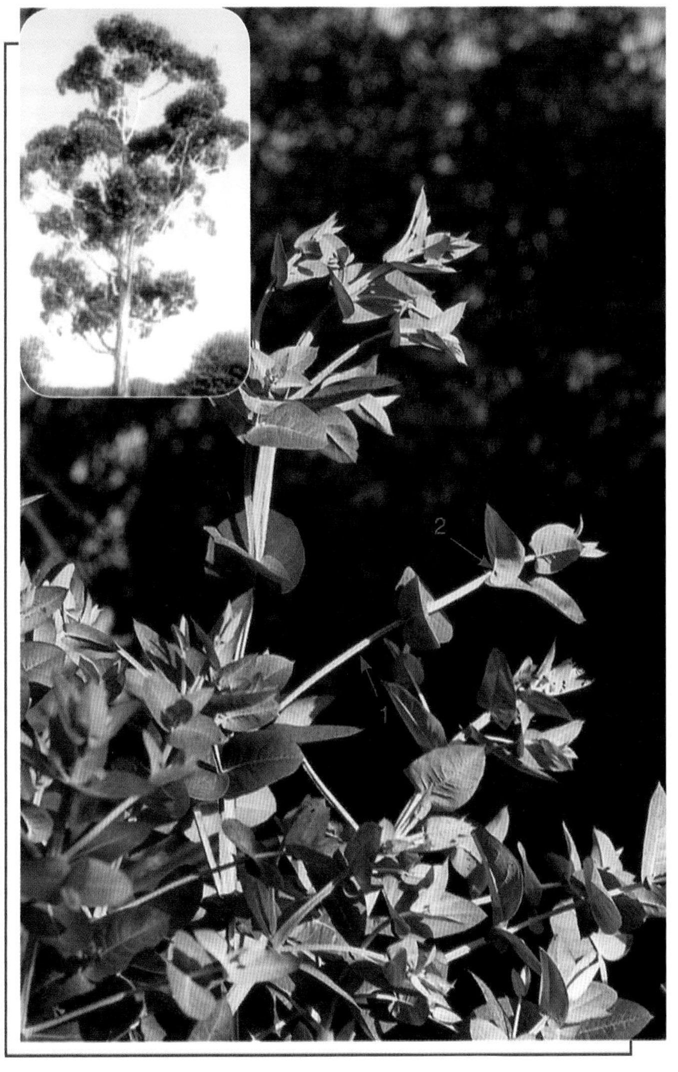

◎蓝桉

路边菊

◎**常用别名**

紫菊、田边菊、毛蜞菜。

◎**植物基源**

菊科植物马兰*Kalimeris indica* (L.) Sch. Bip. 的全草及根。

◎**采收加工**

夏、秋季采收，去除杂质，晒干。切段，生用或鲜用。

◎**性味功用**

辛，凉。清热凉血，利湿解毒。内服：9~18 克（鲜品 30~60 克），水煎服。外用：适量，捣敷、研末或煎水洗。

识别特征：多年生草本，高 30~80 厘米。地下有细长根状茎，匍匐平卧，白色有节。初春仅有基生叶，茎不明显；初夏地上茎增高，基部绿色带紫红色，光滑无毛[1]。单叶互生，近于无柄；叶片倒卵形、椭圆形至披针形，先端尖、渐尖或钝，基部渐窄下延，边缘羽状浅裂或有极疏粗齿，并有糙毛，近顶端叶渐小且全缘。秋末开花，头状花序，着生于上部分枝顶端；总苞略带紫色；边花舌状，淡蓝紫色；中部花管状，黄色，被密毛[2]。瘦果扁平倒卵状，冠毛较少，弱而易脱落。生于旷野、路旁、田边湿地。分布于全国各地。

验方精选：①乳腺炎：路边菊、野菊花各 9 克，水煎服。②肺热咳嗽、喉痛：路边菊、岗梅根各 15 克，水煎，凉后分 3 次服用。③阑尾炎：路边菊、败酱草各 15 克，水煎温服。④膀胱湿热、小便不利、水肿：路边菊、车前草各 30 克，水煎，分 3 次服。⑤疮疖疔毒：路边菊 15 克，野菊花、犁头草各 30 克，水煎服，药渣捣烂敷患处，每日 1 次。

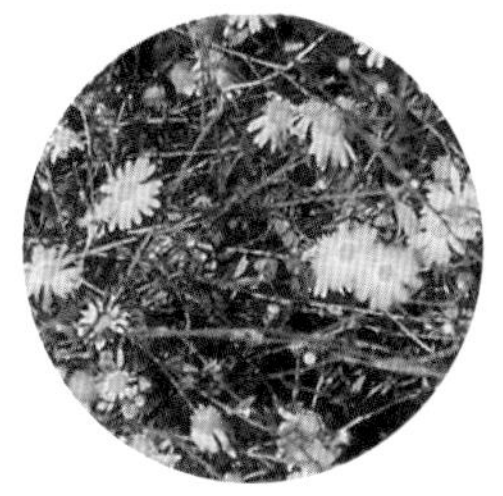

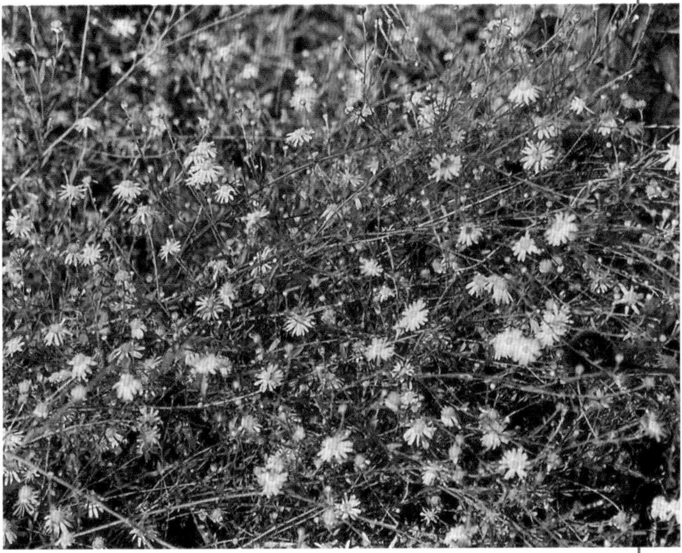

◎马兰

地胆头

◎常用别名

草鞋根、黄地胆、铁灯盏。

◎植物基源

菊科植物地胆草 *Elephantopus scaber* L. 的全草。

◎采收加工

夏、秋季采收，去除杂质，洗净，晒干。生用或鲜用。

◎性味功用

苦，寒。清热泻火，凉血解毒，清利湿热，利水消肿。内服：15~30 克，水煎服。外用：鲜品适量，捣烂敷患处。

识别特征：多年生草本，高 15~40 厘米。全株被白色粗毛[1]。根状茎短，着生多数须状根，新鲜时黄白色，干燥后灰黄色。叶基生，匙形，边缘稍具钝锯齿，两面均被灰白色粗毛。夏、秋季开花，头状花序着生梗上，呈稀疏单枝聚伞状排列，分枝处有叶状苞片[2]；总苞片 2 列；外层紫色，全为管状花，花冠淡紫色或白色[3]。瘦果有棱，顶端通常有 6 枚长而硬的刺毛。生于旷野、山坡、路旁、草地。分布于福建、广东、广西、贵州、云南等地。

验方精选：①流行性乙型脑炎：地胆头、三叉苦、积雪草各 30 克，钩藤、车前子各 15 克，地龙 10 克，水煎服。②感冒：地胆头 30 克，野菊花、金银花各 15 克，水煎服。③结膜炎：地胆头、榕树叶各 30 克，水煎服。④蜈蚣咬伤：地胆头适量，捣敷患处。⑤风火牙痛：地胆头 30 克，煎取汤水煮鸭蛋食。

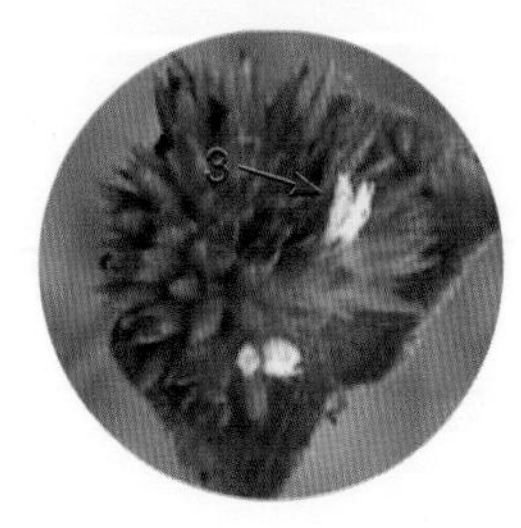

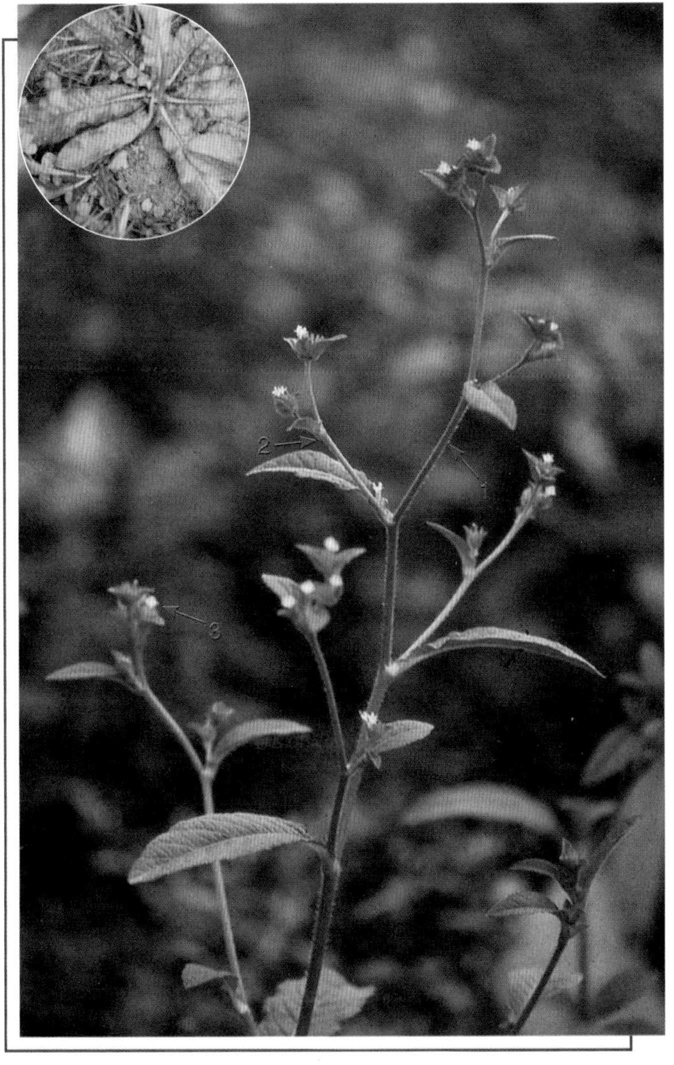

◎地胆草

山芝麻

◎**常用别名**

大山麻、山油麻、野芝麻、芝麻头。

◎**植物基源**

梧桐科植物山芝麻 *Helicteres angustifolia* L. 的全草。

◎**采收加工**

夏、秋季采收，将根与茎叶分别晒干。生用或鲜用。

◎**性味功用**

苦，寒；有小毒。清热泻火，清肺止咳，解毒疗疮。内服：15~30 克，水煎服。外用：适量，鲜品捣烂外敷或干品研末调敷。

识别特征：小灌木，高约 1 米。小枝密被灰黄绿色短柔毛。叶互生；叶片绒状披针形或长圆状绒形，先端钝或短尖，基部圆形，脉 3 出，上面无毛，下面密被灰白色或淡黄点星状柔毛。夏季从叶腋长出短花序梗，花数朵簇生其上[1]；花梗短，基部有窄尖苞片；花瓣浅紫色。蒴果卵状矩圆形[2]，略似芝麻果实，密被星状绒毛，熟后 5 裂。花期 6~7 月，果期 11~12 月。生于荒山、丘陵、荒坡、路边。分布于江西、福建、广西、广东、四川、重庆、贵州、云南等地。

验方精选：①外感痧气、阳黄、热疟：山芝麻、古羊藤根、入地金牛等份，一起磨粉，每次服 3 克，开水送服，每日 2~3 次。②痢疾：鲜山芝麻 30 克，酌加水煎，每日 2 次。③风湿痛：山芝麻根 30 克，黄酒 120 克，酌情加水煎服。④风毒流注：鲜山芝麻 30~60 克，洗净，切碎，鸭蛋 1 个，水煎服。⑤痈疽肿毒：鲜山芝麻叶，捣烂敷患处。

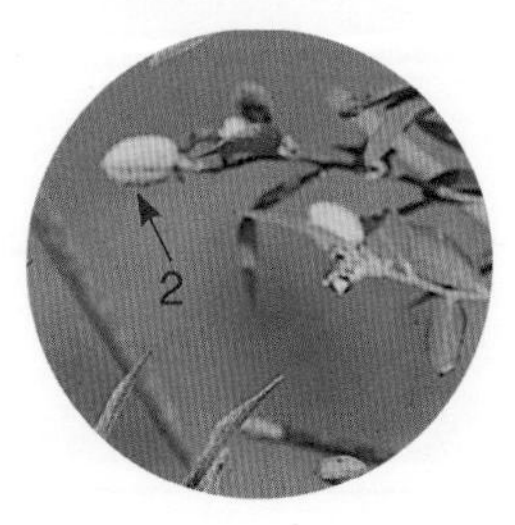

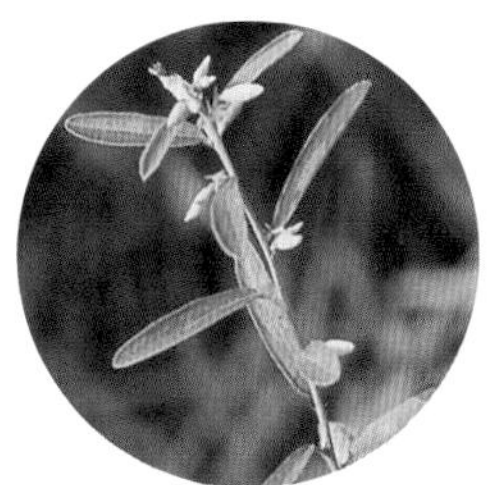

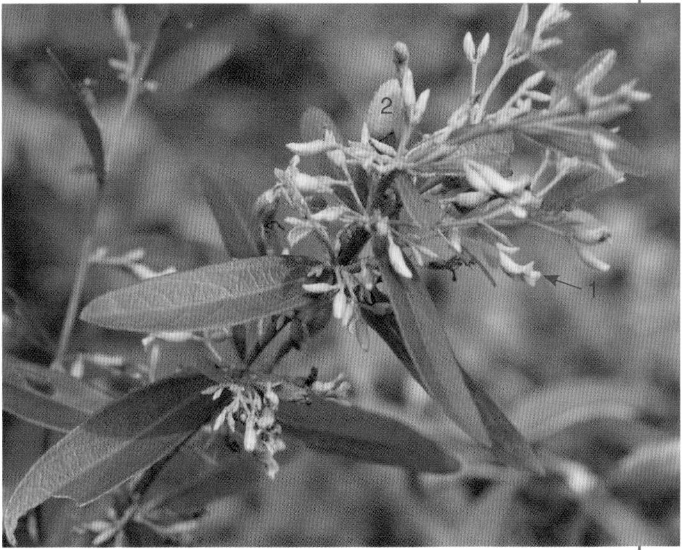

◎山芝麻

大沙叶

◎常用别名

大叶满天星。

◎植物基源

茜草科植物香港大沙叶 *Pavetta hongkongensis* Brem. 的全草。

◎采收加工

四季可采，将根、叶等分别晒干，备用。

◎性味功用

苦，寒。清热解毒，活血祛瘀。内服：15~30 克，水煎服。

识别特征：灌木，高 1~2 米。小枝有棱和明显的节[1]。叶膜质，对生；叶片椭圆状披针形，先端渐尖，基部楔形，上面散生多数突起的小“痣点”[2]；托叶三角形，脱落或部分脱落。伞房状聚伞花序[3]，顶生或顶部腋生；花稠密，白色，无毛；萼近钟状；花冠高脚蝶状。核果球形[4]，无毛，成熟时黑色。花期秋季。生于低海拔灌木林中。分布于广西、广东等地。

验方精选：①痧疹：大沙叶 15 克，鸭脚木根 12 克，栀子根、山芝麻根、广狼毒各 10 克，水煎服。②黄疸型肝炎：大沙叶、地耳草各 30 克，栀子根、虎杖根各 15 克，水煎服。③尿路感染：大沙叶、广金钱草、车前草、一点红各 30 克，水煎服。④脓疱疮：大沙叶、乌桕木叶、墨旱莲各适量，煎汤洗患处。

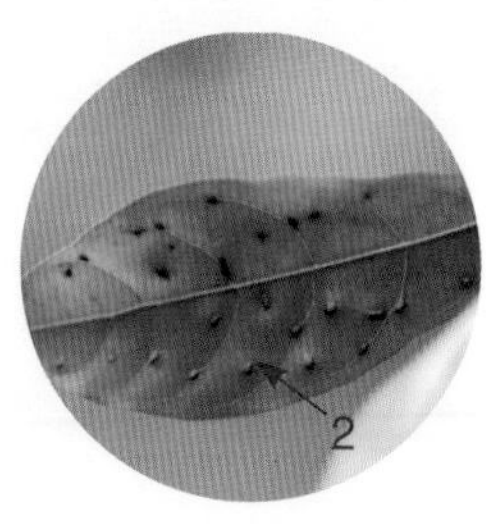

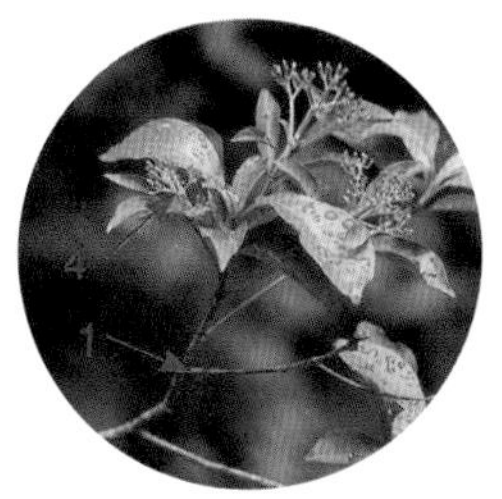

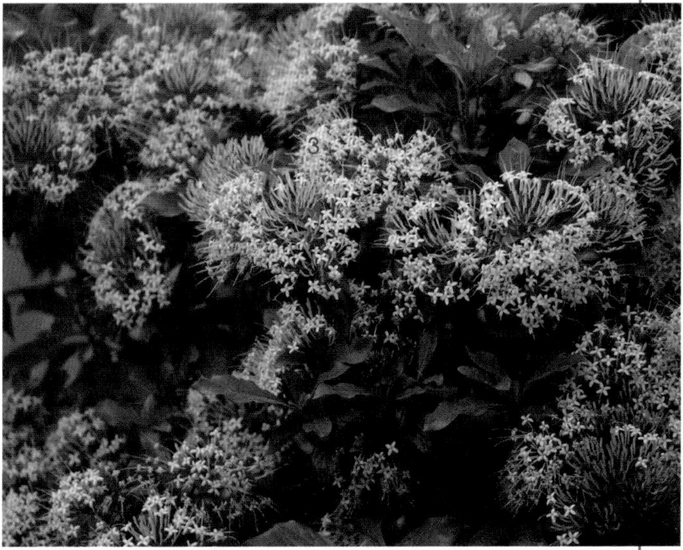

◎香港大沙叶

蛇泡簕

◎常用别名

三月泡、红梅消、蛇泡果、仙人搭桥。

◎植物基源

蔷薇科植物茅莓 *Rubus parvifolius* L. 的全草。

◎采收加工

夏、秋季采收，晒干。生用或鲜用。

◎性味功用

苦、涩，微寒。泻火解毒，清热利湿，活血消肿，祛风止痒。内服：15~30 克，水煎服。外用：适量，以鲜品煎汤外洗，或研末撒患处，或烧灰调涂。

识别特征：落叶小灌木，高约 1 米。枝条呈拱形弯曲，具短柔毛和倒生皮刺[1]。单数羽状复叶互生，小叶通常 3 枚，有时 5 枚，顶生小叶菱状卵形至阔倒卵形，侧生小叶常为宽倒卵形[2]，较小，先端钝，基部楔形，上面和下面均被柔毛，但下面较上面密；托叶针状。花数朵成伞房花序或短总状花序[3]；萼片 5，具绒毛，绿色；花瓣 5，紫色或粉红色。聚合果球形，红色[4]。花期 5~6 月，果期 7~8 月。生于山坡、路旁灌木丛或沟边草丛中。分布于我国大部地区。

验方精选：①风湿痹痛：蛇泡簕 30 克，算盘子根、地胆头各 15 克，豨莶草、救必应各 10 克，水煎服。②冷痹、久年关节疼痛：蛇泡簕 60 克，煎汤去渣，同 1 只老母鸡炖服。③关节炎：蛇泡簕 60 克，白酒 1000 毫升，浸泡 7 日后，每服 1 小杯，每日 2 次。④带下病：蛇泡簕 30~50 克，用瘦猪肉汤煎药服。⑤尿路结石：蛇泡簕 60 克，米酒 120 毫升，加水煎 1 小时，分 2 次服，每日 1 剂，服至结石排出或症状消失为止；或蛇泡簕、透骨消、金钱草各 30 克，水煎服。

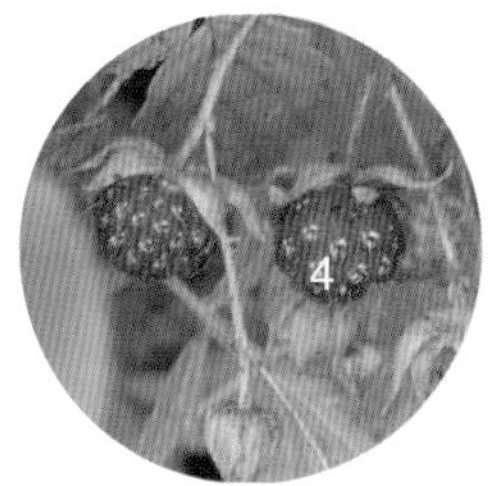

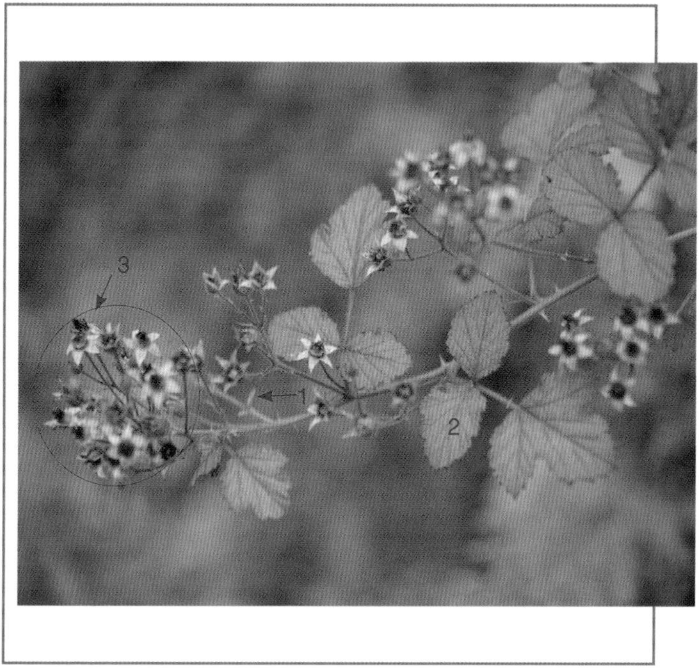

◎茅莓

大叶金花草

◎**常用别名**

野黄连、细叶凤凰尾、花叶凤尾草。

◎**植物基源**

鳞始蕨科植物乌蕨 *Stenoloma chusanum* (L.) Ching 的全草或根茎。

◎**采收加工**

秋季采收，洗净泥沙，晒干。生用或鲜用。

◎**性味功用**

微苦，寒。清热，解毒，利湿止血。内服:30~60克，水煎服，或鲜品捣汁饮用。外用：适量，鲜品捣烂外敷或干品研末撒患处。

识别特征：多年生草本，高可达65厘米。根茎横走，密被赤褐色钻状鳞片。叶柄禾秆色，直立，光亮；叶近草质，无毛；三至四回羽状分裂，披针形[1]，小羽片披针形或矩圆形，末回裂片楔形，先端截形，叶脉下面明显二叉状分枝[2]。羽片顶端着生孢子囊群，囊群盖灰棕色，半环状[3]，向外开裂。生于林下或灌丛中湿地。广布于长江以南各地，北达陕西

验方精选：①中暑发痧：鲜大叶金花草叶120克，捣烂绞汁服。②痢疾：鲜大叶金花草全草、鲜水蜈蚣全草各30克，水煎服。③急性病毒性肝炎：大叶金花草全草90克，水煎汁分3次服，连服10~15剂。④急性支气管炎：鲜大叶金花草叶60克，水煎服。⑤白浊、湿热带下：鲜大叶金花草全草30~60克，捣烂绞汁，加适量米泔水服用。

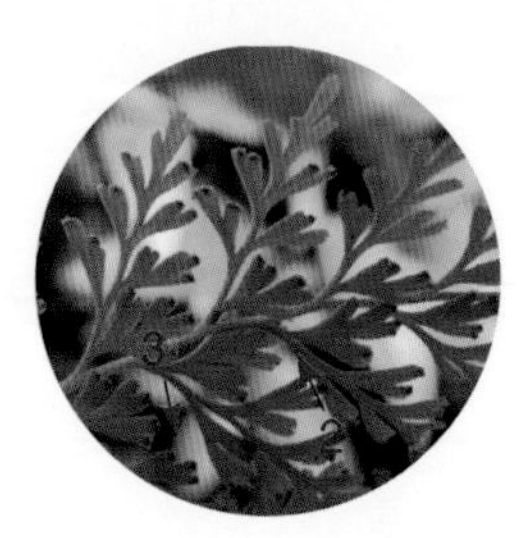

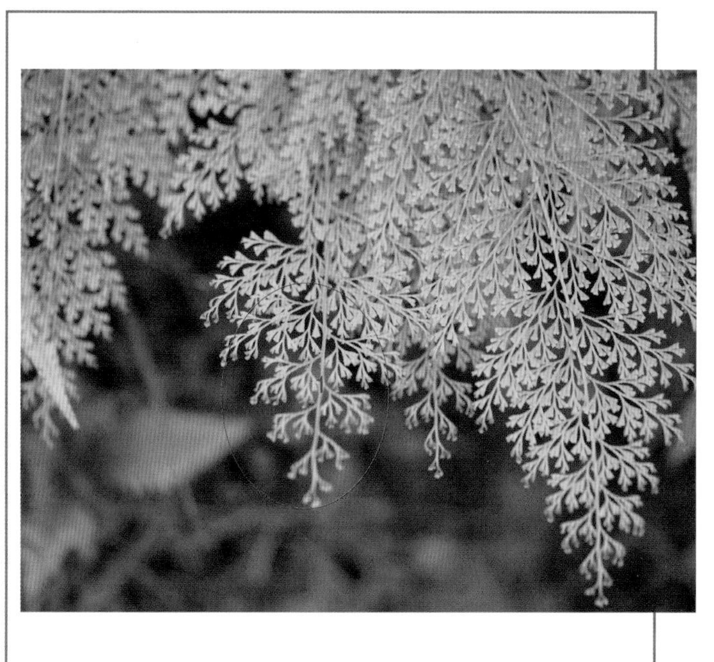

◎乌蕨

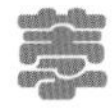

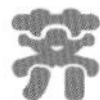

◎**常用别名**

水茅、乌芋、马蹄、通天草。

◎**植物基源**

莎草科植物荸荠 *Eleocharis dulcis* (N. L. Burm.) Trin. ex Henschel 的球茎及地上部分。

◎**采收加工**

10~12 月挖取，洗净，风干或鲜用。

◎**性味功用**

甘，平。清热泻火，生津止渴，利湿化痰。内服：全草 15~30 克，球茎 60~120 克，水煎服；或适量捣汁服用。

识别特征：多年生水生草本，高 15~60 厘米。地下匍匐茎膨大成扁球状，黑褐色；地上茎多数，丛生，直立，圆柱状[1]，中空，有多数横隔膜，色绿，表面光滑。叶片退化，叶鞘膜质，叶端截形。穗状花序，顶呈圆柱形，淡绿色；花数朵或多数；鳞片螺旋式或覆瓦状排列，有细密纵直条纹，刚毛 6 条，有倒刺。小坚果呈凸透镜形，被六角形网纹[2]，成熟时棕色。花期秋季。栽植于水田中。我国温暖地区均有栽培。

验方精选：①口渴咽干：荸荠汁、梨汁、鲜苇根汁、麦冬汁、藕汁（或用糖浆）各适量；搅拌均匀后服用，不喜欢喝凉者可以炖热服用。②便血：荸荠捣汁大半碗，加半碗好酒，空腹时炖热温服。③黄疸湿热、小便不利：荸荠打碎，煎汤代茶喝，每次 120 克。④下痢赤白：荸荠（完好的）洗净拭干，不损破其表皮，放在瓶内密封，用酒浸泡，每次取 2 枚细细咀嚼，空腹时泡酒送下。⑤咽喉肿痛：荸荠绞汁冷服，每次 120 克。

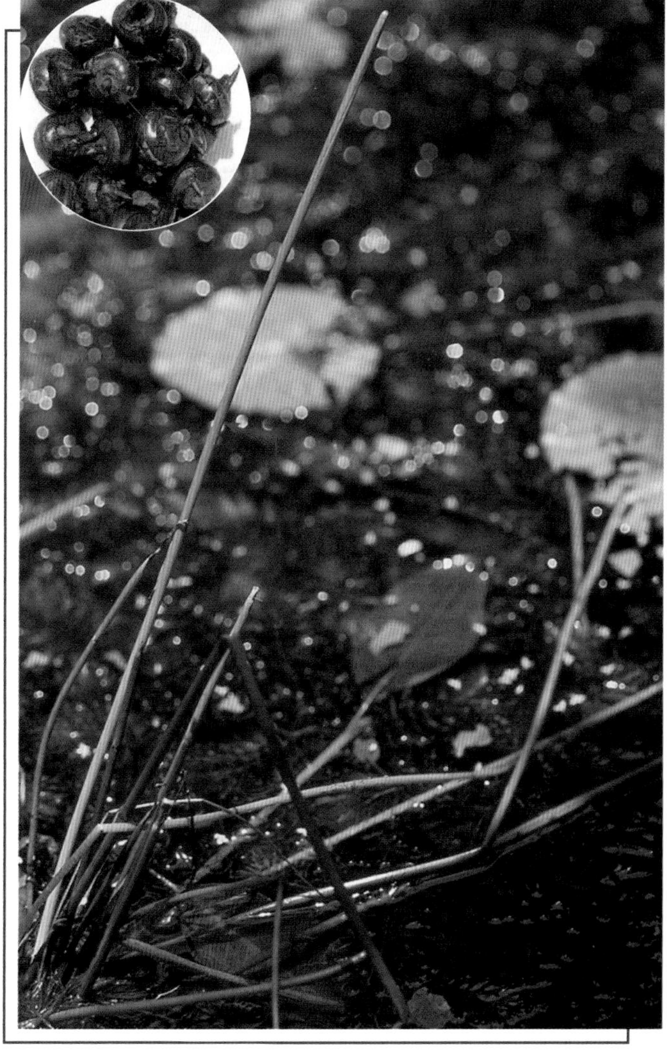

◎荸荠

牛白藤

◎常用别名

大叶龙胆草、土加藤、接骨丹、脓见消。

◎植物基源

茜草科植物牛白藤 *Hedyotis hedyotidea* (DC.) Merr. 的干燥茎、叶。

◎采收加工

全年可采，洗净，切片，晒干。生用或鲜用。

◎性味功用

甘、淡，凉。清热解暑，祛风湿，强筋骨，止痒。内服：15~30 克，水煎服。外用：适量，以鲜品捣烂外敷或煎水洗患处。

识别特征：多年生藤本，高 3~5 米。老枝圆柱形，幼枝四棱形，被粉末状柔毛[1]。叶对生，叶面粗糙，叶背脉上被粉末状柔毛；叶片卵状披针形，先端急尖，基部近圆形或阔楔形，全缘；托叶截头状[2]，顶端有刺毛 4~6 条。复伞形花序，腋生或顶生[3]；花细小，初开时白色后变黄色。蒴果近球形，开裂。花期秋季。生于山坡疏林、沟边灌丛中。分布于广西、广东及西南地区。

验方精选：①胃肠炎、感冒咳嗽、预防中暑：牛白藤全株 15~30 克，水煎服。②腰腿痛：牛白藤根、藤干品 15~30 克，水煎服。③皮肤湿疹、瘙痒、带状疱疹：牛白藤鲜叶适量，煎水外洗。

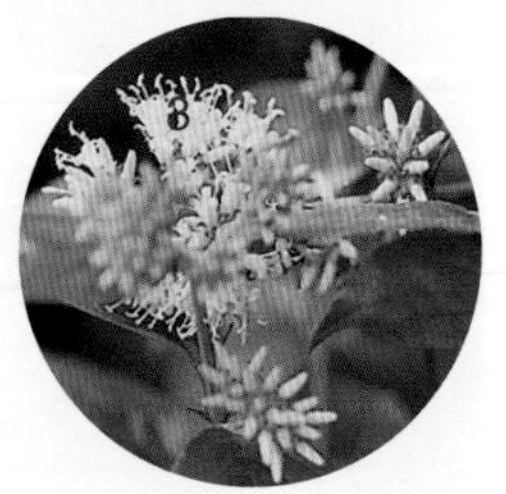

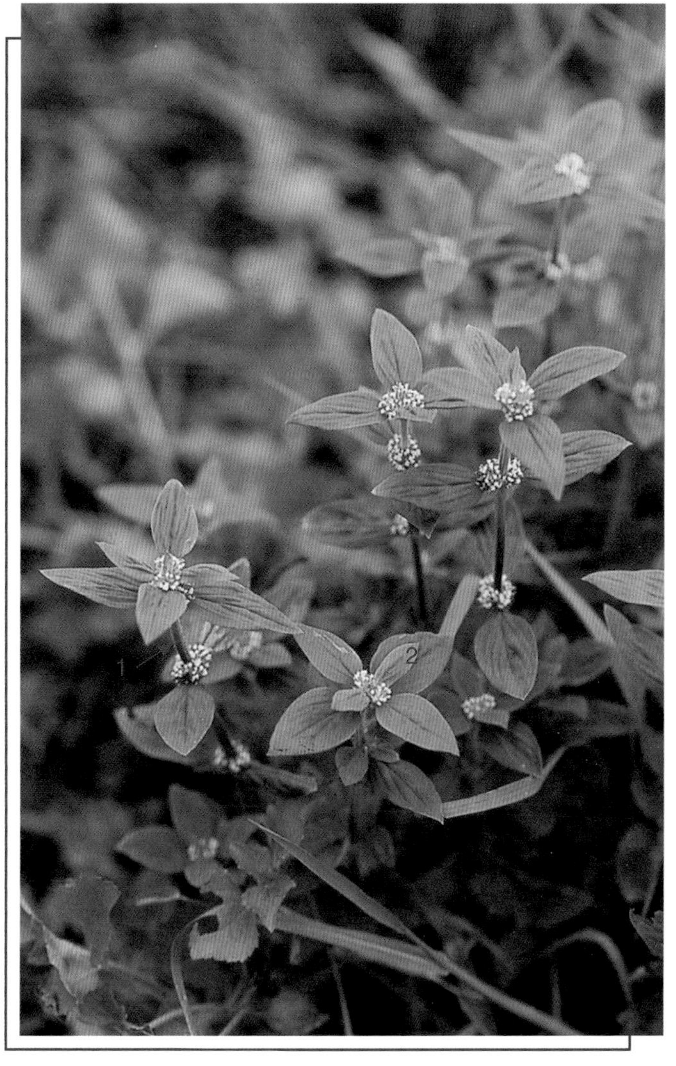

◎牛白藤

过塘蛇

◎**常用别名**

水盖菜、崩草、水浮藤、狗肠菜。

◎**植物基源**

柳叶菜科植物水龙 *Jussiaea repens* L. 的全草。

◎**采收加工**

夏、秋季采收，洗净，晒干。生用或鲜用。

◎**性味功用**

甘、淡，寒。清热解毒，利尿消肿。内服：15~30克（鲜品 60~100 克），水煎服，或鲜品捣汁服。外用：适量，捣敷。

识别特征：多年生水生草本，高 30~60 厘米。根状茎很长，横走，其上具类白色呼吸器，节上有多数须根。单叶互生；叶片倒卵形至长圆状倒卵形[1]，先端圆或钝，基部渐狭，全缘。花单生于叶腋，具长柄；萼片 5 裂，披针形，外被疏长柔毛；花瓣 5，白色，基部淡黄色，倒卵形[2]。蒴果线状圆柱形。种子多数，矩形，平滑。花期夏、秋季。生于水塘或沼泽地中。分布于广东、广西、四川、福建等地。

验方精选：①酒疸：鲜过塘蛇适量，捣烂绞汁，加等量冬蜜服用。②脓尿：鲜过塘蛇 60 克，冰糖 30 克，加水煎，饭前服用，每日 2 次。③麻疹透后高热不退：鲜过塘蛇 30~60 克，捣汁，水炖服。④风火牙痛：过塘蛇 30 克，水煎服。⑤感冒发热、燥热咳嗽：过塘蛇 15~30 克，水煎服。

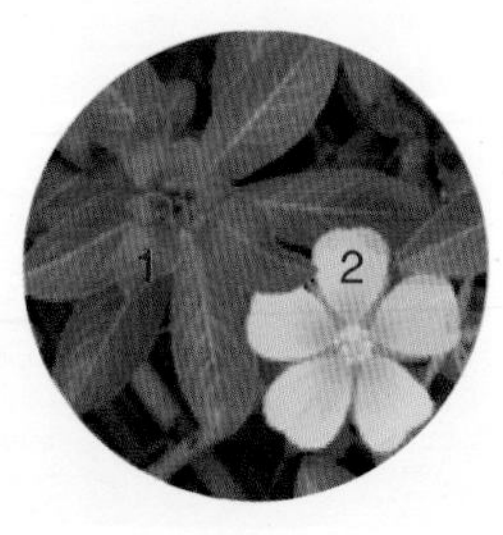

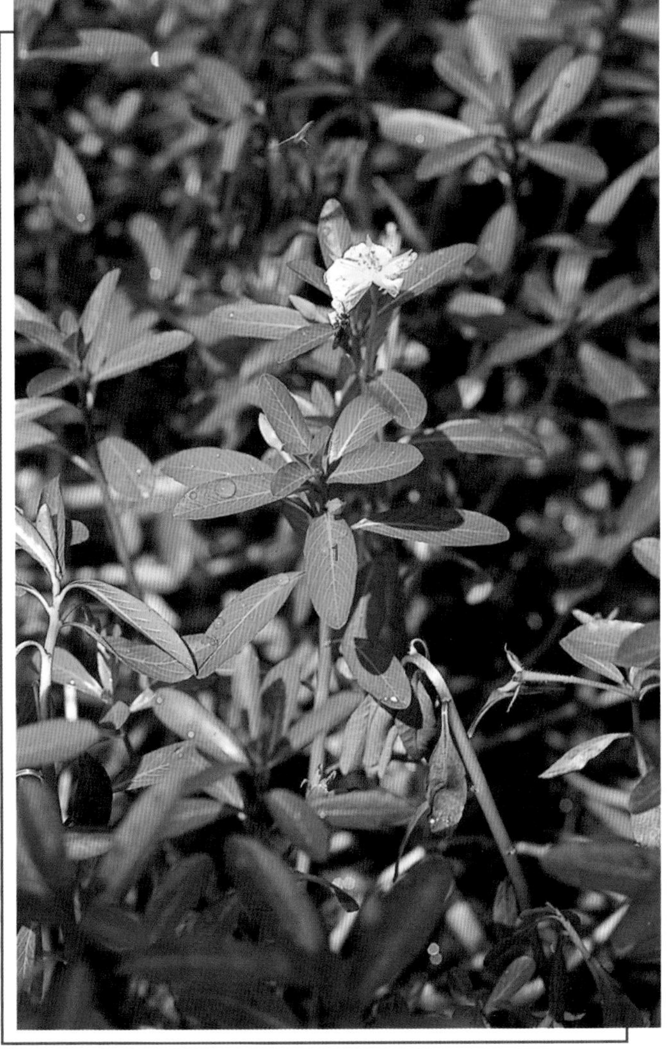

◎水龙

芭蕉根

◎**常用别名**

芭蕉头。

◎**植物基源**

芭蕉科植物芭蕉 *Musa basjoo* Sieb.et Zucc. 的根茎。

◎**采收加工**

全年可采，洗净泥土，去除须根，刮去粗皮，切片，晒干。生用或鲜用。

◎**性味功用**

甘，寒。泻火解毒，生津止渴，利尿。内服：15~30 克，水煎服，或鲜品捣汁服。外用：适量，捣敷或捣汁涂。

识别特征： 多年生草本，高约 4 米。茎短，通常为叶鞘包围而形成高大的假茎[1]。叶粗大，基部圆形，或不对称，表面鲜绿色，有光泽，中脉明显，粗大，侧脉平行。穗状花序顶生，下垂；苞片佛焰苞状，红褐色或紫色[2]，每苞片具多数小花；花单性，雄花常生于花束上部，花冠近唇形，上唇较长。浆果三棱状长圆形[3]，肉质。种子多数。多栽培于庭园及农舍附近。分布于山东至长江流域以南各地。

验方精选： ①糖尿病口舌干燥，骨节烦热：鲜芭蕉根适量，捣烂绞汁，每次饮 1~2 杯。②黄疸：芭蕉根、山慈姑、胆草各 9 克，捣烂，冲水服。③心烦、血尿、尿痛：莲子、芭蕉根 30 克，水煎，去掉药渣，分 3 次于饭前服用。④血崩、带下病：芭蕉根 30 克，瘦猪肉 120 克，水炖服。⑤胎动不安：芭蕉根 30~60 克，同猪肉煮食。

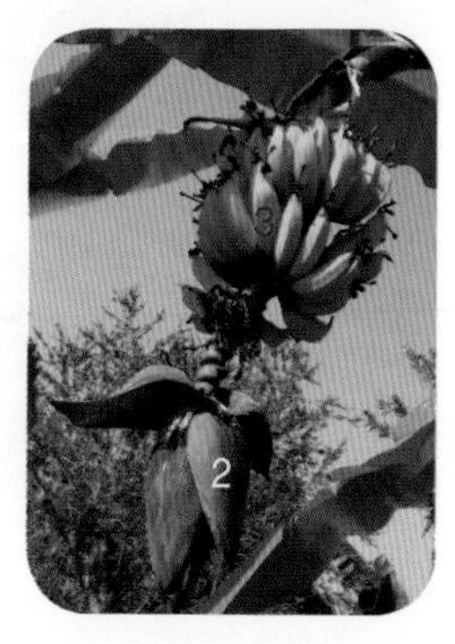

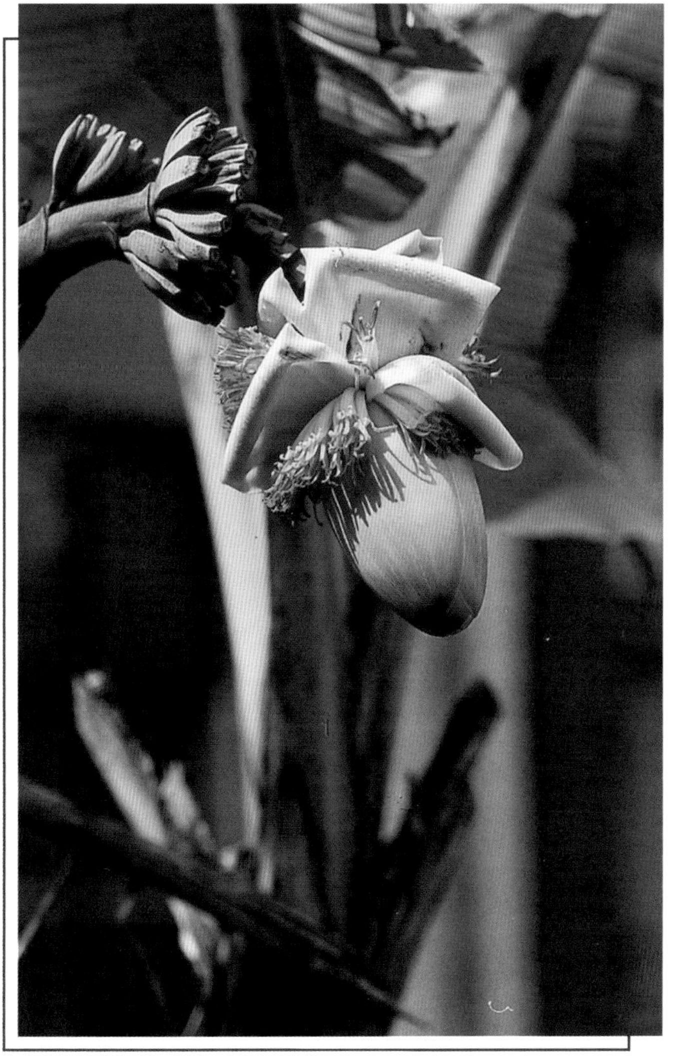

◎芭蕉

青天葵

◎**常用别名**

独叶莲、独脚莲、珍珠叶、铁帽子。

◎**植物基源**

兰科植物毛唇芋兰 *Nervilia fordii* (Hance) Schltr. 的全草或块茎。

◎**采收加工**

生于广西者夏季采叶，洗净，晒至半干，用手搓成粒状；生于广东者 8~9 月采挖全株，除去根茎，留球茎及叶，叶片裹球茎，搓成球状，晒干。生用。

◎**性味功用**

甘，微寒。泻火凉血，解毒疗疮，润肺止咳。内服：5~12 克，水煎服。外用：适量，捣敷。

识别特征：多年生宿根小草本，高 10~27 厘米，全株无毛。地下茎呈不规则球状，肉质，白色。茎极短或无。叶基生，1~2 片，多 1 片，呈心形，全缘，叶脉明显，呈网状[1]；叶柄圆柱形，有多数纵行条纹[2]。花梗节间有退化，鳞片包覆；总状花序；花白色，有紫红色脉纹。果实多数，椭圆形。花期春季。生于阴湿的石山疏林下或田边。分布于广东、广西等地。

验方精选：①肺结核：青天葵块根 9 克，水煎服。②瘰疬肿毒：青天葵块根 12 克，水煎服，另取适量鲜品捣烂敷。③精神病：青天葵块根 1 个，胡椒 1 粒，水煎，每日 1 次，连服 1 个月。④青春痘：青天葵、金银花、菊花、蒲公英各适量，水煎，代茶饮。

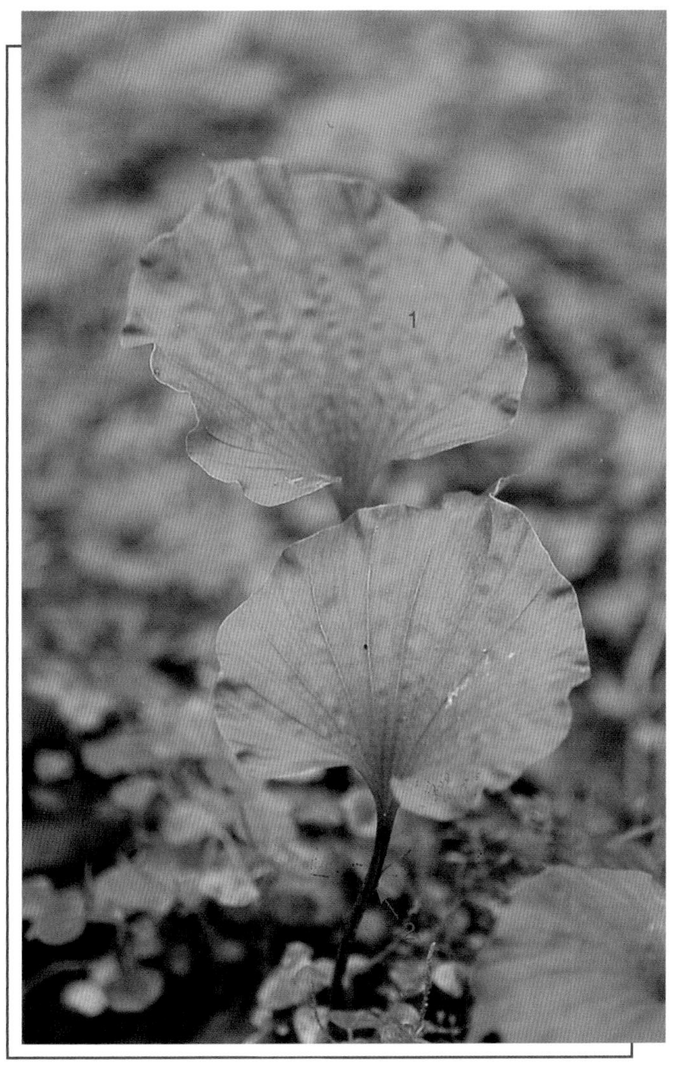

◎毛唇芋兰

白背三七

◎**常用别名**

大肥牛、土田七、三百棒、接骨丹。

◎**植物基源**

菊科植物白子菜 *Gynura divaricata* (L.) DC. 的全草。

◎**采收加工**

秋、冬季采挖，洗净泥土，切片，晒干。生用。

◎**性味功用**

甘，微寒。清热凉血，散瘀消肿。内服：5~10 克，水煎服或捣汁服。外用：适量，捣敷或研末调服。

识别特征：多年生草本，高 30~50 厘米。根茎块状。茎紫红色[1]，被白色短毛。单叶互生；叶片长卵形或矩圆状倒卵形[2]，叶缘具不规则缺刻及锯齿，并有灰白色短缘毛，叶面绿色，叶背浅绿色或紫红色，主脉突出，上被疏短毛。头状花序顶生；总苞 2 轮，线状披针形，外轮短，疏离，内轮覆瓦状排列；花管状，金黄色[3]。瘦果深褐色，有线条，冠毛白色。花期春末至冬初。喜生于潮湿的阴地上。分布于我国华南、西南以及台湾等地。

验方精选：①疮痈肿毒：白背三七、雾水葛等份，捣烂敷患处。②火烫伤、刀伤：白背三七根粉，加适量糖搅成糊状，包在患处。③跌打损伤：白背三七、荆芥等份，捣烂，好酒炒敷。④外伤出血、骨折、肺结核、崩漏：白背三七 30 克，洗净，切碎，加白酒 500 毫升，密封，浸泡 10~20 日后，过滤去渣即可，每次温服 10 毫升，每日 1 次。

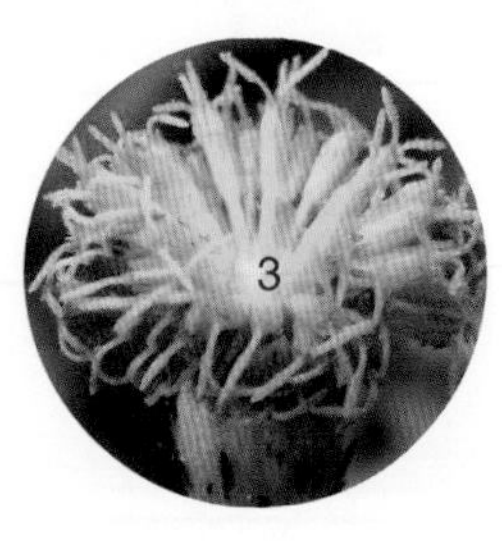

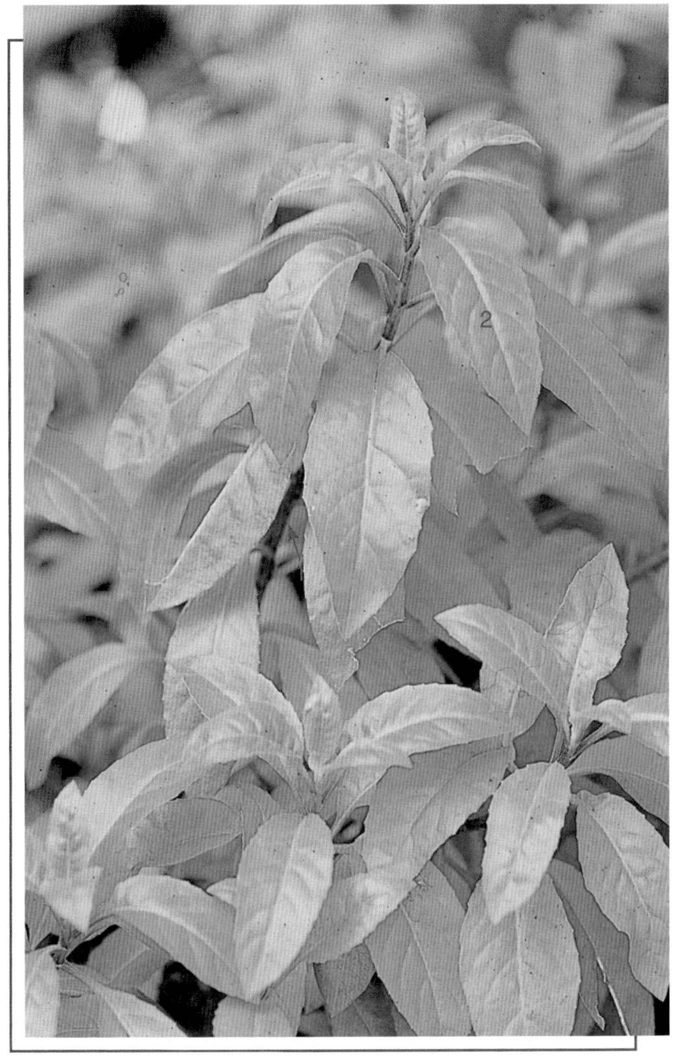

◎白子菜

酸模

◎常用别名

山羊蹄、鸡爪黄连、山大黄。

◎植物基源

蓼科植物酸模 *Rumex acetosa* L. 的根。

◎采收加工

夏、秋季采收，洗净泥土，晒干。生用。

◎性味功用

酸，寒。清热凉血，利尿通淋，解毒杀虫。内服：6~12 克，水煎服或捣汁服。外用：适量，捣敷。

识别特征：多年生草本，高 1 米。茎直立，具沟槽[1]，中空。单叶互生；基生叶片卵状长圆形，有长柄，先端钝或尖，基部箭形或近戟形，全缘；茎上部叶较窄小，披针形，无柄且抱茎；托叶鞘膜质，斜形。花单性，雌雄异株；花序顶生，狭圆锥状，分枝稀，花数朵簇生。瘦果圆形，具 3 棱[2]，黑色有光泽。花期 5~6 月，果期 7~8 月。生于路边、山坡及湿地。主产于吉林、辽宁、河北、陕西、新疆、江苏、浙江、湖北、四川、重庆和云南等地。

验方精选：①小便不通：酸模 9~12 克，水煎服。②吐血、便血：酸模 6 克，小蓟、地榆炭各 12 克，炒黄芩 9 克，水煎服。③目赤肿痛：酸模 9 克，研末，加适量人乳蒸过敷眼缘，同时取根 9 克煎服。

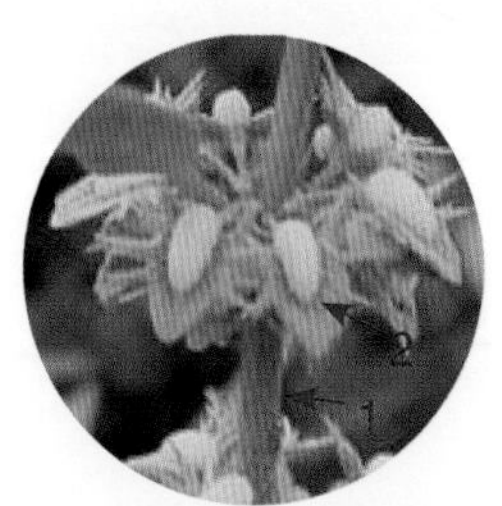

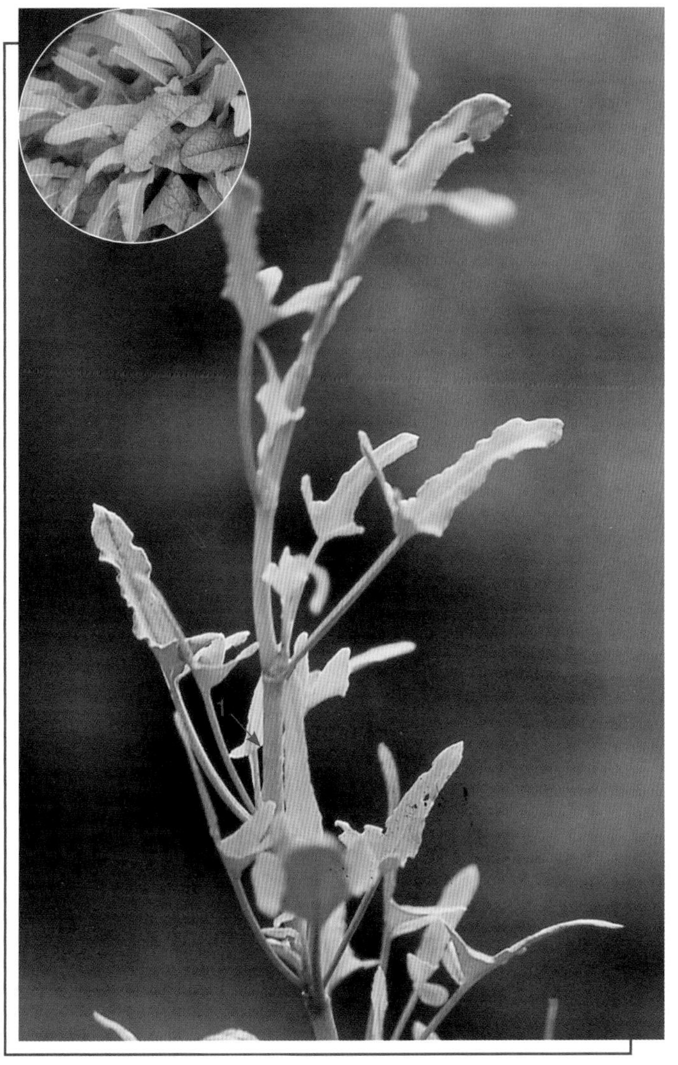

◎酸模

千里光

◎常用别名

九里光、九里明、眼明草、千里及。

◎植物基源

菊科植物千里光 *Senecio scandens* Buch. Ham. ex D. Don 的全草。

◎采收加工

夏、秋季采收，洗净，晒干。生用或鲜用。

◎性味功用

苦，寒。清热解毒，清热明目。内服：15~30 克，水煎服。外用：适量，鲜品捣敷或干品煎水洗。

识别特征：多年生草本。茎木质细长，高 2~5 米。叶互生；叶片椭圆状三角形，先端渐尖，基部楔形至截形，边缘具不规则齿或微波状[1]，两面均有软毛。头状花序顶生，排列成伞房花序状；总苞圆筒形；周围花舌状，黄色[2]；中央花管状，黄色，两性。瘦果圆筒形，有细毛；冠毛白色。花期 10 月至次年 3 月，果期 2~5 月。生于路旁及旷野间。分布于陕西及华北、中南、西南等地。

验方精选：①疟疾：千里光 15 克，红糖、甜酒糟各适量，共煎服。②风火眼痛：千里光 60 克，煎水熏洗。③夜盲：鲜千里光 30 克，鸡肝 1 个，同炖服。④痈疽疮毒：鲜千里光 30 克，水煎服；另用千里光适量，煎水外洗；再用鲜千里光适量，捣烂外敷患处。⑤流感：千里光 30~60 克，水煎服。

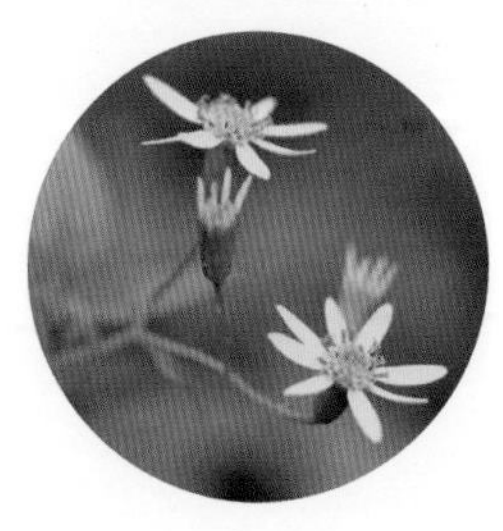

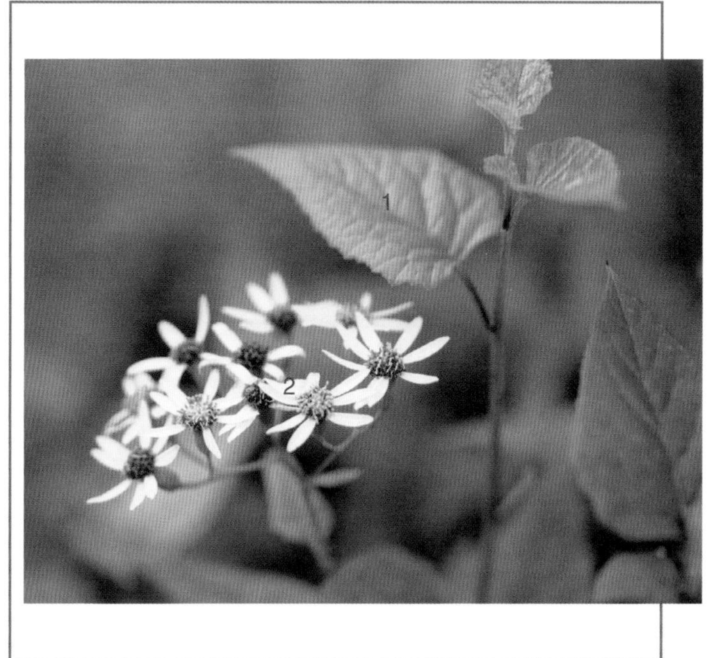

◎千里光

犁头草

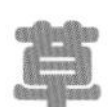

◎常用别名

紫花地丁、地丁草、宝剑草、箭头草、革莩菜、岩藿香。

◎植物基源

堇菜科植物犁头草 *Viola japonica* Langsd. 的全草。

◎采收加工

夏、秋季开花时采收全草，晒干。生用或鲜用。

◎性味功用

苦、辛，寒。清热解毒，凉血消肿，解蛇毒。内服：10~15 克（单味药可用至 30~60 克），水煎服。外用：适量，捣烂敷患处。

识别特征：多年生草本，高 4~14 厘米。主根粗短垂直。无地上茎。叶多数，丛生，有长柄；叶片下延成窄翅，呈长卵形至三角状卵形，先端钝，基部心形（形如犁头，故称“犁头草”[1]），边缘具钝锯齿，下面稍带紫色，两面及叶柄稍有毛或无毛，果期叶片增大；托叶膜质，白色或淡绿色，具长尖，有稀疏线状齿。花梗通常多数，细弱；花两性，花瓣 5，紫堇色或淡紫色[2]。蒴果长圆形，裂瓣有棱；种子卵球形。花期 4 月中旬至 9 月。生于山野、路旁向阳处或半阴处。分布于江苏、浙江、安徽、江西、湖南、福建、台湾等地。

验方精选：①痈疽疔疮、无名肿毒：鲜犁头草、鲜野菊花叶各等份，同捣烂，敷患处；或鲜犁头草加白糖少许，捣烂敷患处亦可，每日换 1 次。同时取 1 杯汁内服。②产后瘀血，痛如刀刺：鲜犁头草 30 克，切碎，加 2 个鸡蛋一同搅拌，加油略炒，再加水煎服。

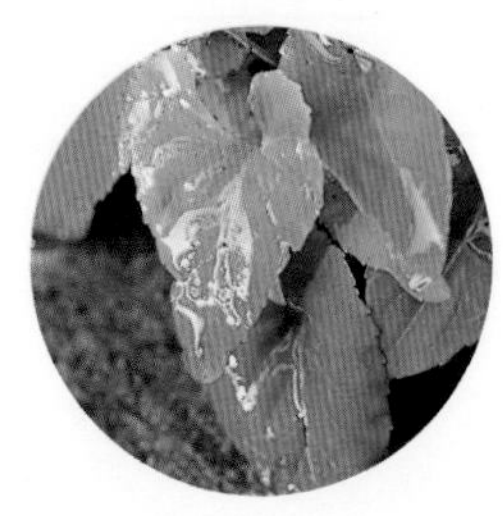

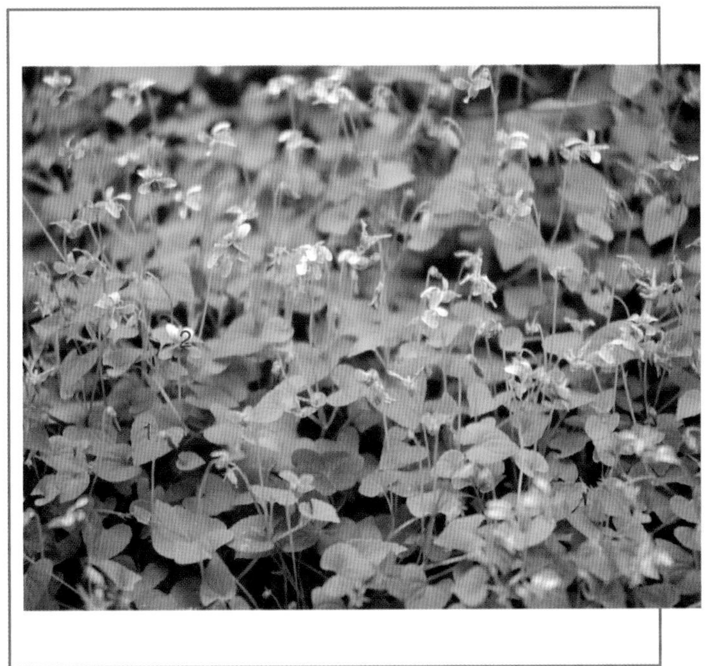

◎犁头草

八角莲

◎**常用别名**

独叶一枝花、一把伞、六角莲。

◎**植物基源**

小檗科植物八角莲 *Dysosma versipellis* (Hance) M.Cheng ex Ying 的根及根茎。

◎**采收加工**

秋季采挖，洗净晒干。生用或鲜用。

◎**性味功用**

甘、微苦，微寒；有小毒。清热解毒，祛痰止咳，化痰散结。内服：9~15 克，水煎服。外用：适量，鲜品捣敷或干品研末调敷。

识别特征：多年生草本，高 10~40 厘米。根茎横走，具明显碗状节。茎生叶常为 2 片，在近茎顶处相接而生；叶片矩圆形或近圆形，无毛，5~9 浅裂，呈五至九角样[1]，叶缘有细齿[2]，嫩时有斑纹。花簇生，生于茎顶两叶交叉处，5~8 朵，下垂；花瓣 6，暗红色[3]，长倒卵形。浆果近球形[4]，熟时黑色。花期初夏。生于密林、山谷等阴湿地方。主产于长江流域及其以南各地。

验方精选：①肿毒初起：八角莲加红糖或酒糟适量，共捣烂敷贴，每日换 2 次。②疔疮：八角莲 15 克，蒸酒服用；并用须根捣烂敷患处。③瘰疬：八角莲 9~15 克，黄酒 60 克，加水适量，煎服。④带状疱疹：八角莲根研末，加适量醋涂患处。⑤跌打损伤：八角莲根 9~15 克，研细末，用酒送服，每日 2 次。

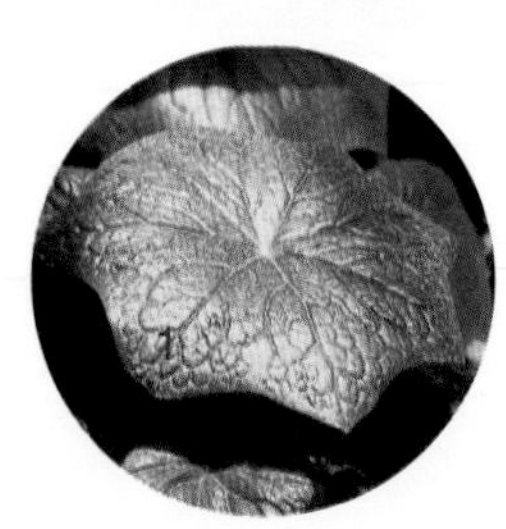

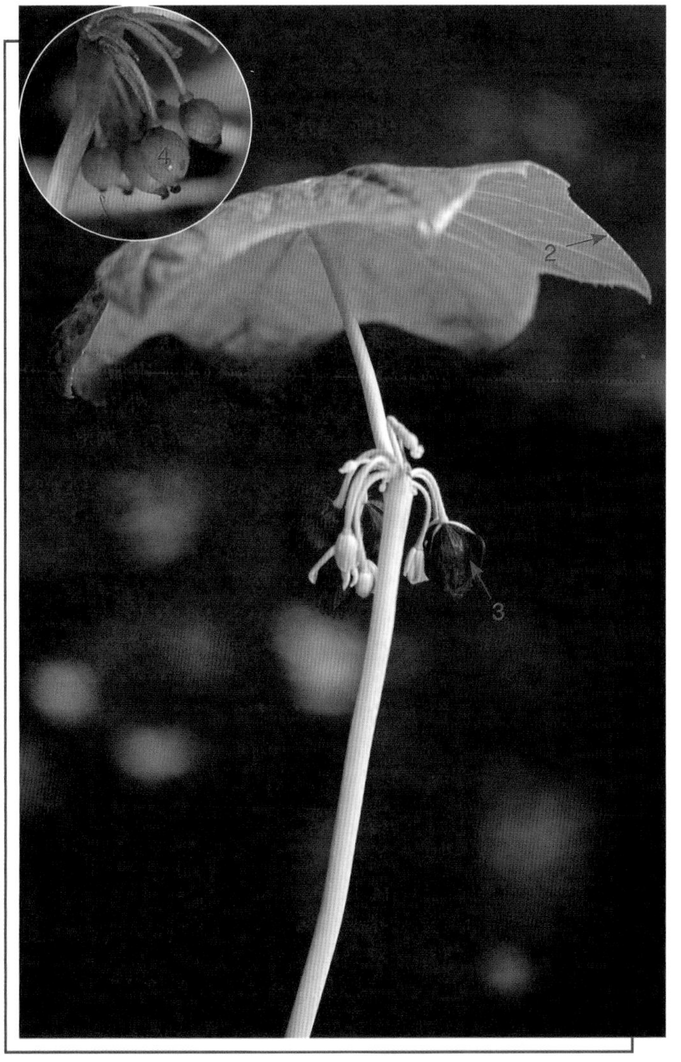

◎八角莲

柳叶

◎**常用别名**

小柳、杨柳、青丝柳、绒柳、吊柳、水柳、清明柳。

◎**植物基源**

杨柳科植物垂柳 *Salix babylonica* L. 的叶。

◎**采收加工**

春、夏季采收，洗净，晒干。生用或鲜用。

◎**性味功用**

苦，凉。清热解毒，透疹，清热利水。内服：15~30克，水煎服。外用：适量，煎水外洗或研末调敷。

识别特征：落叶乔木，高 10~12 米。有长而下垂的枝[1]，小枝褐色无毛[2]，幼时微有毛。叶披针形至线状披针形，先端长渐尖，基部楔形，边缘具细锯齿，叶面绿色，叶背白色。花单性，雌雄异株；柔荑花序；总梗有短柔毛。蒴果，带绿褐色，成熟后 2 裂。种子有绵毛[3]。花期 3~4 月，果期 4~5 月。生于水边湿地。分布于长江流域及华南各地。

验方精选：①小便白浊：柳叶（清明时的）适量，煎汤代茶饮。②疖肿、乳腺炎：柳叶切碎煮烂，过滤，除去残渣，浓缩至糖浆状，外敷。③卒得恶疮：柳叶适量，煎水洗。

附注：①柳枝：为垂柳的枝条。苦，寒。祛风止痛，利尿消肿。内服：30~60 克，水煎服。外用：适量，煎水含漱或熏洗。②柳根：为垂柳的根及根须。性味功效与柳枝相似，并能利水通淋，祛风除湿。内服：15~30 克，水煎服。外用：适量，煎水熏或酒煮温熨。

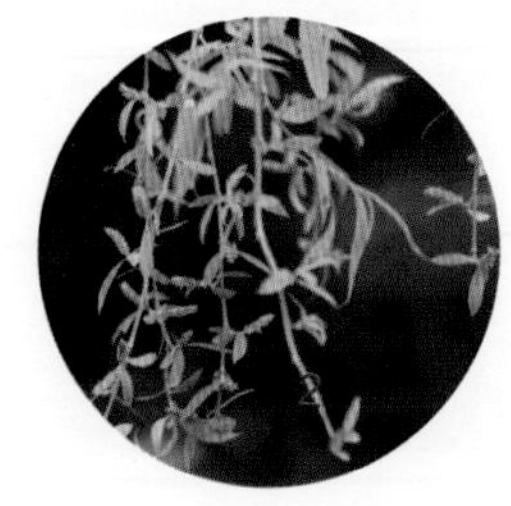

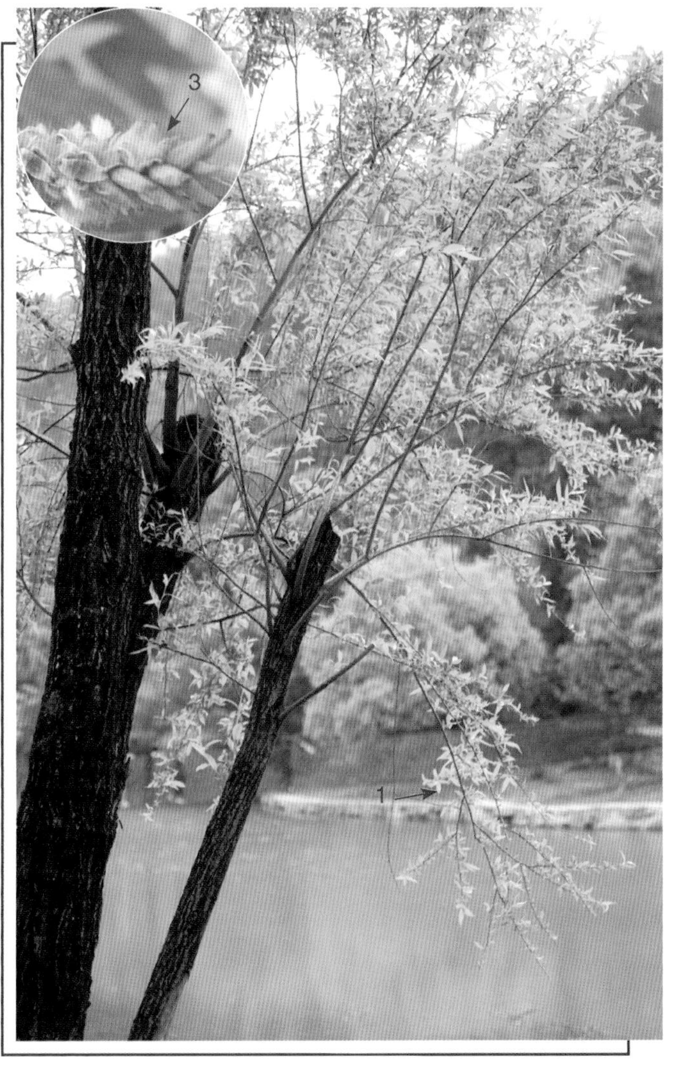

◎垂柳

扶桑

◎常用别名

桑槿、小牡丹、大红花、月月红、公鸡花。

◎植物基源

锦葵科木槿属植物朱槿*Hibiscus rosa sinensis* L.的根、叶、花。

◎采收加工

根、叶全年可采，夏、秋季采花，晒干。生用或鲜用。

◎性味功用

甘，寒。清热解毒，凉血止血。内服：6~15克（鲜品30~60克），水煎服。外用：适量，以鲜品捣敷。

识别特征：灌木，高可达6米。单叶互生；叶片宽卵形或窄卵形，先端长渐尖，基部楔形，边缘在基部以上有粗锯齿[1]。花单生于上部叶腋，有一短或长、有节、广展或倾斜的柄[2]；小苞片线形；花萼黄绿色；花瓣5，倒卵形，顶端圆，通常呈玫瑰红色，有时重瓣[3]；雄蕊筒及柱头等超出花冠外[4]。蒴果卵形，有喙。花期全年。常栽植于庭院，亦有野生者。分布于福建、台湾、广西、广东、四川、云南等地。

验方精选：①痰火咳嗽：扶桑叶或花9克，水煎服。②痢疾：扶桑花15克，水煎服。③痈疽、腮肿：扶桑叶或花适量，与白芙蓉叶、牛蒡叶、白蜜研膏敷患处。④乳腺炎、痈疖肿毒：鲜扶桑花适量，捣烂，加蜂蜜少许混匀，敷患处。⑤尿路感染：扶桑花、根各20克，水煎服。⑥月经不调：鲜扶桑花30克，当归10克，水煎服。⑦急性结膜炎：扶桑花15克，金银花30克，水煎服。

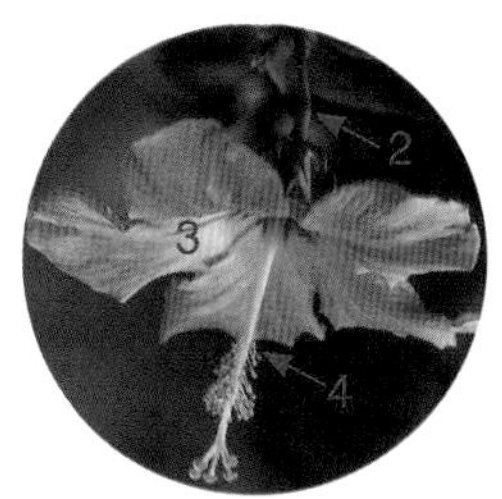

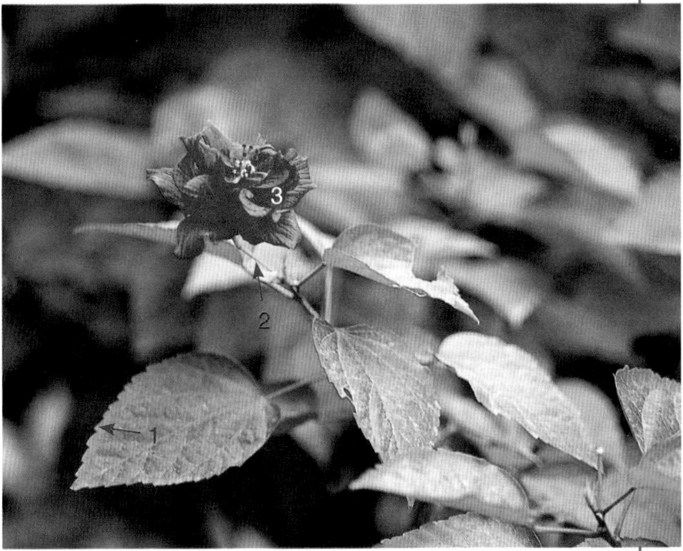

◎朱槿

无莿根

◎**常用别名**

赤枝山葡萄、牛牵丝、红血龙、田浦茶。

◎**植物基源**

葡萄科植物广东蛇葡萄 *Ampelopsis cantoniensis* (Hook. et Arn.) Planch. 的根或全株。

◎**采收加工**

夏、秋季采收，洗净，去除杂质，切片，鲜用或晒干备用。

◎**性味功用**

甘、微苦，微寒。清热解毒，清热解暑。内服：30~50克，水煎服。外用：适量，捣敷或研末调敷。

识别特征：木质藤本，全体无毛，卷须粗壮[1]。一回羽状复叶，有小叶3~5枚[2]，或最下一对小叶再各分为3小叶；小叶近草质，卵形或矩圆形，大小不一，先端短尖，基部圆钝，有时呈阔楔形。边缘有不明显的钝齿。三至四回二歧聚伞花序；花柄与花等长；花瓣5，顶端钝；花柱锥尖。果呈倒卵状扁球形，熟时紫黑色。生于向阳的山坡。分布于安徽、湖南、江西、浙江、广东、广西、云南等地。

验方精选：①骨髓炎、骨结核：无莿根30克，水煎服，每日3次，服用15~20日。②嗜盐菌性食物中毒（上腹痛、腹泻、大便如洗肉水样）：生无莿根45克，生姜15克，加水2碗煎，1次或分次服。小孩、老人及症轻者可根据情况酌减。③急性淋巴结炎：无莿根30克，水煎服，每日3次。

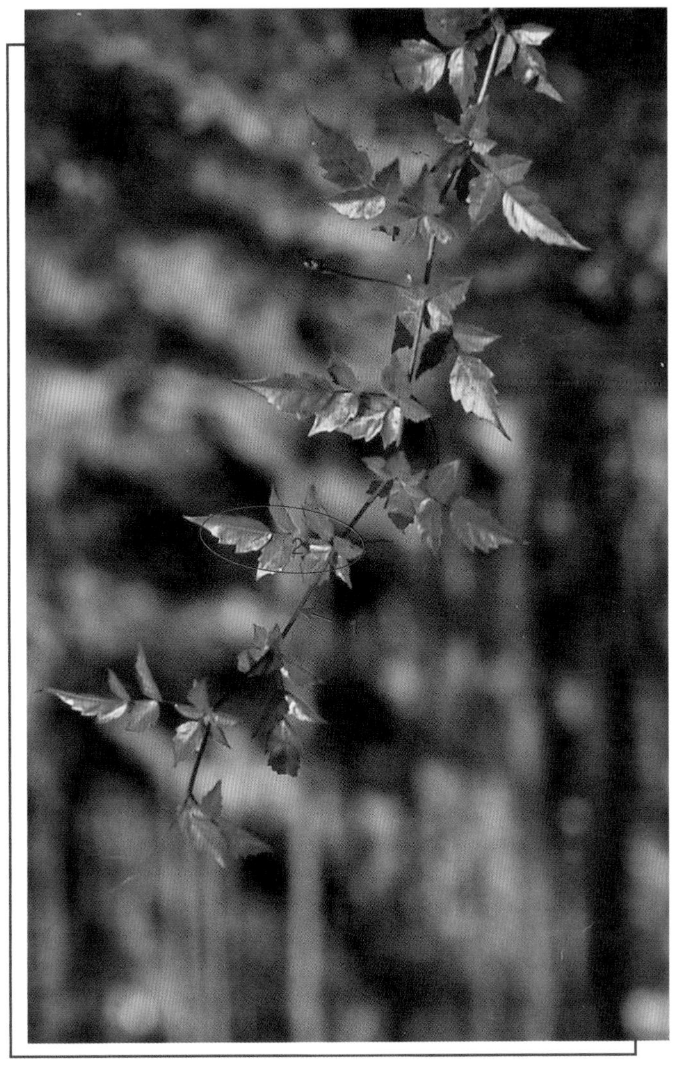

◎广东蛇葡萄

白毛夏枯草

◎常用别名

筋骨草、雪里青、白毛串、白喉草、一盏灯、地龙胆。

◎植物基源

唇形科植物金疮小草 *Ajuga decumbens* Thunb. 的全株。

◎采收加工

3~4 月或 9~10 月采收全株，晒干。生用或鲜用。

◎性味功用

苦、甘，寒。清热解毒，祛痰止咳，凉血止血。内服：15~30 克，水煎服或捣汁服。外用：适量，煎水洗。

识别特征：多年生草本，高 10~30 厘米，全株被白色柔毛[1]。茎四菱形，基部匍匐，多分枝。单叶对生；叶呈卵形、长椭圆形或倒卵形[2]，先端尖，基部楔形，边缘有不规则的波状粗齿，上面绿色，幼时下面紫色，两面有短柔毛。轮伞花序，多花，腋生或在枝顶集成间断的多轮的假穗状花序[3]；苞片叶状；花萼漏斗形；花冠唇形，淡蓝色或淡紫红色[4]，稀白色。小坚果灰黄色，具网状皱纹。花期 3~4 月，果期 5~6 月。生于路旁、河岸、山脚下、荒地上。全国均有分布，尤以华东、华中及西南地区为多。

验方精选：①痢疾：鲜白毛夏枯草 60 克，捣烂绞汁，加适量蜂蜜炖温服。②喉痛：白毛夏枯草适量，开水泡服。③肺脓肿：鲜白毛夏枯草 30~60 克，捣汁服。④牙痛：鲜白毛夏枯草 30~60 克，捣汁，含口里痛处，再服少许酒。⑤肺结核：白毛夏枯草 15 克，晒干研末服用，每日 3 次。

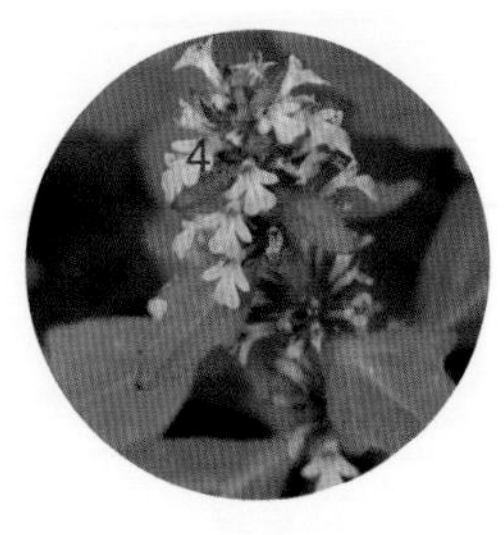

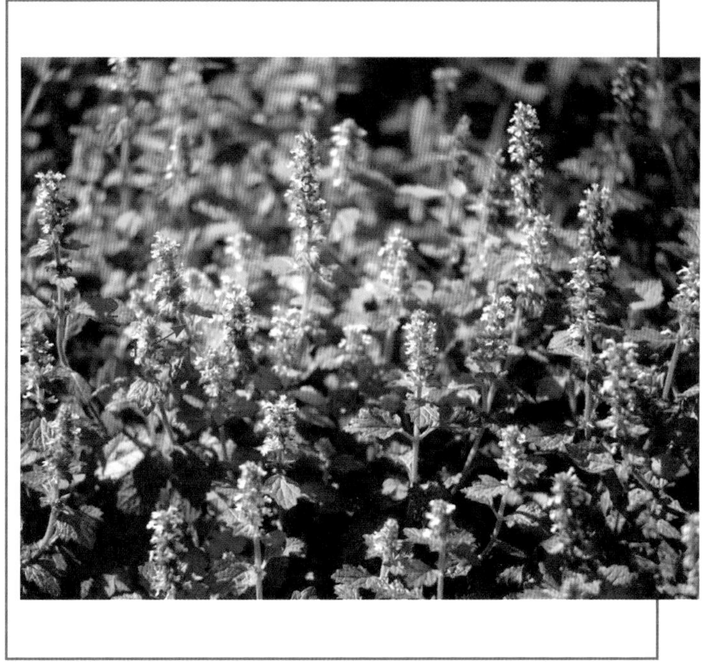

◎金疮小草

了哥王

◎**常用别名**

九信菜、假黄皮、红灯笼。

◎**植物基源**

瑞香科植物了哥王 *Wikstroemia indica* (L.) C. A. Mey 的茎叶。

◎**采收加工**

夏季采叶，秋季采根及根的内皮，晒干备用。

◎**性味功用**

苦、辛，寒；有毒。清热解毒，消肿散结，祛痰止咳。内服：10~15 克，水煎服，宜久煎（煎 4 小时以上）。外用：适量，捣敷。

识别特征：半常绿小灌木，高达 1 米。全株平滑无毛。茎直立，多分枝，幼枝红褐色[1]，根皮和茎上富含绵状纤维，不易折断。叶对生，几无柄；叶片倒卵形至长椭圆形，全缘，侧脉多数，极纤细，干时褐色[2]。花黄绿色，数朵组成顶生短总状花序[3]。核果卵形或椭圆形，熟时暗红色[4]。花、果期夏、秋季。生于山脚及山坡潮湿的灌丛中。分布于浙江、江西、福建、台湾、湖南、广西、广东等地。

验方精选：①瘰火疬：了哥王 15 克，加入少许食盐，捣烂敷患处。②鹤膝风：了哥王、接骨草 15 克，水煎，加等量酒同服。③疔疮肿毒、跌打损伤、蛇虫咬伤、小儿头疮：鲜了哥王，捣烂外敷或挤汁外涂。

附注：①了哥王根：苦，寒；有毒。清热，利尿，解毒，杀虫，破积。内服：10~15 克，水煎服（宜煎 4 小时以上）。外用：研末调敷。②了哥王子：用于瘰疬、痈疽。外用：研末调敷。

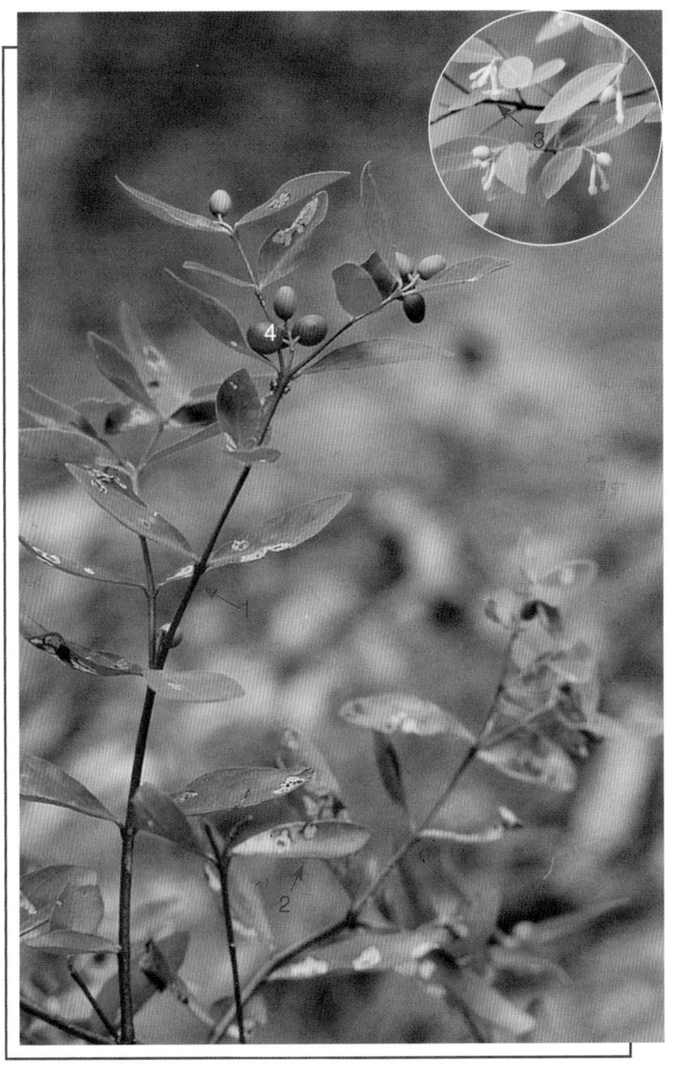

◎了哥王

倒地
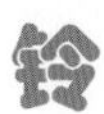

◎**常用别名**

假苦瓜、鬼灯笼、三角泡、粽子草、金线苦楝、眼睛草。

◎**植物基源**

无患子科植物倒地铃 *Cardiospermum halicacabum* L. 的全草。

◎**采收加工**

夏、秋季采收，除去杂质，晒干或烘干。生用或鲜用。

◎**性味功用**

苦，寒。清热解毒，活血凉血，清热解暑。内服：10~15 克（鲜品 30~60 克），水煎服。外用：适量，鲜品捣敷或干品煎水洗。

识别特征：1 年或 2 年生缠绕草本，高约 4 米，质柔，多少被柔毛。茎和枝有明显槽纹[1]。叶通常二回三出复叶[2]，互生，呈卵形或卵状披针形，叶缘具粗大锯齿，无毛。花序腋生，近顶端分枝处有 2 或 3 枚卷须[3]，聚伞花序，两性花；花瓣 4，白色[4]，大小不等，其中 2 片特大，常与萼片黏合，基部上有大而扁平的鳞片 1 枚。果实为蒴果，膜质，倒卵形，有 3 棱[5]，常被柔毛[6]。种子黑色，球形。花期 7 月。多生于旷野、树旁及丘陵地区小树丛中。分布于长江以南各地。

验方精选：①百日咳、糖尿病：鲜倒地铃 30 克，水煎服。②咽喉炎：鲜倒地铃 30 克，水煎后加适量冰糖服用。③项痈（对口疮）：倒地铃鲜叶加少许食盐、冷饭，捣烂外敷。④疔疮：鲜倒地铃加冬蜜，捣烂外敷。

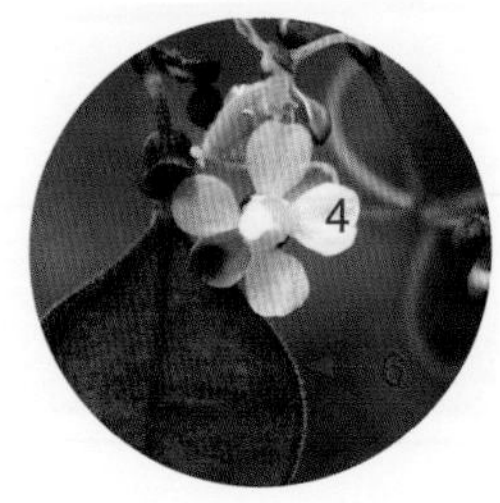

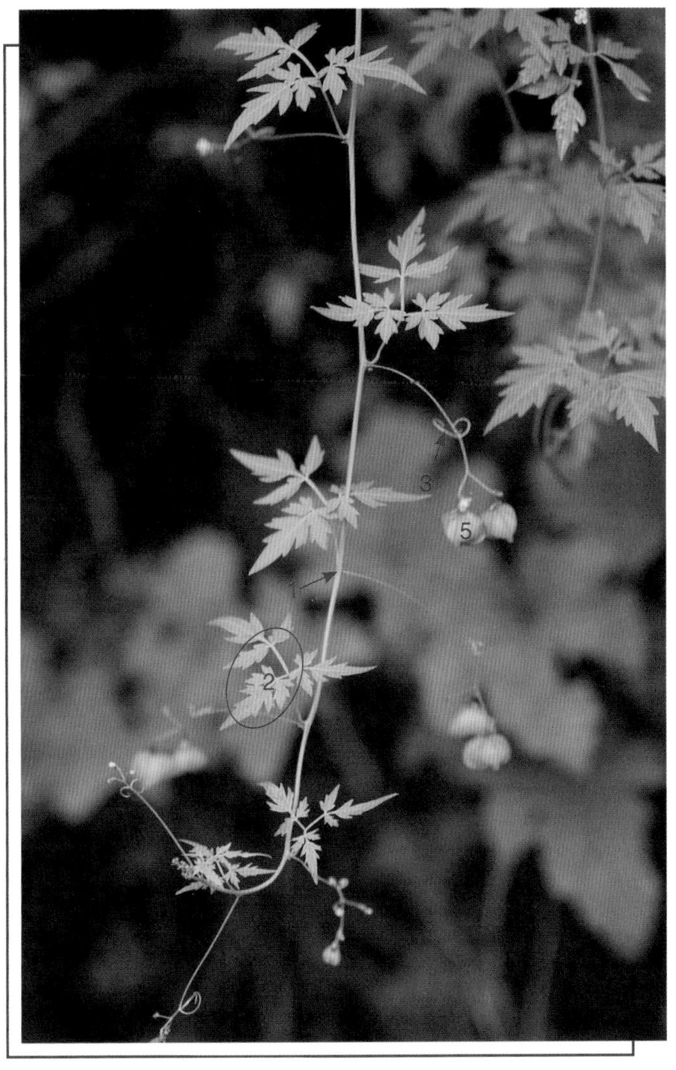

◎倒地铃

玉簪花

◎常用别名

内消花、白鹤仙、金销草、化骨莲。

◎植物基源

百合科植物玉簪 *Hosta plantaginea* (Lam.) Aschers. 的花。

◎采收加工

多在夏季含苞待放时采收，阴干。生用或鲜用。

◎性味功用

甘、辛，微寒；有毒。清热解毒，利水通淋。内服：2~3 克，水煎服。外用：适量，捣敷患处。

识别特征：多年生草本。叶基生，成丛；叶片卵形，急尖，有光泽[1]。花白色，顶端有叶状苞片 1 枚[2]；芳香，夜间开，向上生长，形如“玉簪”[3]；花柄基部有膜质卵形苞片；花被长漏斗状，上部 6 裂，花筒长。蒴果狭长[4]。种子黑色，有光泽，边缘有翼。花期 7~8 月，果期 8~9 月。生于阴湿地区。分布于我国各地大部分地区。

验方精选：①咽喉肿痛：玉簪花 3 克，板蓝根、玄参各 15 克，水煎服。②牙痛、咽喉痛：玉簪花煎水含漱；或玉簪花 5 克，板蓝根、玄参各 25 克，水煎服。③小便不通：玉簪花、灯心草各 3 克，萹蓄、车前草各 12 克，水煎服。④烧伤：玉簪花 500 克，用香油 2000 毫升浸泡 2 个月，取香油外涂。⑤乳痈、疮毒、蛇咬伤：鲜玉簪花地上部分洗净，捣烂外敷。⑥耳内流脓：玉簪花地上部分适量，洗净，捣汁滴耳。⑦瘰疬：玉簪花根捣烂成泥，贴敷患处，每日 1 次。

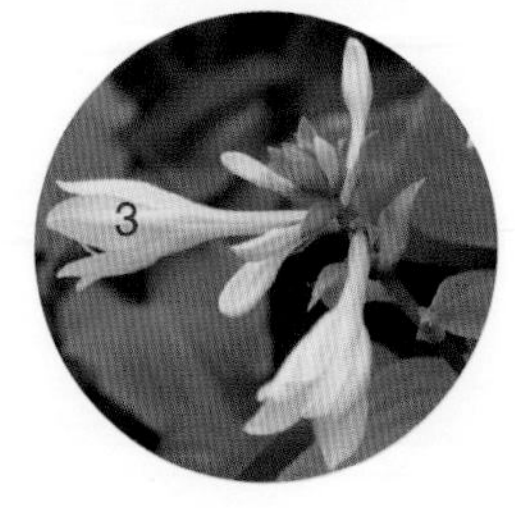

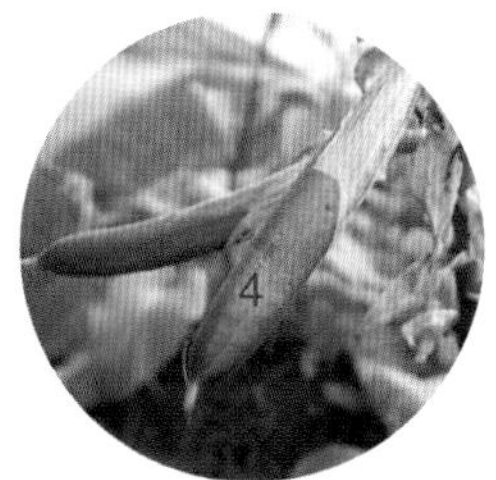

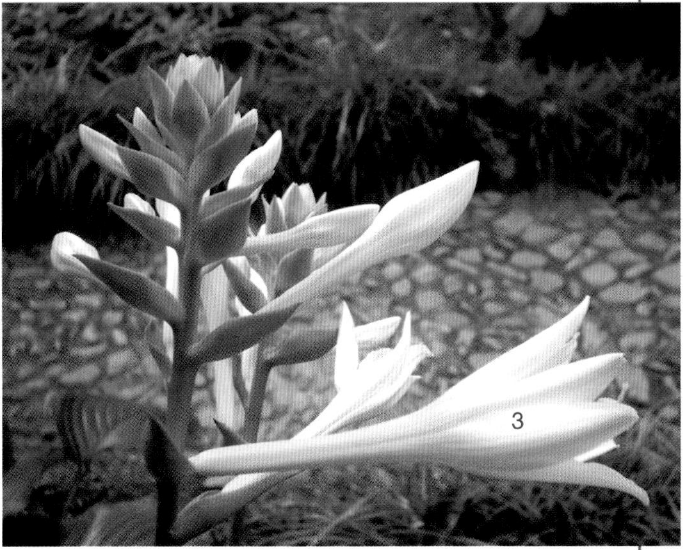

◎玉簪

裙

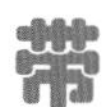

◎常用别名

水蕉、十八学士、裙带草、海蕉。

◎植物基源

石蒜科植物文殊兰 *Crinum asiaticum* L. var. *sinicum* Bak. 的叶。

◎采收加工

全年可采集，去除杂质，鲜用。

◎性味功用

辛，微寒；有毒。清热解毒，散瘀消肿。内服：鲜品 3~10 克，水煎服。外用：适量，捣敷或切碎炒热。

识别特征：多年生草本。鳞茎粗壮。茎粗大。叶多数，肉质，长剑形[1]，渐尖，边缘波状，基部抱茎，炒热后长而软，如“裙带”。花茎直立，粗壮[2]；伞形花序顶生，有花 10~24 朵；花白色[3]，芳香；佛焰苞片披针形，外折；花被管纤细，裂片 6；雄蕊 6，花丝下部绿色，中部白色，上部淡紫色，花药黄色；雌蕊 1。果实近扁球形，浅黄色。花期 6~8 月，果期 11~12 月。生于河边、村边、低洼地草丛中，或栽植于庭园。分布于福建、台湾、广东、广西、湖南、四川、重庆等地。

验方精选：①皮肤溃疡：鲜罗裙带捣汁搽患处。②跌扭伤筋、瘀血肿痛：鲜罗裙带放在铁锅内先炒软，然后倒入红酒，趁微热包扎在伤肿处，每日换 1 次。③跌伤骨折：鲜罗裙带 120 克，水冬瓜、圆麻根各 60 克，捣烂包患处。④痈疽：鲜罗裙带和鳞茎适量，加蜂蜜少许，捣烂包患处。⑤头风痛：鲜罗裙带火烤至软，趁热作带扎头。

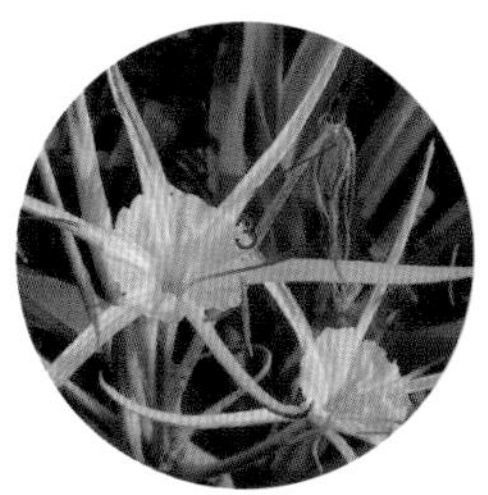

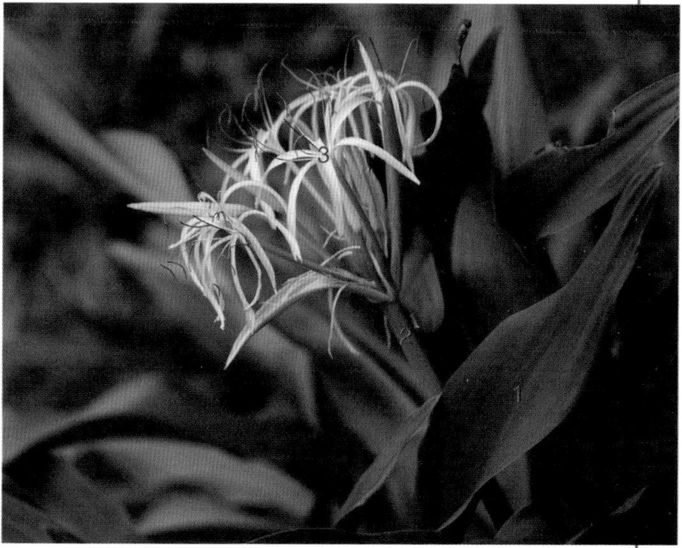

◎文殊兰

石龙芮

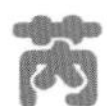

◎常用别名

鬼见愁、鸭巴掌、水堇、清香草、小水杨梅。

◎植物基源

毛茛科植物石龙芮 *Ranunculus sceleratus* L. 的全草。

◎采收加工

夏季采收，洗净，晒干。生用或鲜用。

◎性味功用

苦、辛，寒；有毒。清热解毒。内服：3~10 克，水煎服。外用：适量，鲜品捣汁或煎膏涂。

识别特征： 1 年生草本，高 15~60 厘米。茎直立。叶二型；基生叶和下部叶具长柄；基生叶丛生，单叶 3 深裂，宽卵形，侧裂片 2 裂[1]，中裂片菱状倒卵形，且有钝粗齿牙；茎上部叶变小，3 裂[2]，裂片窄倒卵形。夏季开花，花序常具较多花，花小；萼片 5，淡绿色[3]，船形，外面被短柔毛；花瓣 5，黄色，基部有 1 小鳞片。聚合果矩圆形[4]，瘦果宽卵形。花期 3~5 月。生于阴湿谷地。分布于全国各地。

验方精选： ①蛇咬伤疮：鲜石龙芮取汁涂之。②肝炎：石龙芮 3~9 克，水煎服。③疟疾：鲜石龙芮捣烂，于疟疾发前 6 小时敷大椎穴。④慢性下肢溃疡：鲜石龙芮，洗净，切碎，煮烂去渣，浓缩成膏 (鲜品 2.5 千克可制膏 1000 克) 涂患处，每日 1 次，好转后可隔日涂药 1 次。

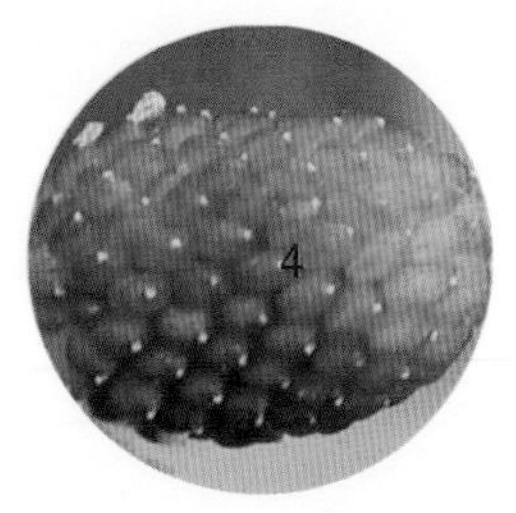

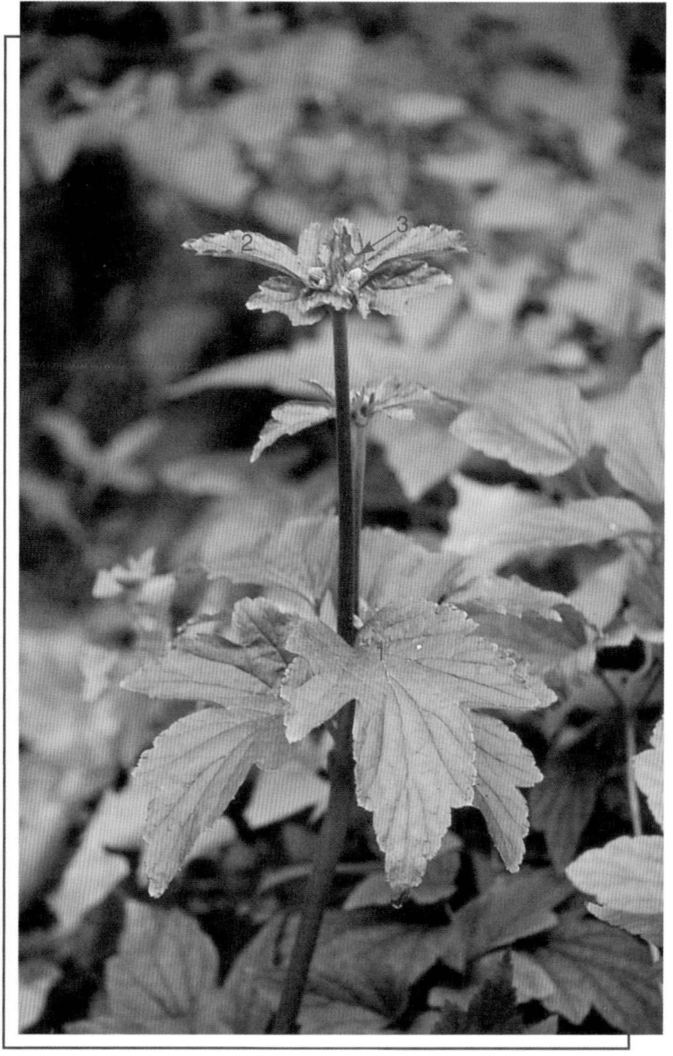

◎石龙芮

山乌龟

◎**常用别名**

金不换。

◎**植物基源**

防己科植物广西地不容 *Stephania kwangsiensis* Lo 的块根。

◎**采收加工**

全年可采，除去地上部分及须根，洗净，切片，晒干或烘干。生用。

◎**性味功用**

苦，寒。清热解毒，散瘀消肿，健胃止痛。内服：10~15 克，水煎服。外用：适量，研末调敷。

识别特征：多年生藤本。块根通常扁球形，体大，常露于地面，外面灰褐色，粗糙，散生瘤点[1]。茎无毛。单叶盾状着生[2]，沿藤互生。三角状圆形至近圆形，全缘或有时有角状粗齿，下面常粉绿色，掌状脉 10~11 条，自叶柄着生处呈放射状伸出[3]。聚伞花序腋生；花淡黄色，单性，雌雄异株。核果倒卵形，成熟时红色。喜生于石灰岩山地石缝、溪边肥沃土壤处。分布于广西等地。

验方精选：①胃及十二指肠溃疡、胃炎：山乌龟 15 克，水煎服；或山乌龟研粉，每次 6 克，每日 2 次，开水送服。②咽喉痛：山乌龟、水田七、金线风各 10 克，水煎服。③痢疾：山乌龟、木黄连、凤尾草、地桃花各 10 克，水煎服。④乳腺炎：山乌龟适量研粉，用适量凡士林调成药膏涂患处。⑤产后腹痛：山乌龟研粉冲开水服，每次 6 克，每日 2 次。

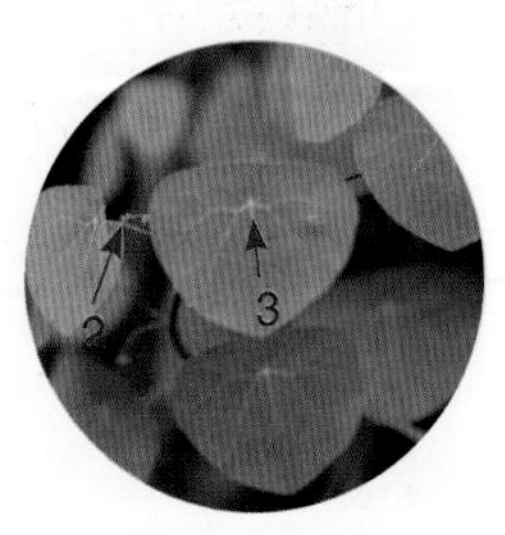

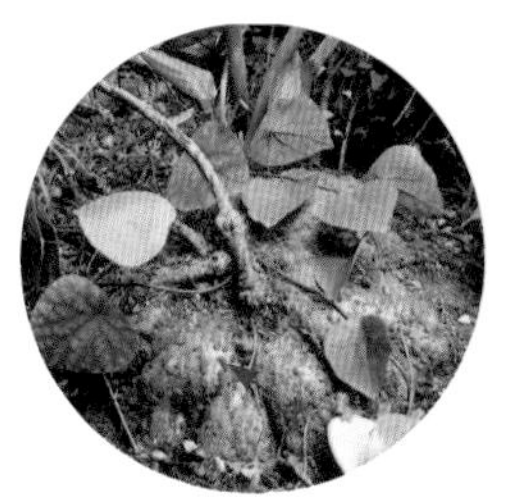

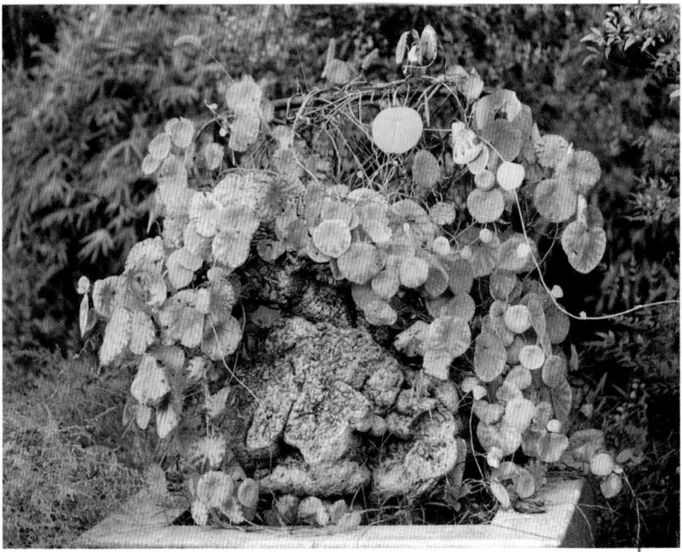

◎广西地不容

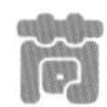

苘麻

◎**常用别名**

白麻、青麻、野苎麻、八角乌、孔麻。

◎**植物基源**

锦葵科植物苘麻*Abutilon theophrasti* Medic.的全草或叶。

◎**采收加工**

5~6月采割地上部分，晒干备用。

◎**性味功用**

苦，平。清热解毒，滋补肾阴。内服：9~13克，水煎服。外用：适量，捣敷。

识别特征：1年生草本，高1~2米，栽培者可达3~4米。茎直立，具软毛[1]。叶互生；叶片圆心形，边缘具锯齿[2]，两面密生柔毛；叶有长柄。花单生于叶腋，具粗壮梗；花萼绿色，下部呈管状，上部5裂；花瓣5，黄色[3]；雄蕊筒甚短；心皮轮状排列，密被软毛。蒴果，成熟后裂开[4]；种子肾形，褐色，具微毛。花期7~8月，果期9~10月。常见于路旁、田野、荒地、堤岸上，或栽培。分布于全国各地。

验方精选：①痈疽肿毒：鲜苘麻叶和蜂蜜捣敷。如漫肿无头者，取苘麻鲜叶和红糖捣敷，内服苘麻子1枚，每日2次。②目生翳膜久不愈：苘麻子适量，蒸熟，晒干为末，或为散或蜜丸，温水服下。③瘰疬：苘麻幼苗6克，同豆腐煮服。④小便涩痛：苘麻子、车前子（包煎）、木通各10克，滑石（包煎）、蒲公英各15克，水煎服，每日1剂，分2次服。

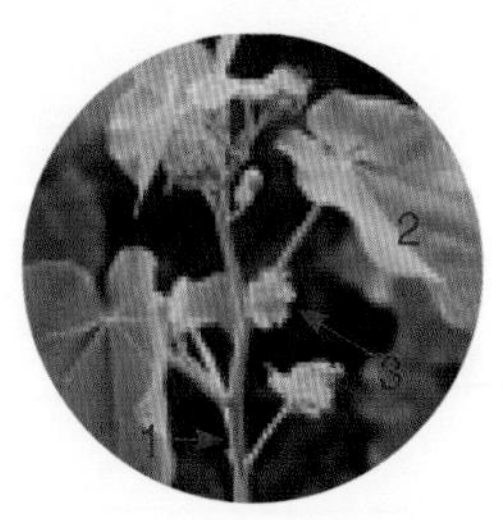

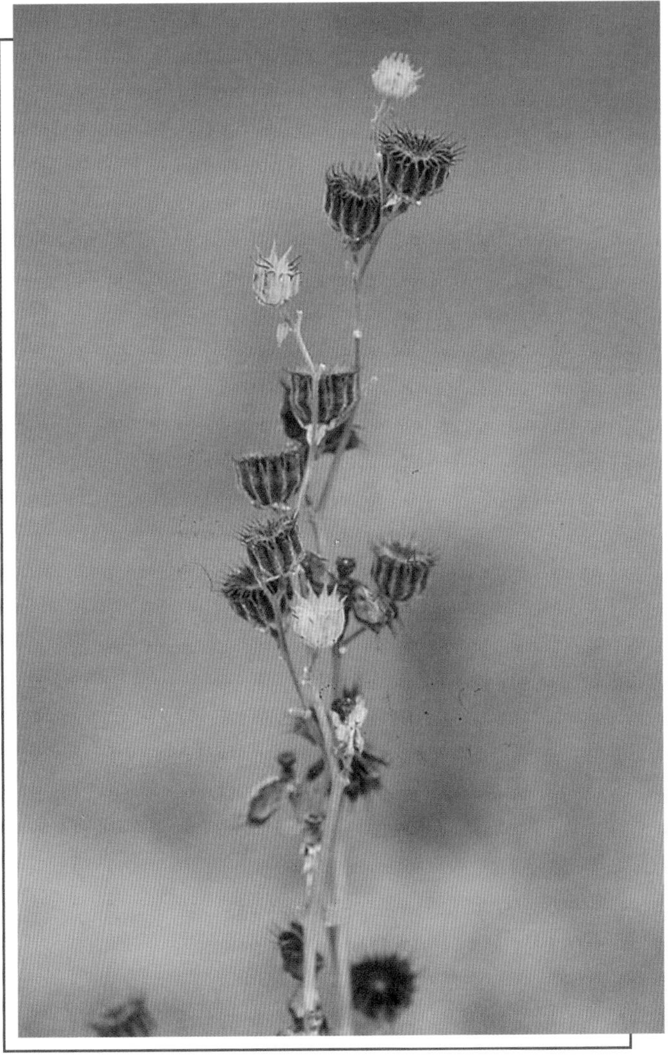

◎苘麻

水葫芦

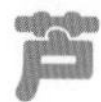

◎常用别名

大水泽、凤眼莲、水浮莲、洋水仙。

◎植物基源

雨久花科植物凤眼蓝 *Eichhornia crassipes* (Mart.) Solms 的全草或根。

◎采收加工

夏、秋季采集，晒干。生用或鲜用。

◎性味功用

辛，凉。清热解毒，祛风除湿。内服：15~30 克，水煎服。外用：适量，捣敷。

识别特征：浮水植物。叶直立，卵形或圆形，大小不等；叶柄长或短，中部以下肿胀，略呈葫芦状[1]，基部有鞘状苞片[2]。花茎单生，中部有鞘状苞片；穗状花序有花 6~12 朵；花被青紫色，管弯曲[3]，裂片 6，上面 1 枚较大，蓝色而有黄色斑点。蒴果包藏于凋萎的花被管内；种子多数，卵形，有棱。花期夏、秋季。生于水塘、泥沼中。分布于广东、广西、福建等地。

验方精选：①血热身痒：水葫芦、大薸、银花藤各 120 克，地稔、过塘蛇、土荆芥各 160 克，樟木叶 90 克，煎水洗。②荨麻疹：水葫芦、大薸、胡麻、皂刺、白蒺藜、海桐皮各 15 克，水煎服。③湿疮：水葫芦、大薸各 15 克，焙干为末，炼蜜为丸服。④水臌（腹水）：水葫芦、大薸、糖各 30 克，水煎，分 2 次服，服后大量排尿，肿胀便消，忌食盐。

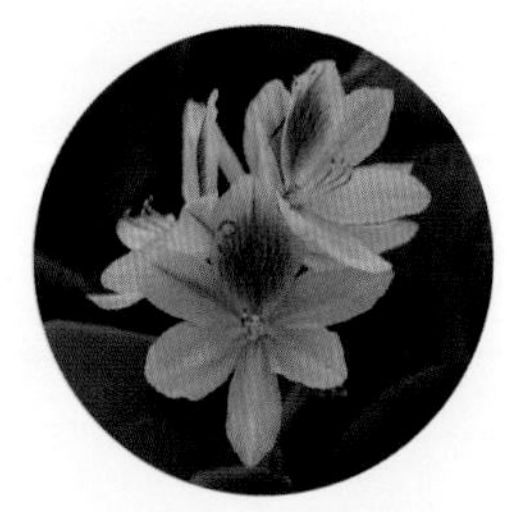

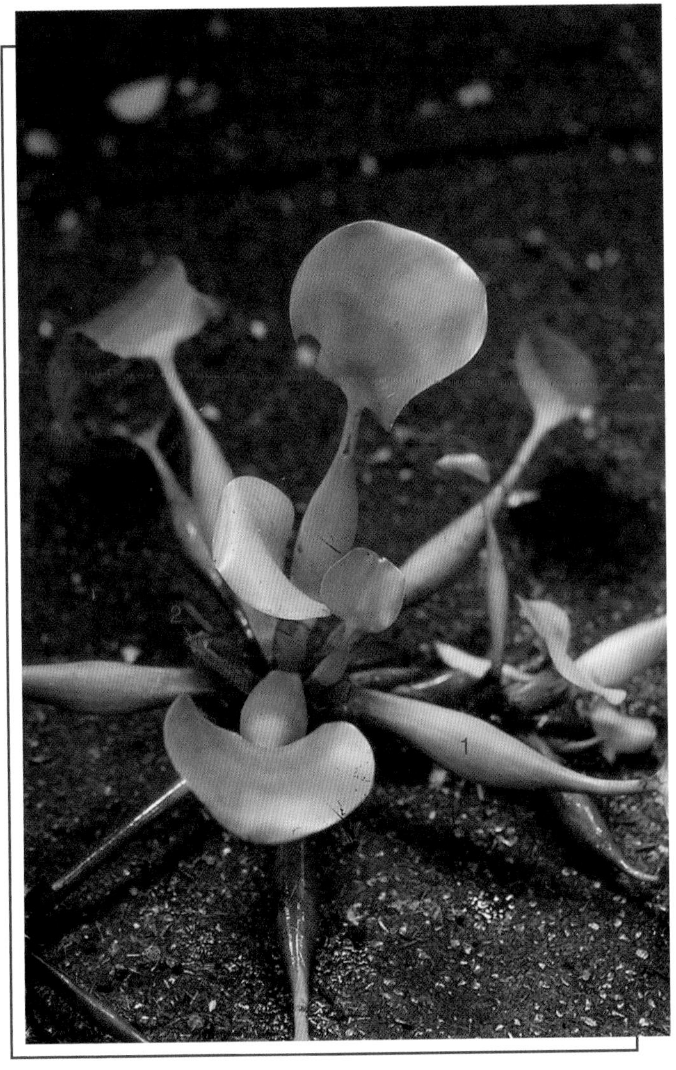

◎凤眼蓝

竹节蓼

◎常用别名

百足草、观音竹、飞天蜈蚣、斩蛇剑。

◎植物基源

蓼科植物竹节蓼 *Homalocladium platycladum* (F.Muell.) Bailey 的全草。

◎采收加工

全年可采，晒干。生用或鲜用。

◎性味功用

甘、酸，微寒。清热解毒，散瘀消肿。内服：9~15克（鲜品30~60克），水煎服。外用：适量，捣敷。

识别特征：多年生直立草本，高0.6~1米。茎基部圆柱形，木质化[1]；枝扁平，节明显，呈带状[2]，深绿色，具光泽，有显著细线条，节处略收缩；托叶鞘退化成线状；分枝基部较窄，先端锐尖。叶多互生于新枝上，菱状卵形，全缘或近基部有1对锯齿，羽状网脉，无柄。花小，两性，淡绿色，后变红色[3]；苞片膜质。瘦果三角形，包于红色肉质的花被内。花期9~10月，果期10~11月。多栽培于庭园。分布于福建、广东、广西等地。

验方精选：①跌打损伤：鲜竹节蓼60克，以酒代水煎服，并以渣敷患处。②毒蛇咬伤：竹节蓼、乌桕、咸苏木、假紫苏各60克，千斤拔30克，共捣烂，1/3冲酒服，2/3浸醋外涂伤口周围。③蜈蚣咬伤：竹节蓼捣烂，擦伤口周围。

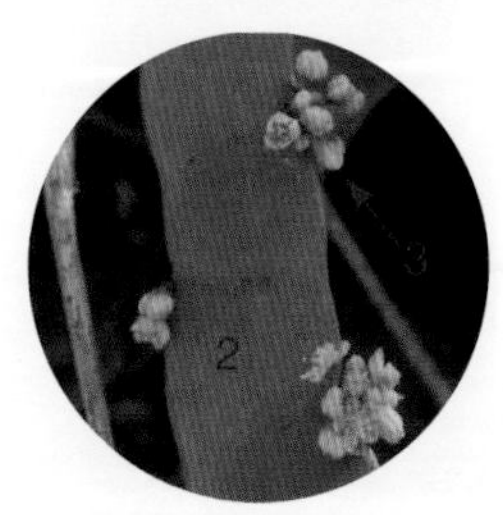

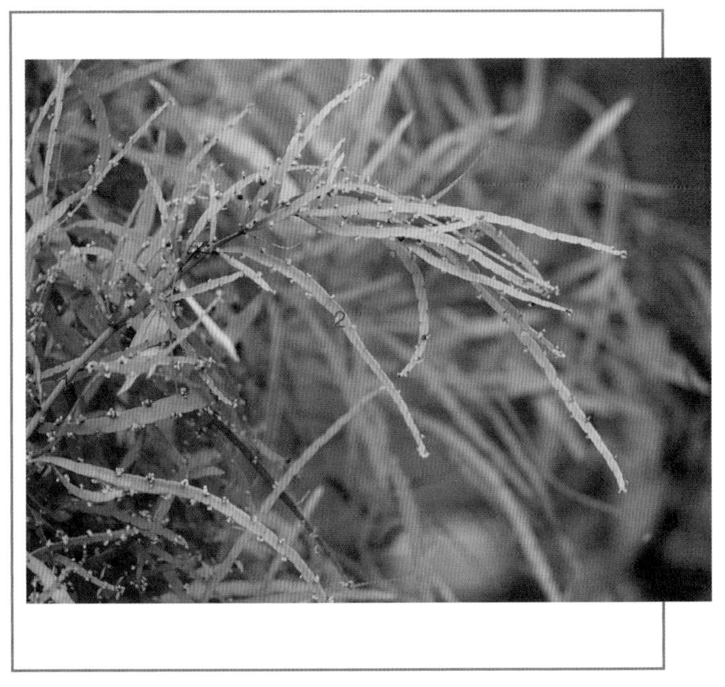

◎竹节蓼

马齿苋

◎常用别名

马齿草、瓜子菜、马踏菜、长寿菜。

◎植物基源

马齿苋科植物马齿苋 *Portulaca oleracea* L. 的全草。

◎采收加工

夏、秋季当茎叶茂盛时采收，割取全草，洗净泥土，用沸水略烫后晒干。

◎性味功用

酸，寒。入大肠、肝、脾经。清热解毒，散血消肿。内服：9~15 克，水煎服或捣汁饮。外用：捣敷、烧灰研末调敷或煎水洗。

识别特征： 1 年生肉质草本，全株光滑无毛，高 20~30 厘米。茎圆柱形，平卧或斜向上，由基部分歧四散，向阳面常带淡褐红色或紫色[1]。叶互生或对生；叶柄极短；叶片肥厚肉质，倒卵形或匙形[2]，先端钝圆，有时微缺，基部阔楔形，全缘，上面深绿色，下面暗红色。花两性，较小，黄色[3]，通常 3~5 朵，丛生于枝顶叶腋。蒴果短圆锥形，棕色，盖裂。种子多数，黑褐色，表面具细点。花期 5~9 月，果期 6~10 月。生于田野、荒地及路旁。分布于我国大部。

验方精选： ①蜈蚣咬伤：鲜马齿苋绞汁涂患处。②翻花疮：马齿苋 500 克，烧为灰，研细后加入适量猪油调敷患处。③小便热淋：鲜马齿苋绞汁 100 毫升，口服。④小儿白秃：马齿苋煎膏涂患处或烧灰用猪油调敷。⑤肛门肿痛：马齿苋叶、三叶酸草等份，煎汤熏洗，每日 2 次。

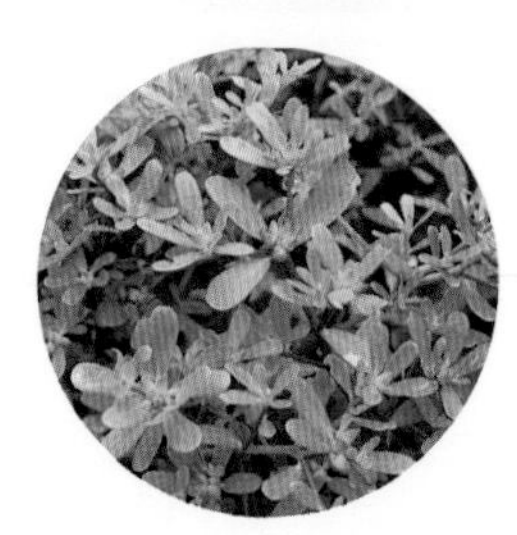

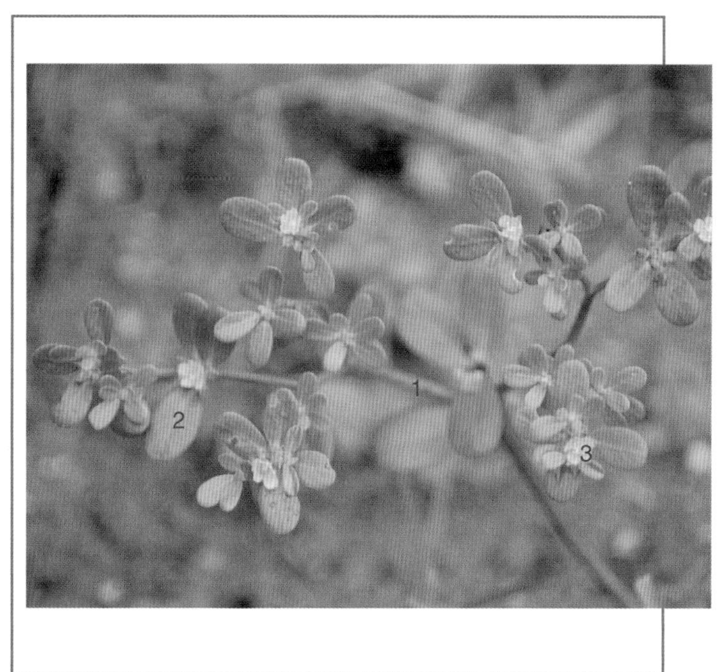

◎马齿苋

茄子

◎**常用别名**

矮瓜、东风草。

◎**植物基源**

茄科植物茄 *Solanum melongena.* L. 的果实。

◎**采收加工**

夏、秋季果实熟时采收。

◎**性味功用**

甘，凉。清热解毒，消肿止痛，凉血止血。内服：1~3 个，水煎服，或入丸散或泡酒。外用：适量，捣敷或研末调敷。

识别特征：1 年生草本。茎直立，高 60~120 厘米，基部木质化。上部分枝，绿色或紫色[1]，全体被星状疏毛。单叶互生；叶片卵状椭圆形，叶缘常波状浅裂[2]，表面暗绿色。聚伞花序侧生，仅含花数朵；花萼钟形[3]，顶端 5 裂，裂片披针形；花冠紫蓝色，裂片长卵形。浆果长椭圆形、球形或长柱形，深紫色、淡绿色或黄白色[4]，尖滑，基部有宿存萼[5]。6~8 月开花，花后结实。全国大部分地区有栽培。

验方精选：①大风热痰：大黄、老茄子不计多少，以新瓶盛贮，埋之土中，经 1 年尽化为水，取出，入苦参末为丸。饭后及睡觉前，用酒送服 9 克。②乳房皲裂：秋月冷，茄子裂开者，阴干，以火烧存性，研末，加适量水，调涂患处。

附注：①茄叶：甘，凉。凉血止血，散瘀消肿。内服：6~9 克，水煎服。外用：适量，煎水浸洗、捣敷或烧存性研末调敷。②茄花：甘，凉。清热泻火，消肿止痛。外用：15~30 克，烧存性研涂。③茄根：为茄的根和茎。甘、辛，寒。清热除湿，凉血止血，祛风通络，杀虫止痒。

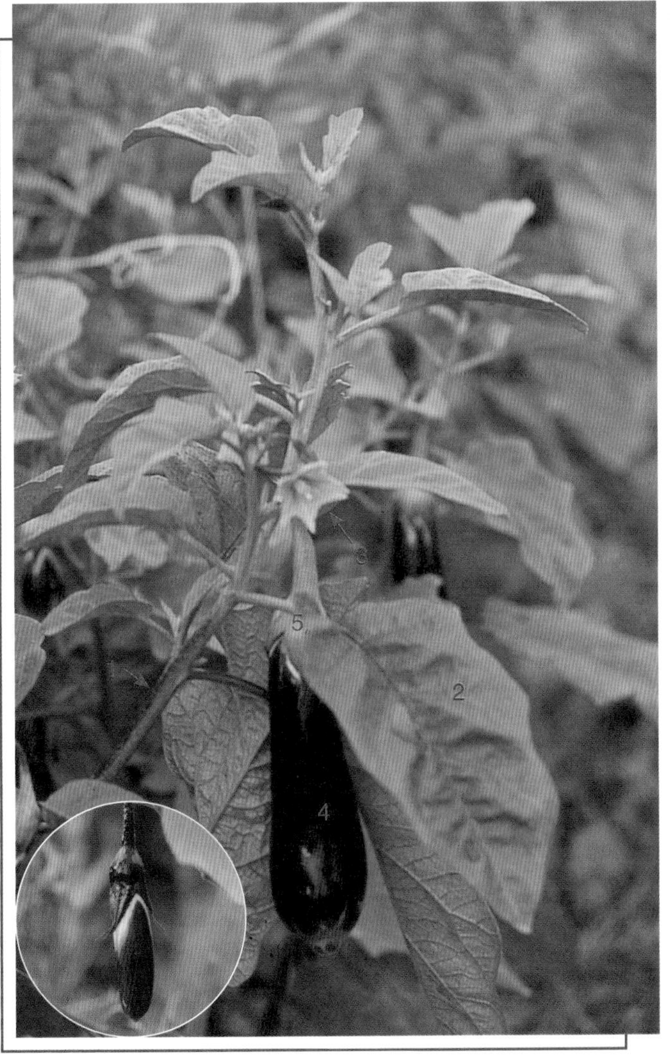

◎茄

梓白皮

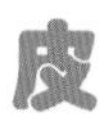

◎常用别名

花楸，水桐，楠豆。

◎植物基源

紫葳科植物梓 *Catalpa ovata* G. Don 的根皮或树皮的韧皮部。

◎采收加工

春、夏季挖采根皮，洗去泥沙，将皮剥下，晒干。切片，生用。

◎性味功用

苦，寒。清热解毒，清利肝胆，燥湿杀虫。内服：4.5~9 克，水煎服。外用：适量，研末调敷或煎水洗浴。

识别特征：落叶乔木，高达 10 余米。树皮灰褐色[1]，幼枝常带紫色。单叶对生或常 3 枚轮生，具柄；叶片阔卵形到近圆形，不分裂或掌状 3 浅裂，全缘，掌状脉五出[2]，常带紫色；柄长，带暗紫色。圆锥花序顶生；花萼 2 裂，绿色或紫色；花冠黄白色[3]，具数行紫色斑点，二唇形。蒴果长圆柱形，熟时深褐色[4]；种子扁平，长椭圆形，两端簇生白色长软毛。花期 5~6 月，果期 7~8 月。生于低山河谷、湿润土壤。分布于东北、华中、华北、西南等地。

验方精选：①伤寒瘀热身黄：梓白皮、赤小豆、炙甘草各 6 克，麻黄、生姜各 9 克，连翘根 15 克，杏仁 40 个，大枣 12 枚。先将麻黄煮沸，去掉泡沫，再加入其他诸药，煎汤温服。②肾性水肿：梓白皮、梓实、玉蜀黍须各 6 克，水煎服。

附注：①梓木：为梓的木材。苦、辛，寒。辟浊解秽，祛风除湿。②梓叶：为梓的叶。苦，微寒。清热解毒。③梓实：为梓的成熟果实。甘，平。利水消肿。

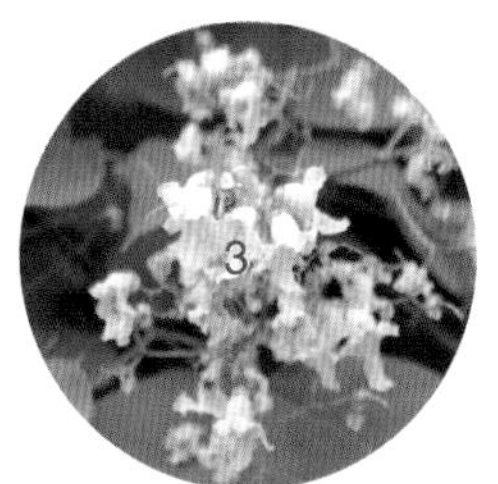

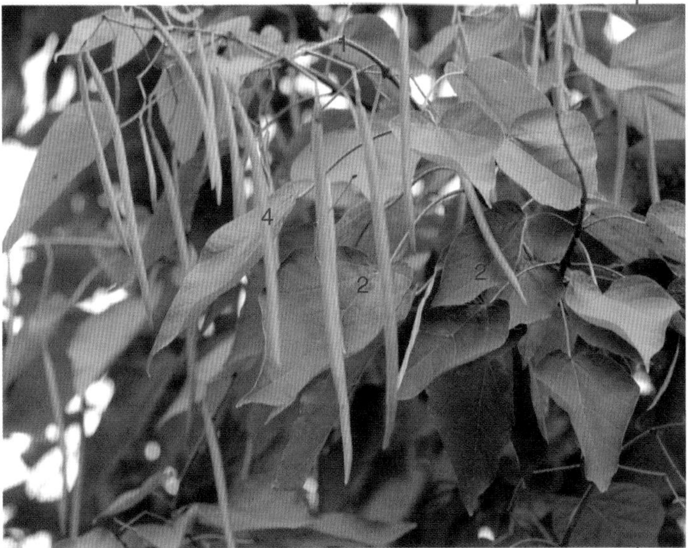

◎梓

照山白

◎常用别名

万斤、照白杜鹃。

◎植物基源

杜鹃花科植物照山白 *Rhododendron micranthum* Turcz. 的枝叶或花。

◎采收加工

夏、秋季采收，除去杂质，晒干。生用。

◎性味功用

苦，寒；有毒。清热解毒，祛风通络，清肺止咳。内服：3~6 克，水煎服。外用：适量，捣敷。

识别特征：半常绿灌木，高达 2 米。小枝褐色[1]，有褐色鳞片及柔毛。叶互生，革质；叶片椭圆状披针形或狭卵圆形，边缘有疏浅齿或不明显，上面绿色，下面密生褐色腺鳞[2]。花密生成总状花序，呈圆球形；花冠钟形，白色[3]；花萼 5 裂，卵形至披针形，外面被褐色鳞片及柔毛。蒴果长圆形，成熟后褐色[4]，5 裂，外面有鳞片。花期 5~7 月，果期 7~9 月。生于山坡、山沟石缝。分布于辽宁、河南、河北、四川、陕西、湖北、山东等地。

验方精选：①产后周身疼痛：照山白 3~6 克，水煎服，每日 1 次，连服 20 日。②痢疾：照山白、仙鹤草、老鹳草叶各 5 克，水煎服。③骨折及疮肿：照山白适量，捣烂敷患处。④风湿性关节炎、牛皮癣：照山白、山川柳、麻黄、冬青叶、小白蒿各适量，水煎为药浴液（温度 35~45℃），全身或局部浸浴。

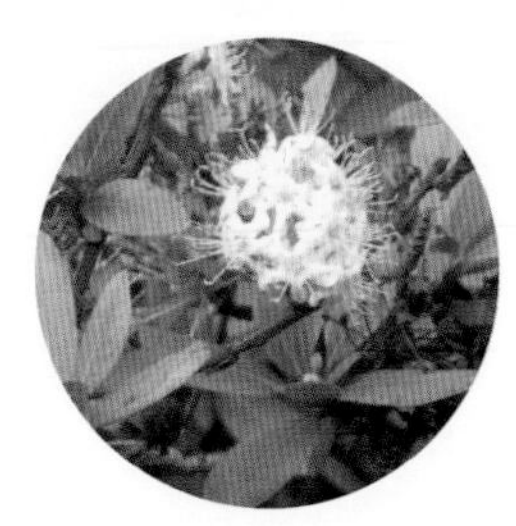

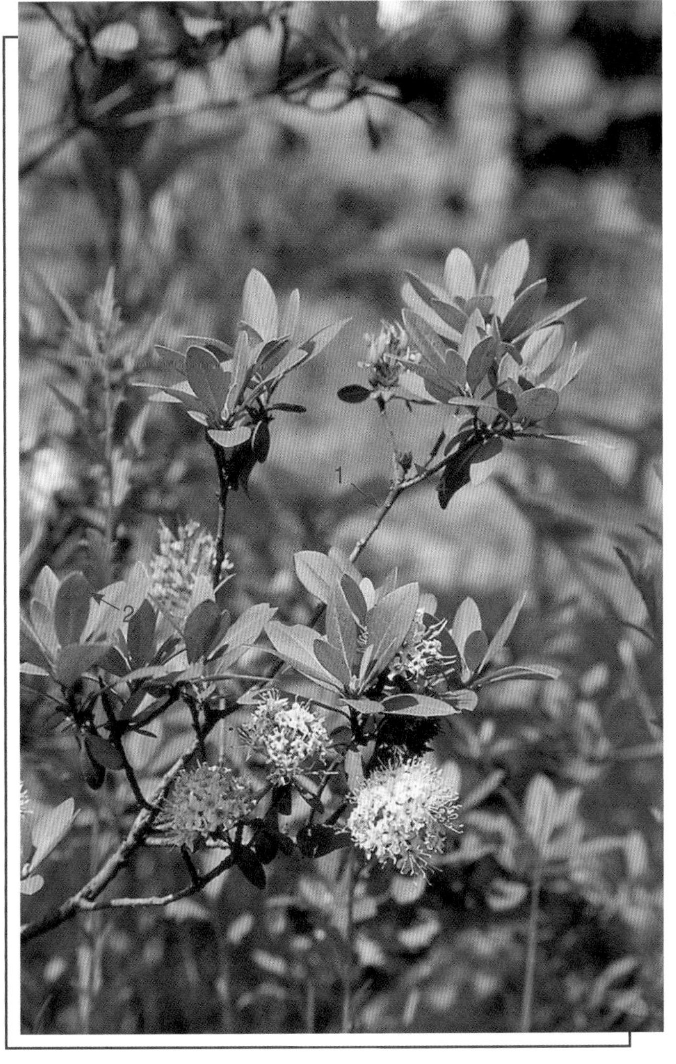

◎照山白

马蹄蕨

◎常用别名

马蹄香、牛蹄劳、地莲花。

◎植物基源

莲座蕨科植物福建莲座蕨 *Angiopteris fokiensis* Hieron. 的根状茎。

◎采收加工

夏、秋季采收，割取根状茎，去除根叶，洗净，切片，晒干。生用。

◎性味功用

清热祛风，解毒消肿，调经止血。内服：9~15 克，水煎服或研末。外用：捣敷或煎水外洗。

识别特征：多年生草本，高 1.5 米以上。根状茎块状，上有残留叶柄脱落痕，形成“观音莲座”状[1]。二回羽状复叶[2]；叶柄粗壮，多汁肉质；叶片宽卵形，羽片 5~7 对，互生，狭长圆形，尾尖，小羽片平展，上部的稍斜上，中部小羽片披针形，下部小羽片较短，叶缘全部具有浅三角形表锯齿，叶革质，两面光滑。孢子囊群棕色，长圆形，由 8~10 个孢子囊组成。生于林下、溪边。分布于福建、湖南、湖北、广东、广西、贵州等地。

验方精选：①心烦不安：马蹄蕨 15 克，水煎，冲朱砂 0.3 克服。②蛇咬伤：马蹄蕨捣烂敷伤口。③疔：马蹄蕨捣烂敷患处。④功能失调性子宫出血：马蹄蕨研末，用温开水冲服，每次 3 克，每日 3 次。⑤创伤出血：马蹄蕨研末，撒在患处，包扎。

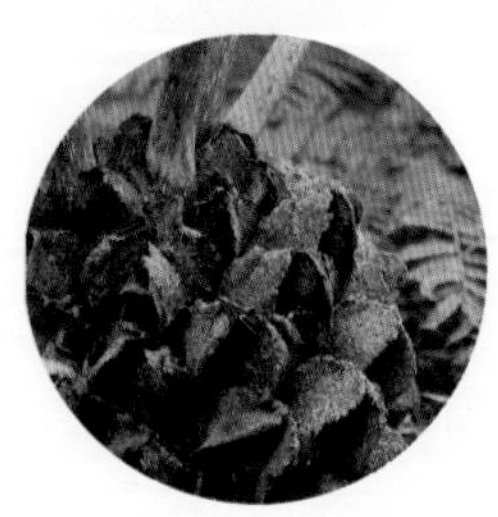

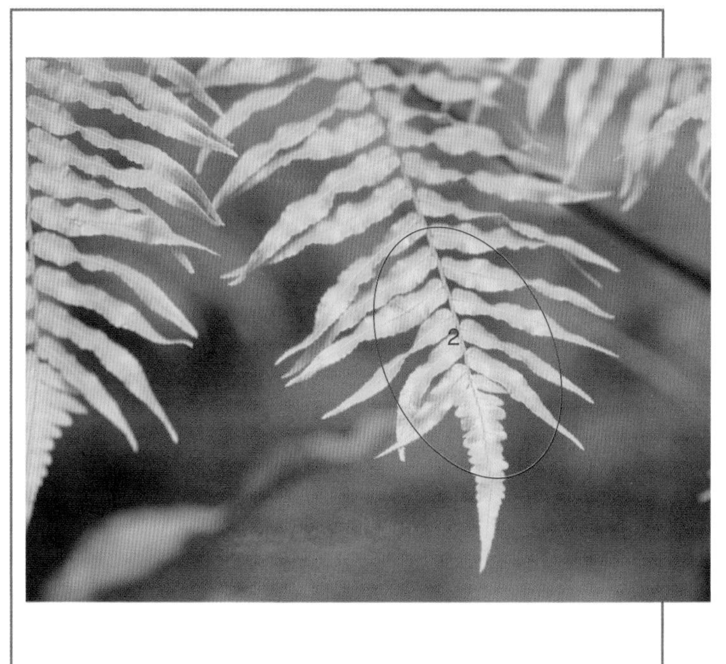

◎福建莲座蕨

米碎花

◎**常用别名**

梅养东（侗名）。

◎**植物基源**

山茶科植物米碎花 *Eurya chinensis* R. Br. 的根。

◎**采收加工**

全年可采，挖取根部，洗净泥土，除去须根，晒干。切片，生用。

◎**性味功用**

微苦，凉。清热解毒。内服：12~15 克，水煎服。外用：适量，煎水外洗。

识别特征：灌木，高 1~3 米。嫩枝略有棱，被黄褐色短柔毛。叶小，互生，倒卵形[1]，先端钝，略尖或圆，基部楔形，边缘密生细锯齿[2]。花白色，具短柄，密生于叶腋[3]，雌雄同株。浆果球形。花期 4 月。生于山坡路旁。分布于西南、华南、台湾等地。

验方精选：①脓疱疮：米碎花 12 克，金银花藤 9 克，水煎服和外洗。②疮疡：鲜米碎花或叶适量，捣烂，外敷。

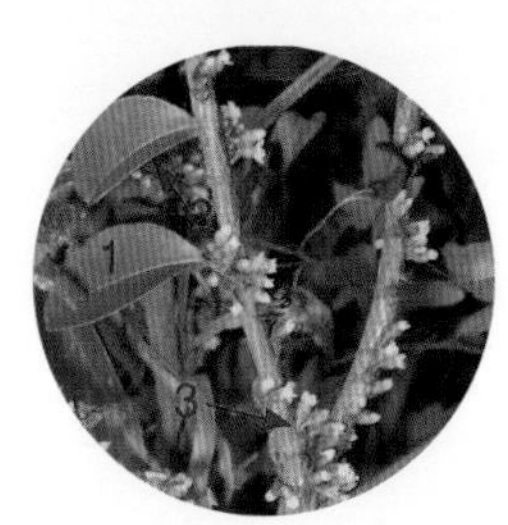

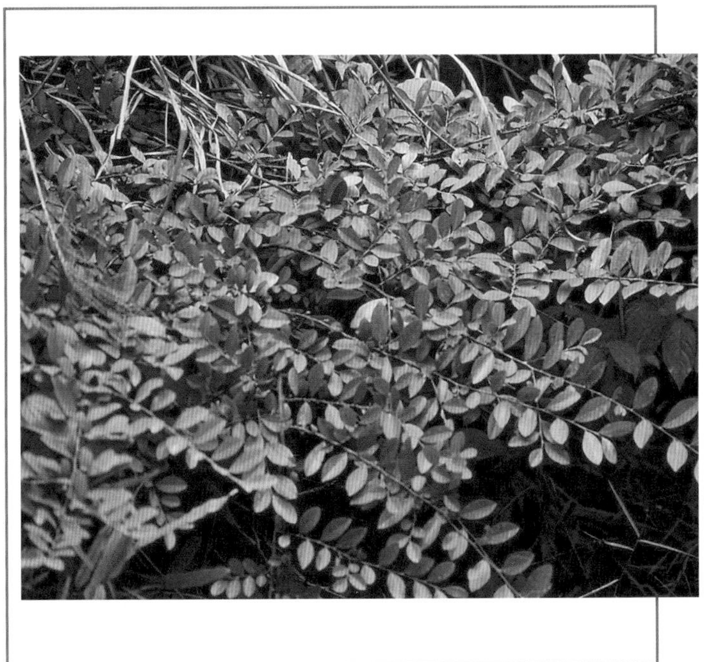

◎米碎花

四季青

◎**常用别名**

冬青叶、大叶冬青、红冬青。

◎**植物基源**

冬青科植物冬青 *Ilex chinensis* Sims 的叶。

◎**采收加工**

秋、冬季采摘，晒干。生用。

◎**性味功用**

苦、涩，寒。归肺、心经。清热解毒，凉血止血，敛疮。内服：15~30 克，水煎服。外用：适量。

识别特征：常绿乔木，高约 12 米。树皮暗灰色。叶互生，薄革质；叶片狭长椭圆形，先端渐尖，基部楔形，边缘具浅锯齿，上面深绿色而有光泽，冬季变紫红色，中脉在下面隆起[1]，侧脉 8~9 对。花单性，雌雄异株；聚伞花序着生于叶腋内外；花瓣 4，淡紫色。果椭圆形，深红色[2]，分核 4~5 粒，背面有一深沟。花期 5 月，果期 10 月。生于山坡疏林中。主产于长江流域以南各地。

验方精选：①肺火咯痰血：四季青 30 克，水煎后加适量蜂蜜服。②菌痢、下赤白脓血：四季青 30 克，水煎浓汤，空腹温服。③风热感冒、流感：四季青、板蓝根各 30 克，水煎温服。④血栓闭塞性脉管炎：四季青 30 克，水煎浓汤加适量白糖服。⑤烧伤灼痛：四季青 60 克，水煎浓汤，浓缩后作创面涂布剂，干后则再涂，每日 3~6 次。

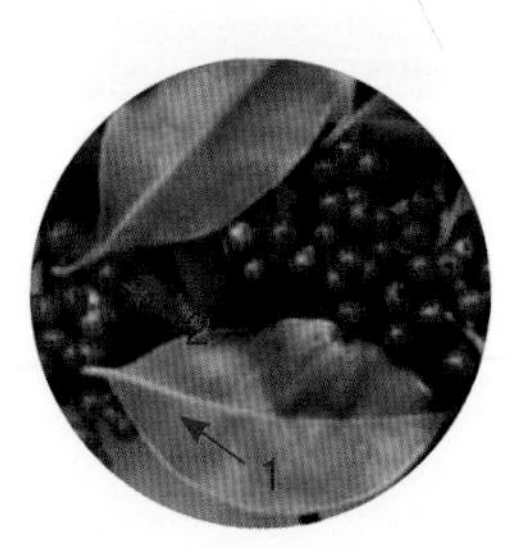

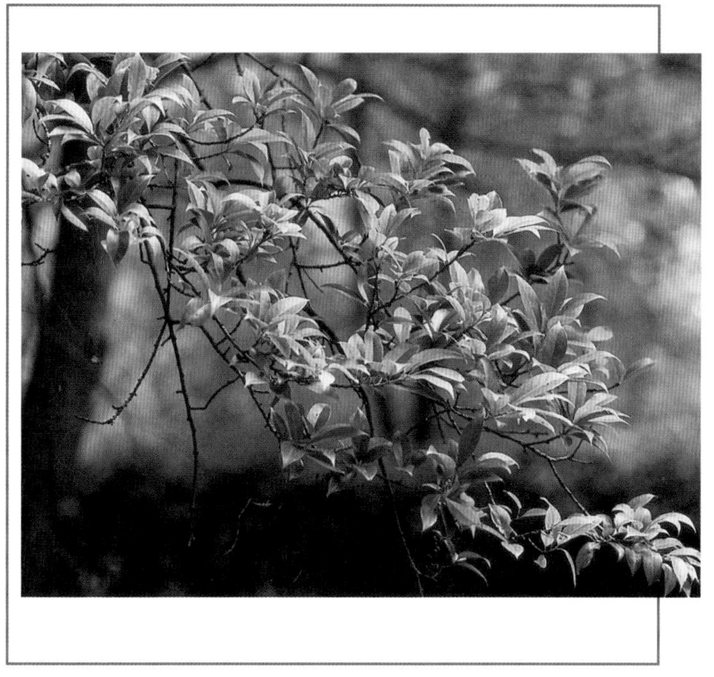

◎冬青

朱砂根

◎**常用别名**

大罗伞、罗伞树、土丹皮。

◎**植物基源**

紫金牛科植物朱砂根 *Ardisia crenata* Sims 的根。

◎**采收加工**

秋季采收，洗净晒干。生用。

◎**性味功用**

苦、辛，凉。归肺、大肠经。清热解毒，利咽，散瘀止痛。内服：3~9 克，水煎服。外用：适量。

识别特征：灌木，高 1.5 米，全体秃净。茎直立，有数个分枝。叶纸质或革质，椭圆状披针形，两面均秃净，有隆起的腺点，边缘有钝圆波状齿[1]，背卷有腺体，侧脉 12~18 对，极纤细，近边缘处结合而成一边脉，常隐于卷边内。伞形花序顶生或腋生[2]；花白色或淡红色；花冠与萼片均有稀疏的腺点。核果球形，熟时红色[3]，有黑色斑点。花期 6~7 月。生于潮湿山坡、沟边疏林下或灌丛中。主产于浙江、安徽、广东等地。

验方精选：①咽喉肿痛：朱砂根 9~15 克，水煎服；或朱砂根全草 6 克，射干、甘草各 3 克，水煎服。②风湿骨节痛：朱砂根 15 克，木通 60 克，鸡骨香、桑寄生各 9 克，大血藤 12 克，浸酒 500 毫升，每次服 15~30 毫升，每日服 2 次。③上呼吸道感染：朱砂根 9~15 克，煎服；或研末作蜜丸，每次服 6~9 克，每日 2 次。④流火（丝虫病引起的淋巴管炎）：朱砂根 3~6 克，水煎，加适量酒服。⑤肺病及劳伤吐血：朱砂根 9 克，同猪肺炖服，先喝汤，后去药渣吃猪肺。

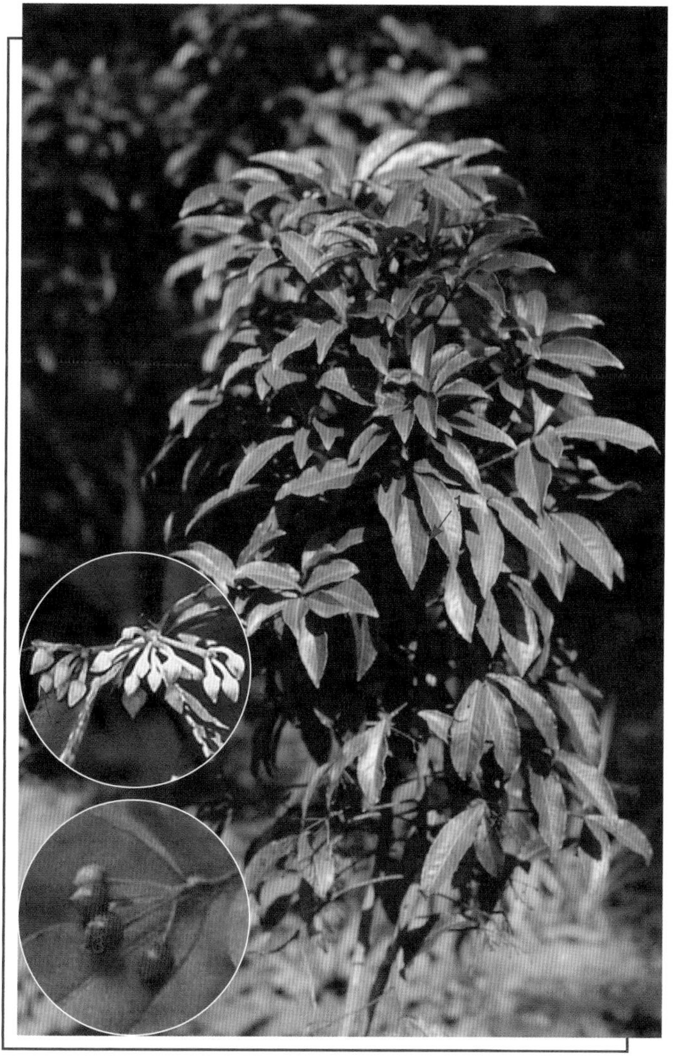

◎朱砂根

木蝴蝶

◎**常用别名**

千张纸、千纸肉、满天飞。

◎**植物基源**

紫葳科植物木蝴蝶 *Oroxylum indicum* (L.) Kurz 的种子。

◎**采收加工**

秋、冬季采收成熟果实，曝晒至果实开裂，取出种子，晒干，除去杂质，筛去灰屑。生用。

◎**性味功用**

苦、甘，凉。归肺、肝、胃经。清热利咽，疏肝和胃。内服：3~6克，水煎服。

识别特征：小乔木，高7~12米。树皮厚，灰色，有裂纹及皮孔。小枝皮孔极多而突起，叶痕明显而大[1]。叶对生；大型奇数二至四回羽状复叶，着生于茎干近顶端；小叶多数，小叶片三角状卵形，全缘，上面绿色，下面淡绿色，两面无毛，干后发蓝色。总状聚伞花序顶生；花萼钟状，紫色[2]，顶端平截，宿存；花冠橙红色，肉质，钟形。蒴果长可达1米，扁平长条形，果瓣木质[3]。种子薄，重叠多层，周围有白色半透明膜质阔翅。生于山坡、溪边、山谷及灌木丛中。分布于福建、广西、云南、贵州、四川、重庆、广东等地。

验方精选：①急性支气管炎、百日咳：木蝴蝶、甘草各3克，安南子、桑白皮、款冬花各9克，桔梗4.5克，水煎，加冰糖90克，溶化于药液，制成糖浆，一日数回，频频服之。②肝气痛：木蝴蝶20~30张，烘焙干燥研细，加适量好酒服用。③小儿扁桃体炎：木蝴蝶3克，捏碎，冰糖适量放碗内，以沸水冲泡，温浸10分钟，代茶饮用。

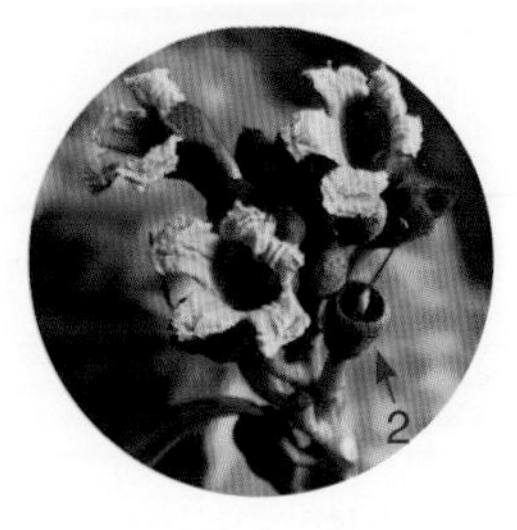

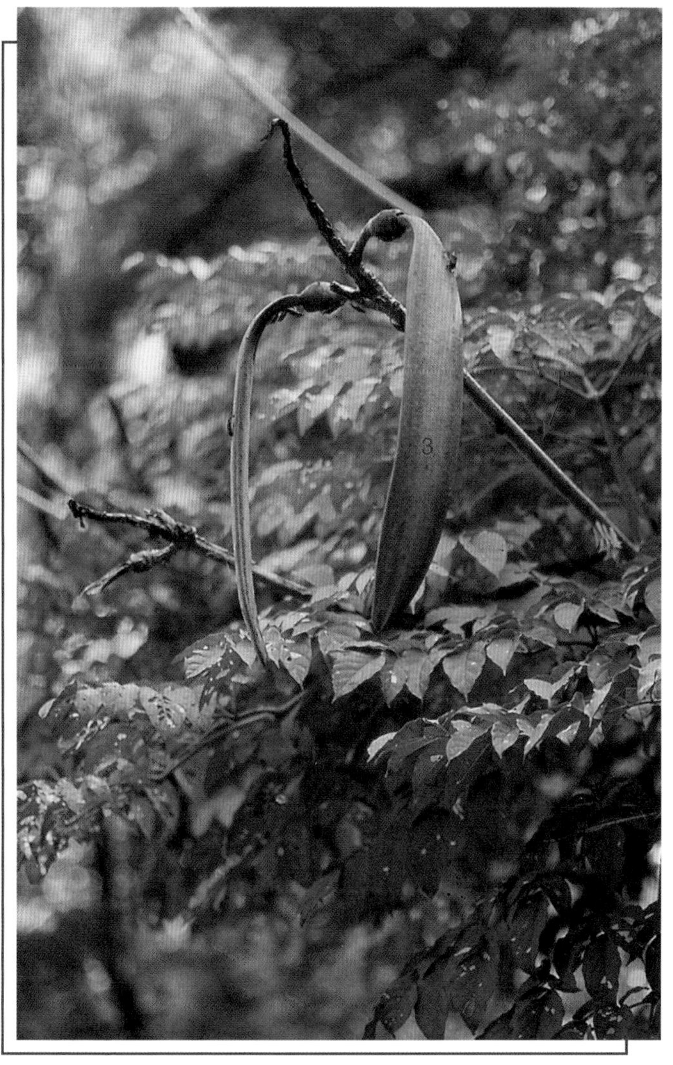

◎木蝴蝶

广东土牛膝

◎**常用别名**

土牛膝、华泽兰、六月霜。

◎**植物基源**

菊科植物多须公 *Eupatorium chinense* L. 的根。

◎**采收加工**

秋季采挖，除去泥土，晒干。生用或鲜用。

◎**性味功用**

苦、酸，平。归肺、肝经。清热解毒，活血散瘀，利水通淋。内服：10~15 克，水煎服。

识别特征：多年生草本，高 80~150 厘米。枝蜿蜒状，稍被短柔毛。单叶对生，有短柄；叶片卵形或椭圆状披针形，先端急尖，基部圆形或近心形，边缘有不整齐粗齿，叶脉明显[1]，脉上毛密；叶柄具短柔毛。头状花序，有短梗，在茎顶端排成紧密聚伞花序，每一头状花序覆瓦状排列[2]，长圆形或卵形，边缘干膜质；小花白色，管状[3]，两性。瘦果圆柱形，微有毛，通常有 5 棱；冠毛 1 列，刚毛状。花期 7~9 月。生于山坡荒地上。分布于我国各地。

验方精选：①尿路感染、小便不通：广东土牛膝叶，酒煎服。②血滞经闭：鲜广东土牛膝 20~30 克，或加马鞭草鲜全草 30 克，水煎，加适量酒服。③风湿性关节痛：鲜广东土牛膝 18~30 克（干品 12~18 克），猪脚 1 个，红酒和水各半煎服。④肝硬化水肿：鲜广东土牛膝 18~30 克，水煎，饭前服，每日 2 次。⑤痢疾：广东土牛膝、地桃花根各 15 克，车前草、青蒿各 9 克，水煎，加适量蜜糖服用。

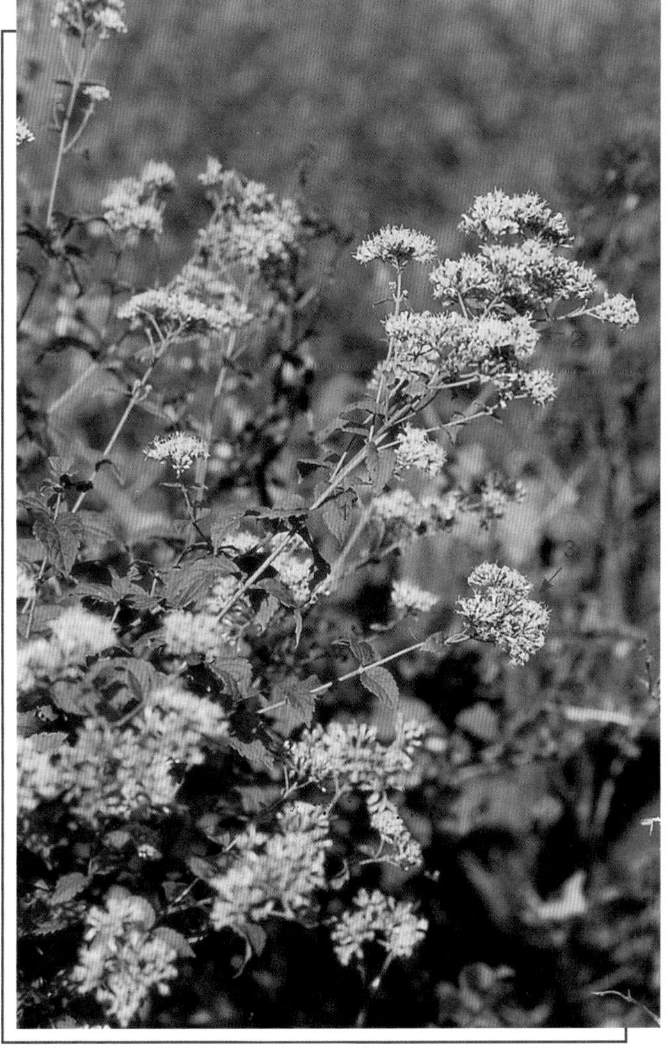

◎多须公

岗梅根

◎常用别名

土甘草、山梅根、点秤根。

◎植物基源

冬青科植物梅叶冬青 *Ilex asprella*（Hook.et Arn.）Champ. ex Benth. 的根。

◎采收加工

秋、冬季采挖，晒干，或切片晒干。生用。

◎性味功用

苦、甘，寒。清热解毒，利咽消肿，生津止渴。内服：30~60 克，水煎服。外用：适量，捣敷。

识别特征：落叶灌木，高 1~2 米。枝条秃净，嫩时被短毛，紫色、紫黑色[1]，嫩枝有明显的灰白色皮孔。单叶互生，卵形或卵状椭圆形，纸质，边缘有锯齿，无毛，主脉隆起[2]。花白色[3]，雌雄异株；雄花序簇生或单生于叶腋；雌花序单生于叶腋，有纤细的花梗。果球形[4]，成熟时黑色，分核 4~6 颗。花期 4~5 月，果期 7~8 月。生于山坡、林地中。分布于广西、广东、湖南、江西等地。

验方精选：①肺脓肿：岗梅根 250~500 克，水煎，连服数次。②痔疮出血：岗梅根 60 克，去皮切碎，煮猪肉同食。③扁桃体炎：岗梅根 30 克，竹蜂 4 只，陈皮 6 克，细辛 3 克，水煎服。④乳腺炎：岗梅根 30 克，青壳鸭蛋 1 个，炖服。⑤风热感冒：岗梅根 30 克，甘草 6 克，猪瘦肉 120 克，切碎洗净，加清水适量，武火煮沸后，文火煮 1 小时，调味即成。⑥非典型肺炎：岗梅根、玄参各 10 克，板蓝根、夏枯草、金银花、绵茵陈各 12 克，薏苡仁、茯苓、菊花各 15 克，煎汤饮。

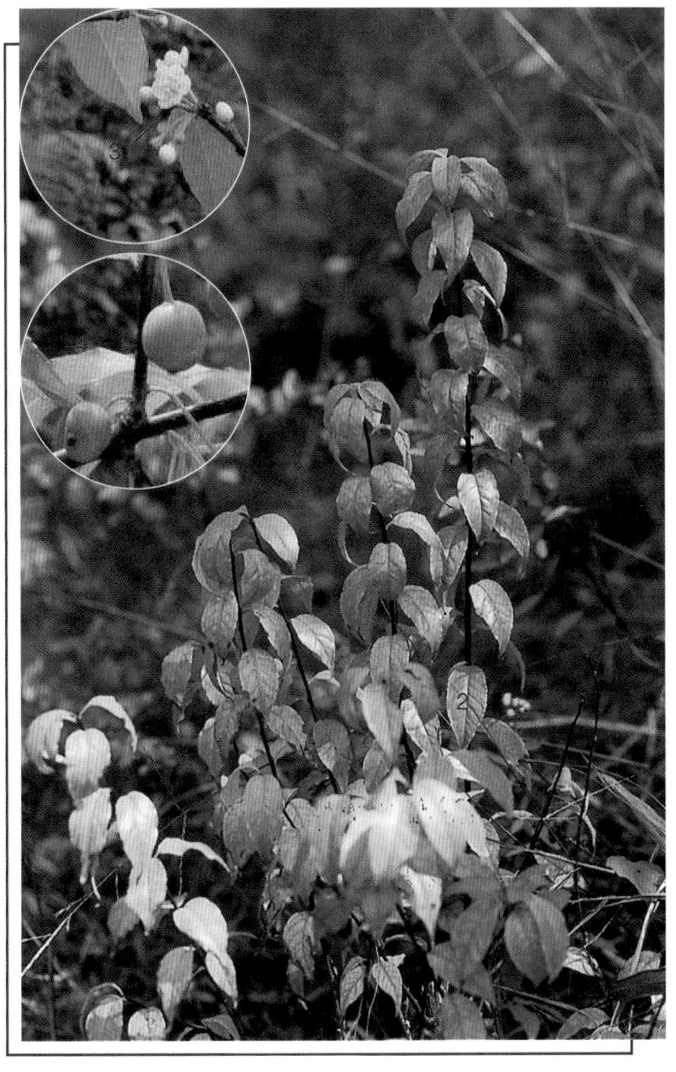

◎梅叶冬青

杠板归

◎**常用别名**

犁头刺、急解索、蛇倒退。

◎**植物基源**

蓼科植物杠板归（贯叶蓼）*Polygonum perfoliatum* L. 的全草。

◎**采收加工**

宜秋季采收，洗净，晒干。生用或鲜用。

◎**性味功用**

酸、苦，寒。清热解毒，利咽祛湿。内服：15~30克（鲜品 60~100 克），水煎服。外用：适量，捣敷或煎水洗。

识别特征：为多年生蔓性草本，全体无毛。茎有棱，棱上有倒生钩刺[1]，绿色，有时带红色。叶互生；叶片近于三角形[2]，淡绿色，下面叶脉疏生钩刺，有时叶缘亦散生钩刺；叶柄盾状着生，有倒生钩刺；托叶鞘叶状，抱茎[3]。短穗状花序[4]，顶生或生于上部叶腋，花小，多数；花被 5 裂，白色或淡红紫色，随果实而增大，变为肉质。瘦果球形，暗褐色，有光泽，包在蓝色花被内[5]。花期 6~8 月，果期 9~10 月。生于沟岸、河边荒地。分布于全国各地。

验方精选：①水肿：杠板归、天青地白草各 9 克，雷公藤 15 克，车前草 12 克，路路通 5 个，打碎煎服。②急性扁桃体炎：杠板归 75 克，石豆兰 30 克，一枝黄花 15 克，水煎，分 2 次服，每日 1 剂。③缠腰火丹（带状疱疹）：鲜杠板归叶，捣烂绞汁，加雄黄末适量，涂患处，每日数次。④瘰疬：杠板归 20 克，野南瓜根 90 克，猪瘦肉 120 克炖汤，以汤煎药服。孕妇忌服。⑤痈肿：鲜杠板归 60~90 克，水煎，加适量黄酒服用。

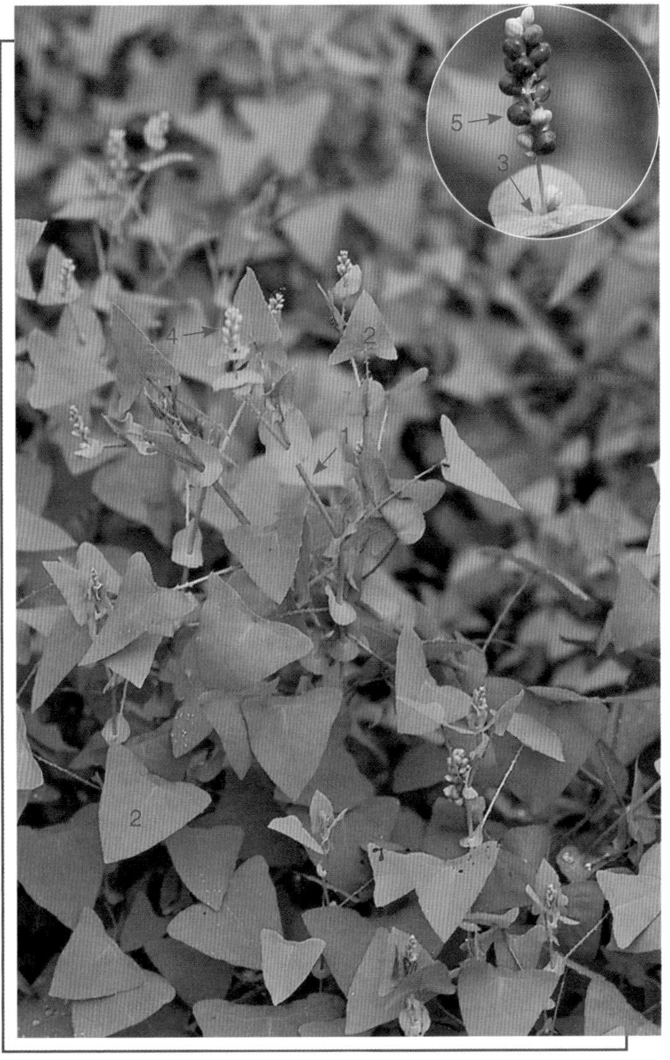

◎杠板归

蝙蝠葛

◎常用别名

小青藤、金线吊蛤蟆、防己葛。

◎植物基源

防己科植物蝙蝠葛 *Menispermum dauricum* DC. 的藤茎、根。

◎采收加工

8~9 月割取藤茎，晒干。切片，生用。

◎性味功用

藤茎，淡，平；滋阴补肾，清火散结。根、苦，寒；祛风清热，理气化湿。内服：15~30 克，水煎服。

识别特征：多年生缠绕草本，长达数米。根茎长，较粗壮，黄褐色。小枝具纵条纹。叶互生，有长柄，盾形着生，基部心形，先端急尖，边缘浅裂，呈多角状[1]，上面绿色，下面色淡；嫩叶有微毛，以后平滑或于背面生黄绿色的毛茸。花腋生，形小，黄绿色[2]；雌雄异株。核果肾形，黑色。花期 5~6 月，果期 7~8 月。生于山坡、路旁、灌木丛中。主产于江苏等地。

验方精选：①痢疾、肠炎：蝙蝠葛根 15~30 克，水煎服。②四肢麻木：蝙蝠葛根 15 克，水煎服。③胃痛、腹胀：蝙蝠葛 15 克，水煎服。④扁桃体炎、咽喉炎：蝙蝠葛根、鬼针草各 15 克，水煎服。

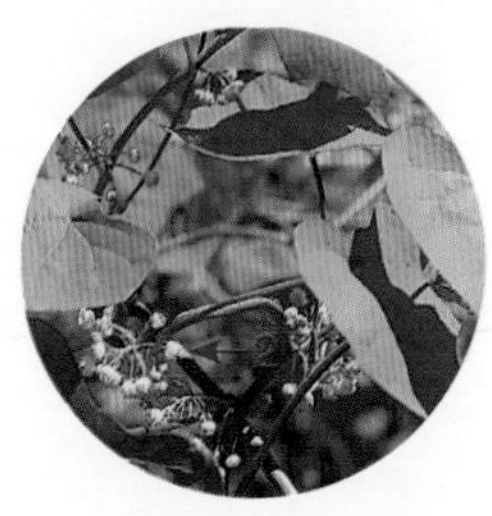

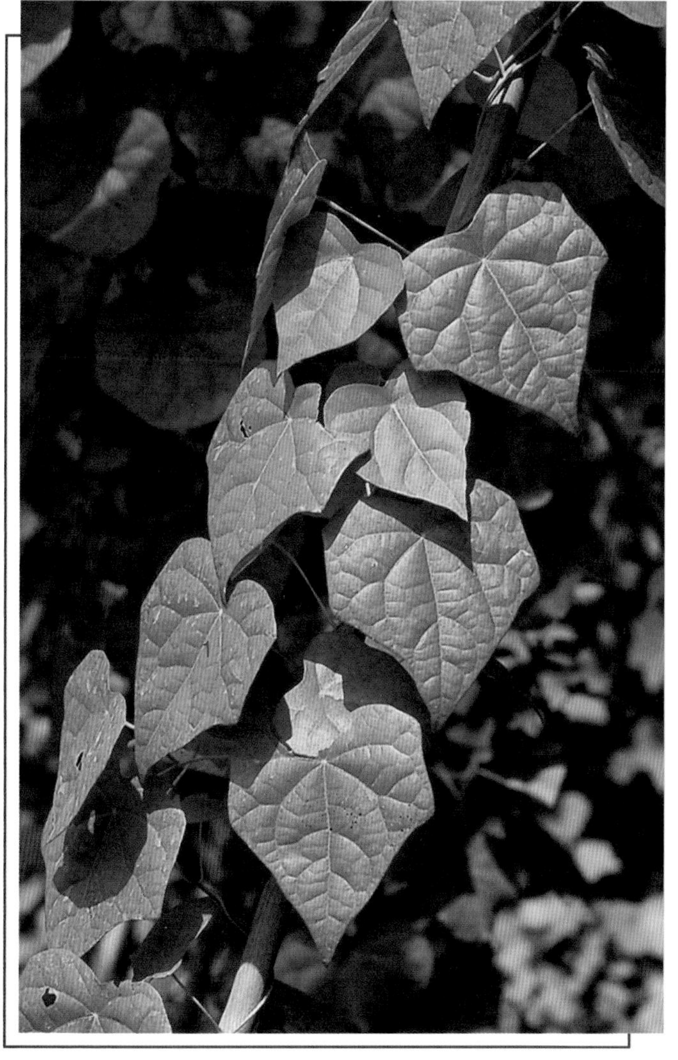

◎蝙蝠葛

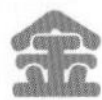

金果榄

◎常用别名

地胆、九牛胆、金牛胆。

◎植物基源

防己科植物青牛胆 *Tinospora sagittata* (Oliv.) Gagn. 的块根。

◎采收加工

9~11 月间挖取块根，除去茎及须根，洗净，用水浸泡，约七成透，取出，待润至内外湿度均匀，切片或切成小块，晒干。生用。

◎性味功用

苦，寒。归肺、大肠经。清热解毒，利咽，止痛。内服：3~10 克，水煎服。外用：适量。

识别特征：缠绕藤本。根深长，块根黄色，形状不一。小枝细长，粗糙有槽纹，节上被短硬毛[1]。叶互生，具柄；叶片卵状披针形，先端渐尖或钝，基部通常尖锐，箭形或戟状箭形[2]，全缘；两面被短硬毛，脉上尤多。花单性，雌雄异株，总状花序；雄花多数；雌花 4~10 朵，小花梗较长。核果红色，背部隆起，近顶端处有时具花柱的遗迹。花期 3~5 月，果期 8~10 月。生于灌木林下石隙间。分布于广西、湖南、湖北、四川、贵州等地。

验方精选：①咽喉诸症：金果榄 3~6 克，水煎服。②痈疽疔毒恶疮：金果榄、苍耳草各 9 克，捣烂，加适量好酒稀释，过滤取汁温服。③乳腺炎、阑尾炎、扁桃体炎、口腔炎、腮腺炎、急性细菌性痢疾等：金果榄每次 6~9 克，开水泡服；或研末，适量外敷。

附注：同科植物金果榄 *Tinospora capillipes* Gagn. 也同等入药。

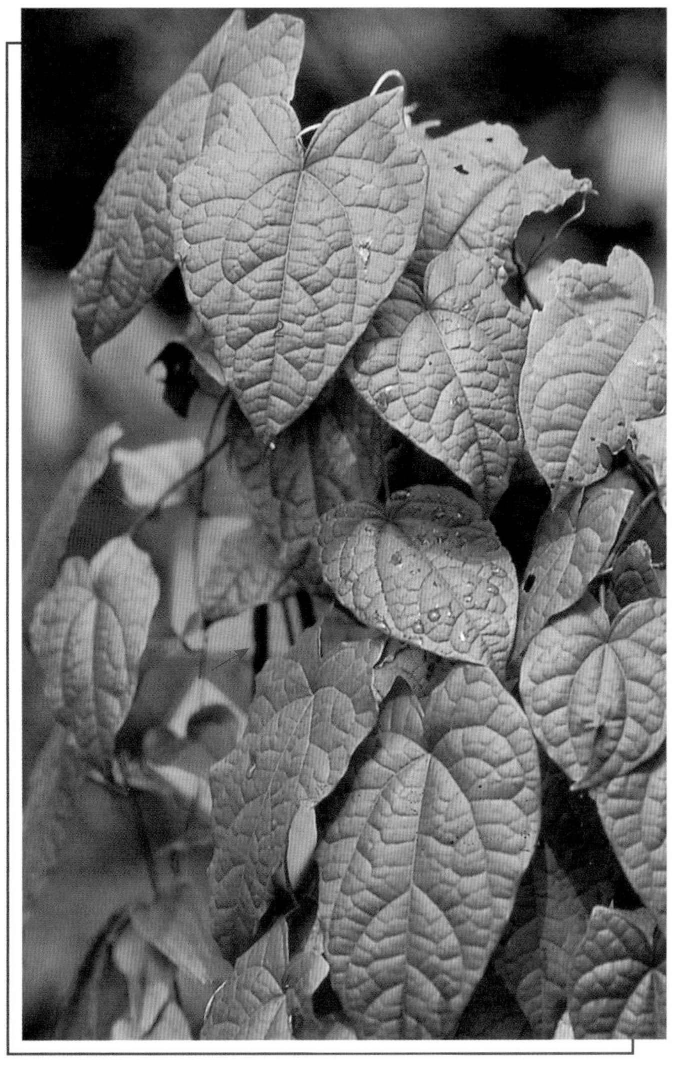

◎青牛胆

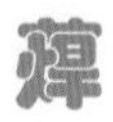

菜

◎常用别名

独根菜、山萝卜、野雪里蕻。

◎植物基源

十字花科植物蔊菜 *Rorippa indica*（L.）Hiern. 的全草或花。

◎采收加工

春、夏、秋季均可采集，开花时割取全草，晒干。生用。

◎性味功用

辛，凉。归肺、肝经。清肺化痰，清热解毒，活血通经，利湿退黄。内服：15~30 克，水煎服。外用：适量，鲜品捣烂外敷。

识别特征：多年生草本，高 30~40 厘米，直立或卧伏地面，体较柔软，无毛。茎单一或分枝，绿色，有时带淡紫色。基出叶呈辐射状，丛生[1]；茎生叶互生，基出叶和茎下部的叶有柄；叶片通常呈大头状分裂[2]，基出叶分裂较多，上部的叶较少裂或不分裂，边缘有不规则的锯齿。黄色小花，排列成顶生总状花序[3]；萼片 4，开展，背部先端略带褐色。果实陆续成熟，长角果线形[4]，隔膜薄而透明，具短柄，无小苞片，有种子 2 列。种子小，极多，卵状，褐色。花期 5~9 月，边开花，边结果。生于荒地、路旁及田园中。南北各地均有分布。

验方精选：①风寒感冒：蔊菜 30~60 克，葱白 9~15 克，水煎分 2 次服。②热咳：蔊菜 30 克，水煎服。③头目眩晕：嫩蔊菜切碎加鸡蛋，用油炒食。④胃脘痛：蔊菜 30 克，水煎服。⑤关节风湿痛：鲜蔊菜 60 克，水煎服。

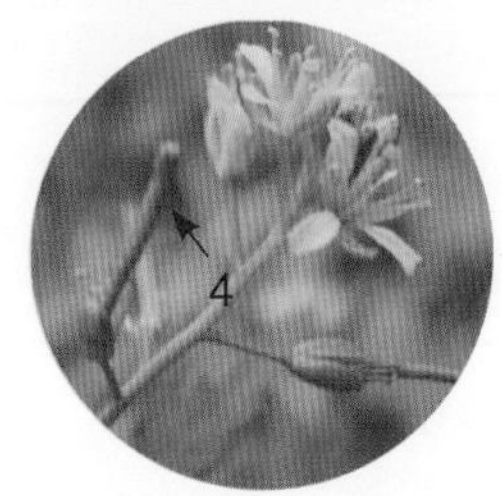

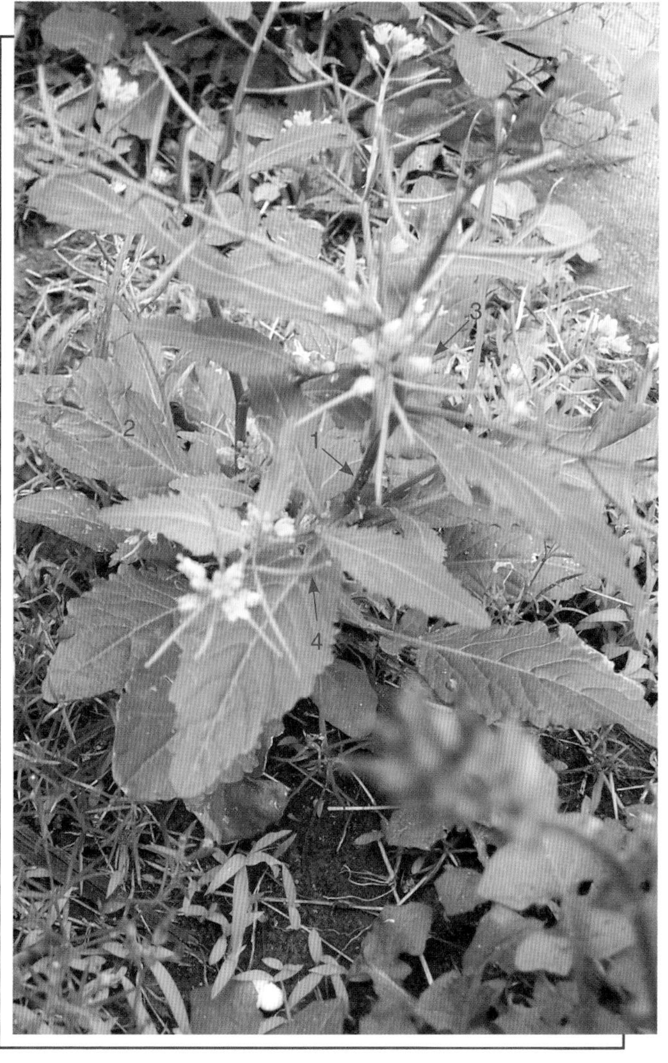

◎蔊菜

一枝黄花

◎常用别名

一枝香、蛇头王、肺痈草。

◎植物基源

菊科植物一枝黄花 *Solidago decurrens* Lour. 的全草。

◎采收加工

播种当年开花，9~10 月花盛开时，割取地上部分，洗净，晒干，除去杂质，清水洗净，稍润，切段，干燥，筛去灰屑。生用或鲜用。

◎性味功用

辛、苦，凉。疏风泄热，解毒消肿，利咽祛湿。内服：9~15 克，水煎服。外用：适量，鲜品捣敷或煎汁搽。

识别特征：多年生草本，高 20~100 厘米。茎直立，基部光滑，或略带红色[1]，多单枝。单叶互生；叶片长卵圆形，基部下延成柄[2]，边缘具尖锐锯齿；基部叶叶柄较长，花后凋落，上部叶叶柄渐短或无柄，叶片亦渐狭小或全缘。头状花序，黄色[3]，从叶腋抽出，于枝顶排列成总状。瘦果圆筒形，光滑或顶端略具疏软毛；冠毛白色，1~2 层，粗糙。花期 10 月，果期 11 月。生于山野、林缘。分布于全国大部地区。

验方精选：①感冒、咽喉肿痛、扁桃体炎：一枝黄花 9~15 克，煎服。②头风：一枝黄花根 9 克，水煎服。③黄疸：一枝黄花 15 克，水丁香 5 克，水煎，1 次服。④小儿急惊风：鲜一枝黄花 9 克，生姜 1 片，同捣烂取汁，开水冲服。⑤跌仆损伤：一枝黄花根 9~15 克，水煎，分 2 次服。

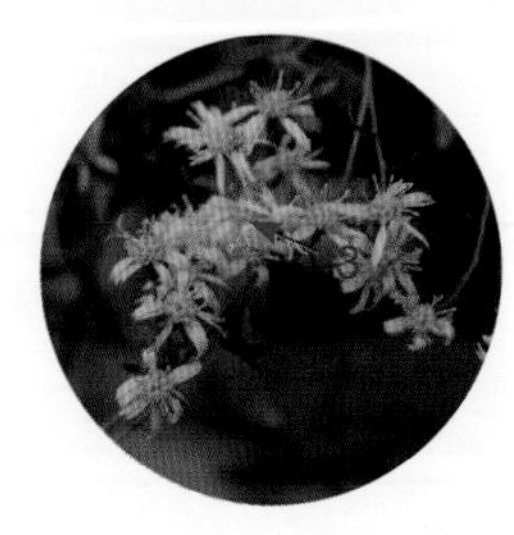

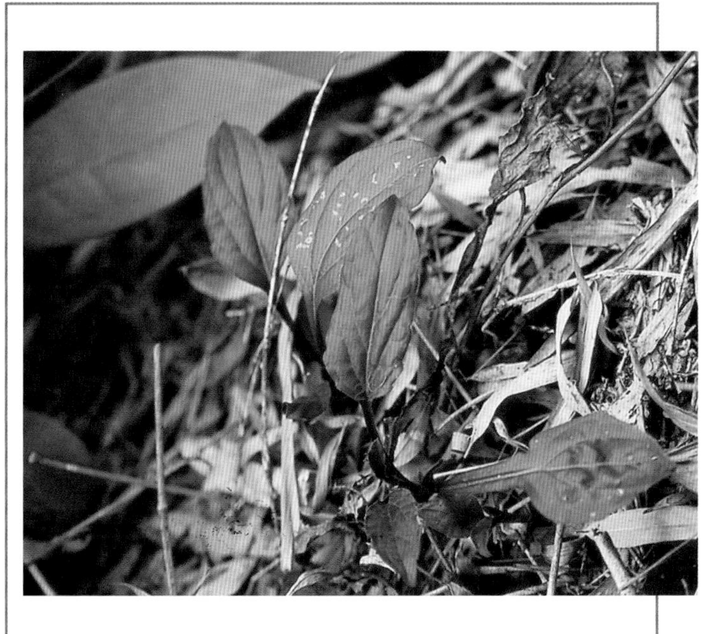

◎一枝黄花

山大刀

◎常用别名

山大颜、大丹叶、暗山香、大退七。

◎植物基源

茜草科植物九节 *Psychotria rubra* (Lour.) Poir. 的嫩枝及叶。

◎采收加工

全年可采，洗净，晒干。生用或鲜用。

◎性味功用

苦、微辛，凉。清热解毒，利咽消肿，祛风除湿。内服：15~30 克，水煎服。外用：适量，煎水熏洗，研末调敷或捣敷。

识别特征：为直立灌木类植物，高 1~3 米。枝近四方形，后渐变为圆筒形，有明显膨大的节[1]。叶对生，纸质；叶片椭圆状矩圆形，先端长尖，基部渐狭而成一柄[2]，背脉腋内有簇毛，余秃净；托叶阔，膜质，褐色，早落。圆锥花序顶生及腋生，三歧，短于上部之叶；花浅绿色或白色。核果近球形，红色[3]，光滑；小坚果有棱 4~5 条。花期秋季。生于山野、林地中。分布于我国东南部。

验方精选：①刀伤出血：山大刀叶捣烂或研末敷。②疮疖：山大刀、土牛膝叶各适量，共捣烂，加适量酒，冷敷患处。③骨折：山大刀叶研粉，加适量酒醋敷患处。

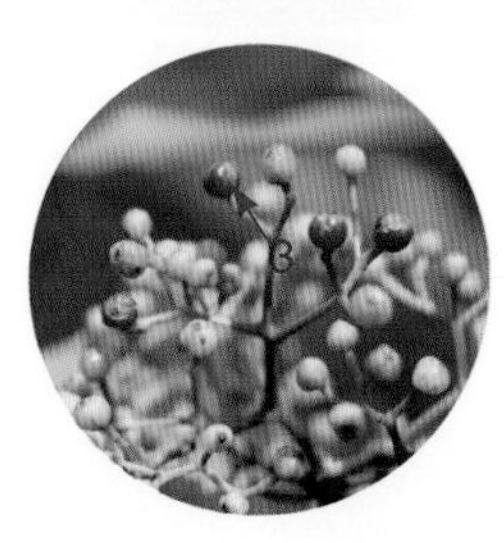

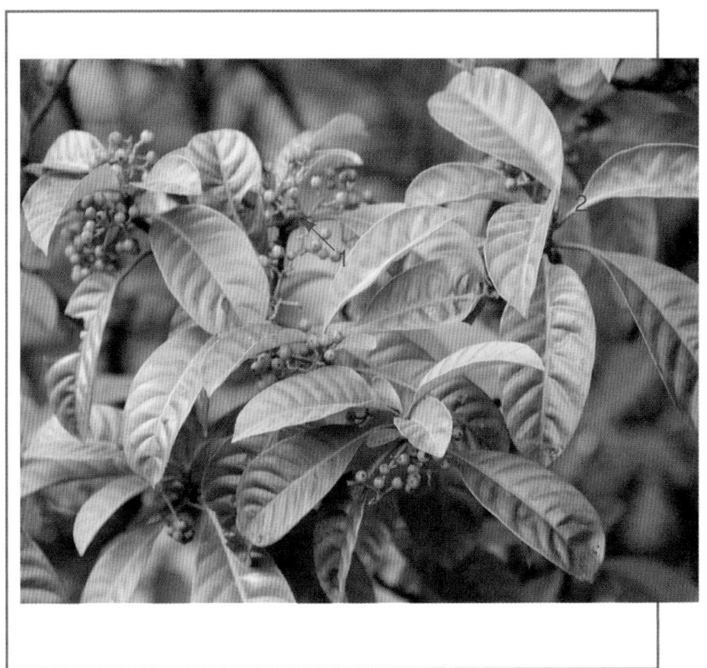

◎九节

金线吊葫芦

◎**常用别名**

地栗子、土凉薯、土鸡蛋。

◎**植物基源**

豆科植物土圞儿 *Apios fortunei* Maxim. 的块根。

◎**采收加工**

宜于秋后采挖，洗净切片，晒干。生用或鲜用。

◎**性味功用**

甘、微苦，微寒。清热解毒，利咽止痛、化痰止咳。内服：10~15 克（鲜品 30~60 克），水煎服。外用：适量，捣敷或磨汁涂。

识别特征：多年蔓生草本。有球状块根，外皮黄褐色。茎细长曲折如线，有稀疏硬毛[1]。单数羽状复叶，互生[2]；小叶 3~7，卵形或长卵形，先端渐尖，基部圆形，全缘，上面叶脉生短硬毛，下面近于无毛；总叶柄有毛；托叶线状，有毛。总状花序，有短毛；苞片和小苞片线形，被短硬毛；花黄绿色；花冠蝶形，绿白色[3]。荚果条形，扁平。花期 6~8 月，果期 9~10 月。生于较潮湿的山坡上、灌丛内或田埂上。分布于河南、甘肃、湖北、湖南、福建、广东、四川等地。

验方精选：①小儿感冒咳嗽、百日咳：鲜金线吊葫芦 9~12 克，洗净切碎，加糖或蜂蜜 15 克，再加水蒸半小时，取汁，分 3 次服用。②急性咽喉肿痛：金线吊葫芦 1 个，磨水服。③疝气：金线吊葫芦 30 克，小茴香 6 克。水煎服。④无名肿毒：金线吊葫芦磨汁搽患处。⑤疖毒：金线吊葫芦煨熟，加盐少许捣烂，敷患处。

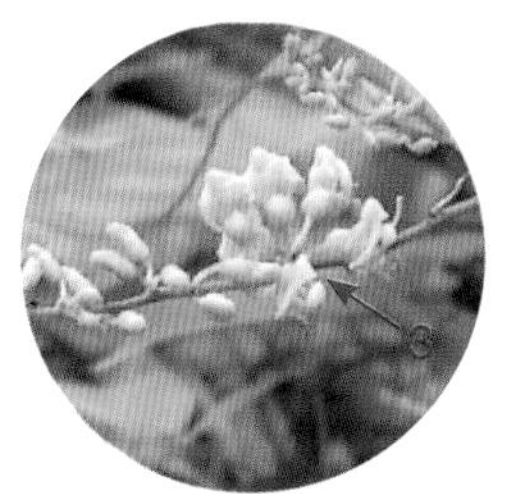

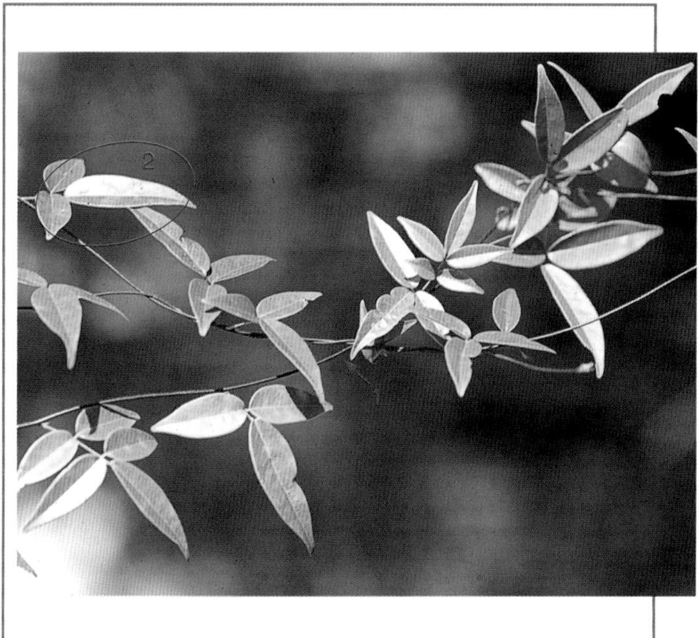

◎土圞儿

万年青根

◎常用别名

竹根七、铁扁担。

◎植物基源

百合科植物万年青 *Rohdea japonica* (Thunb.) Roth 的根及根茎。

◎采收加工

全年可采。挖取根及根茎，除去茎叶及须根后，洗净，晒干或烘干。宜贮于石灰缸内，或经常日晒。

◎性味功用

苦、微甘，寒；有小毒。清热解毒，利咽消肿，强心利尿，凉血止血。内服：3~9 克（鲜品 10~30 克），水煎服，或浸酒、捣汁服。外用：适量，鲜品捣敷或捣涂。

识别特征：多年生常绿草本。根茎倾斜，肥厚而短，须根细长，密被白色毛茸。叶基生，3~6 枚；叶片长倒披针形或带状，先端尖，基部渐狭而近叶柄状，全缘，革质而光滑，叶面深绿色，下面淡绿色，具纵向平行脉，中脉在叶背面隆起[1]；鞘叶披针形。花葶短于叶；穗状花序，具几十朵密集的花；苞片膜质；花被合生，球状钟形，厚肉质，淡黄色或褐色。浆果熟时红色[2]。花期 5~6 月，果期 9~11 月。栽培于庭园，或生于阴湿的林下、山谷。主产于四川、重庆、江苏、浙江等地。

验方精选：①咽喉肿痛：万年青根（鲜）3~9 克，加冷开水半碗，取汁，不时含口中咽服。②咽喉壅闭，发声不出：万年青根，研为末，每次服 3 克，浓煎加适量薄荷汤服。

附注：①天南星科植物粤万年青 *Aglaonema modestum* Schott 同等入药。②万年青叶：为万年青的叶，功用与万年青根相似。

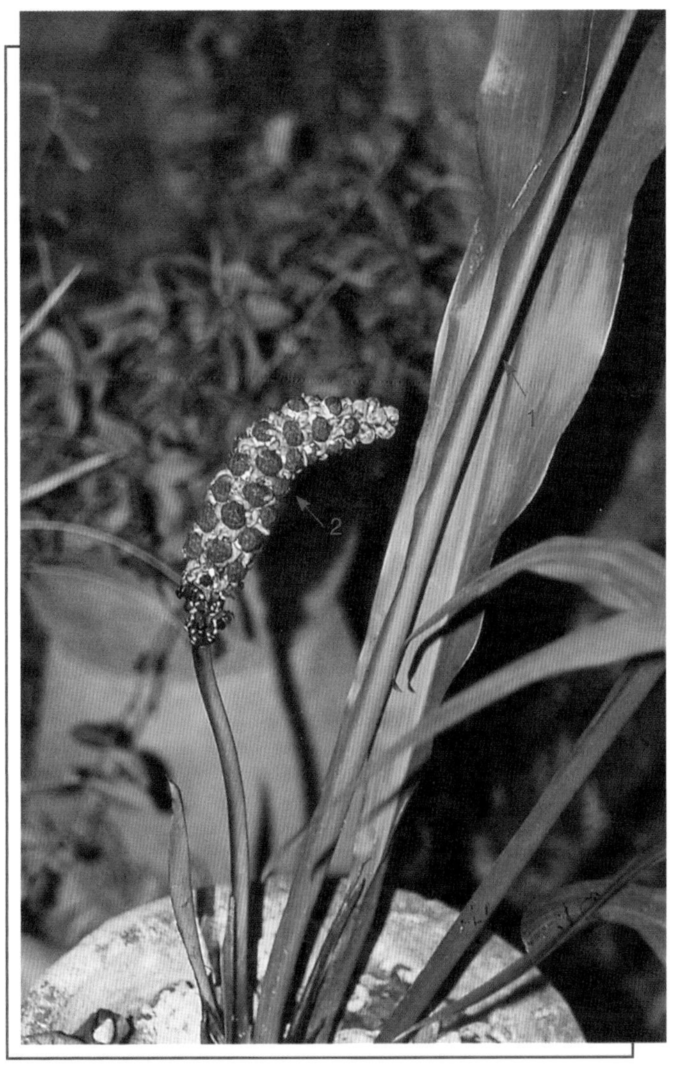

◎万年青

橄榄

◎**常用别名**

橄榄子、黄榄、白榄。

◎**植物基源**

橄榄科植物橄榄 *Canarium album* (Lour.) Raeusch. 的果实。

◎**采收加工**

秋季采收，摘下成熟果实，除去杂质，洗净，晒干或阴干。用盐水浸渍后或开水烫过后，晒干亦可。

◎**性味功用**

甘、酸，平。归肺经。清热解毒，利咽生津。内服：6~15 克，水煎服。

识别特征： 常绿乔木，高 10~20 米。有胶黏性芳香的树脂。树皮淡灰色，平滑。幼枝、叶柄及叶轴均被极短的柔毛，有皮孔。奇数羽状复叶互生[1]；叶片长圆状披针形，全缘，秃净，两面网脉均明显[2]，下面网脉上有小窝点，略粗糙。圆锥花序顶生或腋生；花瓣 3~5，白色，芳香。核果卵形，初时黄绿色，后变黄白色，两端锐尖[3]。花期 5~7 月，果期 8~10 月。生于温暖和雨量充沛的环境。分布于广东、广西、福建、四川、重庆、云南、台湾等地。

验方精选： ①风火喉痛，喉间红肿：鲜橄榄、鲜莱菔各 9 克，水煎服。②酒伤昏闷：橄榄肉 10 个，煎汤饮。③牙齿风疳：用橄榄烧研，入麝香少许贴患处。④肠风下血：橄榄烧灰（存性）研末，每服 6 克，加适量米饮调匀服下。

附注： 橄榄根：为橄榄的根。淡，微寒。清咽解毒，利关节。内服：30~60 克，水煎服。

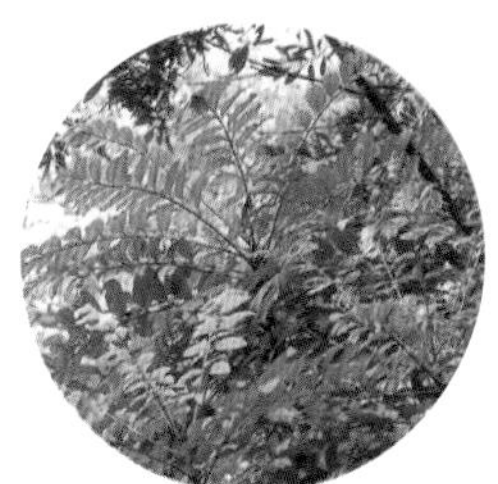

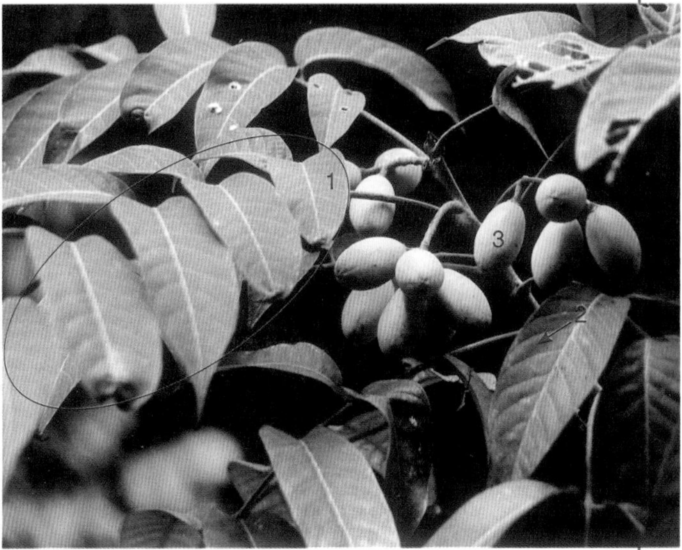

◎橄榄

吊兰

◎常用别名

钓兰、硬叶吊兰、八叶兰、兰草。

◎植物基源

百合科植物吊兰 *Chlorophytum comosum* (Thunb.) Baker 的全草。

◎采收加工

全年可采，洗净，晒干。生用或鲜用。

◎性味功用

甘、苦，微寒。清热解毒，利咽开音，活血消肿。内服：9~15 克（鲜品 30~50 克），水煎服。外用：适量，捣敷。

识别特征：多年生草本。根茎平生或斜生，有多数肥厚的根。叶多数，自根茎丛生[1]，线形，绿色或有时有黄色条纹。花茎长于叶，有时变为纤匐枝而近顶部有叶束或幼小植株[2]。花白色[3]，排成一长而疏散的总状花序；花被轮状。蒴果三角形。种子扁平。花期春季。栽培于花圃、庭园。

验方精选：①跌打损伤：吊兰研末，每次 9 克，泡酒温服。②风毒结瘤，久而不散：鲜吊兰连根洗净，和糯米饭加食盐少许，捣烂敷在患处。③肺热咳嗽：吊兰根 15 克，冰糖 30 克，水煎服。④吐血：吊兰、野马蹄草各 15 克，水煎服。⑤跌打肿痛：吊兰叶捣烂，用酒炒后热敷患处。

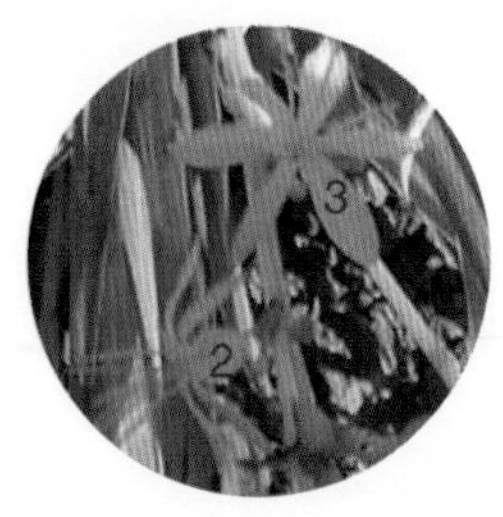

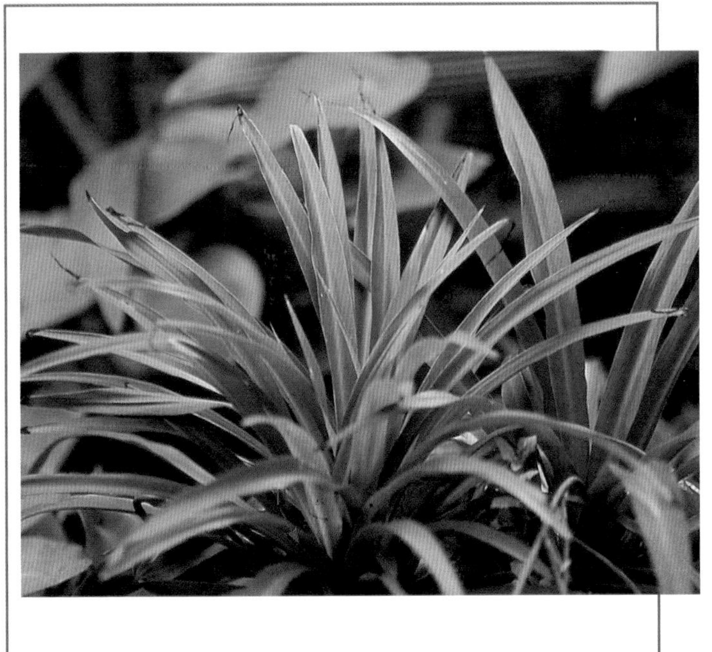

◎吊兰

鬼灯笼

◎**常用别名**

白灯笼、苦灯笼、土羚羊。

◎**植物基源**

马鞭草科植物白花灯笼 *Clerodendrun fortunatum* L. 的全株。

◎**采收加工**

全年可采，洗净，晒干。生用或鲜用。

◎**性味功用**

苦、微甘，寒。清热解毒，利咽止咳，活血止痛。内服：10~15 克（鲜品 30~60 克），水煎服。外用：适量，捣敷。

识别特征：小灌木，高 0.3~1 米。幼枝被黄褐色小柔毛。叶对生，具柄，纸质；叶片矩圆形至狭矩圆状披针形，边全缘或略作波浪形，近秃净，背脉明显[1]。聚伞花序腋生，有花 5~9 朵，有细柄，下垂，近白色[2]，密被黑褐色小毛；萼蓝紫色，有棱 5，有白色腺点，结果时略增大。核果球形，包藏于萼内[3]。花期 7 月。生于丘陵地或旷野间。分布于我国南部。

验方精选：①血瘙身痒：鬼灯笼根皮 15 克，猪肉皮 120 克，水煎服。②疝气：鬼灯笼根皮 15 克，水煎服。③跌打红肿：鬼灯笼根皮适量，浸酒外搽。④腹中结块，按之坚痛：鬼灯笼根皮适量，捣敷。⑤崩漏、赤白带、子宫炎：鬼灯笼子、软枝杜笔各 15 克，水煎服。

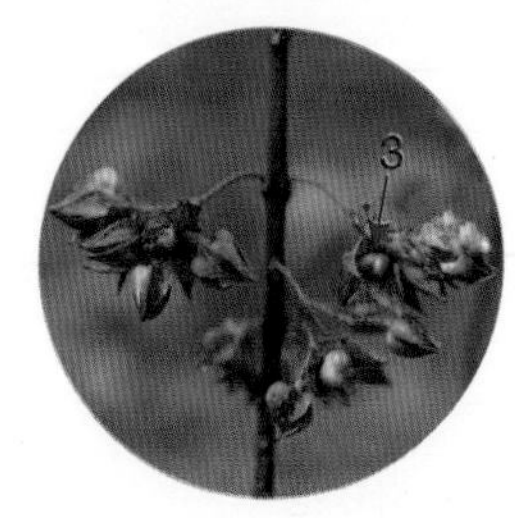

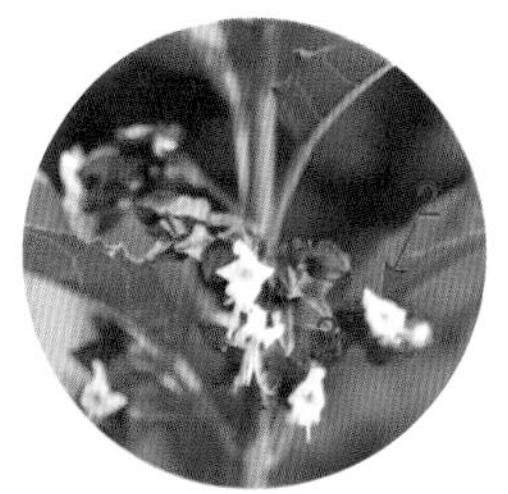

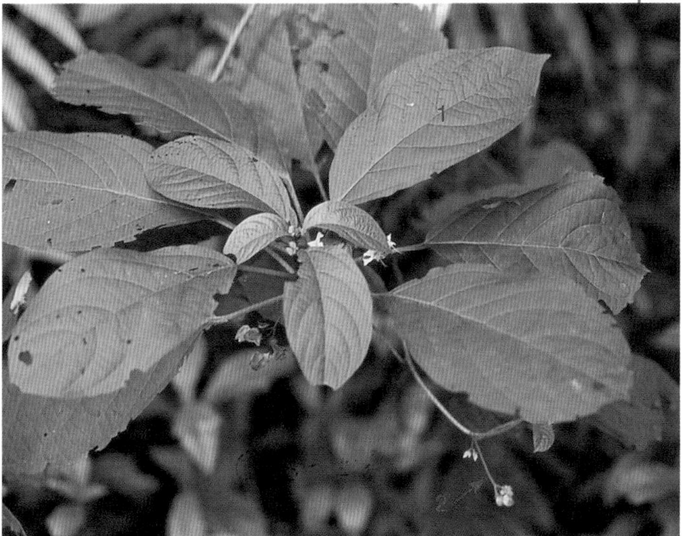

◎白花灯笼

佛甲草

◎**常用别名**

狗牙瓣、禾雀舌、午时花、土三七。

◎**植物基源**

景天科植物佛甲草 *Sedum lineare* Thunb. 的全草。

◎**采收加工**

夏、秋季采收，洗净，晒干。生用或鲜用。

◎**性味功用**

甘，寒。清热解毒，利咽消肿，利湿退黄，止痢。内服：10~15 克（鲜品 15~30 克），水煎服。外用：适量，捣敷或捣汁含漱。

识别特征：多年生肉质草本，全体无毛，长 10~15 厘米。茎纤细倾卧，着地部分节节生根。叶 3~4 片轮生，线形至倒披针形[1]，近无柄，先端近短尖，基部有短矩。聚伞花序顶生；花黄色，细小[2]；萼 5 片，线状披针形，钝头；花瓣 5，矩圆形，先端短尖。蓇葖果。花期春末夏初。生于山野水湿地及岩石上，或栽培于庭园。分布于我国南部。

验方精选：①咽喉炎：佛甲草 15 克，捣烂，加蛋清冲开水服。②咽喉肿痛：鲜佛甲草 30 克，捣汁，加米醋少许，开水一大杯冲漱，每日数次。③迁延性肝炎：佛甲草 30 克，当归 9 克，红枣 10 个，水煎服，每日 1 剂。④乳腺炎红肿：佛甲草、蒲公英、金银花各适量，加甜酒捣烂外敷患处。⑤无名肿毒：佛甲草加盐捣烂，敷患处。

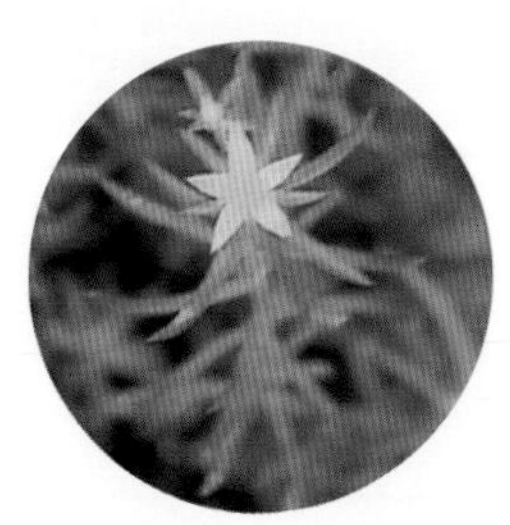

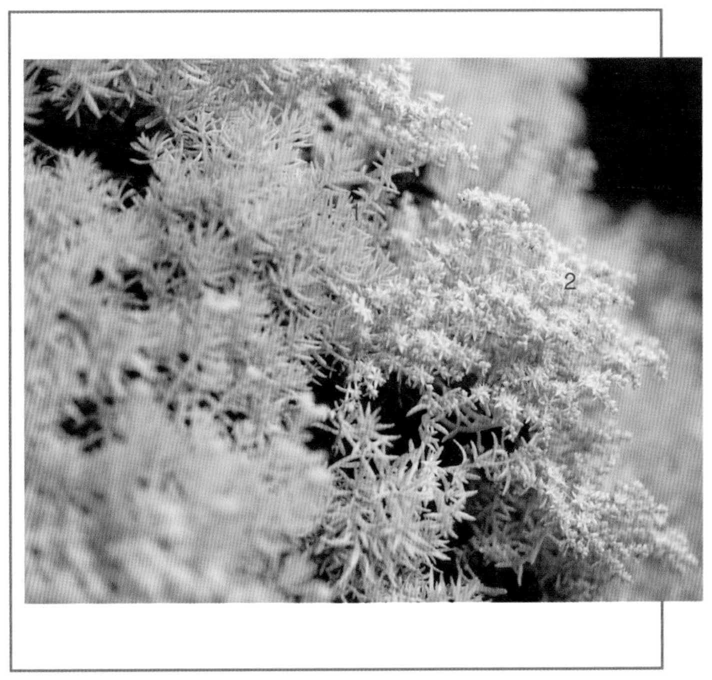

◎佛甲草

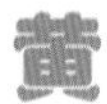

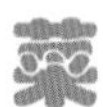

◎常用别名

黄花菜、野芥菜、苦菜药、三枝香。

◎植物基源

菊科植物黄鹌菜 *Youngia japonica* (L.) DC. 的全草或根。

◎采收加工

春季或秋季采收，洗净泥土，除去杂质，晒干。切段，生用。

◎性味功用

甘、微苦，凉。清热利咽，解毒止痛。内服：9~15 克，水煎服。外用：捣敷或捣汁含漱。

识别特征：1 年或 2 年生草本，高 20~80 厘米。茎自基部抽出一至数枝，直立[1]。基部叶丛生，倒披针形，提琴状羽裂[2]，边缘有不整齐的波状齿裂；茎生叶互生，稀少，通常 1~2 枚，叶片狭长，羽状深裂。头状花序小而多，排列成聚伞状圆锥花丛；花冠黄色[3]，边缘为舌状花，中心为管状花。瘦果棕红色，具棱 11~13 条，冠毛白色[4]。花期 4~5 月。生于路边荒野。分布于华东、华南、西南等地。

验方精选：①咽喉炎：鲜黄鹌菜，洗净，捣汁，加醋适量含漱（治疗期间忌吃油腻食物）。②乳腺炎：鲜黄鹌菜 15~30 克，水煎，酌加酒服，渣捣烂加热外敷患处。③肝硬化腹水：鲜黄鹌菜根 12~18 克，水煎服。④肼胝：鲜黄鹌菜 18~30 克，水酒各半煎服，药渣敷患处。⑤狂犬咬伤：鲜黄鹌菜 18~30 克，绞汁泡开水服，药渣外敷。

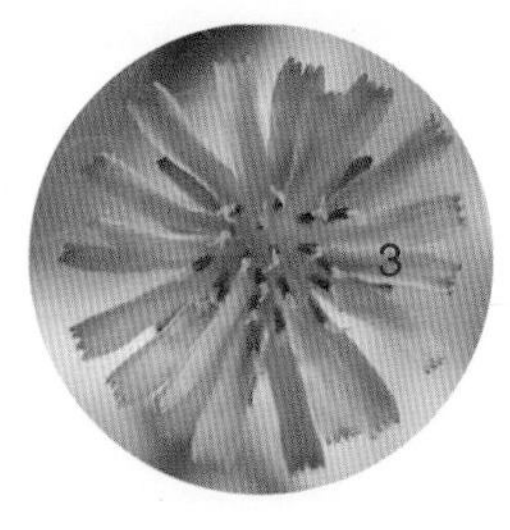

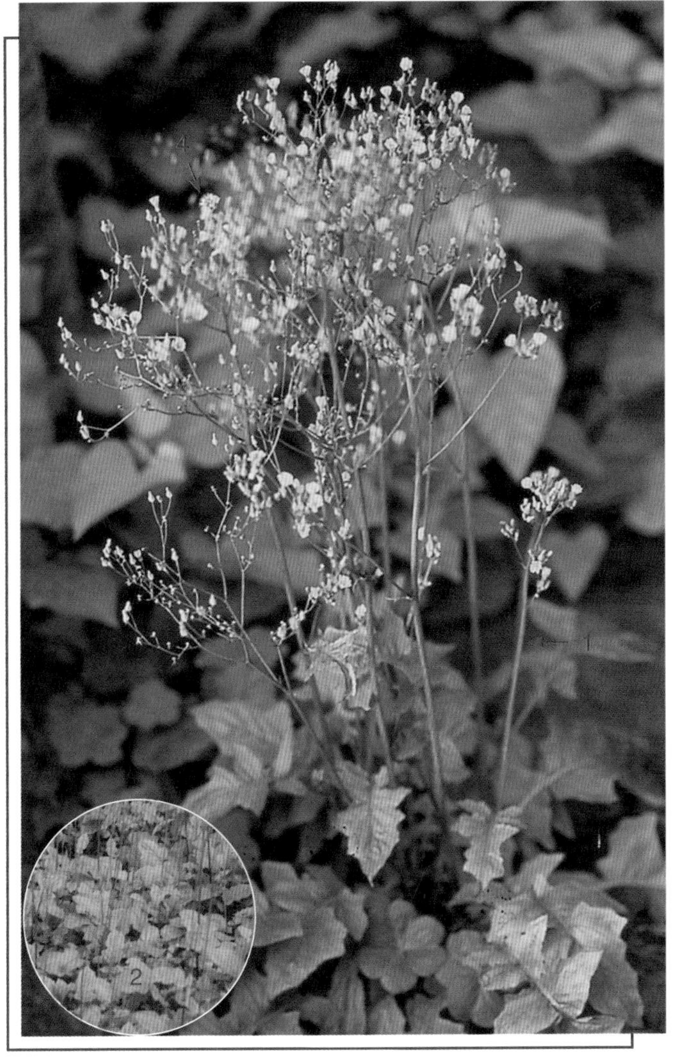

◎黄鹌菜

蟛蜞菊

◎**常用别名**

路边菊、黄花龙舌草、马兰草。

◎**植物基源**

菊科植物蟛蜞菊 *Wedelia chinensis*（Osb.) Merr. 的全草或根。

◎**采收加工**

全年可采，除去杂质，洗净，晒干。生用或鲜用。

◎**性味功用**

甘、淡，微寒。清热解毒，利咽消肿，清热利湿。内服：15~30 克，水煎服。外用：适量，捣敷或捣汁含漱。

识别特征： 多年生草本。全株深绿色，被糙短刚毛，揉之淡黑色。匍匐茎绿色，细长，着地抽枝生根；直立茎高 20~50 厘米，被糙毛。叶对生；叶片矩圆状披针形，基部狭而近无柄，边近全缘或大锯齿[1]，主脉 3 条。头状花序[2]，具长柄[3]，腋生或顶生，花黄色；总苞片 2 列，披针形或矩圆形，内列较小，外列叶状；花托扁平；边缘舌状花 1 列，雌性，黄色；中央管状花，两性。瘦果扁平，无冠毛。花期夏季。生于路旁、山谷、水沟边。分布于广东、广西、福建等地。

验方精选： ①预防白喉：鲜蟛蜞菊 15~30 克，水煎服；或鲜蟛蜞菊捣烂绞汁，加相当于 1/4 药液量的醋，喷咽处或漱口。②白喉：鲜蟛蜞菊 60 克，甘草 6 克，通草 1.5 克，煎浓汁服；另用鲜蟛蜞菊捣烂绞汁，加相当于药量 1/4 的醋，用棉签蘸药液涂抹，每日 2~3 次。③毒蛇咬伤：蟛蜞菊、半枝莲各适量，捣烂，加适量食盐，外敷患处。

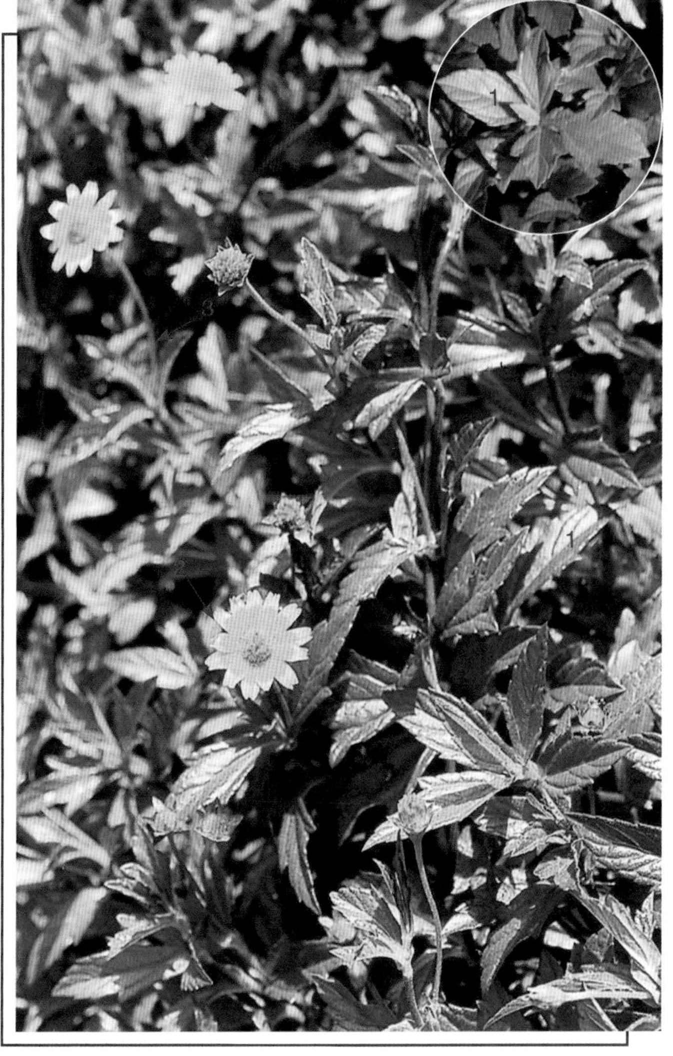

◎蟛蜞菊

铁苋菜

◎常用别名

人苋、海蚌含珠、血见愁。

◎植物基源

大戟科植物铁苋菜 *Acalypha australis* L. 的全草。

◎采收加工

5~7 月间采收，除去泥土，晒干。切段，生用或鲜用。

◎性味功用

苦、涩，凉。归大肠、肝经。清热解毒，止血。内服：15~30 克，水煎服。外用：适量。

识别特征： 1 年生草本，高 30~50 厘米。茎细，通常直立，单一或分枝，有纵条纹，具灰白色细柔毛。单叶膜质，互生，具柄[1]；叶片卵状菱形至椭圆形，边缘有钝齿[2]，基出 3 条主脉[3]，两面略粗糙，均有白色细柔毛。花单性，雌雄同株；穗状花序腋生[4]；雄花序极短，生于极小苞片内；雌花序生于叶状苞片内；苞片开展时肾形，合时如蚌，边缘有钝锯齿，基部心形；无花瓣。蒴果小，三角状半圆形，表面淡褐色，被粗毛。种子卵形，灰褐色。花期 5~7 月，果期 7~10 月。生于旷野荒地。全国各地均产，长江流域尤多。

验方精选： ①细菌性痢疾：铁苋菜、马齿苋各 30 克，水煎，冲白糖服。②急性肠炎：鲜铁苋菜、定经草各 30 克，飞扬草 45 克，水煎服。③小儿疳积：鲜铁苋菜 30 克，猪肝适量，水炖服。④瘘管：鲜铁苋菜 30~60 克，羊肉 250 克，水炖服。⑤皮炎、湿疹：铁苋菜水煎洗患处。

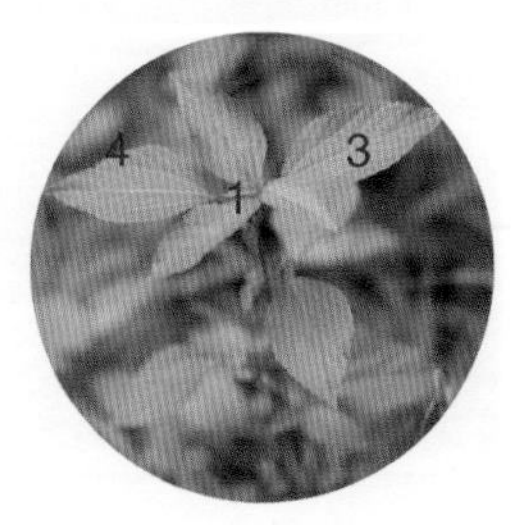

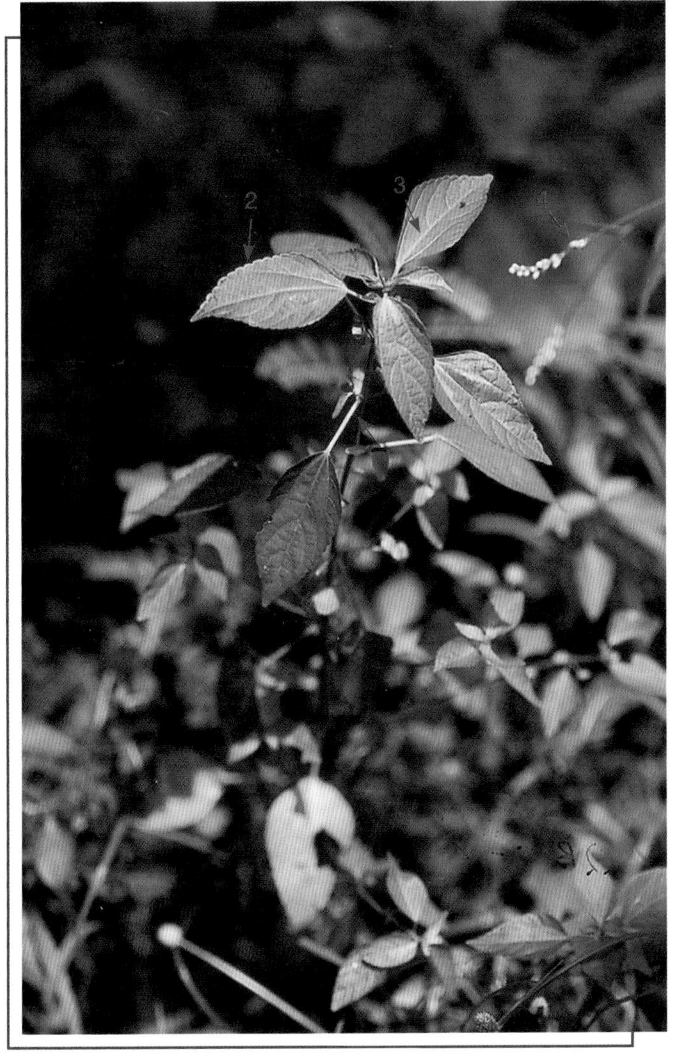

◎铁苋菜

野苋菜

◎常用别名

光苋菜。

◎植物基源

苋科植物凹头苋 *Amaranthus lividus* L. 的全草及种子。

◎采收加工

夏、秋季采收全草或根，鲜用或晒干。秋季果熟时采收种子。

◎性味功用

甘，凉。清热解毒，止痢。内服：15~30 克，水煎服。外用：适量，捣敷。

识别特征： 1 年生草本，高 10~30 厘米。茎斜上，基部分枝，微具条纹，无毛，淡绿色至暗紫色。叶片卵形或菱状卵形[1]，顶端钝圆而有凹块，基部阔楔形，全缘。花簇生于叶腋，后期形成顶生穗状花序[2]；苞片干膜质，矩圆形；花被片 3，细长圆形。胞果球形或宽卵圆形，略扁，近平滑或略具皱纹，不开裂。花期 6~7 月。生于田野、路旁、村边。分布于全国各地。

验方精选： ①痢疾：鲜野苋菜根 30~60 克，水煎服。②肝热目赤：野苋菜种子 30 克，水煎服。③乳腺炎：鲜野苋菜根 30~60 克，鸭蛋 1 个，水煎服；另用鲜野苋菜叶和冷饭捣烂外敷。④痔疮肿痛：鲜野苋菜根 30~60 克，猪大肠一截，水煎，饭前服用。⑤蛇头疔：鲜野苋菜叶和食盐捣烂敷患处。

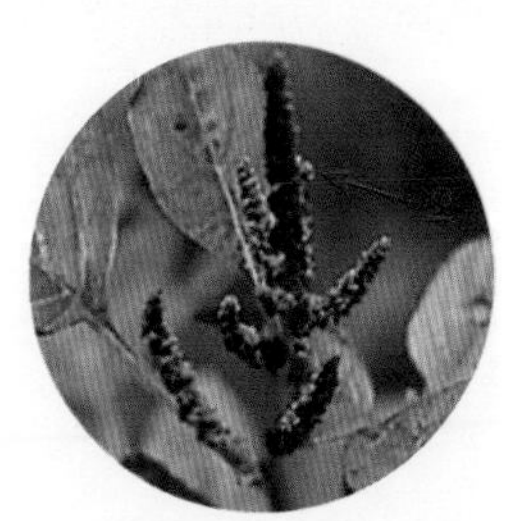

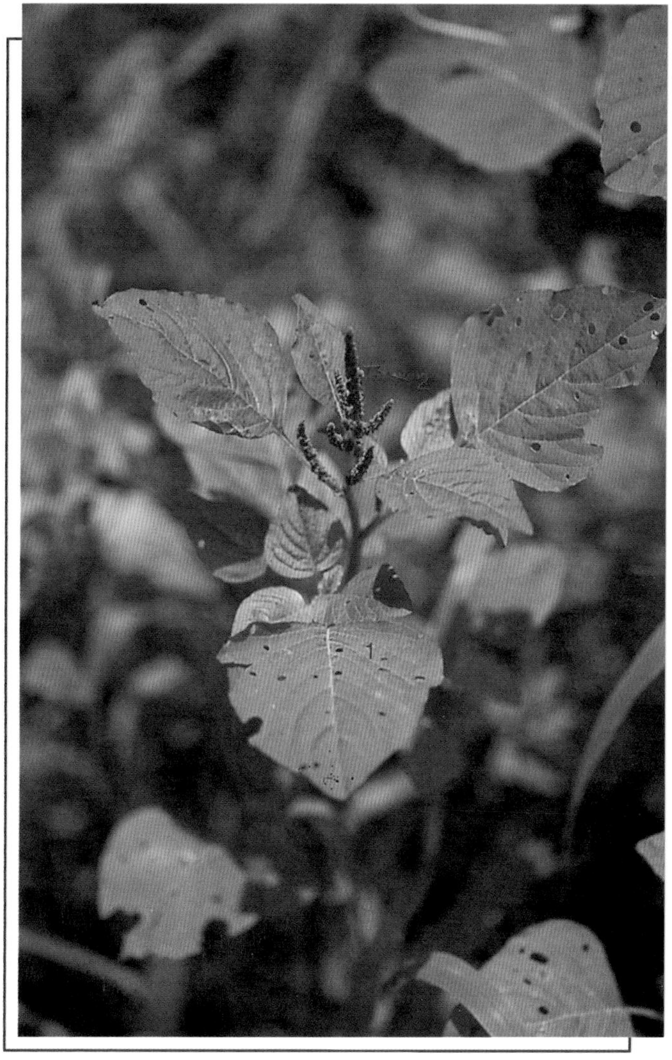

◎凹头苋

凤尾草

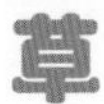

◎常用别名

山鸡尾、小叶凤尾草、井栏茜、凤尾蕨。

◎植物基源

凤尾蕨科植物凤尾草 *Pteris multifida* Poir. 的全草。

◎采收加工

全年可采，洗净，晒干。生用或鲜用。

◎性味功用

微苦，微寒。清热利湿，解毒止痢，凉血止血。内服：30~60 克，水煎服或捣汁服。外用：适量，研末调敷、煎水外洗或鲜品捣敷。

识别特征：多年生草本，高 30~70 厘米。地下茎粗壮，密被线状披针形的黑褐色鳞片。叶二型，丛生，革质，无毛；叶柄灰棕色或禾秆色。生孢子囊的孢子叶长卵圆形，一回羽状复叶，下部羽生；往往 2~3 叉[1]，除基部 1 对有柄外，其他各对基部下延，在叶轴两侧形成狭翼，羽片或小羽片长条形，先端渐尖[2]，不育，边缘为锯齿状，向下为全缘；不生孢子囊的叶，其羽片或小羽片较宽，边缘有不整齐的尖锯齿；叶脉明显，细脉由中脉羽状分出，直达边缘。孢子囊群线形，沿孢子叶羽片下面边缘着生；孢子囊群盖稍超出叶缘，膜质。生于山谷、丛林等阴湿地。主要分布于长江以南各地。

验方精选：①小儿口腔溃疡：鲜凤尾草 6~9 克，洗净，水煎，加适量蜜和朱砂内服。②痢疾：鲜凤尾草 60~90 克，水煎或擂汁服，每日 3 剂。③急性肝炎：鲜凤尾草 90 克，捣汁服，每日 3 剂，5 日为 1 个疗程。④尿路感染、血尿：鲜凤尾草 60~120 克，水煎服。

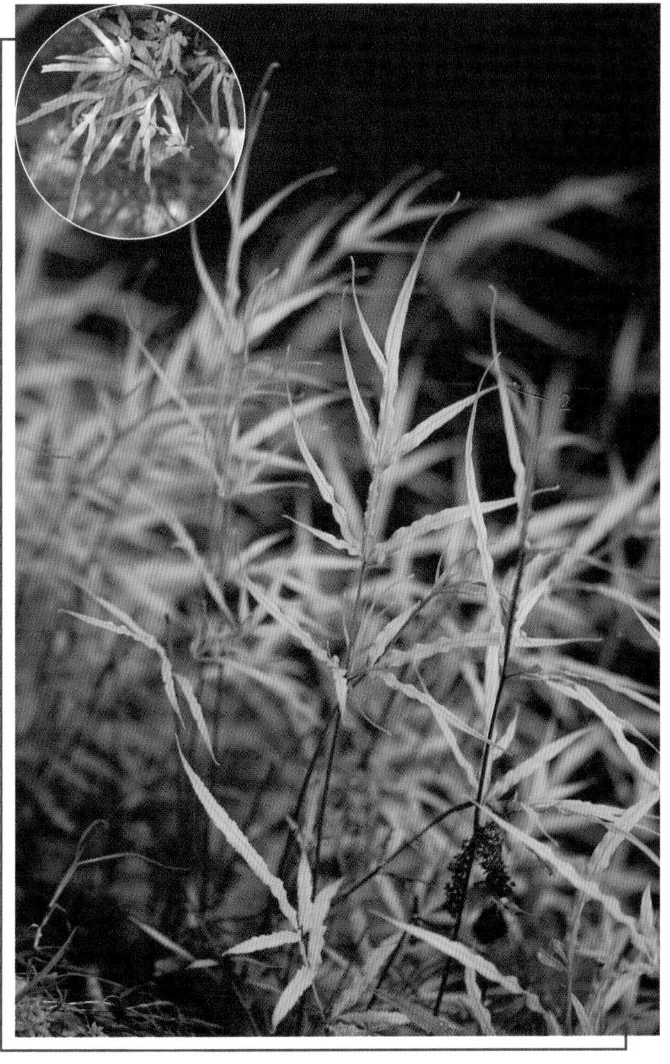

◎凤尾草

天香炉

◎**常用别名**

金香炉、金石榴、仰天钟。

◎**植物基源**

野牡丹科植物金锦香 *Osbeckia chinensis* L.的全草及根。

◎**采收加工**

宜夏、秋季采收，除去杂质，洗净泥土，晒干。生用。

◎**性味功用**

甘、淡、微涩，微寒。清热解毒，去湿止痢，活血止血。内服：10~30 克，水煎服。外用：适量，研末调敷或煎水洗。

识别特征：多年生直立草本或亚灌木，高 30~80 厘米。茎四棱，具粗毛。叶对生，有短柄；叶片线形，全缘[1]，两面有粗毛。花数朵，顶生，呈头状花序，无柄；总苞片叶状，边缘有睫毛；花瓣 4，淡紫色，稀有白色[2]，卵形。蒴果顶端4孔开裂，宿萼杯状，近顶部略收缩，截头形。花期 7~8 月，果期 10~11 月。生于荒地、草坡、路边。分布于长江以南大部地区。

验方精选：①赤白痢、泄泻：天香炉全草 15~30 克，水煎服。②吐血：鲜天香炉 30 克，当归 6 克，水煎服。③便血、下痢：天香炉 30 克，冰糖 15 克，开水适量炖服。④脱肛：天香炉 6~15 克，水煎服。⑤月经不调：天香炉根 10~30 克，益母草 9 克，水煎后加适量酒、糖服。

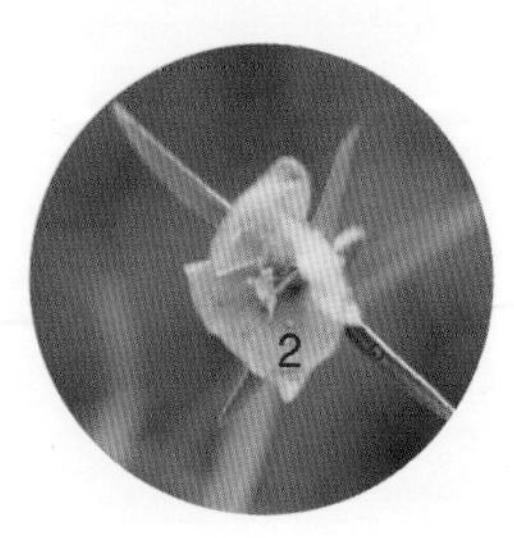

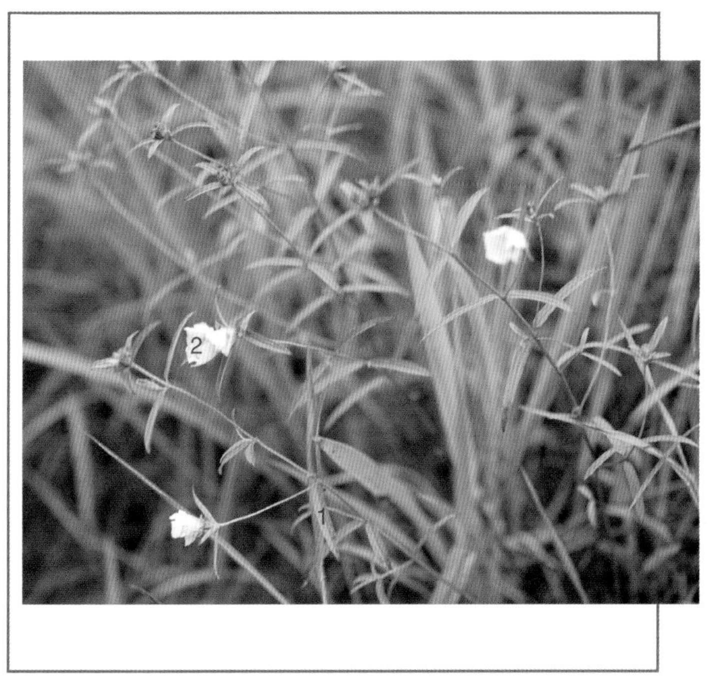

◎金锦香

地桃花

◎**常用别名**

假桃花、刺头婆、痴头婆。

◎**植物基源**

锦葵科植物肖梵天花 *Urena lobata* L. 的根或全草。

◎**采收加工**

全年可采收，洗净泥土，晒干。切片，生用。

◎**性味功用**

甘、淡，微寒。清热解毒，去湿止痢，祛风止痛。内服：30~60 克，水煎服或捣汁服。外用：适量，捣敷。

识别特征：直立半灌木，有分枝，高达 1 米，全株被柔毛及星状毛。根黄白色。叶互生，二型，下部叶心脏形或近圆形[1]，上部叶椭圆形或近披针形[2]，边缘具细锯齿，有时 3~5 浅裂或具角，上面绿色，下面淡绿色，掌状网脉。花单生于叶腋或稍丛生；花瓣 5，粉红色[3]，呈椭圆形。蒴果扁球形，自中轴分裂为 5，每一分蒴呈球状楔形，具细毛和钩刺，各有种子 1 粒。花期 5~12 月，果期 6 月至次年 1 月。生于山坡、路旁、荒郊。分布于长江以南各地。

验方精选：①感冒：地桃花根 30 克，水煎服。②风湿性关节炎：鲜地桃花根 30~60 克，猪脚 1 只，酒水各半，炖 3 小时后服用。③风湿痹痛、肠炎、痢疾：地桃花根 30~60 克，水煎服。④扁桃体炎、外感寒热、痢疾：地桃花根 60 克，煎汤含漱及内服。⑤肺出血：鲜地桃花 30~60 克，洗净切碎，猪瘦肉（数量不拘）和水适量炖服，每日 1 次。

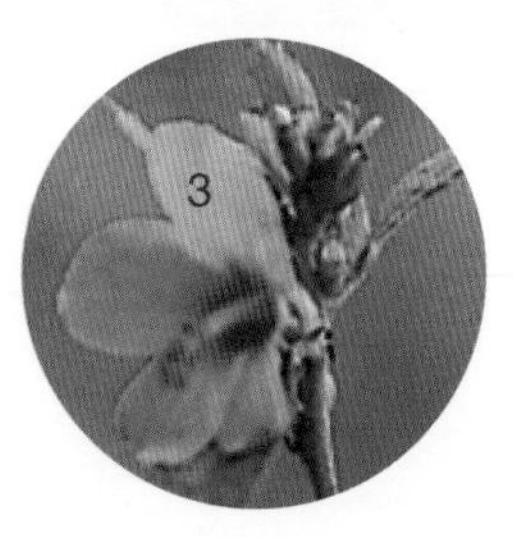

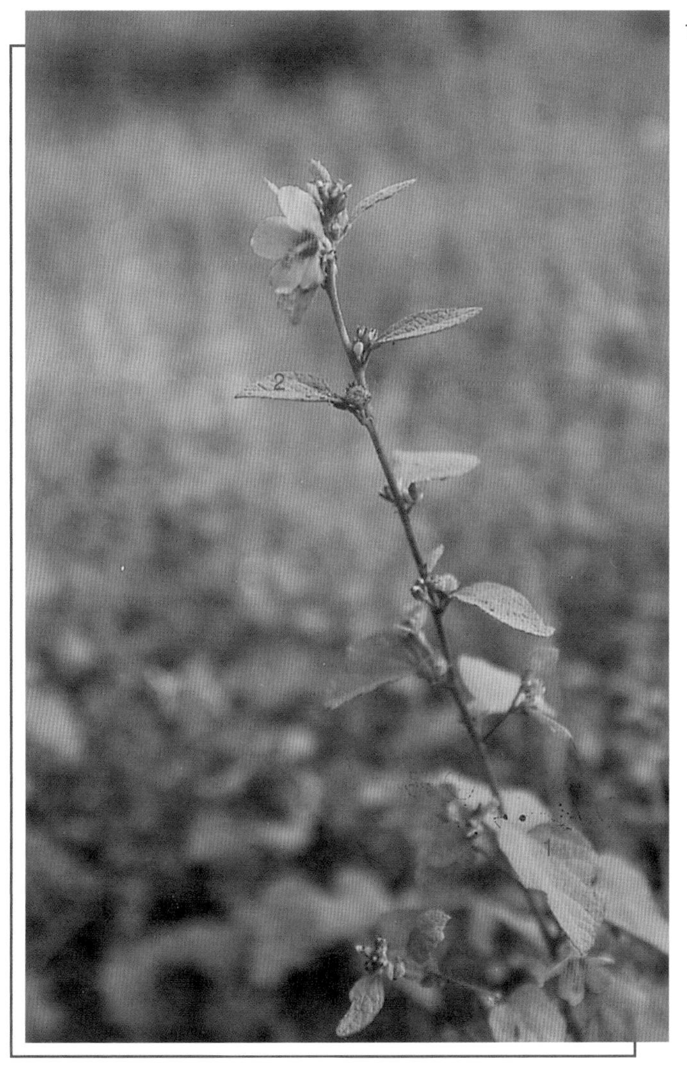

◎肖梵天花

野牡丹

◎常用别名

大金香炉、猪稔。

◎植物基源

野牡丹科植物野牡丹 *Melastoma candidum* D. Don 的根或全草。

◎采收加工

宜于春、夏季采枝叶，秋季采根，洗净泥土，除去杂质，晒干。生用或鲜用。

◎性味功用

酸、涩，微寒。清热去湿，活血止痛。内服：15~30克，水煎服。外用：适量，捣敷。

识别特征：常绿灌木，高1~5米。茎密被紧贴鳞状粗毛。叶对生；叶片阔卵形，先端短尖，基部狭心形，离基三出主脉[1]。上面密被紧贴的粗毛，下面密被长柔毛；叶柄紫色[2]，被粗毛。花大而美丽，紫红色[3]，生于枝梢，通常3朵聚生，有时单生或5朵聚生；苞片卵形至披针形；萼密被粗毛；花瓣5。蒴果多少肉质，长圆形，壶状，外被粗毛，不规则开裂[4]。种子多数，黑色。花期7月，果期10月。生于荒野、山坡、路旁。主产于浙江、广东、广西、福建、四川、重庆、贵州等地。

验方精选：①跌打损伤：野牡丹30克，金樱子根15克，和猪瘦肉酌加红酒炖服。②膝盖肿痛：野牡丹25克，忍冬藤10克，水煎服，每日2次。③痈肿：鲜野牡丹叶30~60克，水煎服，渣捣烂外敷。④耳痈：野牡丹30克，猪耳1个，水煎服。⑤蛇头疔：野牡丹20克，和猪肉适量炖服。

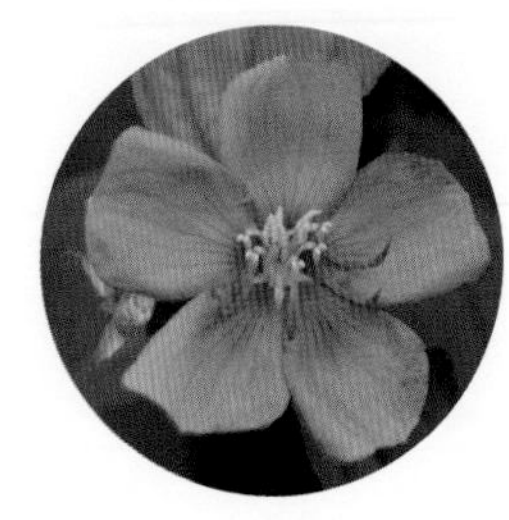

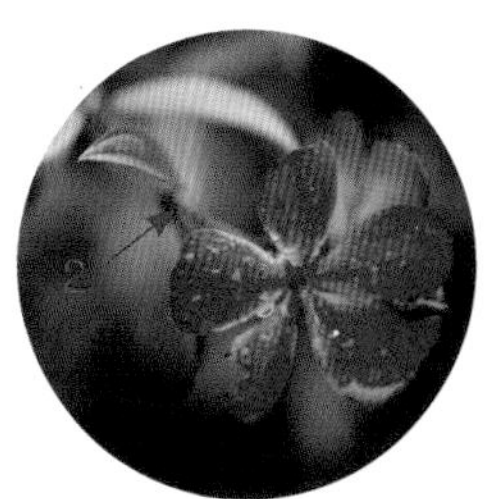

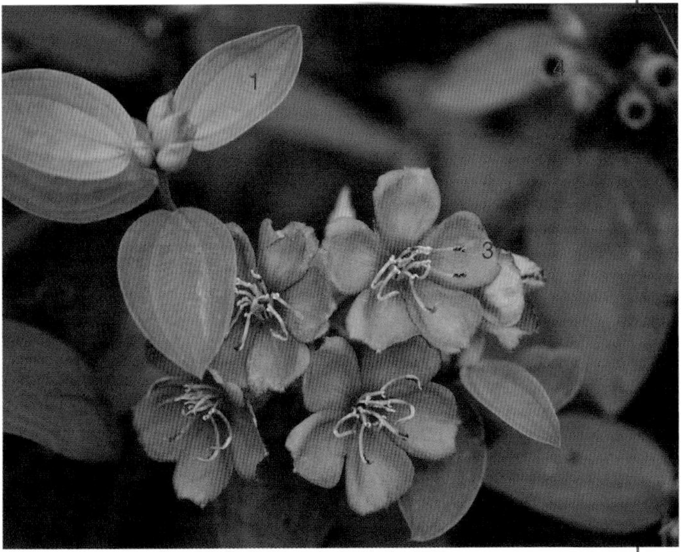

◎野牡丹

水杨梅

◎常用别名

小叶水团花、水泡木、水石榴、水杨柳。

◎植物基源

茜草科植物水杨梅 *Adina rubella* Hance 的茎叶。

◎采收加工

春、秋季采茎叶，晒干。生用或鲜用。

◎性味功用

微苦、涩，微寒。清热解毒，去湿，止痢，止痒。内服：15~30 克，水煎服。外用：适量，捣敷或煎水洗。

识别特征：落叶小灌木，高 1~1.5 米。枝细长，具赤褐色微毛，老枝无毛。叶对生，厚纸质；叶片卵状披针形或卵状椭圆形，全缘[1]，上面无毛，下面侧脉稍有白色柔毛。头状花序圆球状[2]，单一，有细长柄[3]，腋生或顶生，花淡紫色或白色。蒴果长卵状楔形[4]，室间开裂。种子多数，细小，长椭圆形，两端有翅。花期 6~7 月，果期 9~10 月。生于荒地、路旁。分布于长江以南各地。

验方精选：①老年头晕：水杨梅 30 克，炖猪肉，肉汤煮绿壳鸭蛋吃。②头晕疼痛：水杨梅、仙桃草各 30 克，研末，用肉汤或油汤送下，每次服 15 克。③虚弱、精神不振、骨蒸自汗：水杨梅、地骨皮、臭牡丹根各 9 克，蒸鸡 1 只服用。

附注：同科植物水团花 *Adina pilulifera* (Lam.) Franch. 同等入药，其鲜茎叶还可用于湿热水肿，鲜根用于湿热黄疸。

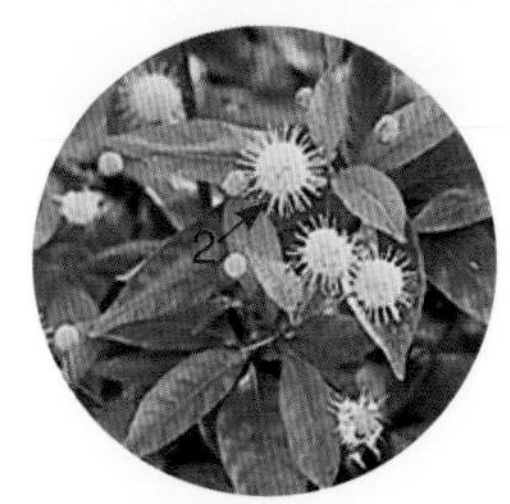

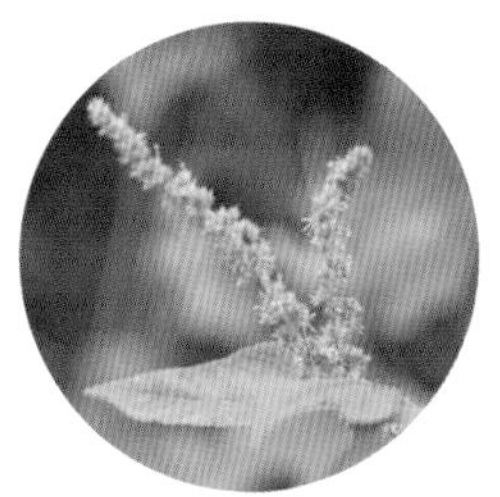

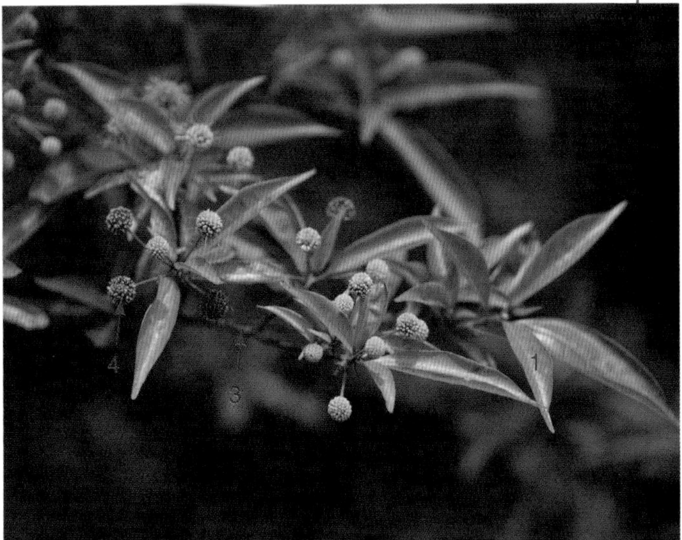

◎水杨梅

苦树皮

◎常用别名

苦木、苦胆木、熊胆树、山熊胆。

◎植物基源

苦木科植物苦树 *Picrasma quassioides* (D.Don) Benn. 的根皮、茎皮。

◎采收加工

四季均可采集，剥下树干或树枝的皮，洗净，晒干。生用。

◎性味功用

苦，寒；有毒。清热解毒，燥湿杀虫。内服：9~15 克，水煎服。外用：适量，煎水洗或研末撒。

识别特征：灌木或落叶小乔木，高 7~10 米。树皮灰黑色，幼枝灰绿色[1]，无毛，具明显黄色皮孔。单数羽状复叶，互生，常集生于枝端[2]；小叶片卵状披针形至阔卵形，两侧不对称，边缘具不整齐锯齿。花黄绿色而小[3]，雌雄异株，6~8 朵集成腋生的聚伞花序；花萼 4~5，卵形；花瓣 4~5，倒卵形。核果倒卵形，肉质，红色，基部具宿存花萼。花期 4~5 月，果期 8~9 月。生于湿润而肥沃的山坡、山谷、林缘、溪边、路旁等。主要分布于长江流域。

验方精选：①细菌性痢疾：苦树皮 9~15 克，水煎服，每日 1~2 次。②胆道感染：苦树皮 9~15 克，水煎服，每日 1~2 次。③烧伤和外伤：苦树皮适量，煎水洗。④皮肤急性化脓性感染：苦树皮 2 份，金樱子根 1 份，煎膏敷患处。

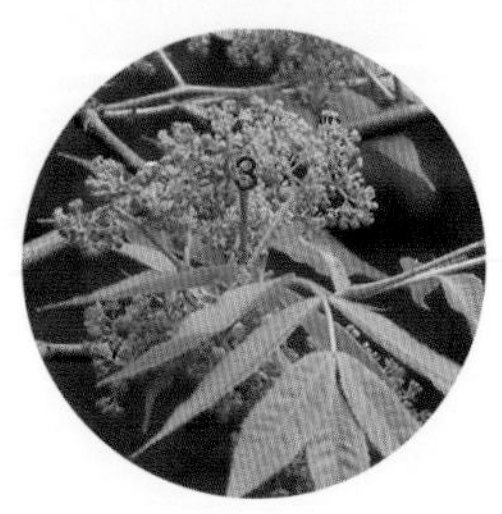

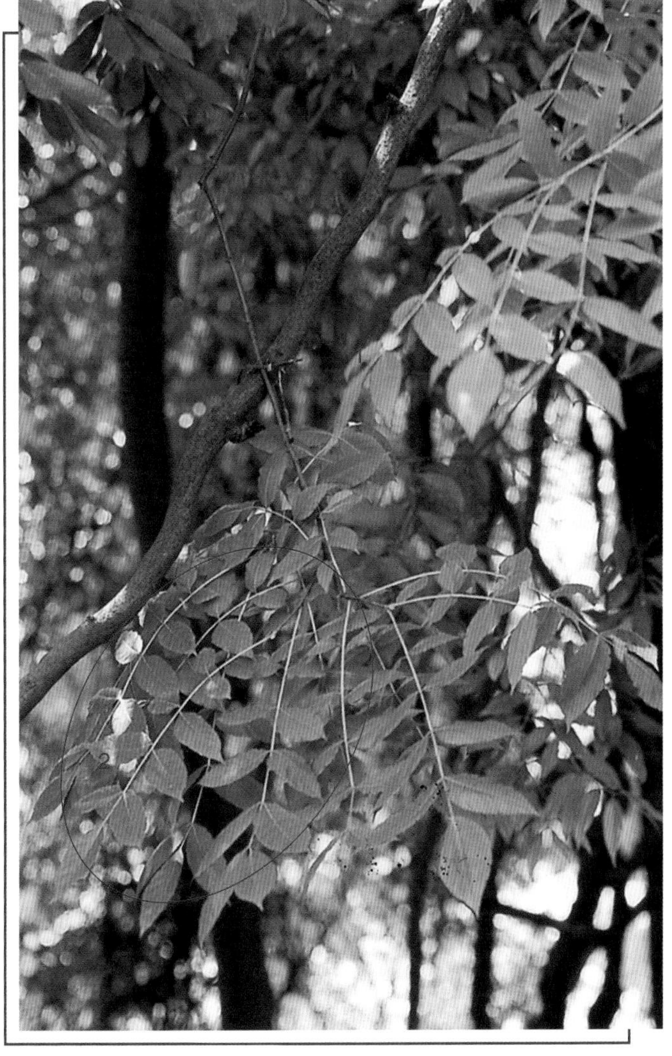

◎苦树

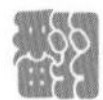

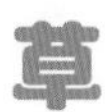

◎**常用别名**

叶下白、鸡腿根、白头翁。

◎**植物基源**

蔷薇科植物翻白草 *Potentilla discolor* Bge. 的带根全草。

◎**采收加工**

宜于夏、秋季开花前采收，连根挖取，洗净泥土，晒干。生用或鲜用。

◎**性味功用**

甘、苦，微寒。清热解毒，凉血止血，止痢。内服：10~15 克（鲜品 30~60 克），水煎服。外用：适量，捣敷或煎水洗。

识别特征：多年生草本，高 15~30 厘米。茎多分枝，表面具白色绒毛。叶二型；基生叶丛生，单数羽状复叶，小叶 5~9；茎生叶小，为三出复叶[1]，小叶长椭圆形或狭长椭圆形，边缘具锯齿，上面稍有柔毛，下面密被白色绵毛[2]。花黄色，聚伞状排列；萼绿色，5 裂；副萼线形，外面均被白色绵毛；花瓣 5，倒心形。瘦果卵形，淡黄色，光滑。花期 5~8 月，果期 8~10 月。生于山坡、林边、路旁等。分布于全国各地。

验方精选：①细菌性痢疾：鲜翻白草 30~60 克，煎浓汤，每日分 2~3 次服用。②疟疾寒热及无名肿毒：翻白草根 15 克，煎酒服。③肺脓肿：鲜翻白草根 30 克，老鼠刺根 15 克，加水煎成半碗，饭前服用，每日 2 次。④咳嗽：翻白草根适量，煮猪肺食。⑤痰喘：翻白草全草适量，煮冰糖服。

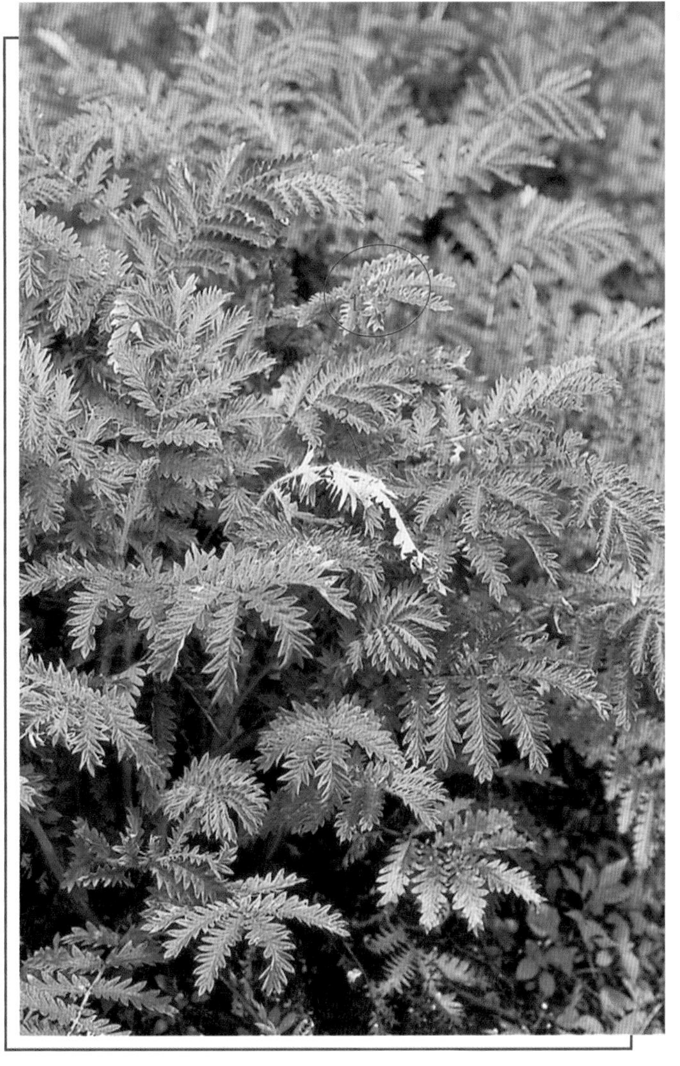

◎翻白草

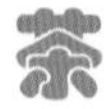

茶叶

◎常用别名

茗、茶芽。

◎植物基源

茶科植物茶 *Camellia sinensis* O. Ktze. 的芽叶。

◎采收加工

清明前后采摘嫩叶。根据制作流程不同可分为"绿茶""红茶""乌龙茶"。

◎性味功用

苦、甘；绿茶性微寒，乌龙茶、红茶性平。清热解毒，止渴止痢，消食化滞，利尿通淋。内服：3~10 克，水煎服，或泡服或入丸散剂。外用：适量，煎水洗或研末撒。

识别特征：常绿灌木至小乔木。多分枝，嫩枝有细毛。单叶互生；叶片长椭圆形或椭圆状披针形，边缘有锯齿，质厚[1]，老则带革质，上面深绿色，有光泽[2]，平滑无毛，下面淡绿色[3]，羽状网脉，幼叶下面具短柔毛；叶柄短，略扁。花腋生，1~3 朵，具花柄；花瓣 5，白色，稍有香气，近圆形或广倒卵形；总苞 2；萼片 5，深绿色；雄蕊排列成多轮；雌蕊居中央。蒴果，木质化，扁圆三角形，暗褐色。花期 10 月至次年 1 月，果实越年成熟。生于山野。主产于我国南部。

验方精选：①头痛：煮茶，频饮。②诸般喉症：茶、黄柏、薄荷叶各 9 克，硼砂（煅）6 克，研细，取净末和匀，加冰片 0.3 克吹之。③热毒下痢：茶 500 克，捣末，浓煎一二盏服。

附注：茶树根：为植物茶的根。苦，平。强心利尿，降压降脂，抗心律失常。内服：30~60 克，水煎服。

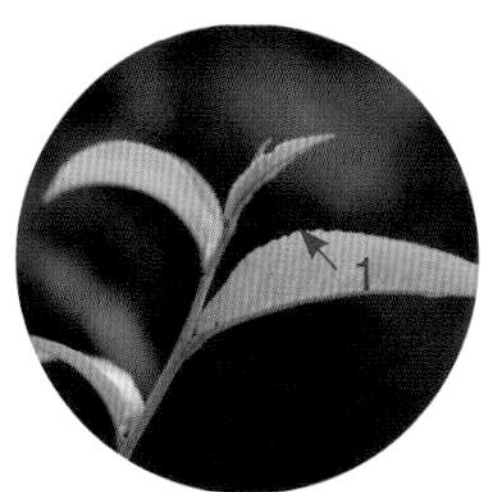

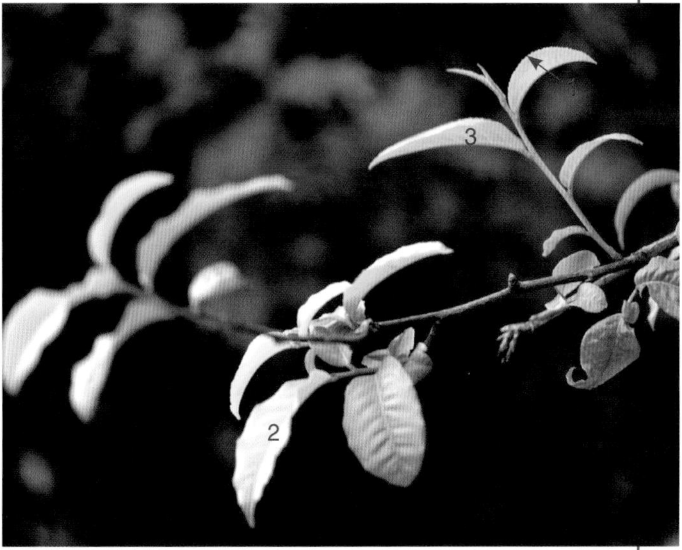

◎茶

扭肚藤

◎常用别名

白花茶、假素馨、青藤仔花。

◎植物基源

木樨科植物扭肚藤 *Jasminum amplexicaule* Buch. -Ham. 的嫩茎叶。

◎采收加工

夏、秋季采收嫩枝叶，切段，晒干。生用或鲜用。

◎性味功用

微苦，微寒。清热解毒，利湿止泻。内服：15~30克，水煎服。外用：适量，研末撒或捣敷，或煎水洗。

识别特征：藤状灌木，高2~4米。小枝微有毛。单叶对生；叶片卵状披针形[1]，被微毛或近秃净或沿背脉上有柔毛，边缘波状，具短柄。聚伞花序稠密，常生于侧枝之顶，多少被柔毛；花柄极短；萼被毛，裂片线形；花冠白色[2]，芳香，高脚碟状，裂片矩圆形。果球形。花期7月。野生，常攀援于灌木丛中。分布于我国南部，主产于广东等地。

验方精选：①湿热腹痛：扭肚藤15克，乌桕、独脚柑、槐米各9克，水煎服。②四肢麻痹肿痛：扭肚藤适量，与猪蹄煎汤服。③乳疮：扭肚藤30克，赶狗樟6克，水煎服。

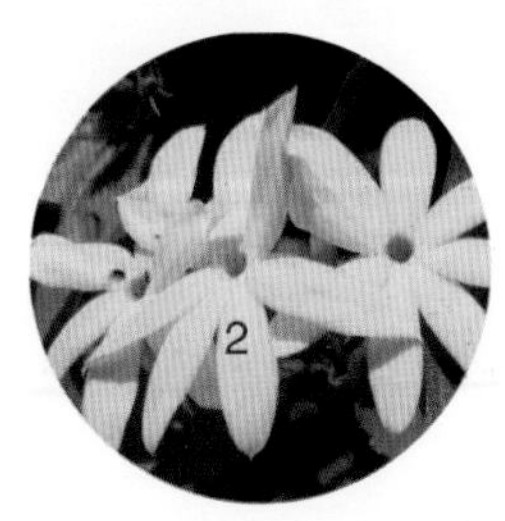

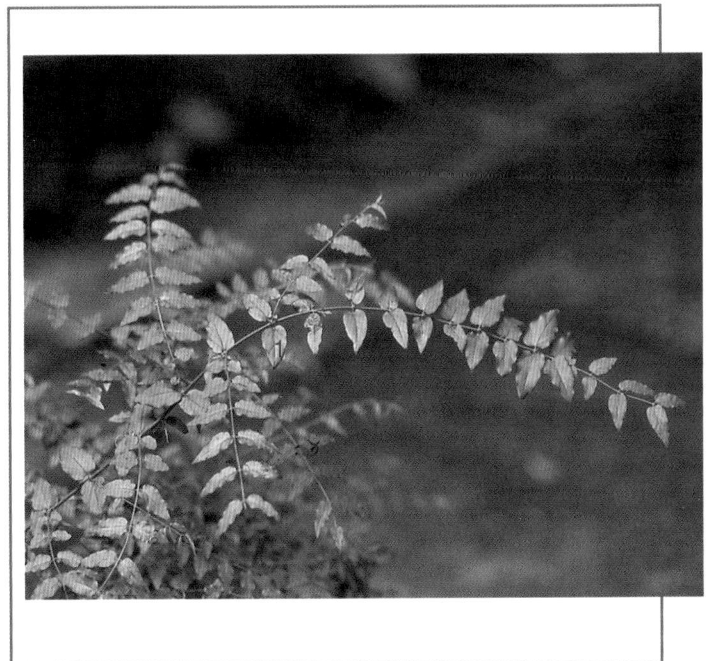

◎扭肚藤

木棉花

◎常用别名

英雄树花、红棉花。

◎植物基源

木棉科植物木棉 *Gossampinus malabarica* (DC.) Merr. 的花。

◎采收加工

春季采收盛开的花朵，晒干或烘干。生用。

◎性味功用

甘，微寒。清热解毒，利湿止泻，止血。内服：15~30克，水煎服。外用：适量，捣敷或研末撒。

识别特征：大乔木，高可达25米。干和枝有短而大的圆锥形的刺，枝平伸。掌状复叶，小叶5~7枚，具柄，薄革质；叶片矩圆形至椭圆状矩圆形，全缘，两面均秃净。花大，红色[1]，花先于叶开放，聚生于枝的近顶端；萼厚革质[2]，外面秃净，内被丝毛，分裂为阔而钝的裂片；花瓣5，红色或淡黄色[3]，肉质，矩圆形，两面多少被星状柔毛。蒴果大，矩圆形，木质，果瓣内有绵毛。种子多数，倒卵形。花期3月，果期5月。生于旷野、河旁、沟边、村边，或栽培。主产于广东、广西等地。

验方精选：①痢疾：木棉花、金银花、凤尾草各15克，水煎服。②咯血、呕血：木棉花14朵，呕血加猪瘦肉，咯血加适量冰糖，同炖服。

附注：木棉树皮：为木棉的树皮。辛，微寒。清热利湿，活血消肿。内服：15~30克，水煎服或研末服。外用：适量，煎水洗。

3

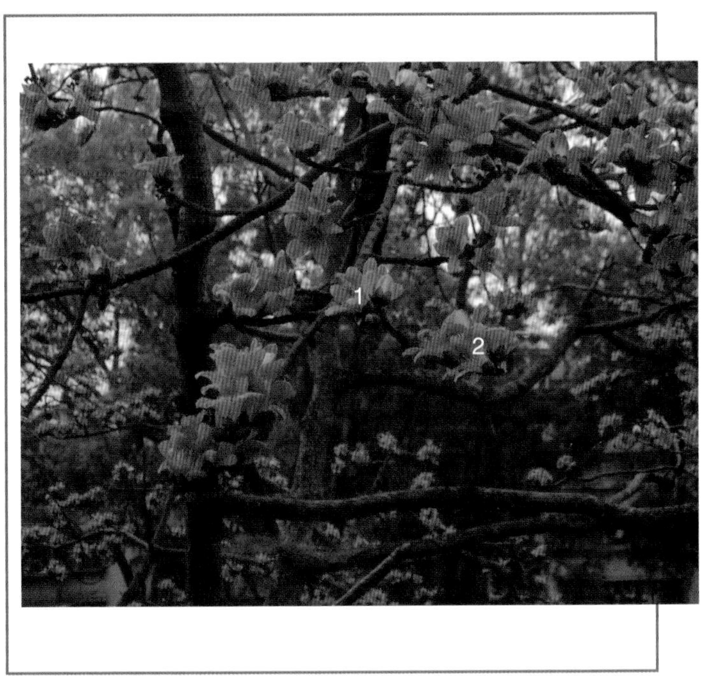

◎木棉

母草

◎**常用别名**

四方草、锦地莲、四方拳草、气痛草。

◎**植物基源**

玄参科植物母草 *Lindernia crustacea* (L.) F. Muell 的全草。

◎**采收加工**

夏、秋季采收全草，除去杂质，洗净，晒干。生用或鲜用。

◎**性味功用**

微苦，微寒。清热利湿，解毒消肿。内服：5~10克（鲜品30~60克），水煎服。外用：适量，捣敷。

识别特征：1年生草本，高8~20厘米。幼茎四方形[1]，搓揉有香味，披散，多分枝，秃净或稍被疏毛[2]。叶对生，具短柄；叶片卵形，有极疏的锯齿[3]。花腋生，或在上部的为总状花序；萼5裂，绿色或淡紫色[4]，膜质，裂片短尖；花冠管圆筒状，二唇形，上唇2裂，下唇3裂，紫色。蒴果椭圆形或卵形，藏于宿萼内。花期7月。生于沟边、水田中。分布于我国南部。

验方精选：①急性泻痢或伴发热：母草30克，甘葛15克，马齿苋、陈茶叶各适量，同炒，煎服。②慢性细菌性痢疾：鲜母草30~60克，鲜凤尾草、鲜野苋菜各30克，水煎，分2次服。③慢性肾炎：母草60克，鲜马齿苋1500克，酒1000克，浸3日后启用，每次服15毫升，每日3次。④疖肿：母草和食盐少许（溃疡加白糖少许），捣烂敷患处。

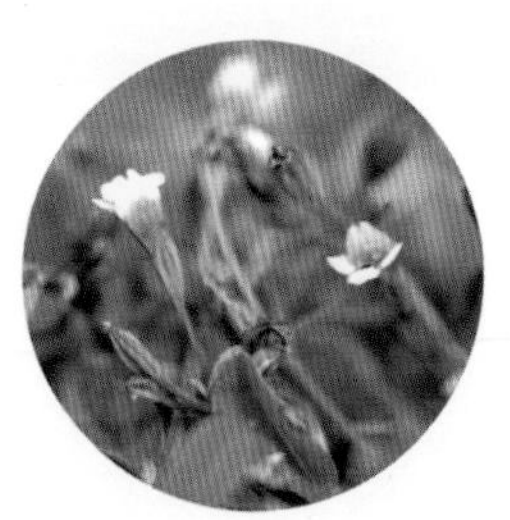

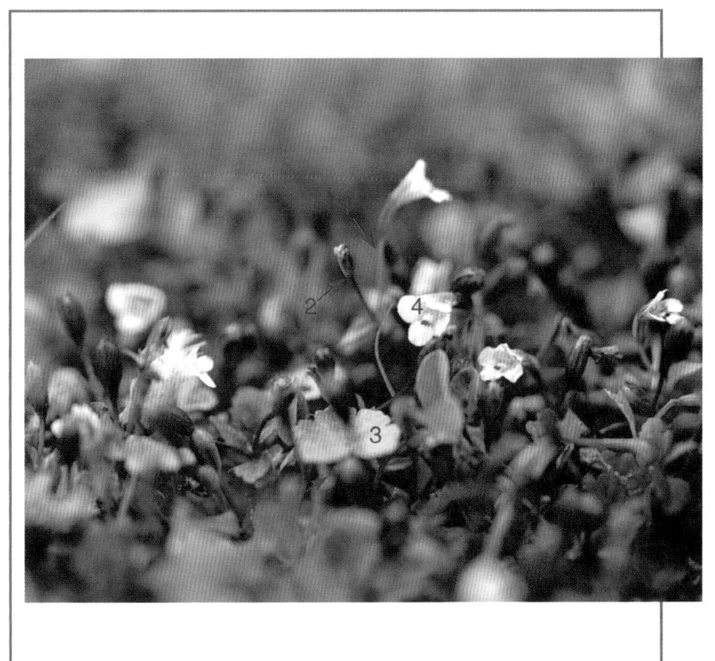

◎母草

刺

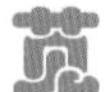

◎**常用别名**

苋菜、野苋菜、猪母菜。

◎**植物基源**

苋科植物刺苋 *Amaranthus spinosus* 的根或全草。

◎**采收加工**

全年可采，洗去泥土，晒干。生用或鲜用。

◎**性味功用**

甘、淡，寒。清热解毒，利湿消肿。内服：10~15克，水煎服。外用：适量，捣敷或煎水洗。

识别特征：1 年生草本，高 0.4~1 米。茎无毛或稍被柔毛。单叶互生，菱状卵形或卵状披针形[1]，全缘，无毛或嫩时沿叶脉稍被毛，具长柄[2]，每一叶腋内有刺 1~2 枚。花小，淡绿色，组成腋生或顶生圆锥花序[3]；苞片在腋生花簇及顶生花穗的基部者变成直刺，在顶生花穗的上部者狭披针形；小苞片狭披针形；花萼 5 片；无花瓣。果球形，呈盖状裂开。花期夏、秋季。生于草地上或荒地田间。主产于广东、广西及长江流域。

验方精选：①甲状腺肿大：鲜刺苋菜根 60 克，猪瘦肉 60~90 克（或加冰糖 15 克），水煎分 2 次饭后服。②菌痢或暑泻：刺苋菜根 10~15 克，水煎加适量砂糖温服，每日 3 次。③痔疮肿痛：刺苋菜根 30 克，槐花 20 克，猪瘦肉 60 克，水煎，喝汤吃肉，渣再煎汤熏洗患处。④五步蛇咬伤：鲜刺苋菜根、鲜蚤休根各 60 克，捣汁冲开水服。

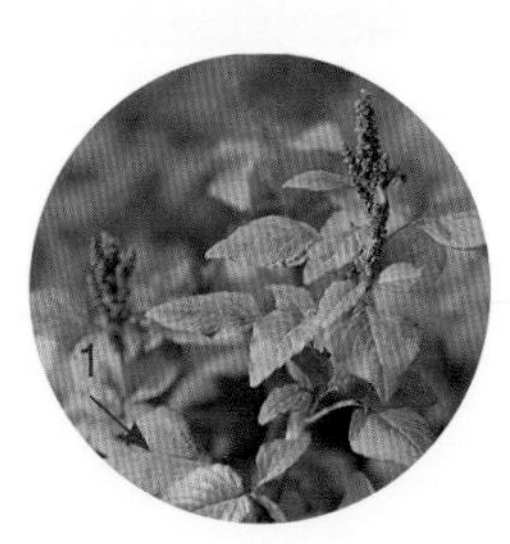

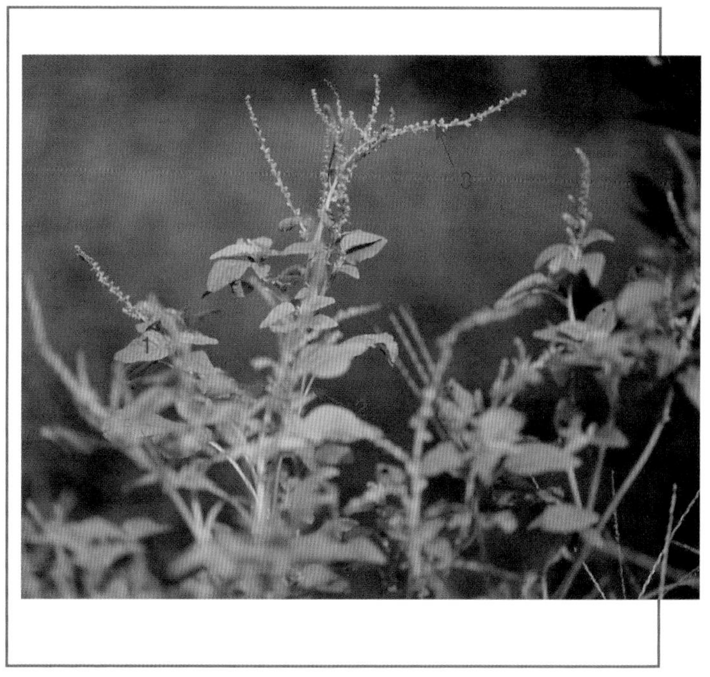

◎刺苋

铁线草

◎**常用别名**

狗牙根、过坛龙、铁线蕨、乌脚枪、黑脚蕨。

◎**植物基源**

凤尾蕨科植物铁线蕨 *Adiantum flabellulatum* L. 的全草。

◎**采收加工**

全年可采，拔取全草，洗净，晒干。切段，生用或鲜用。

◎**性味功用**

苦、辛，微寒。清热利湿，解毒消肿，活血祛瘀。内服：15~30 克，水煎服，或捣汁服。外用：适量，捣敷、研末撒或调敷。

识别特征：多年生草本。根茎短，被铁色狭披针形鳞片。叶丛生；叶柄长，圆柱形，紫黑色，光亮，形似铁线[1]，基部具鳞片；叶片二至三回掌状至近于两歧分枝，小羽片近革质，斜方状椭圆形至折扇形[2]；叶脉扇形，分叉直达叶缘。孢子囊群和孢子囊盖椭圆形，生于每个羽片的上缘或外缘的叶脉顶端，2~8 个，囊盖宿存。生于山谷、林下、沟边等阴湿地。分布于我国长江以南各地。

验方精选：①糖尿病：铁线草 30 克，冰糖少量（调味即可），水煎服。②吐泻：铁线草 20 克，水煎服。③水肿：铁线草、桐树白皮各 15 克，水煎服。④蛔虫：鲜铁线草 30~60 克，水煎服。⑤牙痛：铁线草、南竹根、沙参各 30 克，煮猪瘦肉吃。

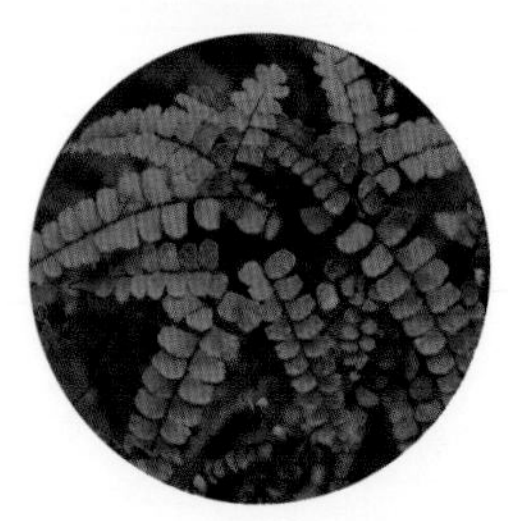

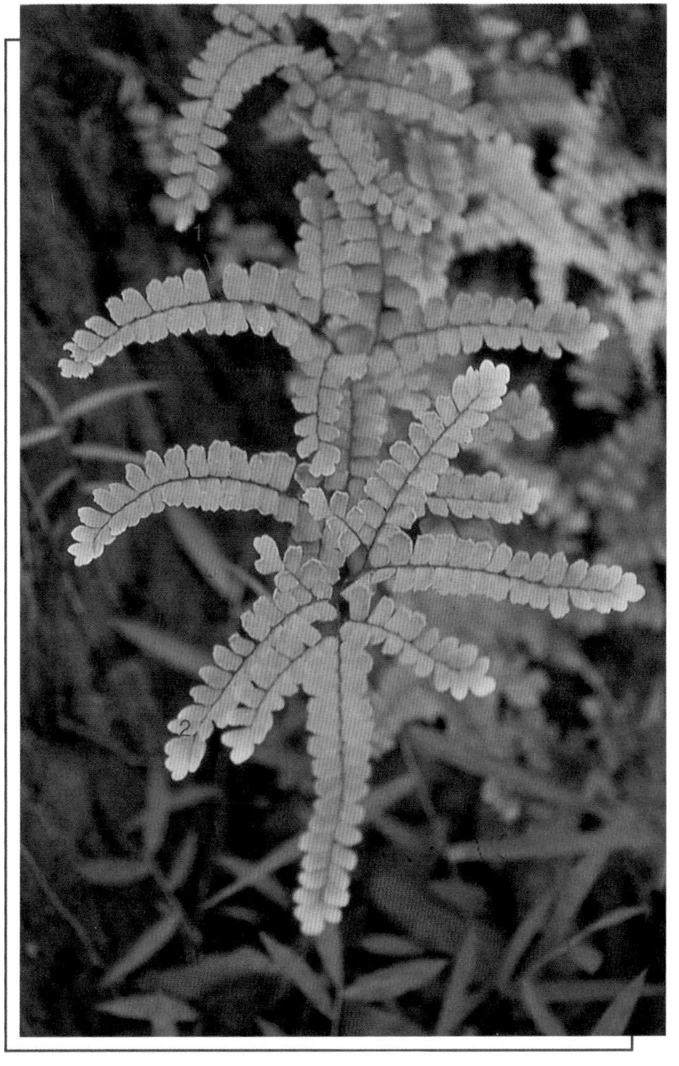

◎铁线蕨

凤冠草

◎**常用别名**

井边茜、山凤尾、三叉草、小凤尾、凤尾草。

◎**植物基源**

凤尾蕨科植物剑叶凤尾蕨 *Pteris ensiformis* Burm. 的全草。

◎**采收加工**

春、夏、秋季采收全草，洗净，除去杂质，晒干。生用。

◎**性味功用**

淡、微苦，微寒。清热利湿，解毒止痢，凉血止血。内服：15~30 克，水煎服。外用：适量，捣敷或煎水洗。

识别特征：多年生草本，高 15~60 厘米。根茎短细，有条状披针形鳞片，赤褐色。叶簇生，叶柄禾秆色，光滑，有四棱[1]；生孢子囊的叶片矩圆状卵形，2 回羽状分裂，有羽片 3~5 对，下部羽片有柄，向上无柄，有侧生小羽片 1~3 对，或有时仅为 2 叉；顶生小羽片特长，小羽片披针形[2]，除不生孢子囊的顶部有细锯齿外，均全缘。孢子囊群线形，连续排列于孢子叶边缘[3]，但小羽片的顶部及基部无孢子囊分布。生于阴湿的山坡、沟旁、水井边。分布于华南、福建、台湾等地。

验方精选：①腹泻日久不止：凤冠草、土茯苓、算盘木根、枫香嫩叶各 15 克，炒大米 30 克，水煎服。②急性黄疸型肝炎：凤冠草、酢浆草、连钱草各 30 克，水煎服。③痔疮出血：凤冠草 30 克，盐肤木根 60 克，水煎服。④咽喉肿痛：凤冠草、岗梅根、火炭母各 30 克，一枝黄花 15 克，水煎服。⑤疔疮：鲜凤冠草适量捣烂，加盐少许敷患处。

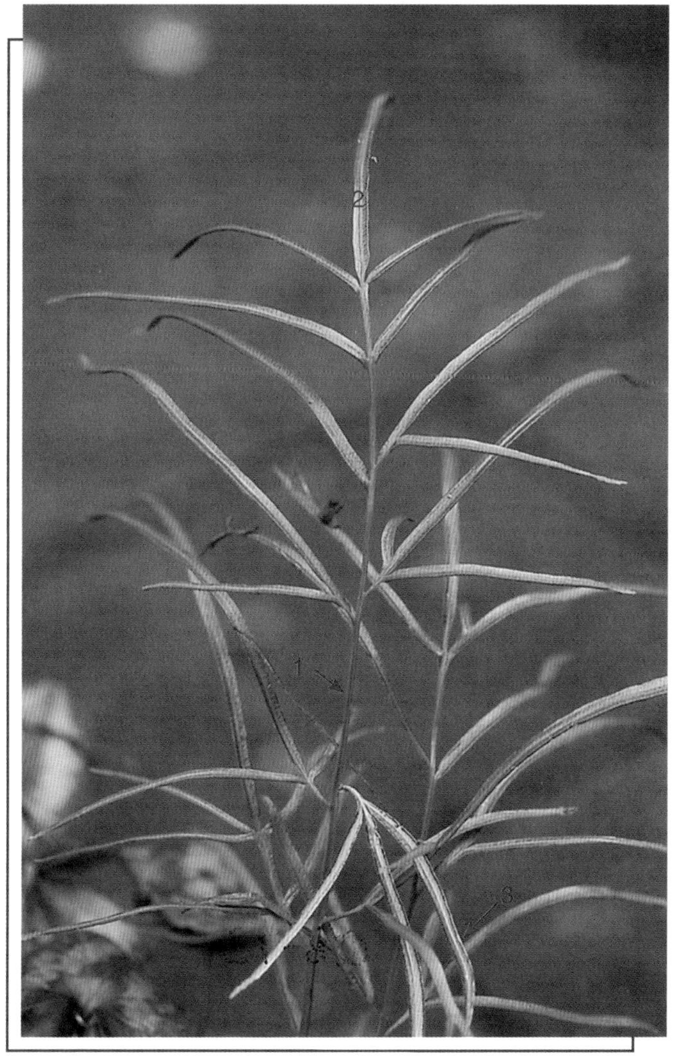

◎剑叶凤尾蕨

红背叶

◎常用别名

红帽顶、红罗裙、红背娘。

◎植物基源

大戟科植物红背山麻杆 *Alchornea trewioides* (Benth.) Muell.Arg. 的根、叶。

◎采收加工

全年可采，挖取根，洗净，切片，晒干。生用。鲜叶外用。

◎性味功用

甘，微寒。清热解毒，去湿止血。内服：15~30 克，水煎服。外用：适量，取叶煎水洗或捣敷。

识别特征：灌木或小乔木，嫩枝有毛。单叶互生；叶片阔心形或卵圆形，基出脉 3 条[1]，基部有红色腺体和 2 条线状附属体，上面绿色，近无毛，下面浅绿而带红色，被柔毛，嫩叶紫红色[2]，边缘有不规则小锯齿；叶柄长。雄花序腋生，总状，苞片披针形，腋内有花 4~8 朵聚生；雌花序较短，顶生，花密集[3]。蒴果球形，被灰白色毛。花期 3~6 月。生于山坡，荒地灌丛中。分布于我国中部、东南和华南。

验方精选：①痢疾：红背叶根 30 克，凤尾草 60 克，水煎服；或红背叶根、铁苋菜各 30 克，水煎服。②外伤出血：红背叶 100 克，百草霜（烧柴草的锅底灰）15 克，共研末，撒患处。③风疹：红背叶、金樱根、狗仔花各适量，水煎洗患处。④带下病：红背叶根，白背叶根各 15 克，猪瘦肉 60 克，水煎服。⑤慢性支气管炎：红背叶根 30 克，炒后水煎冲蜜服用。

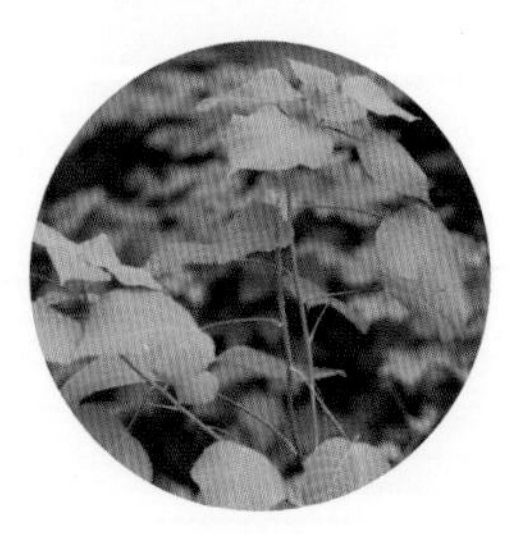

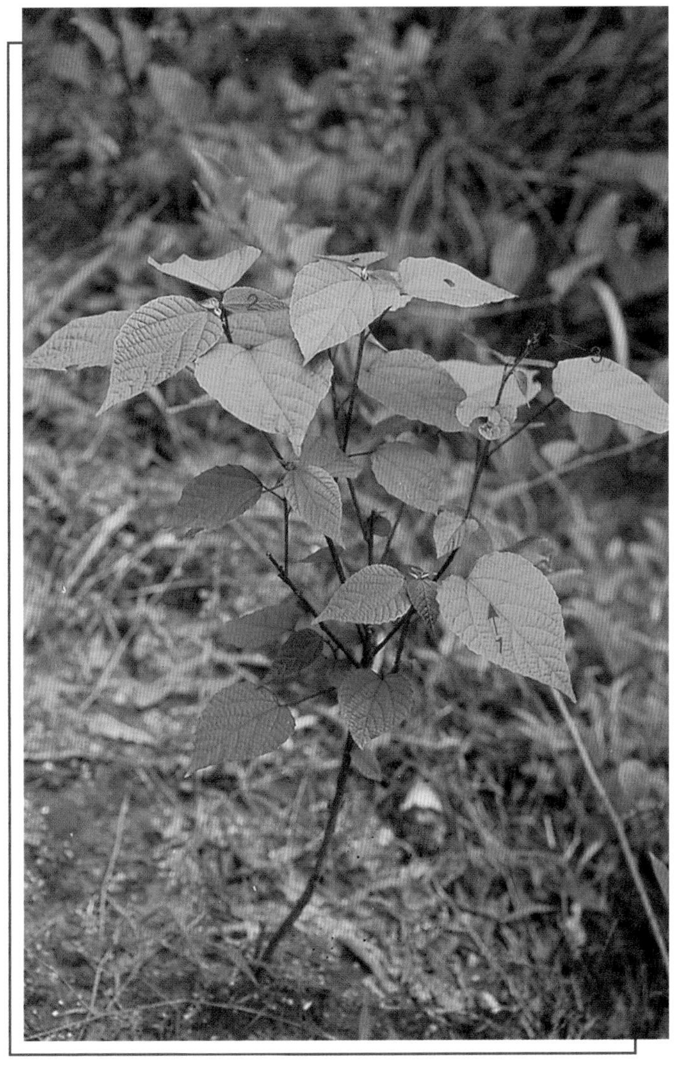

◎红背山麻杆

番木瓜

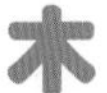

◎**常用别名**

石瓜、万寿果、木瓜、乳瓜。

◎**植物基源**

番木瓜科植物番木瓜 *Carica papaya* L. 的果实。

◎**采收加工**

夏、秋季果实成熟时采摘，削去外皮，除净瓜瓤及其种子。鲜用。

◎**性味功用**

甘，微寒。清热去湿，祛风。内服：鲜品 30~60 克，水煎服或绞汁饮。外用：适量，煎水洗。

识别特征：乔木，高达 8 米。不分枝或有时损伤处抽出新枝；干质柔，有大叶叶痕[1]。叶大，掌状 7~9 深裂，每一裂片再为羽状分裂；柄中空而长[2]。雄花无柄，排列于一长而下垂的圆锥花序上，聚生，草黄色[3]；雌花几无柄，单生或数朵排成伞房花序，花瓣黄白色，披针形而旋扭。果矩圆形或近球形[4]，熟时橙黄色，果肉厚，黄色；内壁着生多数黑色种子。花期全年。栽培为主。主要栽培于广东、福建、台湾、广西、云南等地。

验方精选：①手足麻痹，长年下肢溃疡：番木瓜 60 克，猪蹄 1 个，共煲服。②红白痢疾：番木瓜适量，水煎服，红痢加红糖，白痢加白糖同煎。③消化不良：番木瓜（未熟）1 个，捣汁服。④乳汁不足：鲜番木瓜 250 克，猪蹄 1 个，熬汤服。⑤胃及十二指肠溃疡疼痛：番木瓜 150~250 克，鲜食。

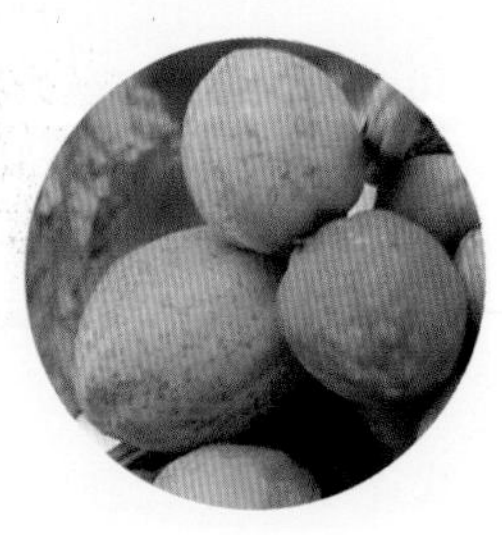

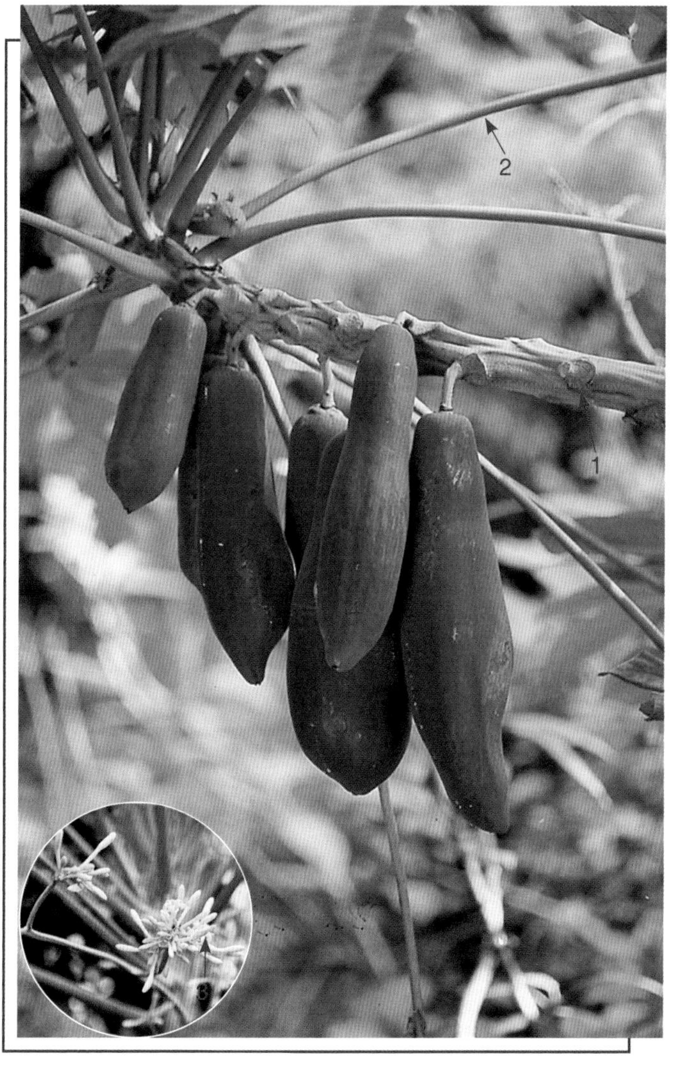

◎番木瓜

蔷薇根

◎**常用别名**

刺花、白残花、倒钩刺、和尚头、七姊妹。

◎**植物基源**

蔷薇科植物多花蔷薇 *Rosa multiflora* Thunb. 的根。

◎**采收加工**

全年可采，挖取后，洗净，晒干。切片，生用。

◎**性味功用**

苦、涩，凉。清热解毒，利湿祛风，活血止血。内服：5~15 克，水煎服。外用：适量，捣敷。

识别特征：落叶小灌木，高达 2 米。茎、枝多尖刺[1]，有时呈偃伏或缠绕状。单数羽状复叶互生；小叶通常 9 枚，椭圆形或广卵形[2]，边缘有锯齿，两面无毛或被柔毛；托叶极明显，中部以下与叶柄合生，边缘篦状深裂。花多数簇生，为圆锥形伞房花序，白色，芳香[3]；萼片 5，披针形，密生绒毛；花瓣 5 片，心形或广倒卵形，凹头，花托环状或壶状，成熟时肉质而有光泽。瘦果生在花托里面。花期 5~6 月，果期 8~9 月。多生于路旁、田边或丘陵地的灌木丛中。主产于浙江、江苏等地。

验方精选：①关节炎、半身瘫痪、月经不调、小便失禁、带下病、口腔溃疡：蔷薇根 15 克，煎服。②小儿遗尿、老人尿频、月经过多：鲜蔷薇根 30 克，炖猪瘦肉吃。③鼻衄：蔷薇根皮 30 克，炖母鸡服，每周 1 次，连服 3 周。④夏天热疖：鲜蔷薇根 90 克，煎水代茶饮。⑤烫伤（水疱未破者）：蔷薇根、斑鸠毛各等量，水煎，洗伤处。

附注：蔷薇花：为多花蔷薇的花朵。甘，凉。清暑解渴，和胃止血。内服：3~6 克，水煎服。外用：适量，研末撒。

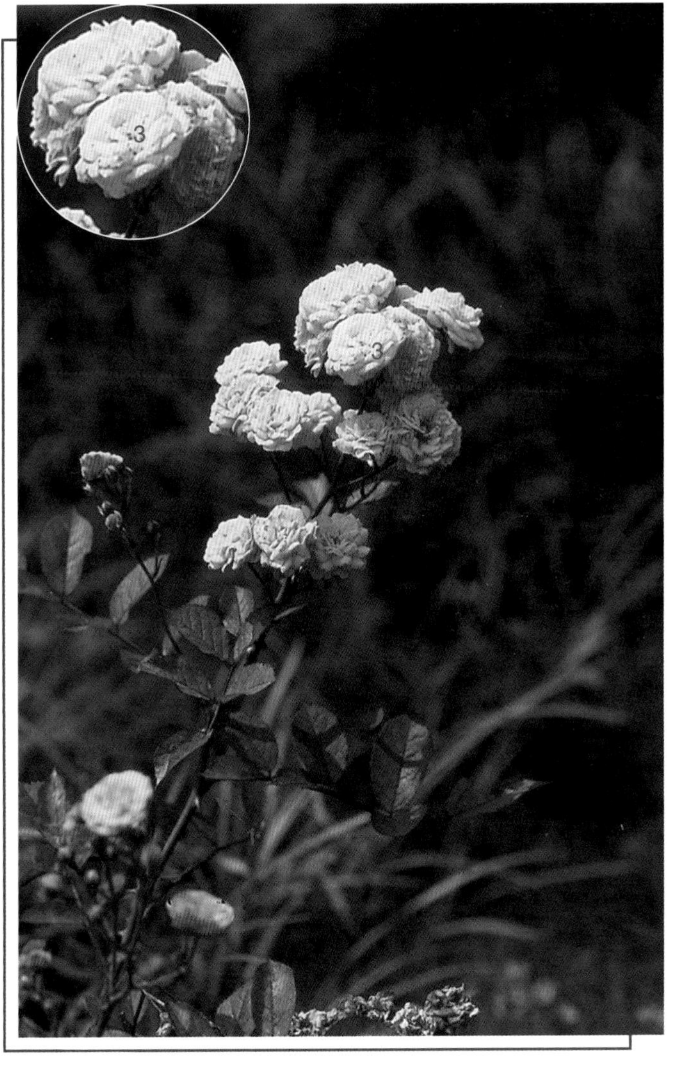

◎多花蔷薇

蜈蚣草

◎常用别名

蜈蚣蕨、小贯仲。

◎植物基源

凤尾蕨科植物蜈蚣草 *Eremochloa ciliaris* (Linn.) Merr. 的全草。

◎采收加工

全年可采，除去杂质，切段，晒干。生用。

◎性味功用

淡，平。清热止利，解毒消肿。内服：6~12 克，水煎服。外用：适量，捣敷或煎水洗。

识别特征：多年生草本，高 1.3~2 米。根状茎短，被黄棕色鳞片。叶丛生，直立[1]，干后棕色，叶柄、叶轴及羽轴均被线形鳞片；叶矩圆形至披针形，1 次羽状复叶[2]；羽片无柄，线形，先端渐尖，边缘有锐锯齿，基部截形、心形、有时呈耳状；中部羽片最长，下部羽片渐缩短；叶亚草质。孢子囊群线形，囊群盖狭线形，膜质，黄褐色。生墙上或石隙间。分布于陕西、甘肃及华中、东南、华南、西南各地。

验方精选：①疥疮：蜈蚣草 60 克，一扫光、大蒜杆（干品）各 120 克。煎水洗，每日 3 次，并需内服消毒药（白土茯苓、白鲜皮、蒲公英各 30 克，八爪金龙 12 克，水煎服），每日 3 次。②腹痛：蜈蚣草 12 克，水煎服，每日 3 次。③蜈蚣咬伤、无名肿毒：鲜蜈蚣草适量，捣烂外敷；另取蜈蚣草 9 克，水煎服。

附注：蜈蚣草根：为蜈蚣草的根。涩，温；有小毒。用于预防流感、蛔虫症。内服：6~12 克，水煎服。

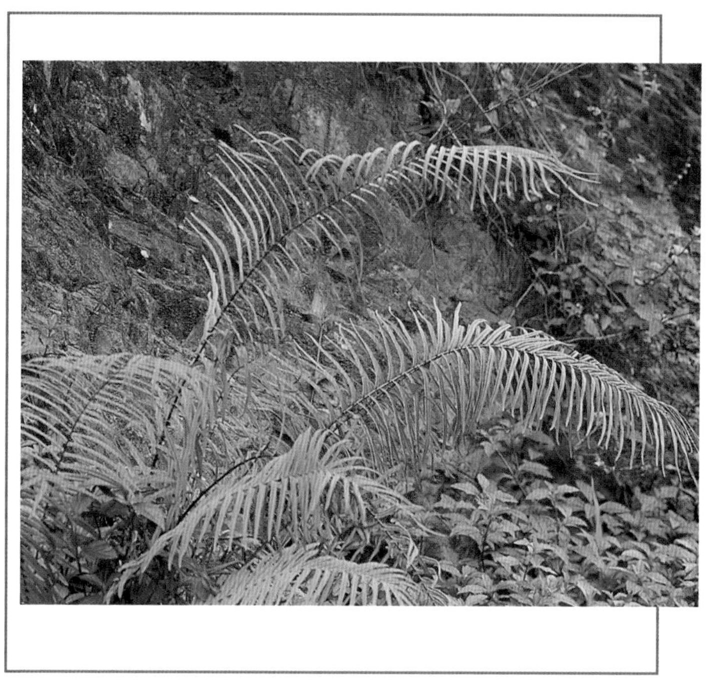

◎蜈蚣草

丽春花

◎**常用别名**

虞美人、赛牡丹。

◎**植物基源**

罂粟花科植物虞美人 *Papaver rhoeas* L. 的花或全草。

◎**采收加工**

4~6 月开时采收，晒干。生用或鲜用。

◎**性味功用**

苦，凉。清热燥湿止痢。内服：花 1.5~3 克（或鲜草 15~50 克，或干草 9~18 克），水煎服，分 2 次服。

识别特征：2 年生草本，茎高 30~90 厘米，全株密生粗毛[1]。茎直立，疏分枝。叶互生，羽状中裂或全裂，少有全缘，裂片线状披针形，锐尖头，有齿牙边缘。花生于枝端，未开放时花蕾向下[2]；萼片 2，外面生粗毛，绿色白边，成椭圆形船状，花开时即脱落；花瓣 4，略成圆形或广圆形，有光泽，全缘，有时有圆齿或深裂，花色有赭红、深紫、猩红等[3]，少有白色或淡红色，边缘有时有深色斑点；雄蕊多数；中央为雌蕊。蒴果长约 1 厘米以上。花期 5 月。栽培为主。原产欧洲，我国有栽培。

验方精选：①腹泻：丽春花全草 10 克，岗稔叶 15 克，算盘子叶 30 克，水煎服。②咳嗽：丽春花的花或果、陈皮各 3 克，榕树叶 30 克，水煎，冲糖服。③痢疾：丽春花全草 15 克，水煎服。

附注：丽春花果实：止泻，镇痛，镇咳；其种子所含的多糖类有抗肿瘤作用。内服：2.4~6 克，水煎服。咳嗽或泻痢初起者忌服。

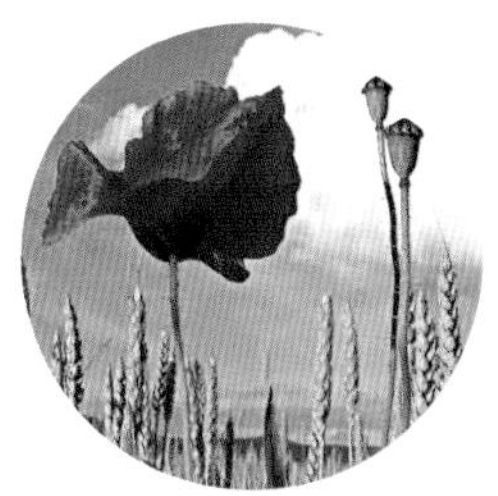

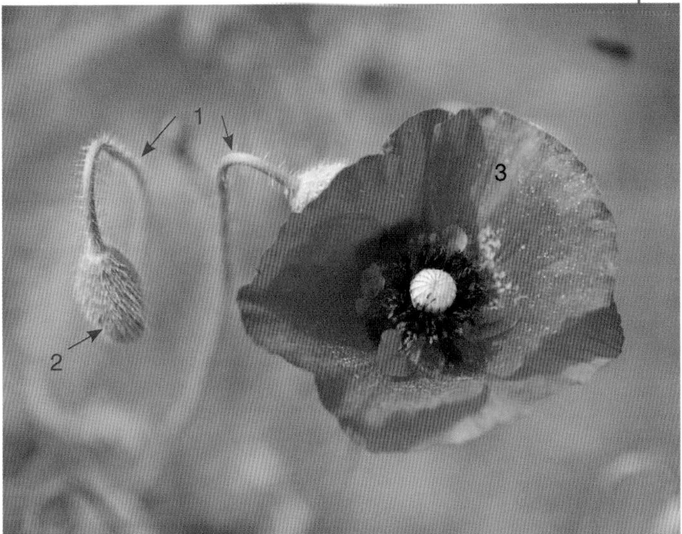

◎丽春花

吊竹梅

◎**常用别名**

水竹草、红舌草、鸭舌红、血见愁。

◎**植物基源**

鸭跖草科植物吊竹梅*Zebrina pendula* Schnizl.的全草。

◎**采收加工**

春、夏季采收。洗净备用。

◎**性味功用**

甘，寒；有毒。清热解毒。内服：9~15克（鲜品60~120克），水煎服。外用：适量，捣敷。

识别特征：多年生草本。茎稍柔弱，半肉质，分枝，披散或悬垂，长约1米，秃净或披疏毛。叶椭圆状卵形至短圆形，无柄，上面紫绿色而杂以银白色[1]，中部边缘有紫色条纹[2]，下面紫红色。花团聚于一大一小的顶生苞片状叶内；萼片3，合生成一圆柱状的管；花冠管白色，纤弱，裂片3，玫瑰色。蒴果。花期不定。栽培于园地或盆内；生于山边、村边和沟边较阴湿的草地上。福建、广东、广西等地有栽培。

验方精选：①咯血：鲜吊竹梅60~120克，猪肺120克。酌加水煎成1碗，饭后服，每日2次。②尿路感染：鲜吊竹梅60~120克，酌加水，煎成1碗，饭前服，每日2次。③带下病：鲜吊竹梅60~120克，冰糖、淡菜各30克，酌加水，煎成半碗，饭前服，每日2次。④慢性痢疾：吊竹梅15克，白米30克，同炒至半成炭，水煎，分3次服。⑤急性结膜炎：鲜吊竹梅60克，野芥蓝30克，共捣烂，外敷患处。

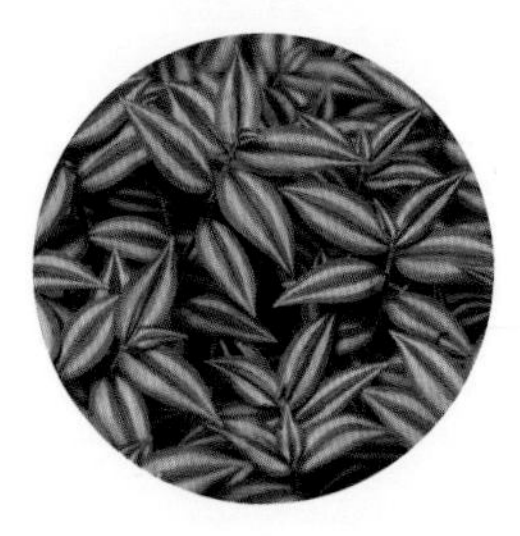

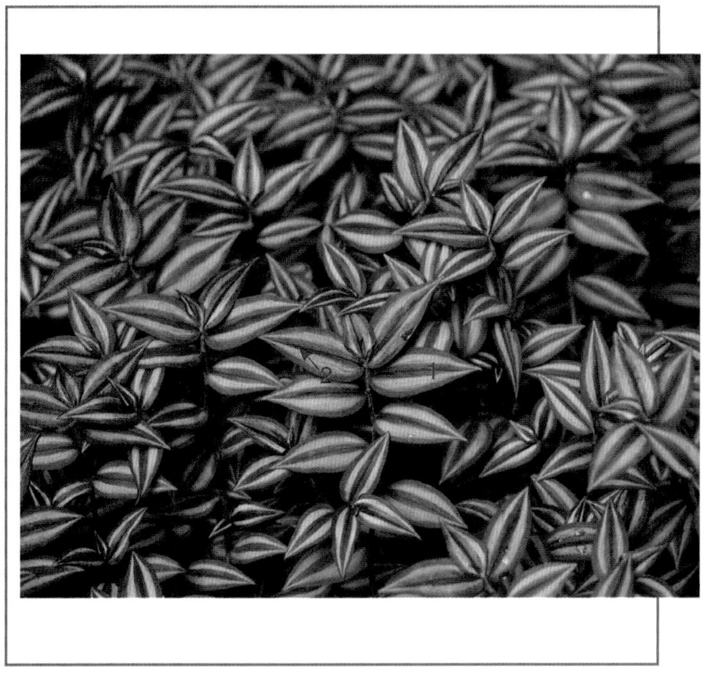

◎吊竹梅

青葙子

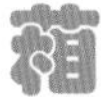
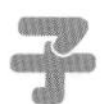

◎常用别名

牛尾花子、狗巴子。

◎植物基源

苋科植物青葙 *Celosia argentea* L. 的种子。

◎采收加工

8~10 月间采收，割取地上部分或花穗，晒干，搓出种子，除去杂质，晒干，生用。

◎性味功用

苦，微寒。归肝经。清肝明目，退翳。内服：6~10 克，水煎服。

识别特征：1 年生草本，高 60~80 厘米，全体无毛。茎直立，绿色或红紫色[1]，通常分枝。叶互生；叶片披针形或椭圆状披针形，先端渐尖，基部下延成叶柄，全缘。穗状花序单生于茎顶或分枝末端，圆柱状或圆锥状[2]；花着生甚密，初为淡红色，后变为银白色[3]；每花具干膜质苞片 3；花被 5，干膜质，长圆状披针形。胞果球形，盖裂。种子数粒，扁圆形，质坚硬，黑色有光泽。花期 5~7 月，果期 7~9 月。生于山坡、路边及荒郊等。分布于全国大部分地区。

验方精选：①风热泪眼：青葙子 10 克，鸡肝炖服。②夜盲、目翳：青葙子 10 克，乌枣 30 克。开水冲炖，饭前服用。③鼻出血不止：青葙子取汁灌鼻中。④头风痛：青葙子 10 克，水煎服。⑤急性结膜炎、目赤涩痛：青葙子、黄芩、龙胆草各 9 克，菊花 12 克，生地黄 15 克，水煎服。⑥高血压：青葙子、决明子、菊花、夏枯草各 9 克，石决明 12 克，水煎服。

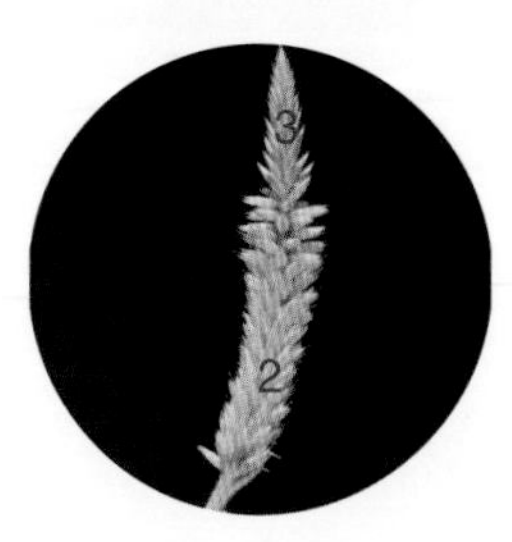

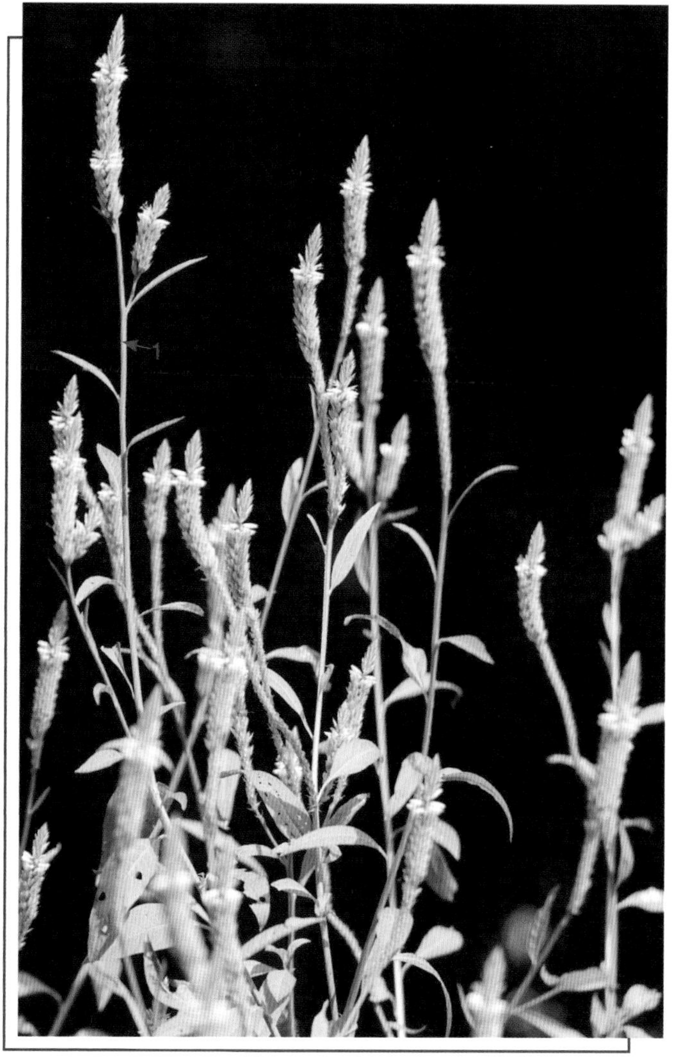

◎青葙

万寿菊

◎**常用别名**

金菊、黄菊、蜂窝菊。

◎**植物基源**

菊科植物万寿菊 *Tagetes erecta* L. 的花序。

◎**采收加工**

夏、秋季采摘，晒干。生用。

◎**性味功用**

苦、微辛，凉。清热平肝明目，祛风化痰。内服：3~9 克，水煎服。外用：适量，煎水熏洗。青光眼禁用。

识别特征： 1 年生草本，粗壮直立，高约 60 厘米，全体揉之有腐败气味。叶对生，羽状深裂，裂片矩圆形或披针形[1]，边缘有锯齿，近边缘有数枚大腺体，有些裂片的先端或齿端有一长芒。头状花序单生，黄色至橙色[2]；花序柄粗壮；总苞钟状[3]，齿延长；舌状花多数，有长柄，外列舌片向外反卷。瘦果线形，冠以 1~2 枚长芒状和 2~3 枚短而钝的鳞片。花期秋、冬二季。我国各地均有栽培。

验方精选： ①百日咳：万寿菊 15 朵，煎水兑红糖服。②支气管炎：鲜万寿菊 30 克，水朝阳 9 克，紫菀 6 克，水煎服。③腮腺炎、乳腺炎：万寿菊、金银花共研末，加适量酸醋调匀外敷患部。④牙痛、目痛：万寿菊 15 克，水煎服。

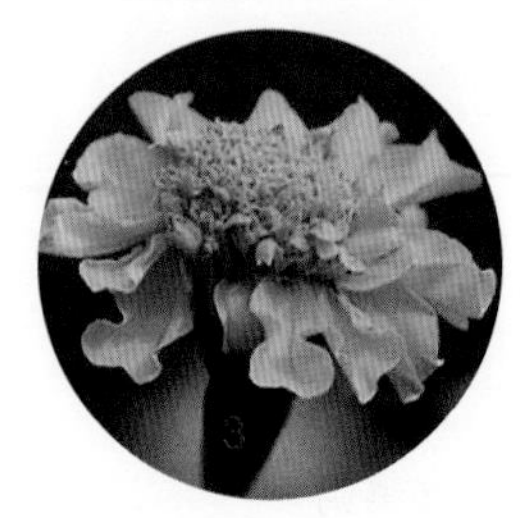

附注： 万寿菊叶：甘，寒，有臭气。内服：4.5~9 克，水煎服。外用：适量，捣敷或煎水洗。

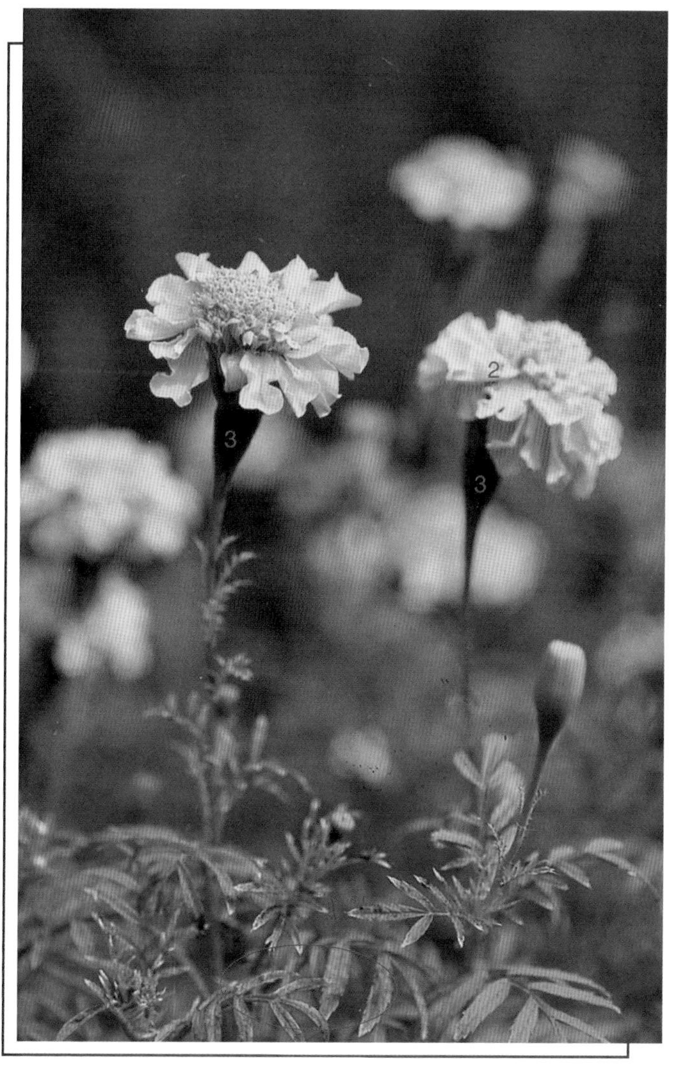

◎万寿菊

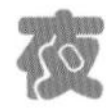
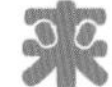
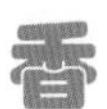

夜来香

◎常用别名

夜香花、夜兰花。

◎植物基源

萝藦科夜来香属植物夜来香 *Telosma cordata*(Burm. F) Merr. 的叶、花、果。

◎采收加工

叶随时可采，花、果分别于花期、果期采集，晒干。生用或鲜用。

◎性味功用

甘、淡，平。清肝，明目去翳，拔毒生肌。内服：花、叶 3~6 克，或果 1 个（剖开），水煎服。外用：鲜叶适量，用开水烫后贴。

识别特征：藤状灌木。小枝柔弱，略被毛，富含乳汁。单叶对生，阔卵形，基部深心形，有腺体，全缘，基出掌状脉 7~9 条，边缘和叶脉略被柔毛。伞形聚伞花序腋生，有花多至 30 朵；花冠膜质，5 裂，高脚碟状，黄绿色，内面基部具 5 枚小腺体，有清香气，夜间更盛；花萼 5 裂。蓇葖果披针形，外果皮厚，无毛。种子宽卵形，顶端具绢质种毛。生于山坡灌木丛中。主产于我国南方。

验方精选：①急慢性结膜炎：夜来香 6 克，急性加千里光 15 克，慢性加沙苑蒺藜 15 克，水煎服。②眼生翳膜：夜来香 6 克，木贼 10 克，蝉蜕 5 克，水煎服。③麻疹引起的结膜炎：夜来香 6 克，甘菊花、枸杞子各 10 克，水煎服。④小儿疳积入眼、视物模糊：夜来香、槟榔、芜荑各 6 克，榧子 5 克，水煎服。⑤夜盲：夜来香、夜明砂各 6 克，鸡肝 1 个，水煎，去渣，食汤及鸡肝。

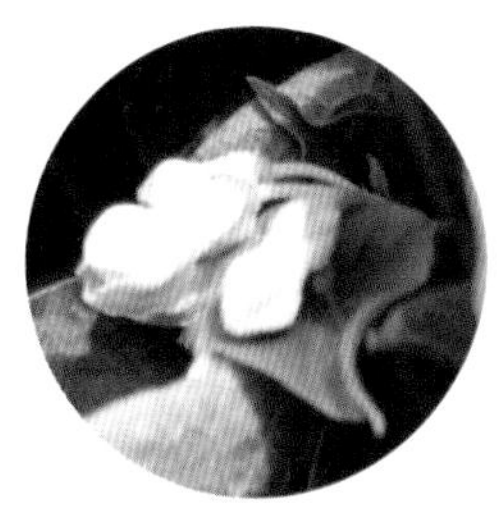

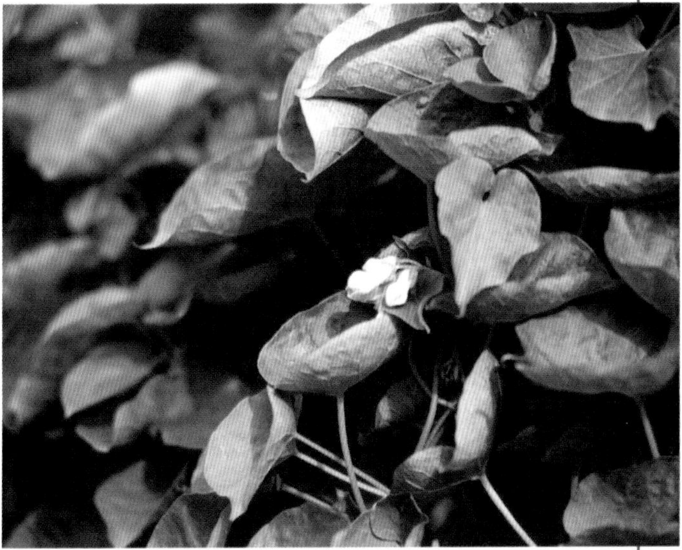

◎夜来香

腊梅花

◎**常用别名**

黄梅花、铁筷子花、雪里花。

◎**植物基源**

腊梅科植物腊梅 *Chimonanthus praecox* (L.) Link 的花蕾。

◎**采收加工**

1~2 月间采摘，晒干或烘干。生用。

◎**性味功用**

甘、微苦，温。解暑生津。内服：3~6 克，水煎服。外用：适量，浸油涂。

识别特征：落叶灌木，高 2~4 米。茎丛出，多分枝，皮灰白色。叶对生，有短柄，不具托叶；叶片卵形或矩圆状披针形，上面深绿色而光亮，老时粗糙，下面淡绿色，光滑，有时于叶脉上略被疏毛。花先于叶开放，黄色，富有香气；花被多数，呈花瓣状，多层覆瓦状排列，内层花被小，带有紫色条纹，中层花被较大，黄色，薄而稍带光泽，外层为多数细鳞片。瘦果，椭圆形，深紫褐色，疏生细白毛，内有种子 1 粒。多栽培于房前屋后，我国各地均有栽培。主要分布于江苏、浙江、湖北、四川、重庆和陕西等地。

验方精选：①久咳：腊梅花 9 克。泡开水服。②烧烫伤：腊梅花茶油浸涂患处。③胃痛：腊梅花或根 9~15 克，泡茶或水煎服。④急性结膜炎：腊梅花 6 克、菊花 9 克，水煎，调入蜂蜜少许饮服。⑤皮疹溃烂、乳癣、轻度烫伤：腊梅花 6 克，浸入花生油或麻油 60 毫升中，2 周后可用，用时局部外搽，每日 2~3 次。

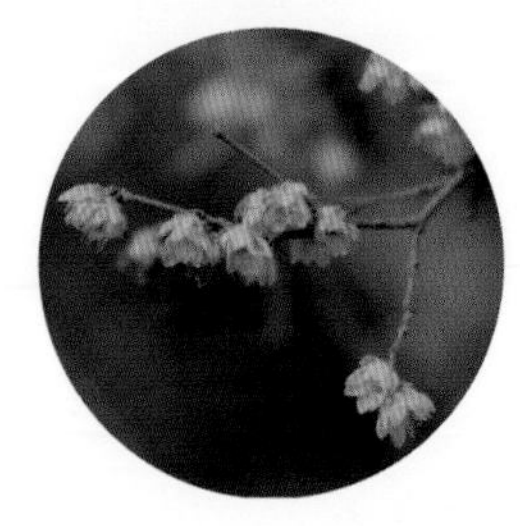

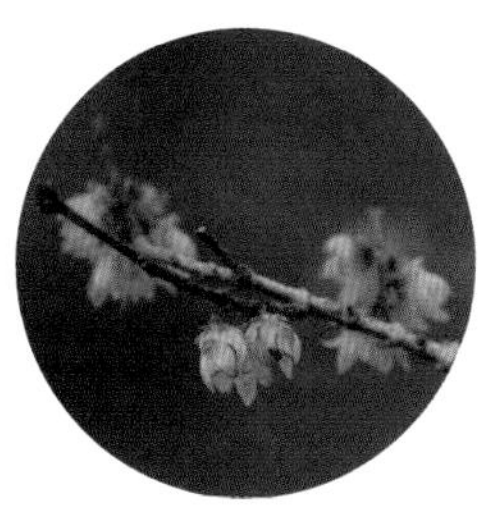

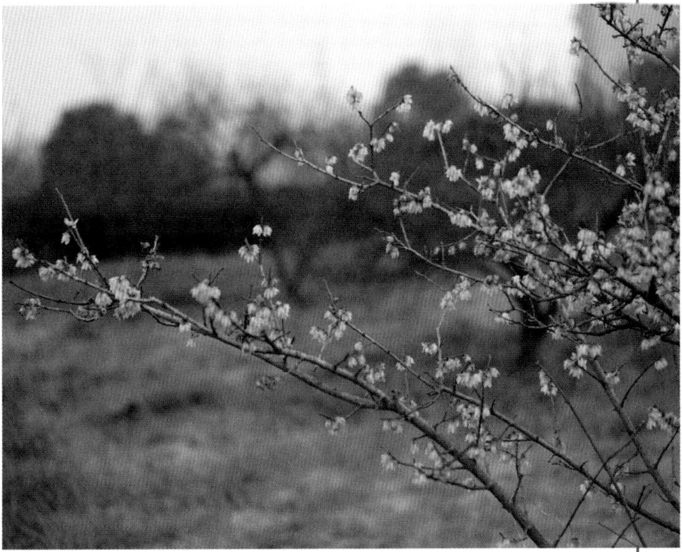

◎腊梅

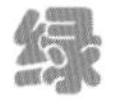

绿豆

◎**常用别名**

青小豆。

◎**植物基源**

豆科植物绿豆 *Vigna radiata* (L.) Wilczek 的种子。

◎**采收加工**

立秋后种子成熟时采收，拔取全株，晒干，将种子打落，簸净杂质。生用。

◎**性味功用**

甘，寒。归心、胃经。清热解毒，消暑利尿。内服：15~30 克，水煎服。外用：适量。

识别特征：1 年生直立或末端微缠绕草本，被淡褐色长硬毛[1]。小叶 3，阔卵形至棱状卵形[2]，侧生小叶偏斜，两面疏被长硬毛；托叶阔卵形，小托叶线形。总状花序腋生；苞片卵形或卵状长椭圆形，有长硬毛；蝶形花冠绿黄色[3]。荚果圆柱状，成熟时黑色，被稀长硬毛。种子短矩形，绿色或暗绿色。花期 6~7 月，果期 8 月。多栽培，全国大部分地区均有栽培。

验方精选：①解乌头毒：绿豆 120 克，生甘草 6 克，煎服。②消暑止渴：绿豆 500 克，洗净，煮烂滤汁，早晚饭前各服一小杯。③赤痢经年不愈：绿豆角蒸熟，随意食之。④小儿带状疱疹：绿豆、大黄等份，为末，薄荷蜜水调涂。⑤痈疽：赤小豆、绿豆、黑豆、姜黄，上为细末，未发起者，姜汁和井水调敷，已发起者，用蜜水调敷。

附注：绿豆衣：为绿豆的种皮。性味功用与绿豆相似，清热解暑之功稍逊，而解毒疗疮较胜，并可明目退翳。内服：6~12 克，水煎服。

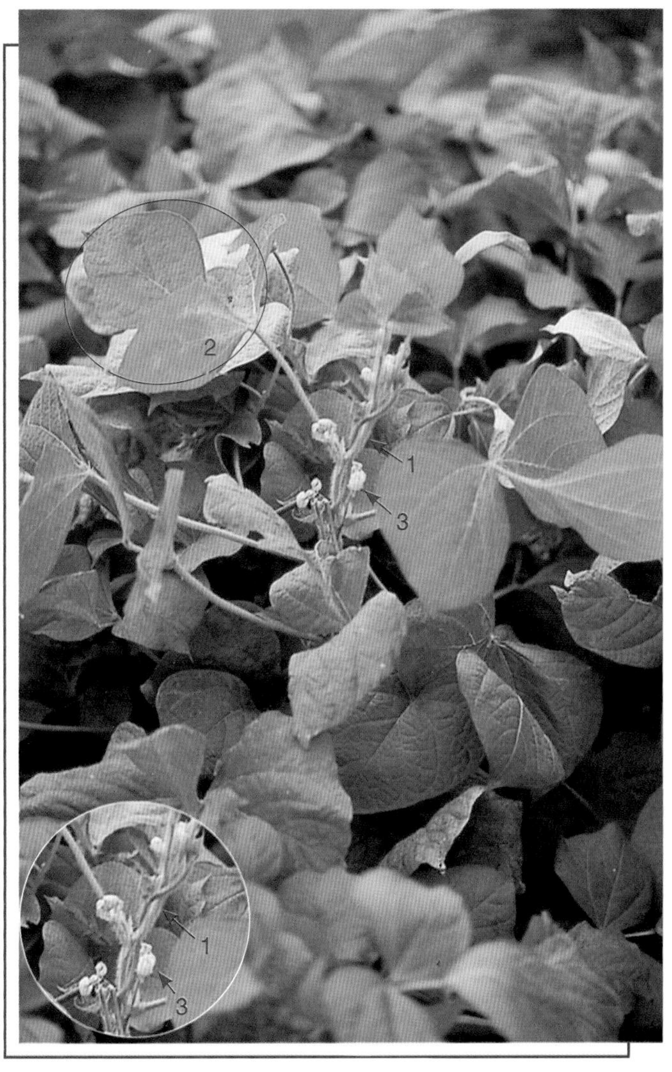

◎绿豆

牛筋草

◎**常用别名**

千金草、野鸡爪、千斤草。

◎**植物基源**

禾本科植物牛筋草 *Eleusine indica* (L.) Gaertn. 的带根全草。

◎**采收加工**

8~9月采收，洗净，晒干，切断。生用或鲜用。

◎**性味功用**

甘、淡，凉。清热解暑，除烦止渴，利小便。内服：15~25 克（鲜品 60~120 克），水煎服。

识别特征：1 年生草本，高 15~90 厘米。须根细而密。秆丛生[1]，直立或基部膝曲，质坚韧难拔断。叶片扁平或卷折[2]，无毛或疏生疣状柔毛；叶鞘压扁，具脊，无毛或疏生疣毛，口部有时具柔毛。穗状花序，常为数个（罕为 2 个）呈指状排列于茎顶端[3]；小穗有花 3~6 朵。种子矩圆形、近三角形，有明显的波状皱纹。花、果期 6~10 月。生于路旁、沟边、山冈。分布于全国各地。

验方精选：①高热、抽筋神昏：鲜牛筋草 120 克，水 3 碗，炖成 1 碗，食盐少许，12 小时内服尽。②脱力黄、劳力伤：牛筋草 50 克，洗去泥，置于乌骨雌鸡腹内蒸熟，去草食鸡。③湿热黄疸：鲜牛筋草 60 克，山芝麻 30 克，水煎服。④下痢：牛筋草 15~25 克，煎汤调适量红糖服用，每日 2 次。⑤小儿热结、小腹胀满、小便不利：鲜牛筋草根 60 克，酌加水煎成 1 碗，分 3 次，饭前服。

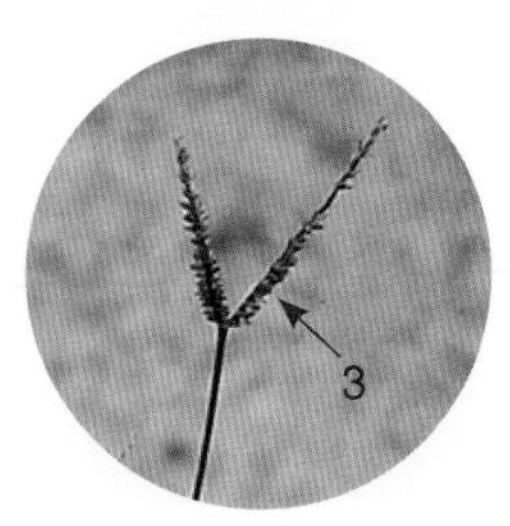

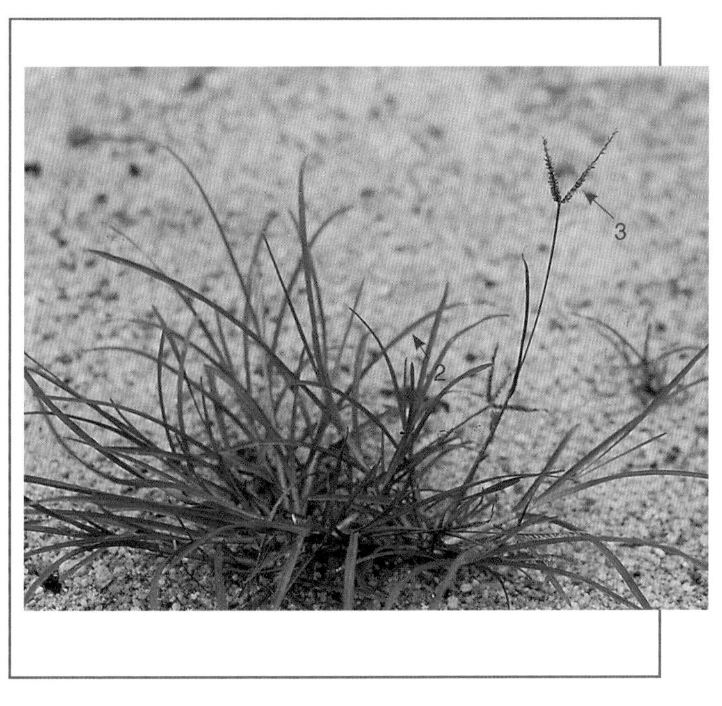

◎牛筋草

十大功劳叶

◎**常用别名**

功劳叶、刺黄檗、大叶黄柏、黄柏树、皮氏黄莲竹、老鼠刺。

◎**植物基源**

小檗科植物阔叶十大功劳 *Mahonia bealei*（Fort.）Carr. 的叶。

◎**采收加工**

春、夏季叶盛时采收。

◎**性味功用**

苦，凉。入肺经。清热补虚，止咳化痰。内服：6~9 克，煎汤。

识别特征：常绿灌木，高达 4 米。羽状复叶互生，小叶 9~15 枚，宽卵形或长卵形，先端渐尖，边缘各具 2~8 个大齿[1]，基部近心形而不相等，上面绿色，下面带灰白色。总状花序丛生于茎顶；花序柄粗壮，压扁；花密聚，黄色[2]。浆果卵形，暗蓝色，被蜡粉[3]。花期 5~7 月，果熟期 11 月至次年 1 月。生于山坡及灌丛中，也有栽培。分布于我国南部、中部及华东等地。

验方精选：①肺结核咯血：十大功劳叶 9 克，水煎服，每日 3 次。②骨蒸潮热、头晕耳鸣、腰酸腿软、心烦、目赤：十大功劳叶 9 克，水煎服，每日 3 次。③风火牙痛：十大功劳叶 9 克，水煎服，每日 1 剂，痛甚者服 2 剂。

附注：①细叶十大功劳 *Mahonia fortunei*（Lindl.）Fedde 或华南十大功劳 *Mahonia japonica*（Thunb.）DC. 同等入药。②功劳木：为以上 3 种植物的茎。苦，平。清肺，止痨咳，杀虫，通大便。内服：6~9 克，煎汤。③功劳子：为以上 3 种植物的果实。清热，利湿。内服：6~9 克，煎汤。

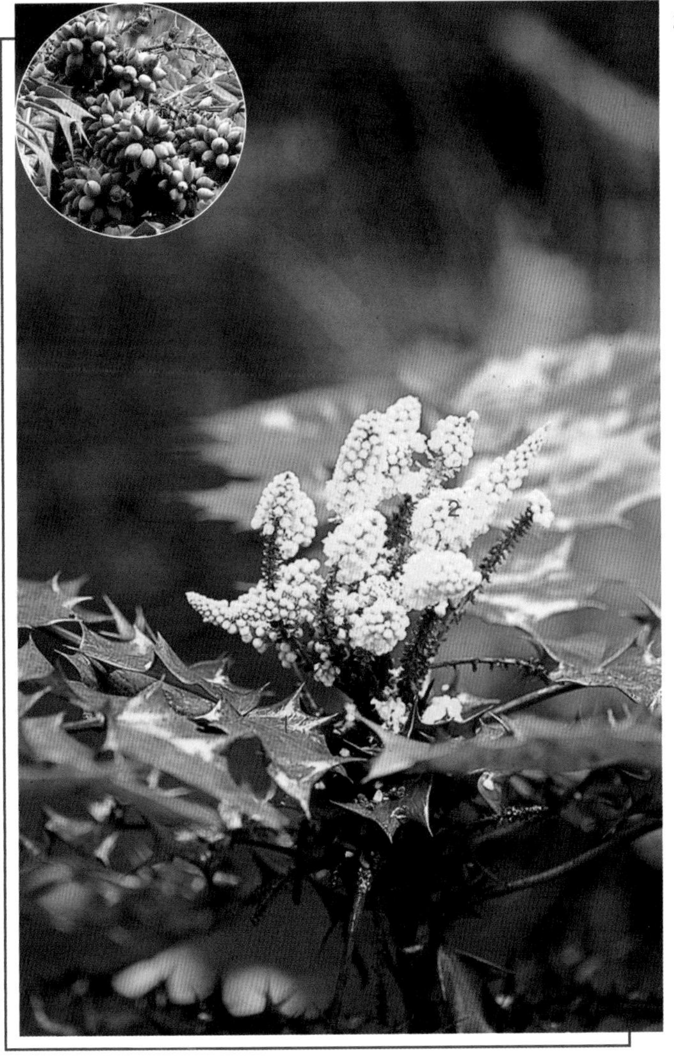

◎阔叶十大功劳

三椏苦叶

◎**常用别名**

三叉苦、三丫苦、三亚苦。

◎**植物基源**

芸香科植物三椏苦 *Evodia lepta* 的叶。

◎**采收加工**

随时可采，洗净，晒干备用。

◎**性味功用**

苦，寒。入肝经。清热解毒，祛风除湿。内服：15~30克，煎汤。外用：捣敷或煎水洗。

识别特征：为落叶灌木或小乔木，高2~5米。树皮灰白色，不剥落。嫩芽具短毛，其余秃净。叶对生，指状复叶，小叶3片[1]，矩圆形或长椭圆形，纸质，先端长尖，基部渐狭而成一短柄，全缘。花单性；圆锥花序，腋生[2]，有近对生而扩展的分枝，被短柔毛；小苞片三角形；花瓣4，黄色，卵圆形。果由4个分离的心皮所成，间有发育不健全的1~3个心皮。种子黑色，圆形，光泽。花期5~6月间，果期11~12月。生于山谷、溪边、林下。分布于我国南部。

验方精选：①脑炎初期、外感痧气：三椏苦叶30克，水煎服。②慢性支气管炎急性发作：鲜三椏苦叶60克，水煎服。③虫蛇咬伤、疖肿、跌打扭伤：鲜三椏苦叶适量，捣烂外敷。④湿疹、皮炎、痔疮：三椏苦叶适量，煎水外洗。

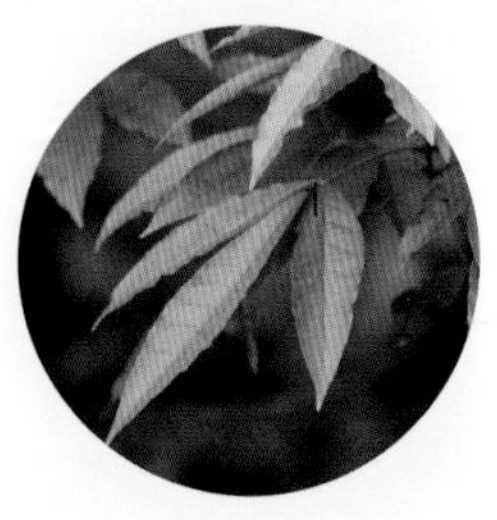

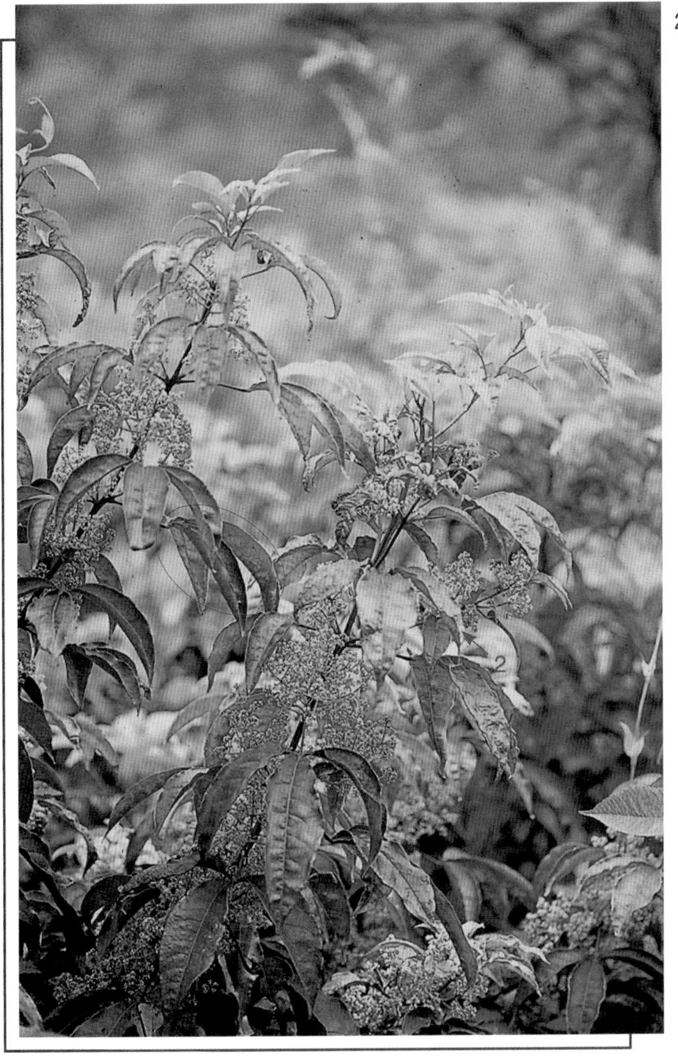

◎三桠苦

石指甲

◎常用别名

鼠牙半支、瓜子草、佛指甲、狗牙草、土三七、鸡舌草。

◎植物基源

景天科植物垂盆草 *Sedum sarmentosum* Bge. 的全草。

◎采收加工

春、夏季叶盛时采收。洗净，鲜用，或晒干备用。

◎性味功用

甘、淡，凉。清热，消肿，解毒。内服：15~30 克，煎汤。外用：捣敷。

识别特征： 多年生肉质草本，高 10~20 厘米。茎淡红色[1]，枝纤细，倾斜，匍匐，接近花序处亦易生根。叶 3 枚轮生[2]，倒披针形至长圆形，先端尖，基部楔形，沿茎下延为半圆形的耳状片，全缘。花呈平展的二歧聚伞花序；花瓣 5，黄色，披针形至长圆形[3]，先端有较长突出的尖头。蓇葖果。种子细小，卵圆形，无翅而有细乳头状突起。花期 6~7 月。生于山坡倾斜处或岩石上。分布于辽宁、河北、河南、山东、山西、陕西、四川、重庆、浙江、江苏、安徽、江西、湖北、广西、云南、贵州等地。

验方精选： ①水火烫伤、痈肿疮疡、毒蛇咬伤：鲜石指甲 60 克，洗净，捣汁服，同时取鲜草适量捣烂敷患处。②咽喉肿痛：鲜石指甲捣汁 1 杯，加烧酒少许含漱 5~10 分钟，每日 3~4 次。

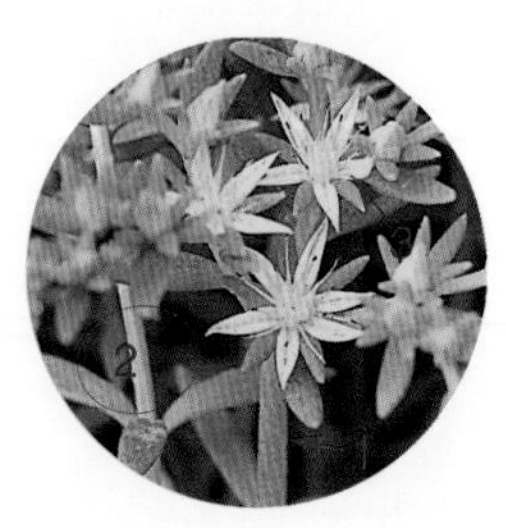

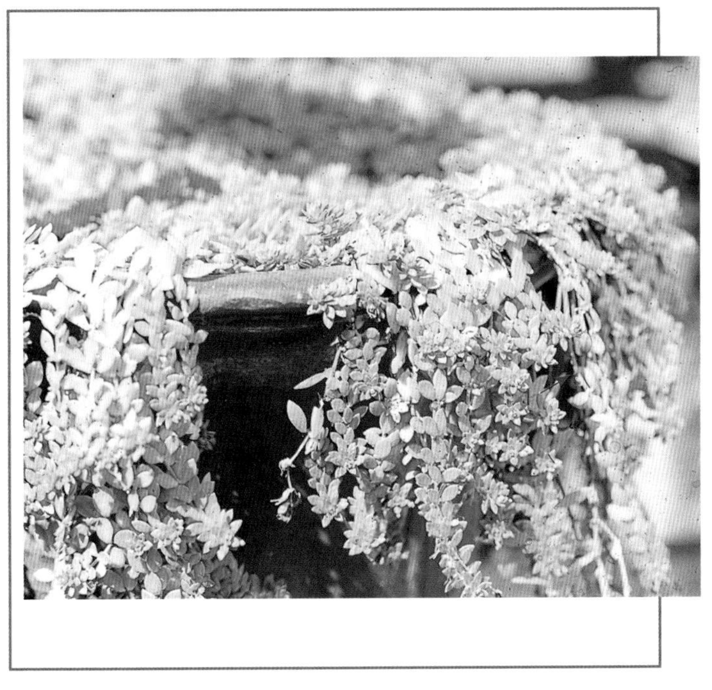

◎垂盆草

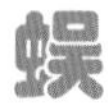
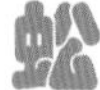
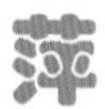

蜈蚣萍

◎常用别名

麻藻、水百脚、槐瓢、大浮萍、马萍、大鱼萍。

◎植物基源

槐叶苹科植物槐叶苹 *Salvinia natans*（L.）All. 的全草。

◎采收加工

秋、冬季打捞，洗净，晒干备用。

◎性味功用

苦，平。清热解毒，活血止痛。内服：15~30 克，煎汤。外用：捣敷或煎汤熏洗。

识别特征：1 年生浮水草本。茎细长，横走，有毛。叶二型；一种细长如根，垂生水中[1]；一种浮在水面，绿色，羽状排列于茎的两侧[2]，叶片矩圆形，先端圆，基部圆形或稍呈心形，全缘，上面淡绿色，侧脉有刺毛，下面被棕色透明的毛茸。孢子果圆球形，4~8 个丛生于根状叶的基部，果内生孢子囊，大孢子囊和小孢子囊分生于大小两种孢子果内。孢子期 9~12 月。生于池沼、水田等处。分布于全国大部分地区。

验方精选：①虚劳热：鲜蜈蚣萍（洗净）30~60 克，甜瓜 15 克，于密闭炖锅内隔水炖 1~2 小时，然后取服。②鼻疔：鲜蜈蚣萍一大把，捣细绞汁，冲酒 1 杯，温服，渣敷患处。③湿疹：鲜蜈蚣萍、鲜细叶桉叶各适量，煎汤洗。④眉疔：鲜蜈蚣萍和蜂蜜各适量，捣敷患处。⑤烧烫伤：蜈蚣萍炙存性，研末调油外敷，皮肤未破者，可用蜈蚣萍全草加食盐捣敷。

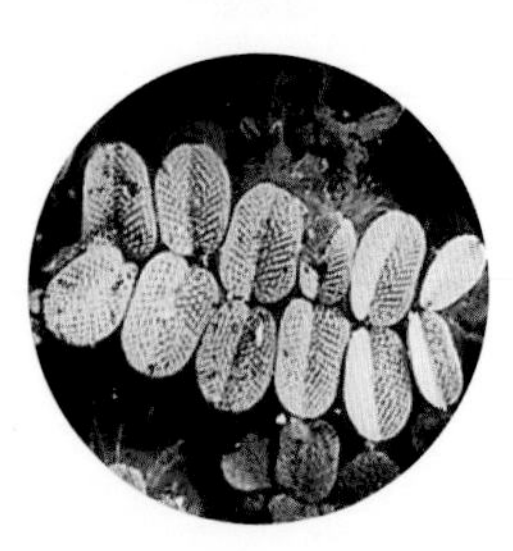

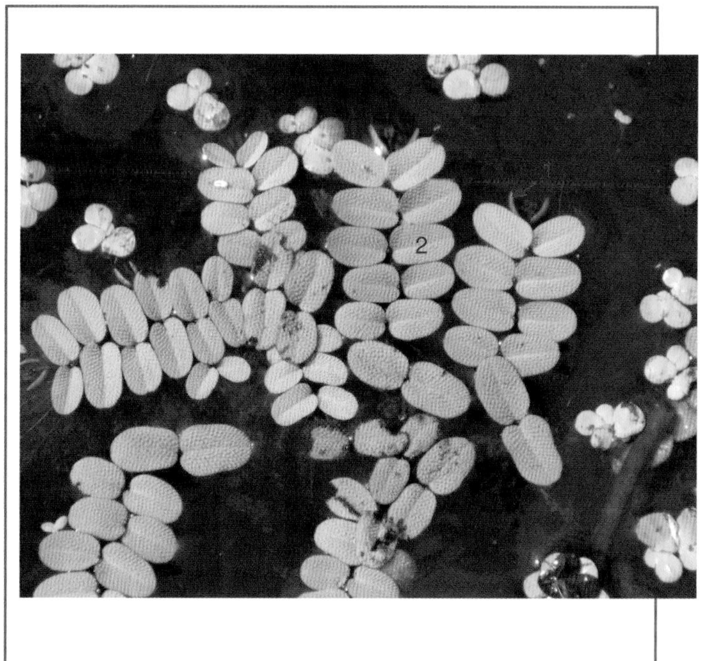

◎槐叶苹

蓖麻子

◎**常用别名**

草麻子、大麻子、红大麻子。

◎**植物基源**

大戟科植物蓖麻 *Ricinus communis* L. 的种子。

◎**采收加工**

8~11 月果实呈棕色，果皮未开裂时，选晴天，分批剪下果序，摊晒，脱粒，除去杂质。

◎**性味功用**

甘、辛，平；有小毒。泻下导滞，消肿拔毒，通络利窍。内服：1.5~5 克，入丸散剂；或 5~7 粒，炒熟嚼服。外用：适量，捣烂调涂或敷于疮毒、口歪、疼痛等患处。

识别特征：1 年生高大草本，或常呈多年生灌木或小乔木，高 2~3 米。茎直立，无毛，绿色或淡紫色，幼嫩部分被白粉[1]。单叶互生，具长柄；叶片盾状圆形，掌状分裂至叶片一半以下[2]，5~11 裂，卵状披针形至长圆形，顶端渐尖，边缘有不规则锯齿，主脉掌状。花单性，总状或圆锥花序[3]，与叶对生及顶生，下部生雄花，上部生雌花。蒴果球形，有软刺[4]，成熟时开裂。种子长圆形，光滑有斑纹。花期 5~8 月，果期 7~10 月。生于热带或南方地区。全国各地均产。

验方精选：①疔疮脓肿：蓖麻子 20 多粒，去壳，和少量食盐、稀饭捣匀，敷患处，日换 2 次。②痈疽初起：蓖麻子（去皮）1 份，松香 4 份，将蓖麻子捣碎加入松香粉充分搅拌，用开水搅成糊状，置冷成膏，贴患处。③急性喉炎：蓖麻子，取肉捶碎，纸卷作筒，烧烟吸之。

附注：蓖麻根：为蓖麻的根。淡，微温。平肝解痉，祛风散瘀。内服：15~30 克，水煎服。外用：适量，捣敷。

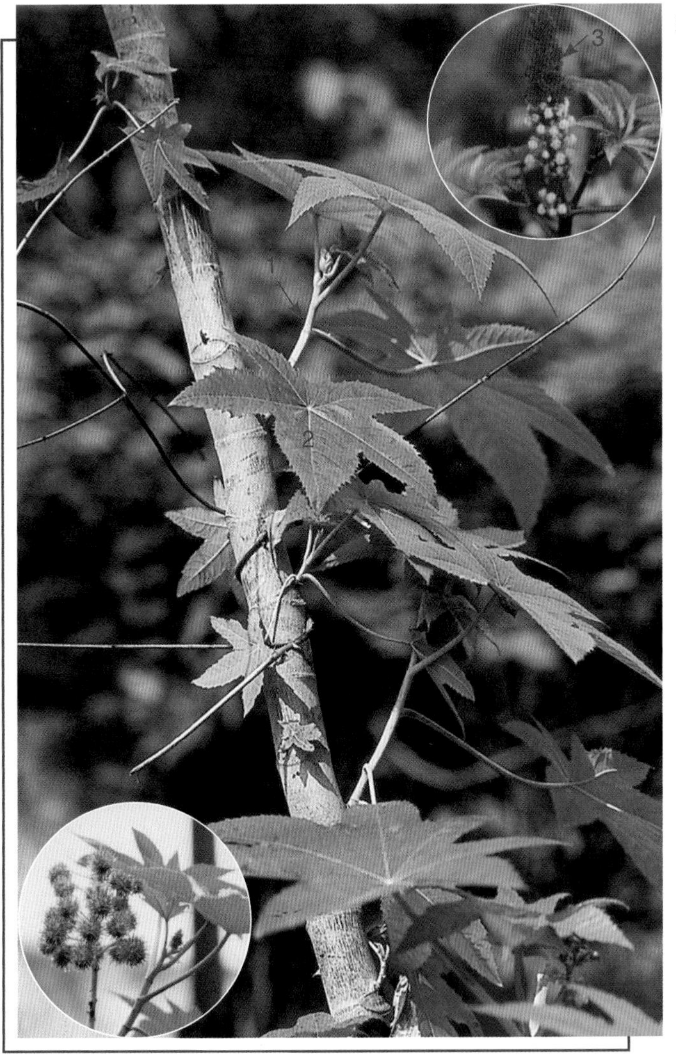

◎蓖麻

乌柏根皮

◎常用别名

卷根白皮、卷子根。

◎植物基源

大戟科植物乌桕 *Sapium sebiferum* (L.) Roxb. 去掉栓皮的根皮。

◎采收加工

冬季采挖其部分支根，将皮剥下，除去栓皮，晒干。切片。生用或鲜用。

◎性味功用

苦，微温；有毒。泻下逐水，杀虫消积，解毒消肿。内服：9~15 克（鲜品 30~60 克），水煎服或入丸散剂。外用：适量，捣敷或煎水外洗。

识别特征：落叶乔木，高达 15 米，具乳液。树皮灰色而有浅纵裂[1]。单叶互生，纸质；叶片菱形至阔菱状卵形[2]，先端长渐尖，基部阔楔形至钝形，两面均绿色，秋天变成红色；叶柄顶端有腺体 2 个。总状花序顶生；花小，黄绿色[3]；雄花 7~8 朵聚生于苞腋内，苞片菱状卵形；雌花生于花序基部。蒴果椭圆状球形，成熟时褐色，室背开裂为 3 瓣[4]，每瓣有种子 1 粒；种子近球形，黑色，外被白蜡。花期 6~7 月，果期 8~10 月。生于山沟、河旁、村边。主产于陕西、江苏、浙江、福建、湖南、广东等地。

验方精选：①水肿：乌柏根皮 15 克，大米 30 克（炒微黄），黄芪 10 克，水煎服。②大小便不通：乌柏根皮、牵牛花子各等份共研末，每次开水送服 6 克，每日 3 次。③癥瘕积聚：乌柏根皮 10 克，水煎服，每日 2 次。

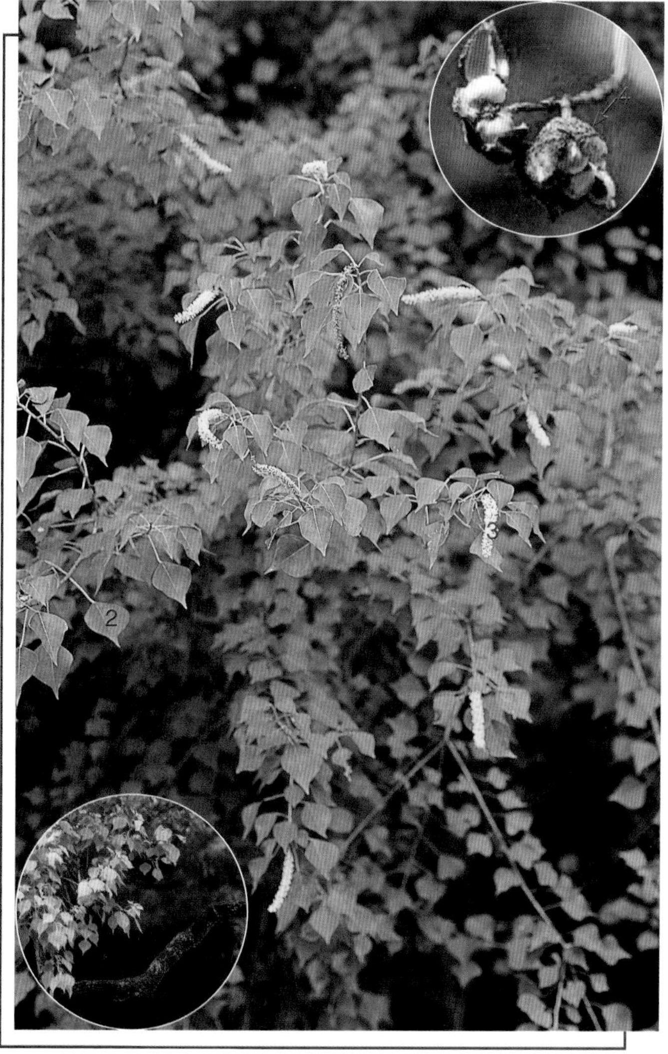

◎乌桕

山大黄

◎常用别名

唐大黄、土大黄。

◎植物基源

蓼科植物波叶大黄 *Rheum undulatum* L. 的根及根茎。

◎采收加工

春、秋季采挖，除去地上部分，洗净，切片，晒干。生用。

◎性味功用

苦，寒。泻热通便，破积行瘀。内服：3~9 克，水煎服或研末服。外用：研末撒或调敷。

识别特征：多年生草本，高可达 1 米以上。根茎肥厚，表面黄褐色。茎粗壮，直立，具细纵沟纹[1]，无毛，通常不分枝，中空。叶二型；基生叶有长柄[2]，叶片卵形至卵状圆形，先端钝，基部心形，边缘波状[3]，下面稍有毛；茎生叶较小，具短柄或几无柄，托叶鞘长卵形，暗褐色，抱茎。圆锥花序顶生[4]；花小，多数，白绿色；苞片小，肉质，内有花 3~5 朵；花梗中部以下有一关节；花被 6 片，卵形，2 轮，外轮 3 片较厚而小。瘦果具 3 棱，有翅，基部心形，具宿存花被。花期夏季。生于山坡、石隙、草原。分布于河北、山西、内蒙古等地。

验方精选：①黄疸、便秘：山大黄 9 克，茵陈 15 克，水煎服。②黄疸性肝炎：山大黄 6 克，茵陈 24 克，龙胆草 9 克，水煎服，每日 2 次。③跌打损伤、瘀血作痛：山大黄、当归各等份研末，每服 12 克，每日 2 次，加适量酒服用。④急性胰腺炎、胆囊炎、胆石症：山大黄、柴胡、黄芩、蒲公英、木香、郁金、元胡各 6 克，水煎服。

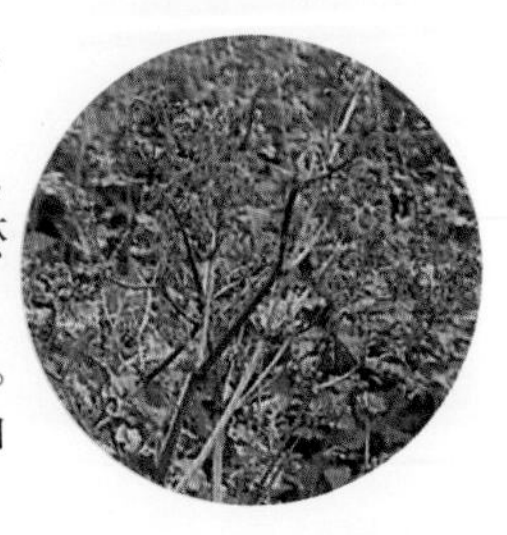

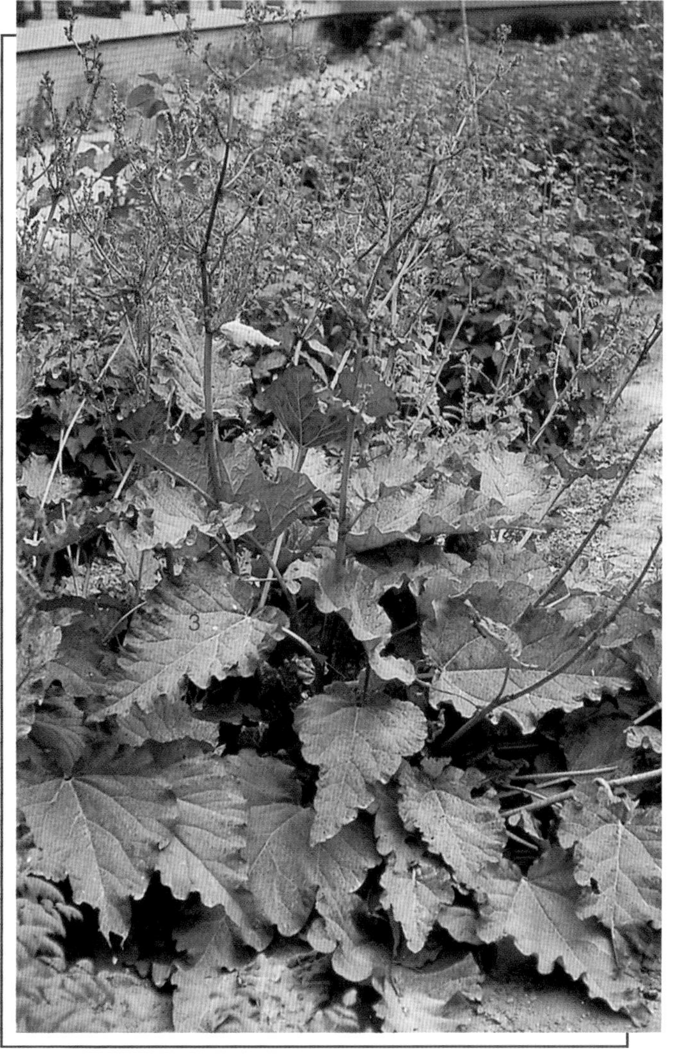

◎波叶大黄

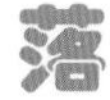

落葵

◎**常用别名**

御菜、潺菜、软藤菜。

◎**植物基源**

落葵科植物落葵 *Basella alba* L. 的叶或全草。

◎**采收加工**

夏、秋季采收。

◎**性味功用**

甘、酸，寒。清热滑肠，凉血解毒。内服：9~12克（鲜品30~60克），水煎服。外用：适量，捣敷或捣汁涂。

识别特征：1年生缠绕草本，全体肉质，光滑无毛。茎长达3~4米，有分枝，绿色或淡绿色[1]。单叶互生，叶片卵形，先端渐尖而钝，基部微心形或下延，全缘。穗状花序腋生[2]，单生；苞片1，线形；小苞片2，卵形；萼片淡红色[3]；花瓣缺如。浆果卵形或球形，暗紫色，多汁液，为宿存肉质小苞片和萼片所包裹。花期春季至冬初。多为栽培品。我国南北各地皆有栽培。

验方精选：①大便秘结：鲜落葵叶适量，煮作菜食。②小便短涩：鲜落葵60克，煎汤代茶，每日多次服用。③久年下血：落葵、白肉豆根各30克，老母鸡（去头、脚、内脏）1只，水适量炖服。④胸膈积热郁闷：鲜落葵60克，煎浓汤加酒温服。⑤手脚关节疼痛：鲜落葵30克，猪蹄节1个或老母鸡（去头、脚、内脏）1只，和水酒适量炖服。

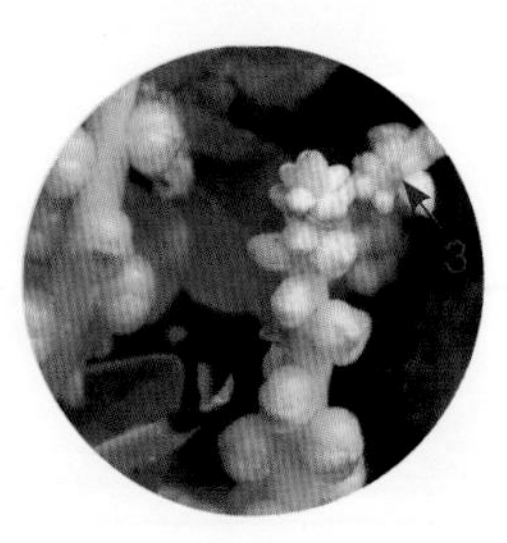

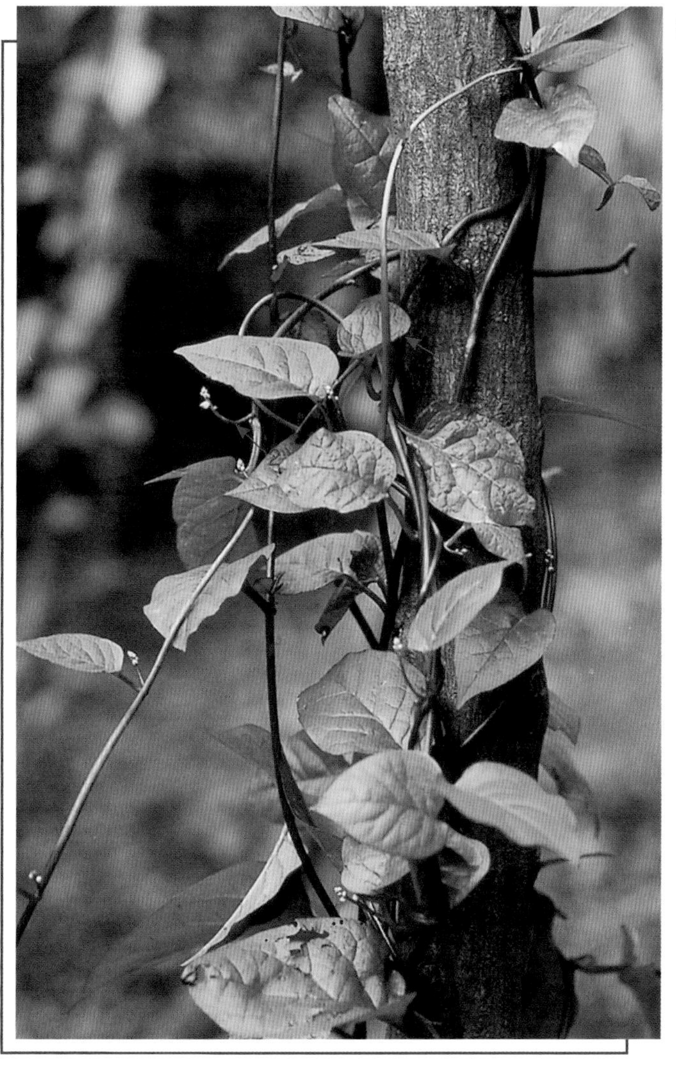

◎落葵

千年健

◎**常用别名**

一包针、千年见。

◎**植物基源**

天南星科植物千年健 *Homalomena occulta* 的根茎。

◎**采收加工**

全年可采，以秋天采者质最佳。挖取后，洗净泥土，润透，切片，晒干。或取原药材，加水浸 1~3 小时，闷 12~48 小时，蒸熟切片，晒干备用。

◎**性味功用**

苦、辛，温。归肝、肾经。祛风湿，强筋骨，止痹痛。内服：5~10 克，浸酒服，也可水煎服。

识别特征：多年生草本。根茎肉质，绿色，细长，粗糙。叶互生，具长柄[1]，肉质，绿色，平滑无毛，基部扩大成淡黄色叶鞘，包着根茎，叶鞘脱落或宿存；叶片卵状箭形[2]，先端渐尖，基部心形，全缘，上面绿色，下面淡绿色，两面光滑无毛，侧脉平行向上斜升，干后呈有规则的皱缩。肉穗花序具梗[3]；佛焰苞长圆状纺锤形，淡黄白色[4]；花单性，无花被；雄性花序较粗；退化雄蕊延长成棍棒状。果实为浆果。花期 3~4 月。生于林下沟谷阴湿处。主产于广西、云南等地。

验方精选：①寒凝筋脉，疼痛不已：千年健、威灵仙等份，研末，每次 10 克，加适量酒水服用。②筋骨酸软、半身不遂：千年健、桂枝各 10 克，细辛 6 克，桑寄生 12 克，水煎服。③胃气寒痛，饮食无味：千年健、干姜、丁香各 10 克，水煎服。

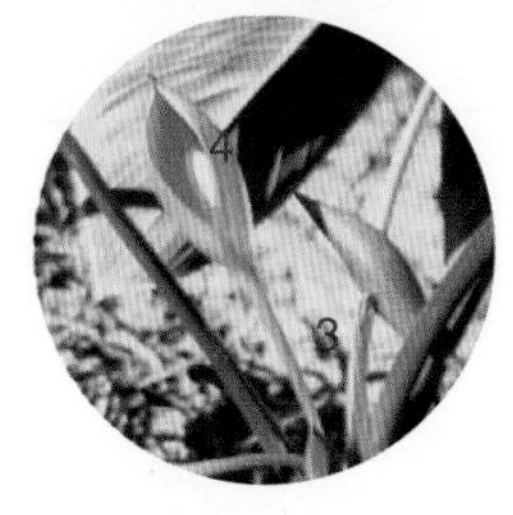

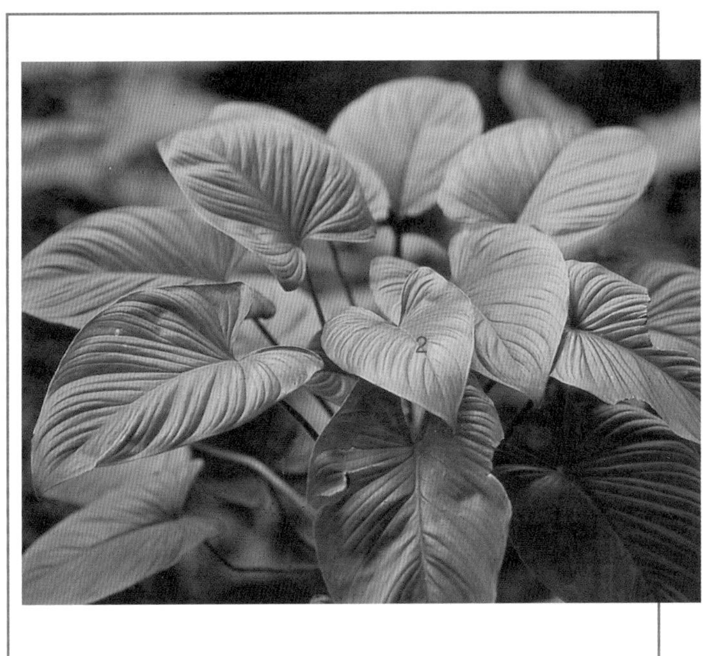

◎千年健

七叶莲

◎**常用别名**

小叶鸭脚木、七加皮、七叶藤、鹅掌藤。

◎**植物基源**

五加科植物鹅掌藤*Schefflera arboricola* Hay.的根或茎叶。

◎**采收加工**

全年均可采收。取根或茎叶去泥沙，洗净，晒干。生用。

◎**性味功用**

微苦，温。祛风除湿，活血止痛。内服：9~15克，水煎服。外用：适量，捣烂外敷。

识别特征：常绿藤状灌木，全株有香气。茎绿色，有细纵纹，光滑无毛。掌状复叶[1]，互生；小叶通常7枚；托叶在叶柄基部与叶柄合生，显著；小叶片长卵圆形，全缘，革质，上面绿色，有光泽，下面淡绿色，网脉明显。伞形花序，集合成圆锥花丛[2]，顶生；花青白色，花萼5齿裂；花瓣5片，分离，卵形。浆果球形，成熟时黄红色[3]。花期春、夏季。生于山谷或阴湿的疏林中。分布于贵州、广东、广西、浙江、台湾等地。

验方精选：①风湿关节痛：七叶莲、龙船花叶、大风艾各适量，共捣烂，用酒炒热后，敷患处，用布包扎。②跌仆损伤：七叶莲、酒糟各适量，共捣烂，用芭蕉叶包好煨暖，敷患处。③外伤出血：七叶莲适量，捣烂敷患处。④关节疼痛：七叶莲、丝瓜络、千年健、海风藤、桑枝、五加皮、虎杖各12克，煎熬取汁，倒入浴盆中，热水加至能够浸没患处为度，水温应该保持在45~50℃，每日洗浴1次，每次擦浴30分钟。

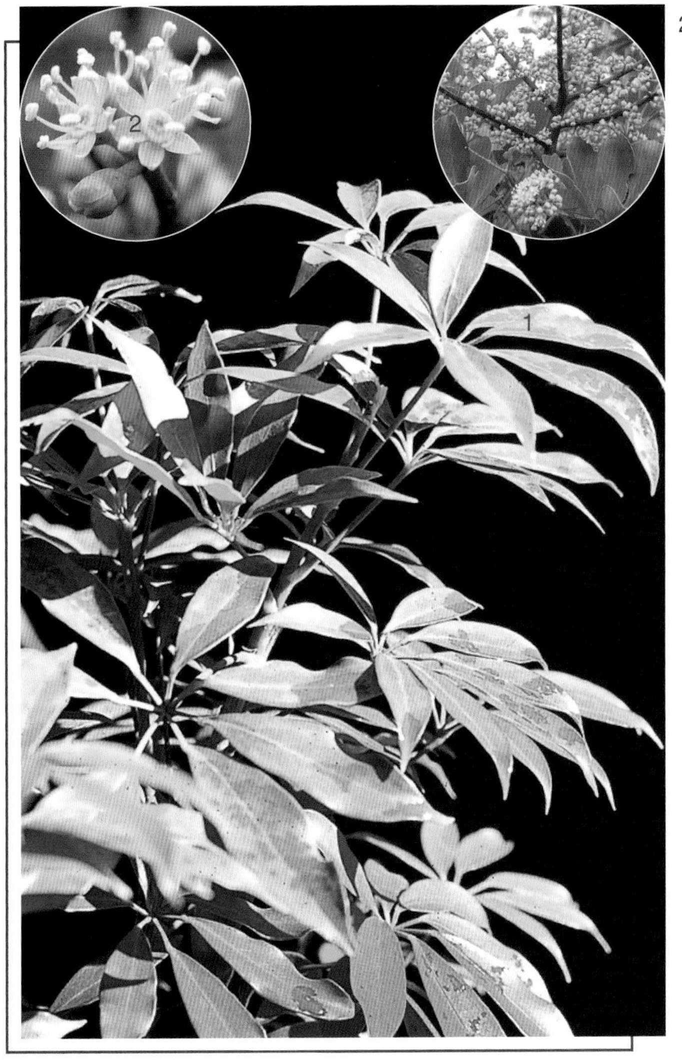

◎鹅掌藤

走马箭

◎常用别名

蒴藋、接骨木、走马风、大血草。

◎植物基源

忍冬科植物接骨木 *Sambucus Williamsii* Hance 的全草或根。

◎采收加工

全年均可采收，除去泥土，洗净，晾干。生用或鲜用。

◎性味功用

甘、酸，温。祛风止痛，利水去湿，活血散瘀。内服：5~15 克（鲜品 15~30 克），水煎服或捣汁浸酒服。外用：适量，捣敷。

识别特征：落叶灌木，高 4~8 米。树皮淡灰褐色；枝条具纵棱线[1]，髓部淡褐色。叶对生，单数羽状复叶[2]；托叶退化很小，呈突起物；小叶 5~7 片，具柄；叶片长圆状卵形或长圆形，顶端小叶较大，先端长渐尖，基部楔形，边缘有明显锯齿[3]。聚伞圆锥花序顶生[4]，疏散；花小，白色或黄白色；花冠辐射状，具 5 枚卵形裂片；雄蕊 5，较花冠短。浆果球形，红色，后变蓝紫色。花期 8 月，果期 10 月。生于山坡、林下、沟边或草丛中。主产于华南及东北地区。

验方精选：①跌打损伤、风湿骨痛：走马箭、佩兰、五指牛奶各等份，捣烂加少量米酒炒热敷患处。②肾炎水肿：走马箭 15 克，水煎服。③鹤膝风：走马箭、臭茉莉各 15 克，煲鸡肉或鸡蛋服。④腰痛：走马箭、牛尾菜各 15 克，水煎服。

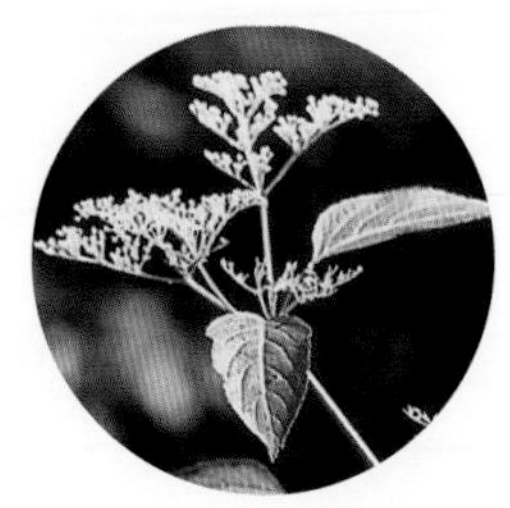

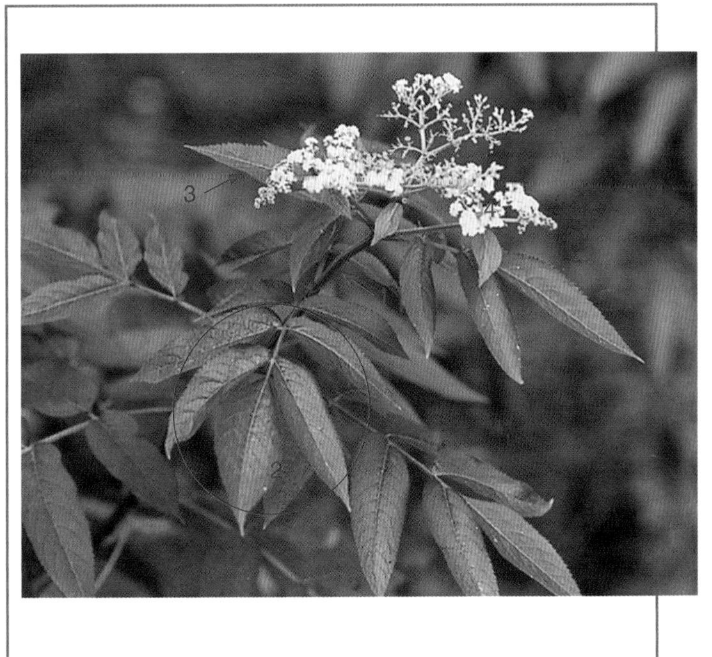

◎接骨木

倒吊笔

◎**常用别名**

倒吊蜡烛、墨柱根、章表。

◎**植物基源**

夹竹桃科植物倒吊笔 *Wrightia pubescens* R. Br. 的根或茎。

◎**采收加工**

全年均可采收，除去泥土，洗净，晒干。生用。

◎**性味功用**

甘，凉。祛风通络，活血化瘀，解毒散结。内服：9~15 克，水煎服。

识别特征：乔木，高 5~12 米，全株有乳汁。茎有皮孔[1]，枝条平滑无毛，棕褐色。单叶对生；叶片卵形至矩圆状卵形[2]，两面均被柔毛。聚伞花序顶生；萼 5 裂，里面有腺体；花冠粉红色带白色或白色，高脚碟形[3]；鳞片与花冠裂片对生。蓇葖果长圆柱状，形似倒吊的水笔[4]。种子线形，有白色种毛。花期 6 月。生于山野或栽培于庭院。主产于广东、广西等地。

验方精选：①风湿性关节炎：倒吊笔 15 克，加酒、水各半，煎服。②慢性支气管炎：倒吊笔根 30 克，水煎，加糖分 2 次饭后服，每 10 日为 1 个疗程（服药后有恶心、呕吐、头晕等副作用）。③淋巴结结核：倒吊笔 15 克，水煎服。④急性肾炎：倒吊笔根、乌桕根皮、羊蹄藤、鹰不泊根各 30 克，猪肠根 25 克，每日 1 剂，水煎服，每日 3 次。

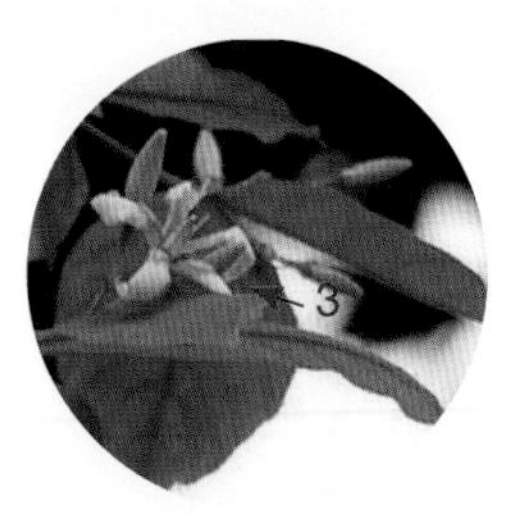

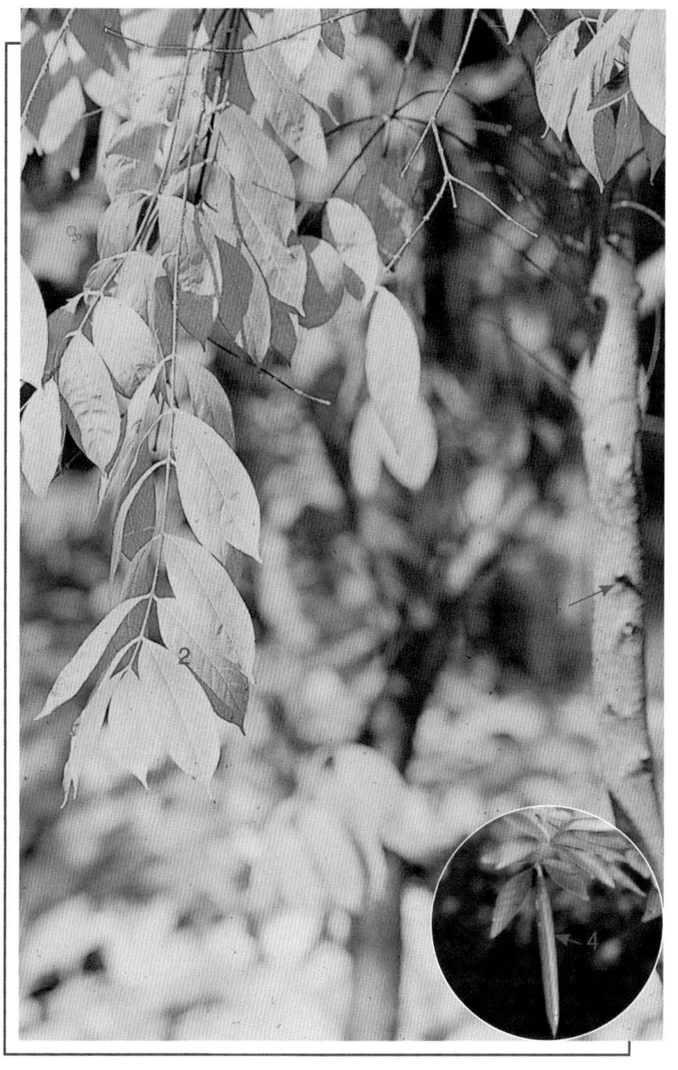

◎倒吊笔

臭牡丹

◎常用别名

大红袍、臭枫草、矮桐、臭灯桐。

◎植物基源

马鞭草科植物臭牡丹 *Clerodendrun bungei* Steud. 的茎、叶。

◎采收加工

夏季采收，洗净，晒干。生用或鲜用。

◎性味功用

苦、辛，平。祛风除湿，散瘀止痛，解毒消肿。内服：10~15 克，水煎服，或捣汁或入丸、散剂。外用：适量，捣敷或研末调敷，或煎水熏洗。

识别特征：落叶灌木，高 1~2 米。根黄白色。叶对生；叶片广卵形，边缘有锯齿而稍带波状[1]，叶面深绿色而粗糙，密被柔毛，叶背淡绿色而光滑，搓之有臭气。密集的头状聚伞花序顶生[2]，蔷薇红[3]，花芳香；花萼细小，漏斗形，先端 5 裂，裂片三角卵形，外面密布短毛及腺点；花冠下面合生成细管状，先端 5 裂，裂片线形至长圆形。浆果近球形。花期 7~8 月，果期 9~10 月。生于湿润的林边、山沟及屋旁，亦有栽培。主产于河北、河南、陕西、浙江、安徽、江西、湖北、湖南、四川、重庆、云南、贵州、广东等地。

验方精选：①风火牙痛：鲜臭牡丹叶 20~30 克。煮豆腐服。②脱肛：臭牡丹叶适量。煎汤熏洗。③痈疽发背：臭牡丹叶晒干，研极细末，加适量蜂蜜调敷患处（阴疽忌用）。④乳腺炎：鲜臭牡丹叶 250 克，蒲公英 9 克，麦冬全草 120 克，水煎冲黄酒、红糖，分数次服。

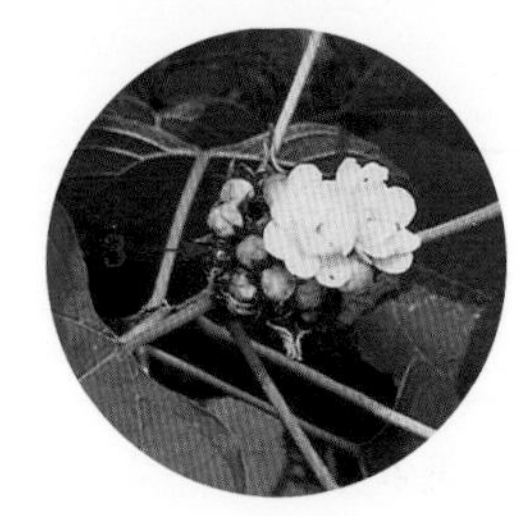

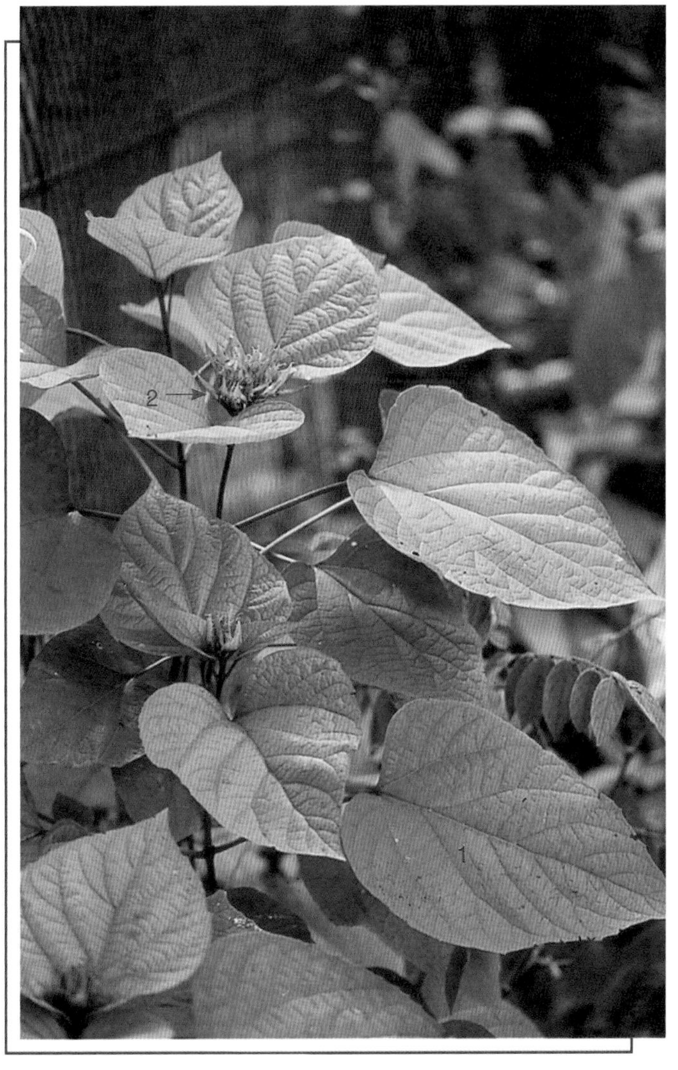

◎臭牡丹

半枫荷

◎**常用别名**

白背枫、翻白叶树。

◎**植物基源**

梧桐科植物翻白叶树 *Pterospermum heterophyllum* Hance 的根。

◎**采收加工**

全年均可采收，洗净，晒干。生用。

◎**性味功用**

甘、淡，微温。祛风除湿，活血消肿。内服：15~30 克，水煎服或浸酒服。

识别特征：乔木，高可达 20 米。小枝被红色茸毛。叶异型，革质；幼树或萌发枝上的叶盾形，掌状深裂（形似枫叶）[1]；成年树上的叶长圆形或卵状长圆形（形似荷叶）[2]；上面无毛，绿色，下面密被黄褐色茸毛，显黄白色，故称“翻白叶”；托叶线状长圆形。花腋生，单生或 2~4 朵聚生，小苞片 2~4，全缘；萼片 5，狭披针形；花瓣 5，白色[3]。蒴果木质，长椭圆形，密被黄褐色星状毛[4]。种子多数，顶端有膜质斜翅。花期 8 月。生于丘陵山地疏林中。主产于广东、广西、福建、台湾等地。

验方精选：①跌打肿痛：半枫荷、肿节风、盐肤木根各 30 克，水煎服。②血崩：半枫荷、一匹绸叶、大叶紫珠叶各 30 克，煲鸡肉服。③风湿关节痛、腰肌劳损：半枫荷 30 克，煲猪骨或瘦肉服。

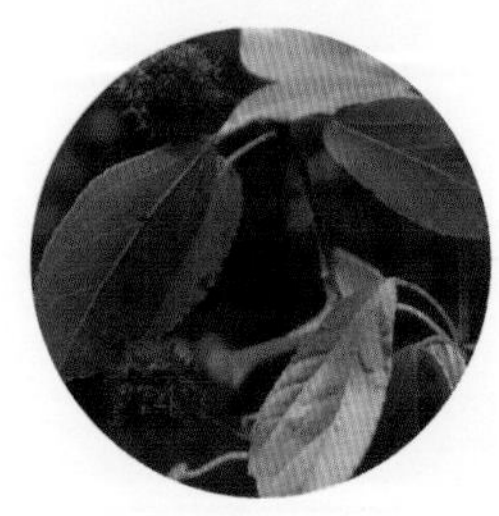

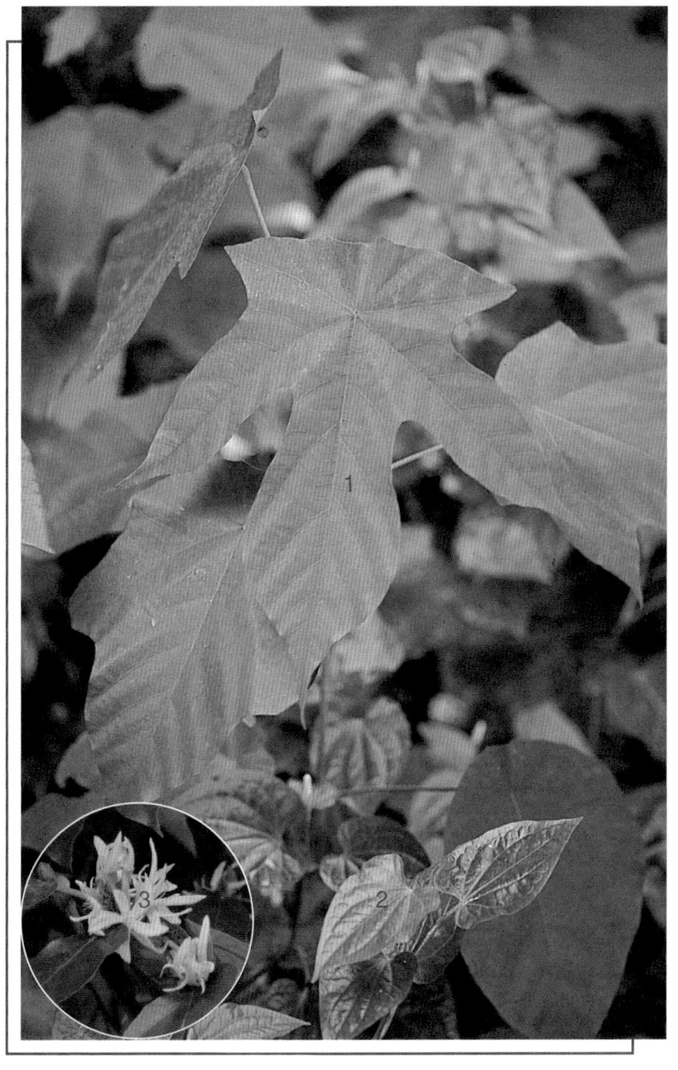

◎翻白叶树

走马胎

◎常用别名

走马风、山猪药、走马藤、大叶紫金牛。

◎植物基源

紫金牛科植物走马胎 *Ardisia gigantifolia* Stapf 的根。

◎采收加工

秋季采挖，洗净，除去须根，晒干。生用。

◎性味功用

辛，温。祛风湿，壮筋骨，活血祛瘀。内服：9~15克（鲜者30~60克），水煎服，或浸酒。外用：适量，研末调敷。

识别特征： 常绿灌木。根茎呈念珠状，膨大，粗壮，外皮淡棕色至暗紫色，断面黄白色，有血点。单叶互生，常集生于枝顶，纸质；叶片长椭圆形或长圆状披针形，边缘有细锯齿[1]，齿端有腺点，叶脉通常紫红色，上面有黑色凸起的腺点，下面紫红色。圆锥花序顶生，花淡紫色[2]；萼片5裂，裂片近三角形；花冠5深裂，裂片卵形至广卵形。浆果圆形，熟时红色。花期4~7月，果期10~12月。生于林下、山谷阴湿处。主产于广西、广东等地。

验方精选： ①四肢疼痛及产后瘀血：走马胎15克，水煎服。②跌仆损伤、风湿骨痛：走马胎60克，朱砂根90克，五指牛奶、土牛膝各120克，浸好酒1500克，3日可用，每日早晚各服60克，兼用药酒外擦患处。③闭塞性脉管炎：走马胎15克，山栀子（打碎）12克，土茯苓、红花、黄芪、归尾各10克，皂角刺、防风、防己、乳香各6克，没药3克，用米酒500毫升浸上药7~10日可用，每日服3次，每次15毫升。

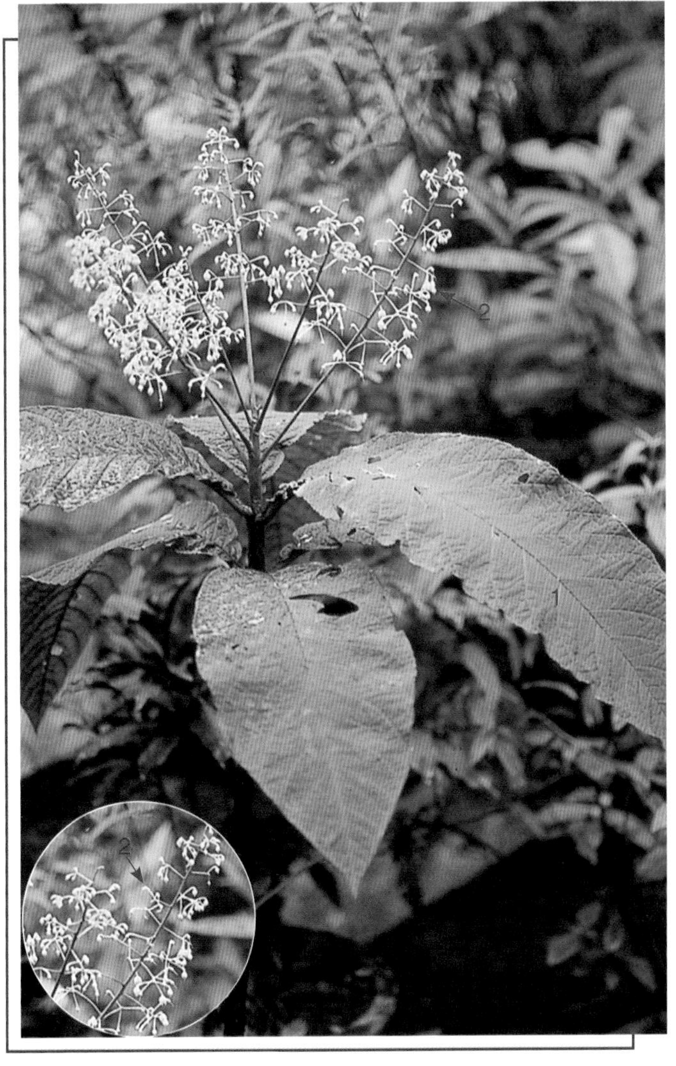

◎走马胎

三十六根

◎常用别名

双飞蝴蝶、小霸王、鸡骨香、三十六荡、白龙须、哮喘草、藤细草。

◎植物基源

萝藦科植物柳叶娃儿藤 *Tylophora ovata* (Lindl.) Hook. ex Steud. 的根。

◎采收加工

全年均可采收，以夏季开花前或秋季采收质量较好，挖取根部，除去茎叶及泥土，晒干。生用。

◎性味功用

辛，温；有小毒。祛风除湿，散瘀止痛，止咳定喘，解蛇毒。内服：3~10 克，水煎服。外用：适量，捣敷。

识别特征：多年生藤本，长达数米，全株被锈黄色柔毛[1]。根茎短，根细长。茎圆柱形，上部缠绕。单叶对生；叶片长卵形，全缘，侧缘明显[2]。聚伞花序伞房状，腋生；花小，淡黄色或黄绿色[3]；花萼裂片 5，卵形，有缘毛；花冠辐状。蓇葖果双生，卵状窄披针形，近水平展开[4]。种子卵形，顶端有一簇白色长毛。花期 7~8 月，果期 8~12 月。生于山坡林缘或路边草丛中。主产于台湾、湖南、广东、广西、云南等地。

验方精选：①慢性支气管炎：三十六根 1 份，小叶榕 3 份，捣碎，每日服 3 次，每次 1 克，饭后用葫芦茶煎汤服。②眼镜蛇咬伤：鲜三十六根适量，捣烂，加适量酒，由近心端开始擦患处，留出伤口勿擦。③哮喘顽疾：三十六根 10 克，水煎服；痰吐出后，以大蓟 12 克，金不换 15~25 克，小罗伞 10 克，煲猪肉吃。④跌打瘀血肿痛：三十六根、三七各 10 克，肿节风 15 克，水煎服，药渣捣烂，酒炒，热敷患处。

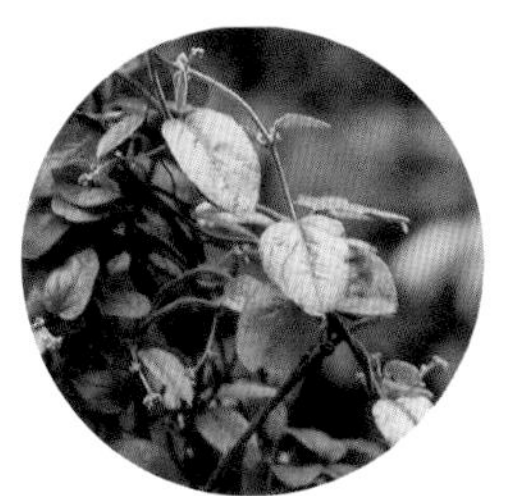

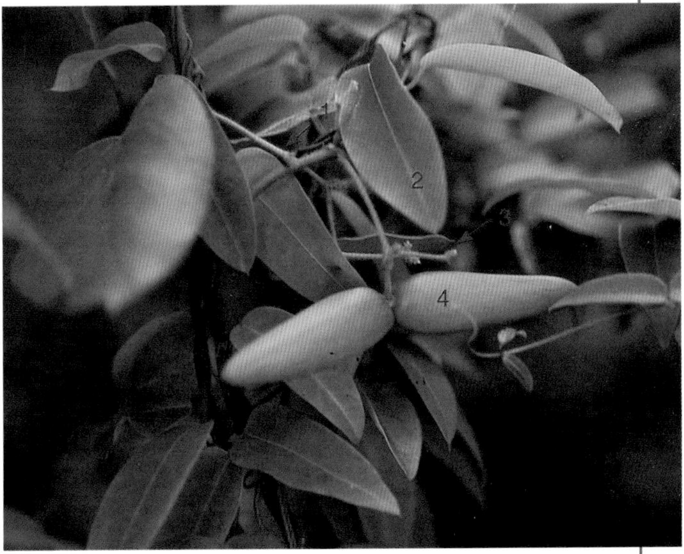

◎柳叶娃儿藤

小叶买麻藤

◎**常用别名**

脱节藤、春根藤、竹节藤、接骨藤。

◎**植物基源**

买麻藤科植物小叶买麻藤 *Gnetum parvifolium* (Warb.) C.Y. Cheng ex Chun 的茎叶或根。

◎**采收加工**

全年均可采收，除去泥土，晒干或晾干。生用或鲜用。

◎**性味功用**

苦，温。祛风除湿，散瘀止痛，化痰止咳。内服：6~10 克（鲜品 15~30 克），水煎服。外用：适量，捣敷或捣烂酒炒敷。

识别特征：常绿木质藤本，茎枝圆形或扁圆形，皮灰褐色或暗褐色，节部膨大呈关节状[1]，皮孔明显，横断面有 5 层黑色圆圈，呈蛛网状花纹。叶对生[2]；叶片长椭圆形或卵状长椭圆形，全缘。花单性，轮生于有节的穗状花序[3]上；总苞浅杯状，由多数苞片合生而成；雄花序不分枝或 1 次分枝；雌花序生于老枝上。种子核果状[4]，成熟时假种皮肉质红色。花期 4~6 月，果期 9~11 月。生于山谷、溪边、林下。主产于福建、江西、河南、广西、广东等地。

验方精选：①慢性支气管炎：小叶买麻藤、盐肤木各 10 克，胡颓子叶 5 克，水煎服。②风湿关节痛：小叶买麻藤、三叉苦各 10 克，入地金牛 6 克，水煎服。③腰痛：小叶买麻藤、葫芦茶各 10 克，水煎服。④骨折：鲜小叶买麻藤茎皮、叶适量，捣烂，酒炒，复位后热敷患处，夹板固定，每日换 1 次。⑤急性胰腺炎：小叶买麻藤 10 克，水煎服。

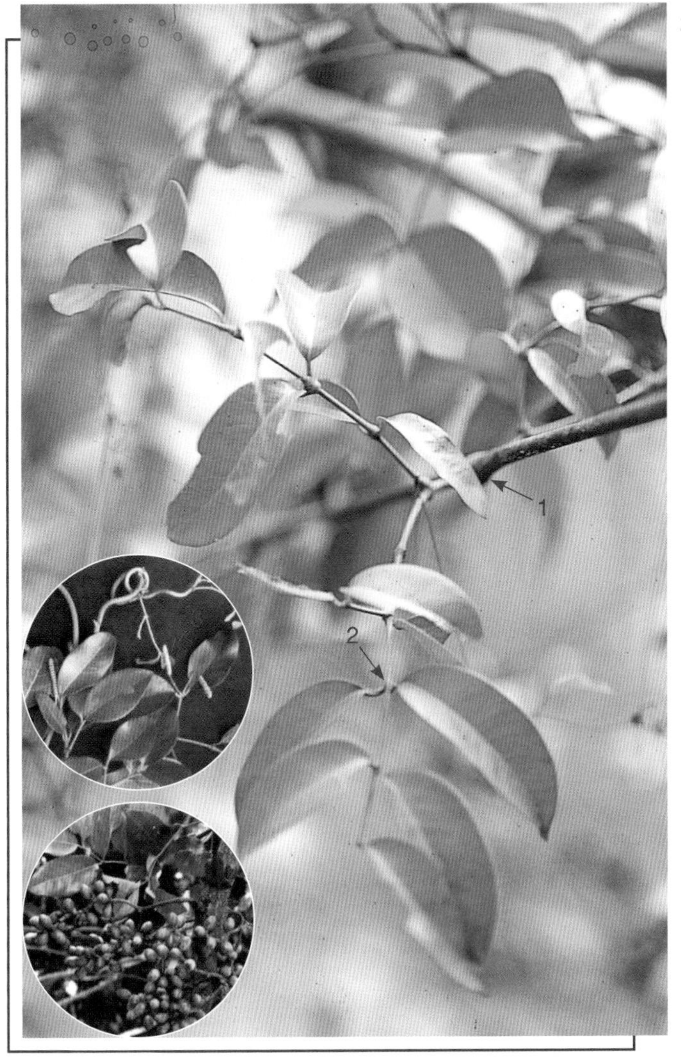

◎小叶买麻藤

梧桐叶

◎常用别名

桐麻叶、苍桐叶、青桐叶、春麻叶、白梧桐叶。

◎植物基源

梧桐科植物梧桐 *Firmiana platanifolia* (L. f.) Marsili 的叶。

◎采收加工

宜秋季采收。鲜用或晒干用。

◎性味功用

苦，寒。祛风除湿，清热解毒，平抑肝阳。内服：15~30 克，水煎服。外用：适量，鲜叶敷贴；或煎水洗，或研末调敷。

识别特征：落叶乔木，树干直，高可达 15 米。树皮青绿色[1]，平滑。单叶互生，3~5 掌状深裂[2]，基部心形；叶柄长[3]，被褐色毛。圆锥花序顶生；单性小花淡绿色[4]；萼片 5，外密被淡黄色小柔毛[5]；无花瓣。果膜质，成熟前开裂为 5 枚叶状果瓣，种子着生于果瓣边缘。花期 6~7 月，果期 8~10 月。常栽培作行道树，村边、路旁亦有生长。我国北自河北，南至云南均有栽植。

验方精选：①风湿骨痛、跌打骨折、哮喘：梧桐叶 15~30 克，水煎服。②发背欲死：梧桐叶适量，煅灰，加适量蜂蜜敷之，待干即可。③背痈：取鲜梧桐叶，洗净，用银针密刺细孔，并用醋浸，整叶敷贴患部。④痔疮：梧桐叶 7 张，硫黄 4.5 克，水、醋各半煎汤，先熏后洗。⑤臁疮：鲜梧桐叶适量，洗净，用银针密刺细孔，再用米汤或开水冲泡，全叶敷患处，每日换 2 次。

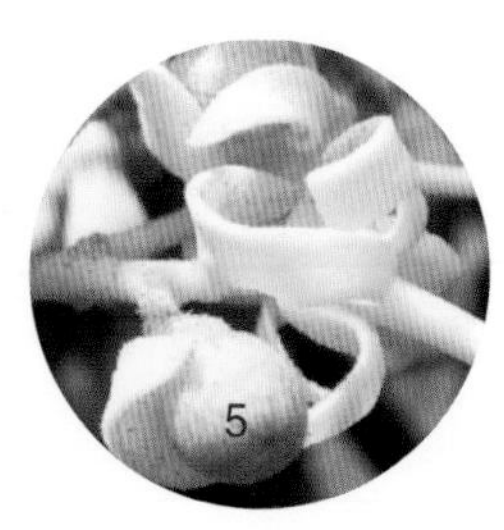

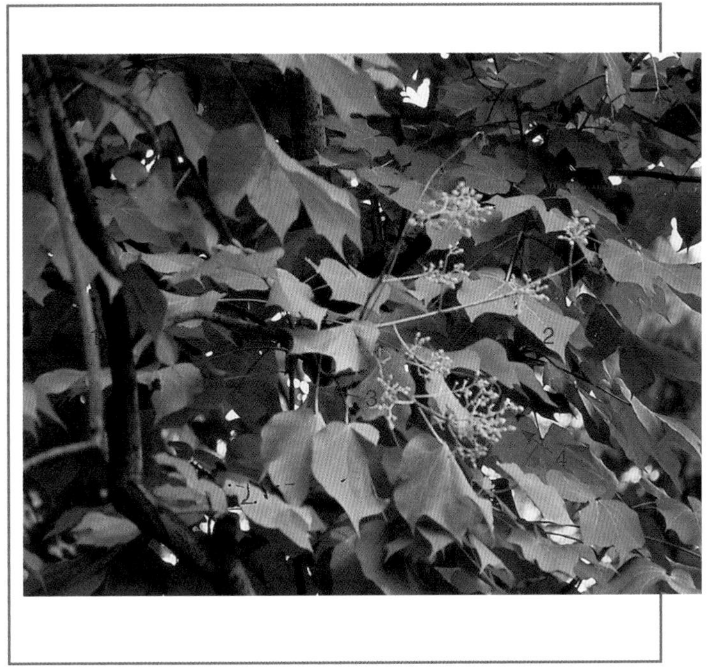

◎梧桐

常春藤

◎常用别名

尖角枫、爬墙虎、钻天风、风藤草。

◎植物基源

五加科植物常春藤 *Hedera nepalensis* K. Koch var. *sinensis* (Tobl.) Rehd. 的茎、叶。

◎采收加工

全年可采根及茎叶，秋冬季采收果实，把根与茎、叶分开，把根部泥土洗净，切段，再与茎和叶晒干。生用。放置干燥通风处，防潮防霉。

◎性味功用

甘，凉。祛风利湿，平肝潜阳，清热解毒。内服：3~15 克，水煎服、浸酒或捣汁服。外用：适量，煎水洗或捣敷。

识别特征：多年生常绿攀缘藤本，长达 20 米。茎圆柱形，黄褐色，具气根[1]，幼枝有锈色鳞片。叶互生，革质，光滑；营养枝上的叶三角状卵形或戟形，全缘或 3 裂解；花枝上的叶椭圆状卵形或披针形，全缘[2]；叶柄细长，有锈色鳞片。花萼几全缘，有棕色鳞片；花瓣 5，黄绿色。果球形[3]，黄色或红色。花期 8~9 月，果期 9~10 月。生于阴湿山坡、沟谷、石壁上或树干上。分布于华中、华南、西南各地及陕西、甘肃等地。

验方精选：①肝炎：常春藤、败酱草各 10 克，水煎服。②关节风痛及腰部酸痛：常春藤茎 9~12 克，黄酒、水各半煎服，并用水煎汁洗患处。③产后感风头痛：常春藤 9 克，黄酒炒，加红枣 7 个，水煎，饭后服。④疔疮：用发绳扎住，将常春藤捣汁，和蜂蜜服，外以葱、蜂蜜捣敷患处四周。⑤托毒排脓：鲜常春藤 30 克，水煎，加水、酒兑服。

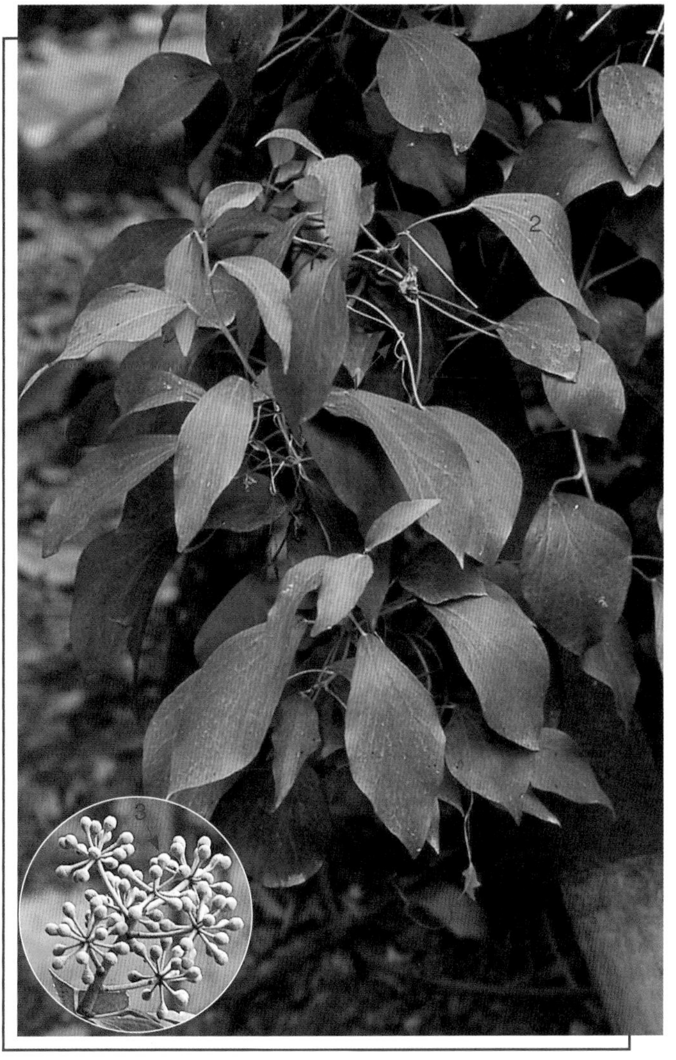

◎常春藤

大枫艾

◎常用别名

牛耳艾、大骨风、艾纳香、冰片艾。

◎植物基源

菊科植物艾纳香 *Blumea balsamifera* (L.) DC. 的叶及嫩枝。

◎采收加工

全年可采，但以秋季采收者质量较好。采收后，洗净，阴干。生用或鲜用。

◎性味功用

辛、苦，温。祛风除湿，活血化瘀，杀虫疗癣。内服：9~18 克，水煎服。外用：适量，煎水淋洗或研末调敷。

识别特征：多年生木质草本，高 1~3 米。全体密被黄色绒毛或绢毛，揉碎时有冰片香气。叶互生；叶片椭圆形或矩圆状披针形[1]，边缘具不规则锯齿[2]，两面密被茸毛。头状花序顶生，伞房状[3]；总苞片数轮，外轮较内轮短；管状花黄色，异形；缘花雌性，盘花两性。瘦果具有 10 棱，冠毛淡白色。花期 3~5 月，果期 9~10 月。生于旷野、路旁、山坡、沟边。主产于广西、广东、贵州、云南等地。

验方精选：①风湿性关节炎：大枫艾、蓖麻叶、石菖蒲各适量，水煎洗。②跌打损伤、疮疖痈肿、皮肤瘙痒：鲜大枫艾叶适量，捣烂外敷或煎水洗患处。③外感风热、发热头痛：大枫艾、路边青、大青叶各 15 克，水煎服。④痛经：大枫艾 30 克，益母草 20 克，水煎分 2 次服。⑤小儿热盛惊风，昏迷抽搐: 大枫艾 10 克，白颈蚯蚓（芭蕉树根下者佳）3~5 条，水煎服。

附注：大枫艾根也可用于风湿性关节炎、痛经。

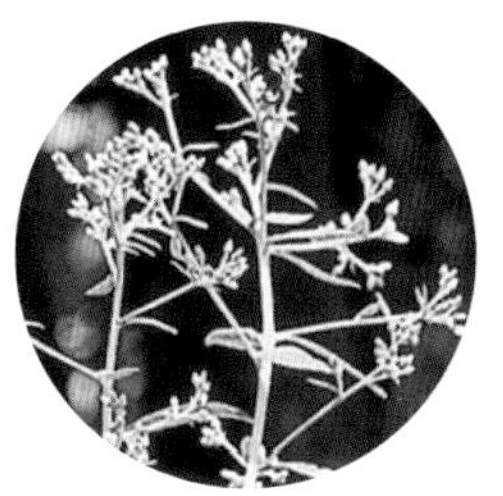

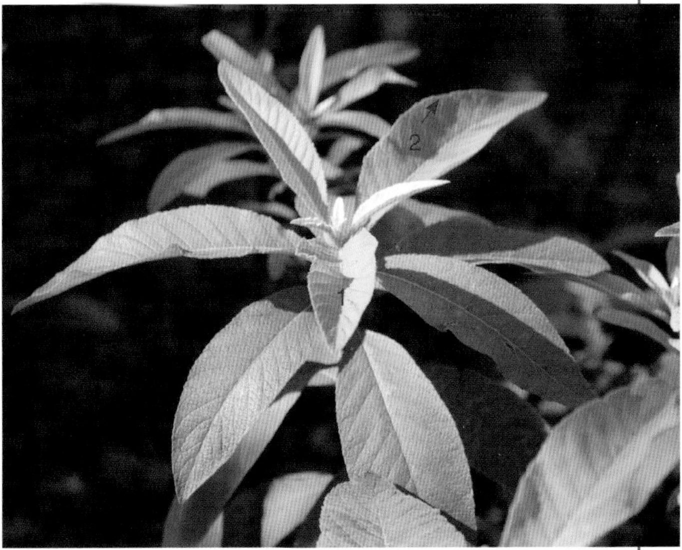

◎艾纳香

马鞍藤

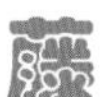

◎**常用别名**

二叶红薯、狮藤、马蹄金、马蹄草。

◎**植物基源**

旋花科植物鲎藤 *Ipomoea pesca* (L.) Sweet 的全草。

◎**采收加工**

全年均可采收，除去泥土，晒干。生用或鲜用。

◎**性味功用**

辛、苦，微寒。祛风除湿，解毒消痈。内服：10~30 克（鲜品 30~60 克），水煎服。外用：适量，捣敷，或烧存性研末调敷。

识别特征：多年生蔓性草质藤本，植物体微带紫红色。根茎匍匐状[1]。茎光滑，细瘦。茎叶有白色乳汁；叶互生，广椭圆形或圆形，长与宽约近等长，先端2裂，呈“马鞍”状[2]，全缘，基部圆形或微尖，两面光滑无毛；叶柄基部微具鞘，多具腋芽。花腋生；萼片 5，绿色；花冠喇叭状，白色或紫红色[3]。蒴果卵圆形，内含黄褐色种子。花期夏、秋季。生于山坡、田岸或沟边。分布于福建、广东、广西、台湾等地。

验方精选：①关节炎：马鞍藤 30 克，酌情加酒、水各半煎服。②痈疽疔疮：马鞍藤适量，红糖（或冬蜜）适量，捣烂外敷。③痈疽疔疮、无名肿毒：马鞍藤 10~30 克，洗净，煎汤加适量红糖内服。④痔疮漏血：马鞍藤 30 克，猪大肠 500 克，炖服。

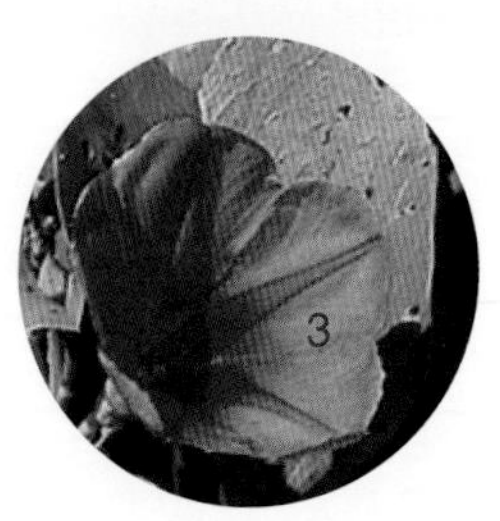

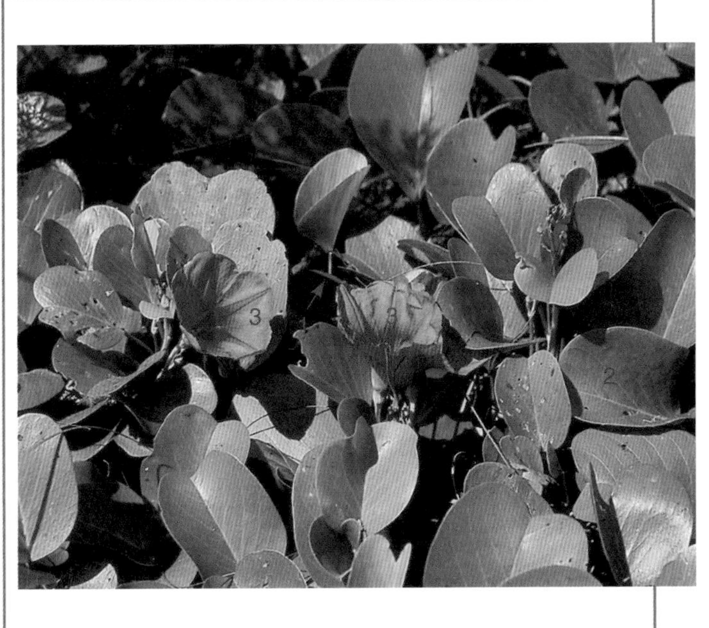

◎萓藤

龙须藤

◎常用别名

过岗龙、乌藤、羊蹄风、九龙藤。

◎植物基源

豆科植物龙须藤 *Bauhinia championii* (Benth.) Benth. 的茎。

◎采收加工

随时可采，采后切片，晒干。生用或鲜用。

◎性味功用

甘、辛，平。祛风除湿，散瘀止痛，续筋接骨。内服：10~15 克（鲜品 30~60 克），水煎服。

识别特征：常绿攀缘木质藤本，高 2~7 米。幼枝浅黄色[1]，密布锈黄色皮孔，嫩枝、花序、叶背均被短茸毛。单叶互生；叶片卵圆形、矩圆形或心脏形，半革质，前端 2 裂，或凹头，呈“燕尾”状，全缘[2]。总状花序顶生或腋生；萼筒 5 裂，长三角状，表面具短茸毛；花瓣 5 片，白色，离生。荚果表面有细网状纹，熟时开裂。种子黑色，扁圆形。花期 9~10 月，果期次年 1~2 月。生于山谷林缘。主产于广东、广西、福建、台湾、浙江、湖北、湖南、江西、贵州等地。

验方精选：①胃及十二指肠溃疡：龙须藤 15 克，入地金牛 6 克，水煎服。②风湿关节痛：龙须藤、骨碎补、南天竹各 15 克，酒、水各半煎服。③风湿性关节炎：龙须藤、五指毛桃、山苍子根、千斤拔各 15 克，半枫荷、黑老虎各 9 克，水煎服。④痢疾：龙须藤 15 克，山芝麻 30 克，算盘子 9 克，水煎服。

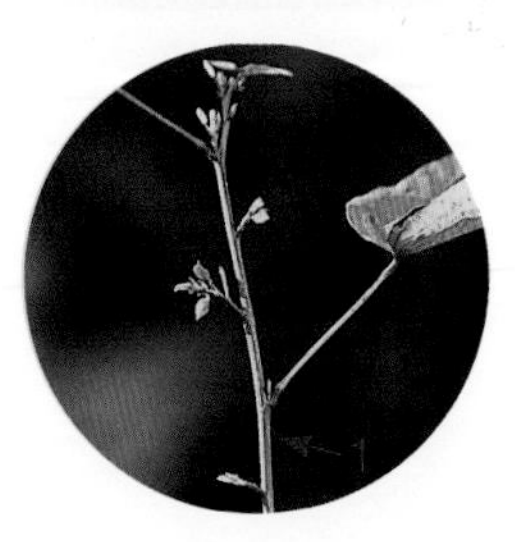

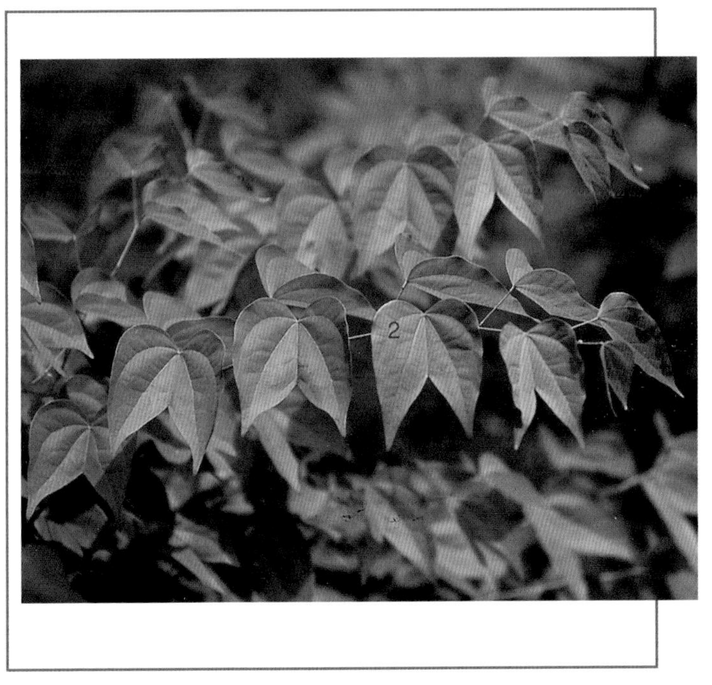

◎龙须藤

石楠叶

◎常用别名

风药、红树叶。

◎植物基源

蔷薇科植物石楠 *Photinia serrulata* Lindl. 的干燥叶。

◎采收加工

其叶全年可采，晒干后，扎成小把。生用。

◎性味功用

辛、苦，平。祛风通络，益肾助阳，透疹止痒。内服：5~15 克，水煎服或入丸、散剂。外用：适量，研末外撒或吹鼻。

识别特征：常绿灌木或小乔木，高达 12 米。树冠圆形，多分枝。叶互生，革质，叶片长椭圆形或长倒卵形，边缘有细密而尖锐的锯齿，上面深绿色，有光泽[1]，下面黄绿色，主脉突起[2]，两面常被有白粉。顶生圆锥伞房花序[3]；花萼钟状，裂片 5，三角形；花瓣 5，广卵圆形，白色。梨果红色，近球形。花期 4~5 月，果期 10 月。生于旷野山坡、杂木林中。也有栽培于庭园。主产于江苏、浙江等地。

验方精选：①女子神经性偏头痛：石楠叶 9 克，川芎、女贞子各 3 克，白芷、天麻各 4.5 克，水煎，分 3 次服。②鼠瘘：石楠叶、生地黄、茯苓、黄连、雌黄各 60 克，制成散剂，敷在疮上，每日 2 次。

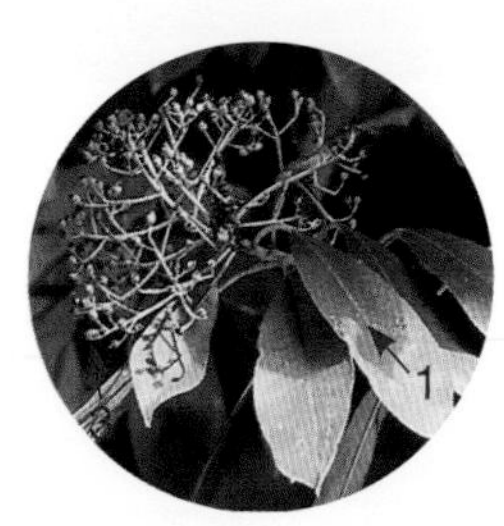

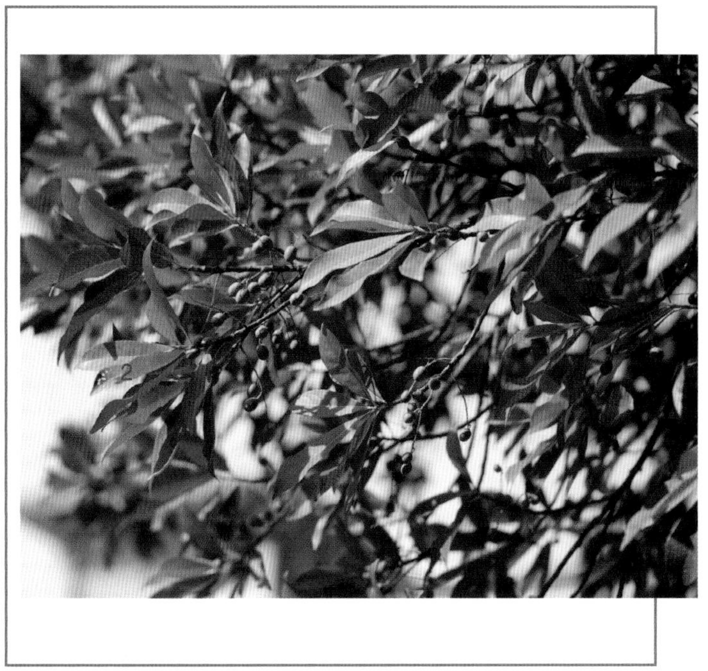

◎石楠

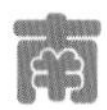
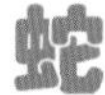
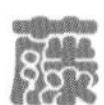

南蛇藤

◎**常用别名**

过山风、过山龙、大南蛇、穿山龙。

◎**植物基源**

卫矛科植物南蛇藤 *Celastrus orbiculatus* Thunb. 的藤茎。

◎**采收加工**

全年可采收，除去泥土，切段晒干。生用。

◎**性味功用**

微辛，温。祛风除湿，活血通经。内服：9~15 克，水煎服。

识别特征：落叶攀缘灌木，高达 3 米。小枝圆柱形，灰褐色或暗褐色[1]。单叶互生；叶片近圆形至广倒卵形，或长椭圆状倒卵形，边缘有钝齿[2]，下面叶脉隆起，有时具有短柔毛。聚伞花序顶生或腋生；花淡黄绿色[3]，雌雄异株；花萼裂片 5，卵形；花瓣 5，卵状长椭圆形。蒴果黄色，球形[4]。种子卵形，有红色肉质假种皮[5]。花期 4~5 月，果熟期 9~10 月。生于山坡、山沟及山坡的灌木丛中。我国大部分地区有分布。

验方精选：①风湿性筋骨痛、腰痛、关节痛：南蛇藤、凌霄花各 120 克，八角枫根 60 克，白酒 250 克，浸 7 日，每日临睡前服 15 克。②筋骨痛：南蛇藤 15 克，水煎服。③小儿惊风：南蛇藤 9 克，大青根 4.5 克，水煎服。④痧症：南蛇藤 15 克，水煎加适量酒服用。⑤痢疾：南蛇藤 15 克，水煎服。

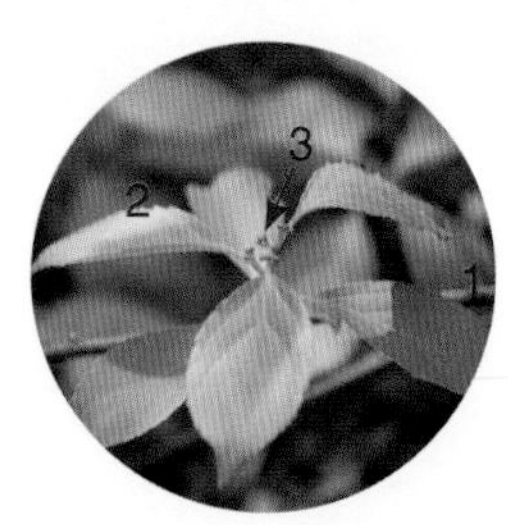

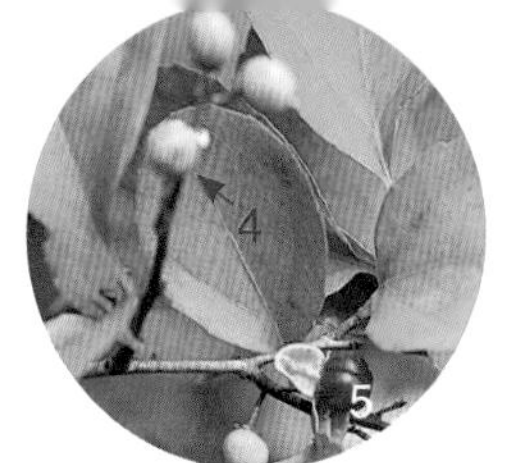

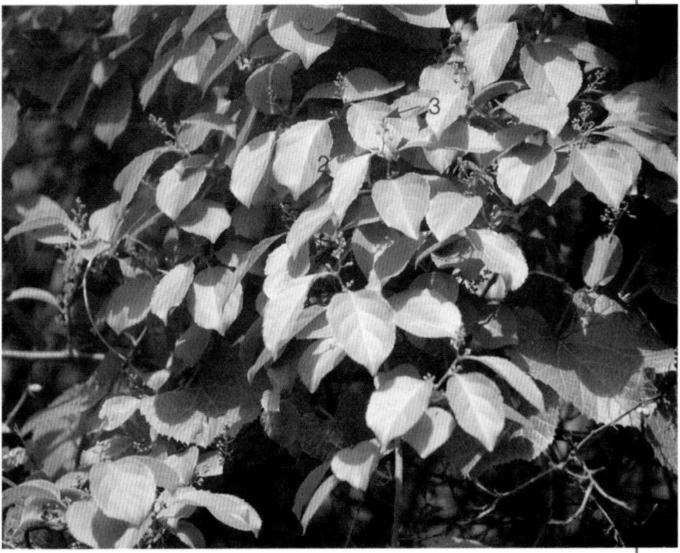

◎南蛇藤

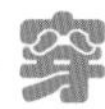

穿根藤

◎常用别名

春根藤、木头疳、伸筋藤。

◎植物基源

茜草科植物蔓九节 *Psychotria serpens* L. 的枝、叶或全株。

◎采收加工

全年可采，割取枝叶，晒干。生用。

◎性味功用

苦、辛，平。祛风除湿，消肿止痛。内服：6~10 克，水煎服。

识别特征：多枝平卧灌木[1]。茎上常生有不定根。叶小，纸质，对生；叶片卵形、倒卵形或卵状矩圆形[2]；托叶膜质、短鞘状，早落。圆锥花序顶生；萼管倒圆锥状；花冠白色[3]，外面稍呈秕糠状，5 裂。核果小，近球形，白色，有 4~5 条纵棱。花期秋季。常攀附于石上或树上。主产于我国南部。

验方精选：①反胃噎膈：穿根藤鲜茎叶 30 克，捣烂绞汁，加适量糖浆、白酒服用。②小便浑浊：穿根藤干全株 6 克，水煎服，或合猪小肠炖服。③肠风下血，每日大便五六次：穿根藤茎连叶、槐花各 10 克，一枝香 5 克，水煎，泡红糖服。④急性喉炎：穿根藤鲜根捣汁一小杯，徐徐吞咽。⑤痔肿：穿根藤鲜根捣汁，涂患处。

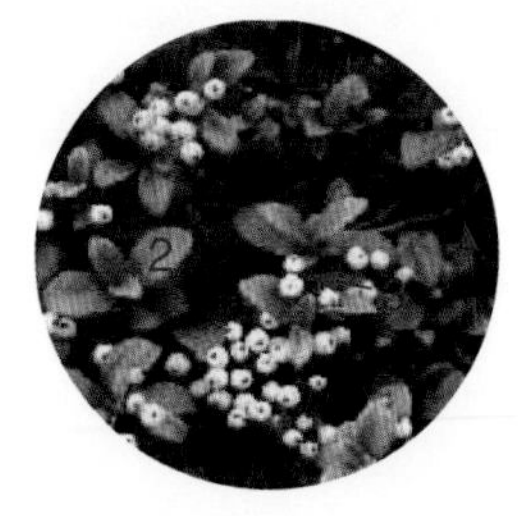

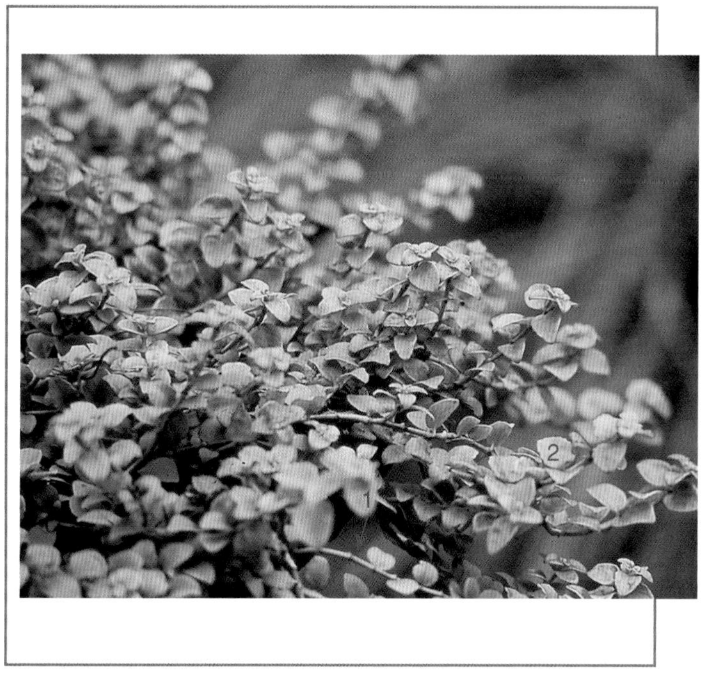

◎蔓九节

酒饼叶

◎常用别名

山橘叶、鸡爪香、鸡爪藤、鸡爪风。

◎植物基源

番荔枝科植物假鹰爪 *Desmos chinensis* 的叶。

◎采收加工

夏、秋季采收，洗净，晒干。生用或鲜用。

◎性味功用

辛、苦，温。通络止痛，杀虫疗癣。内服：15~30克，水煎服或浸酒。外用：适量，煎水洗或捣敷。

识别特征：藤状灌木。枝粗糙，有灰白色凸起的皮孔。叶互生；叶片薄革质，矩圆形或矩圆状椭圆形[1]，秃净，全缘，上面光亮，下面粉绿色。花黄白色，与叶对生或近对生；萼片3，卵圆形，外被小柔毛；花瓣6，排成2轮，外轮大于内轮[2]，矩圆形或矩圆状披针形，外被小柔毛；雄蕊楔形，花丝粗大，肉质。果实串珠状[3]。种子圆球形。花期6月。生于丘陵及海滨的疏林中或灌木间。主产于贵州、云南、广东、广西等地。

验方精选：①跌仆损伤、骨痛皮肿：酒饼叶15克，捣烂，下铁锅炒至将焦，立即加入好酒煮沸，饮药酒，以药渣敷伤处。②胃肠胀气、消化不良、肾炎水肿、支气管炎：酒饼叶15~30克，水煎服。

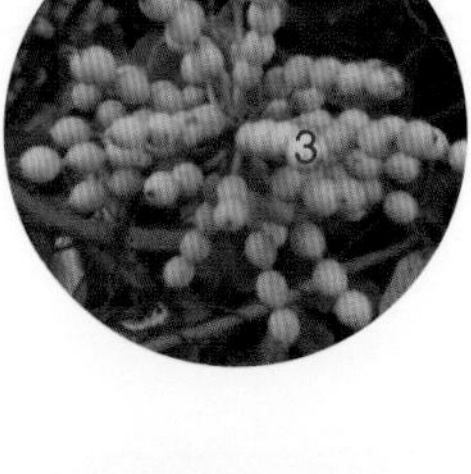

3

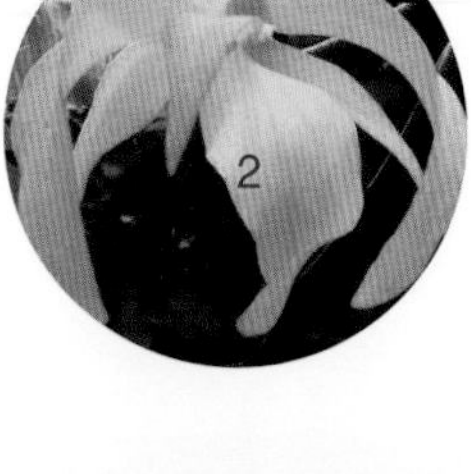

2

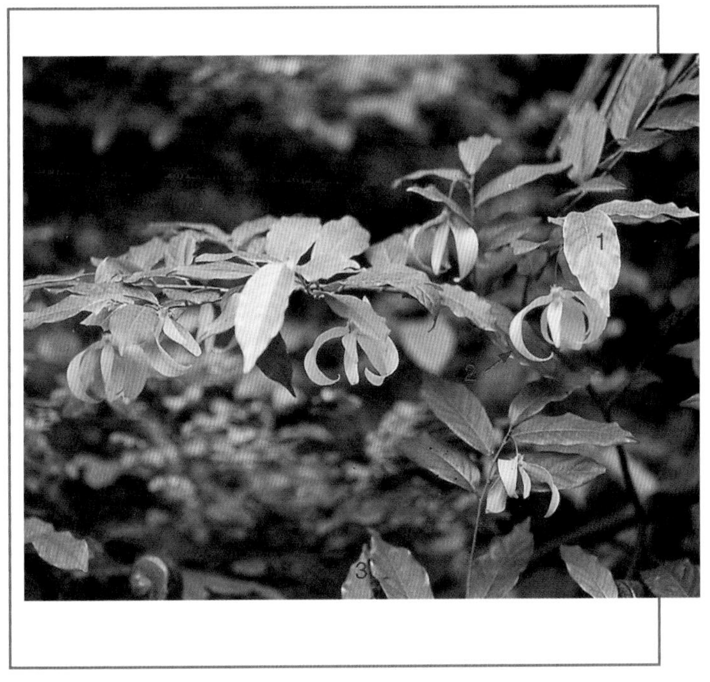

◎假鹰爪

珠兰

◎常用别名

鱼子兰、珍珠兰、鸡爪兰。

◎植物基源

金粟兰科植物金粟兰 *Chloranthus spicatus* (Thunb.) Mak. 的茎叶。

◎采收加工

全年均可采收，割取茎叶，切碎，晒干。生用。

◎性味功用

甘、辛，温。祛风除湿，止痛止血。内服：15~30克，水煎服。外用：适量，捣敷或研末撒。

识别特征：亚灌木，高可达1米。茎圆形，无毛。叶对生，革质；叶片卵形至倒卵形或长圆状椭圆形，边缘具圆锯齿，齿尖有腺点[1]，下面脉纹明显，叶面呈凹凸状。穗状花序纤弱，作圆锥花序式排列；花小，黄色[2]，芳香，无柄，无花被；苞片极小，为正三角形。核果卵状球形[3]。花期5~6月，果期8~9月。生于山区丛林中，庭园、花圃有栽培。主产于江苏、广东、广西、福建、台湾、云南等地。

验方精选：①风湿疼痛、跌打损伤：珠兰30克，水煎服或泡酒服。②感冒、腹胀：珠兰（全株）15~30克，水煎服。③刀伤出血：珠兰适量，研细末，撒于伤口处。④流感：珠兰、板蓝根、筋骨草各15克，大青叶30克，甘草3克，水煎服。

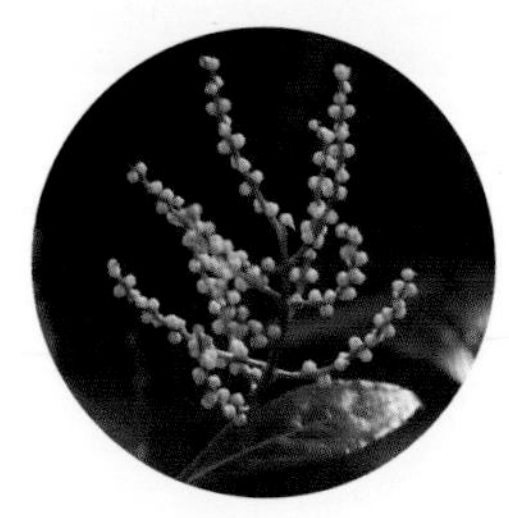

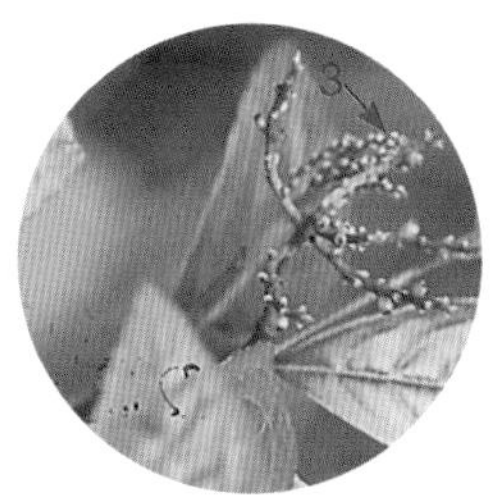

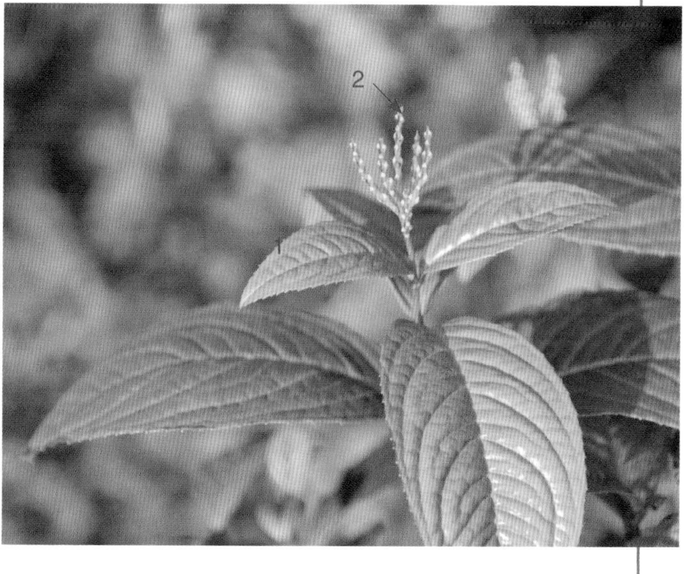

◎金粟兰

鹰不泊

◎**常用别名**

鸟不宿、画眉架、刺倒树、乌鸦不企树、竻当。

◎**植物基源**

芸香科植物勒榄 *Zanthoxylum avicennae* (Lam.) DC. 的根。

◎**采收加工**

全年采收，除去泥土，晒干。生用或鲜用。

◎**性味功用**

辛，温。祛风化湿，解毒消肿，活血散瘀。内服：15~30 克，水煎服或浸酒饮。外用：适量，浸酒外搽。

识别特征：常绿灌木或乔木，高可达 12 米。干和枝具红褐色的皮刺[1]。叶互生，单数羽状复叶，有少刺或无刺；小叶斜方状倒卵形或斜矩圆形[2]，顶生小叶矩圆形，边全缘稍作波浪形，或中部以上有不明显的浅圆锯齿。圆锥花序顶生[3]，或呈 2~3 次伞形花序式的分枝；花单性；萼片 5，卵形；花瓣 5，白色。果紫红色，有粗大腺点。种子黑色而亮。花期 6~8 月，果期 9~10 月。生于荒地、山坡、溪谷灌木丛中或疏林中。分布于我国南部。主产于广东、广西等地。

验方精选：①慢性肝炎：干鹰不泊 30 克，水煎服。②肾炎水肿：干鹰不泊 30 克，水煎服。③风湿骨痛、跌打瘀痛：干鹰不泊 30 克，水煎服。④跌打挫伤、腰部劳损、风湿关节痛、肥大性关节炎：鹰不泊、小果蔷薇根各 45 克，山花椒根 24 克，用烧酒 500 克浸泡半个月，第 1 次炖服 100 毫升，以后每次 50 毫升（酒量小者酌减），每日 2 次，同时适量外搽。

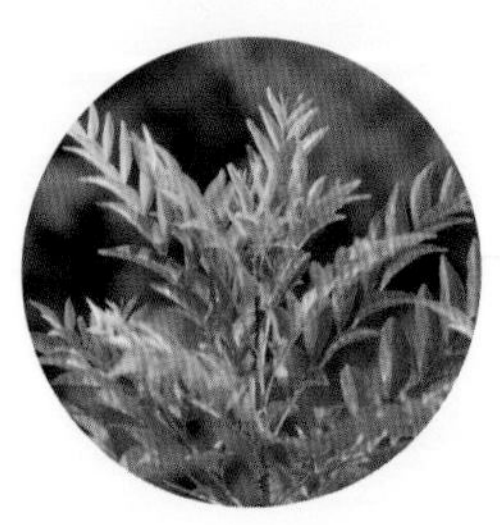

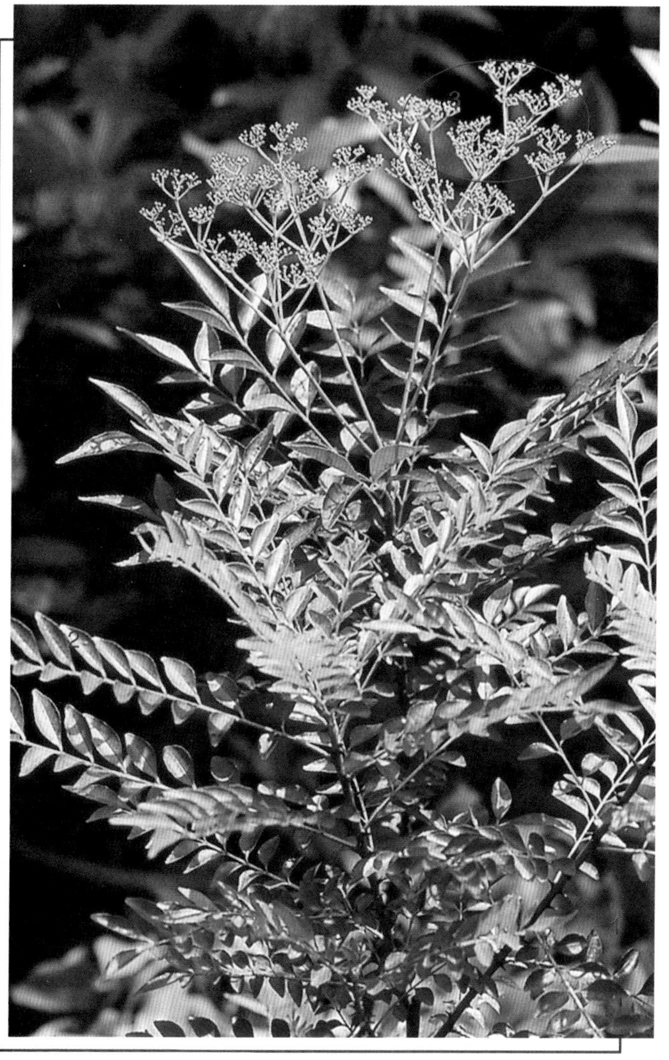

◎勒榄

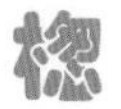

◎**常用别名**

楤根、刺老包根、箭当树根。

◎**植物基源**

五加科植物楤木 *Aralia chinensis* L. 的根。

◎**采收加工**

全年可采，除去泥土，切段晒干。生用。

◎**性味功用**

辛，微寒；有小毒。祛风除湿，利尿消肿，和胃止痛，止血化瘀。内服：15~30 克，水煎服或浸酒服。外用：适量，捣敷。

识别特征：落叶灌木或乔木，高达 8 米。茎直立，有许多脱叶痕，通常具针刺。二回或三回单数羽状复叶，羽片有小叶 5~11，基部另有小叶 1 对，卵形至广卵形，边缘具细锯齿，上面粗糙，下面绒毛状，沿脉上密被淡褐色细长毛。花序大，圆锥状，密被褐色短毛；花萼钟状，先端 5 齿裂；花瓣 5，白色，三角状卵形。果状核果，近球形，具 5 棱，花柱宿存，熟时紫黑色。花期 7~8 月，果期 9~10 月。生于山坡、沟谷林缘阴湿地。分布于河北、山东、江苏、浙江、湖南、湖北、江西、福建、四川、贵州、云南等地。

验方精选：①风湿关节痛：楤木、七叶莲、钩藤根各 15 克，猪脚适量，水炖服；或楤木、红草各 30 克，水煎服。②急性肾炎水肿：楤木 30 克，车前草、金丝草各 15 克，水煎服。③急性胆囊炎：楤木、白英各 30 克，水煎服。④遗精：楤木 15 克，鸡内金 6 克，水煎服。⑤跌仆损伤：鲜楤木根皮、生栀子、葱白等量，红糖少许，一同捣烂敷患处。

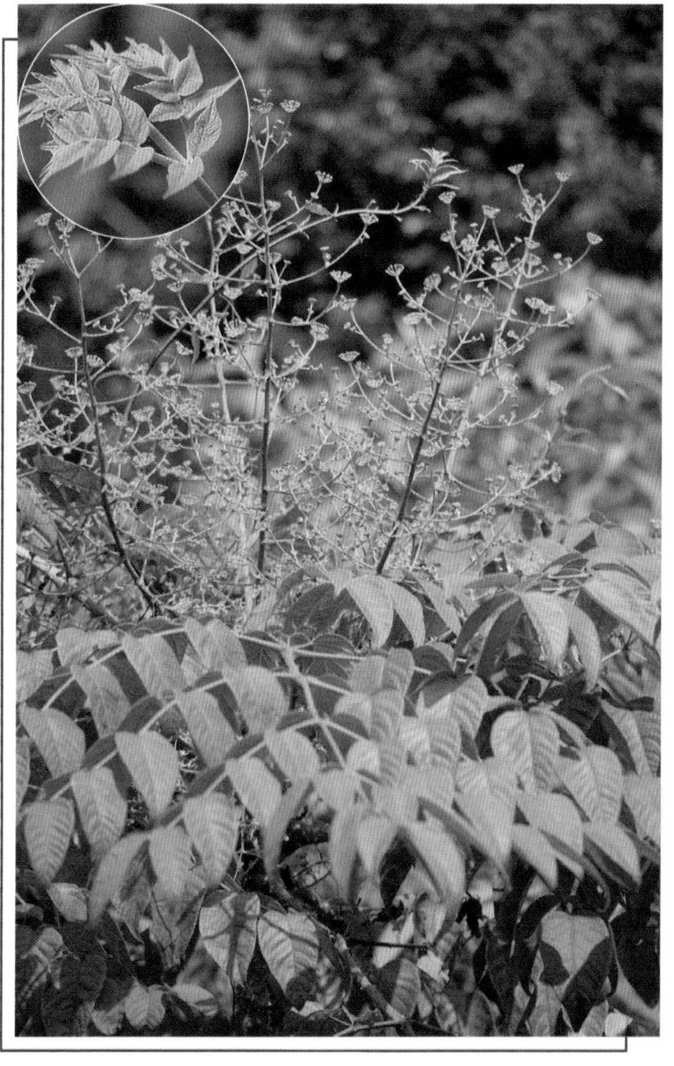

◎楤木

扁担藤

◎常用别名

腰带藤、羊带风、扁骨风。

◎植物基源

葡萄科植物扁担藤 *Tetrastigma planicaule* (Hook.) Gagn. 的藤茎及根。

◎采收加工

全年可采，洗净，切片，晒干。生用或鲜用。

◎性味功用

辛、微涩，温。祛风燥湿，舒筋活络。内服：15~30克，水煎服或浸酒服。

识别特征：木质大藤本，坚硬。茎扁平，扁担状[1]，破皮处有红色液体流出，有节[2]；卷须长而缠绕状，与叶对生。叶互生，具长柄，为掌状 5 小叶[3]；小叶卵状长椭圆形，边缘浅波状，两面绿色，无毛。伞房状聚伞花序腋生[4]，花淡绿色，花瓣宽卵状三角形。浆果肉质，卵圆形如雀卵大，熟时黄色。花期春季。生于高山密林下，缠绕它树上。分布于我国南部。

验方精选：①风湿性腰腿痛：扁担藤 15~30 克，水煎服或酒水煎服。②肌肉风湿痛：扁担藤适量，浸好酒，每日 1 服，另取药酒外搽患处。③骨节痛：扁担藤 30~60 克，水煎服。④疮疖肿毒、过敏性皮炎：鲜扁担藤适量，捣烂外敷。

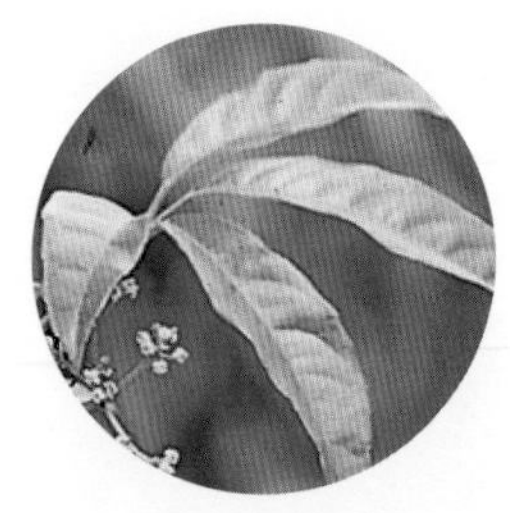

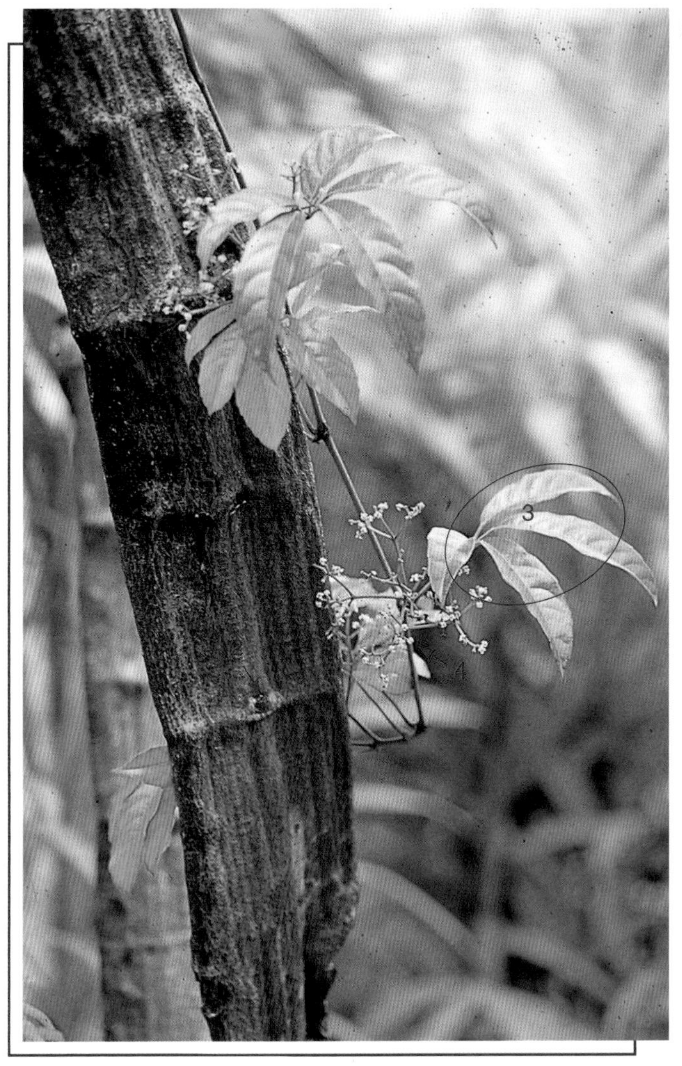

◎扁担藤

三加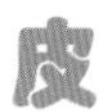

◎常用别名

五加皮、白簕根、刺三甲。

◎植物基源

五加科植物白簕 *Acanthopanax trifoliatus* (L.) Merr. 的根或根皮。

◎采收加工

9~10 月间挖取，鲜时剥取根皮，晒干。鲜用或生用。

◎性味功用

苦、辛，凉。祛风除湿，清热解毒，活血祛瘀，止咳平喘。内服：15~30 克，水煎服或浸酒服。外用：适量，煎水洗、研末调敷或捣敷。

识别特征：多年生攀缘状灌木，高 1~7 米。树皮灰白色，枝条具皮孔，有刺[1]。复叶互生；小叶通常 3 片，故名“三加”[2]，小叶片长卵形或长椭圆形，边缘有锯齿[3]。小花黄绿色；伞形花序集成顶生总状花序或复伞形花序[4]；花萼具 5 枚小齿，无毛；花瓣 5 片，白色带浅黄色，三角形。果球形，稍扁，黑色。花期 7~8 月，果期 11~12 月。生于溪边、山脚、路旁及丘陵地的灌木丛中。主产于广东、广西、福建、云南、贵州、四川、江西、湖南等地。

验方精选：①脚气、皮肤肿湿疼痛、健忘：三加皮（酒浸）、远志（去心）各 120 克，曝晒至干燥，研末，春、秋、冬季用浸药酒为糊，夏季则用酒为糊，制丸，每次服 30 克，空腹温酒送下。②腰痛：三加皮、杜仲（炒）各等份，研末，用酒制糊为丸，每次服 15 克，用温酒送下。③四五岁不能行：三加皮、川牛膝（酒浸 2 日）、干木瓜各等份，为末，每次服 6 克，加适量米汤送下，每日 2 次。

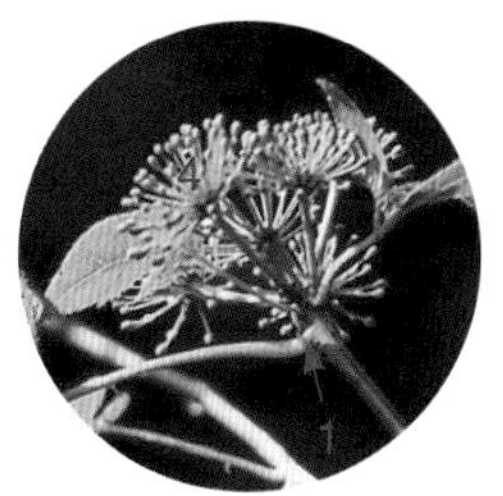

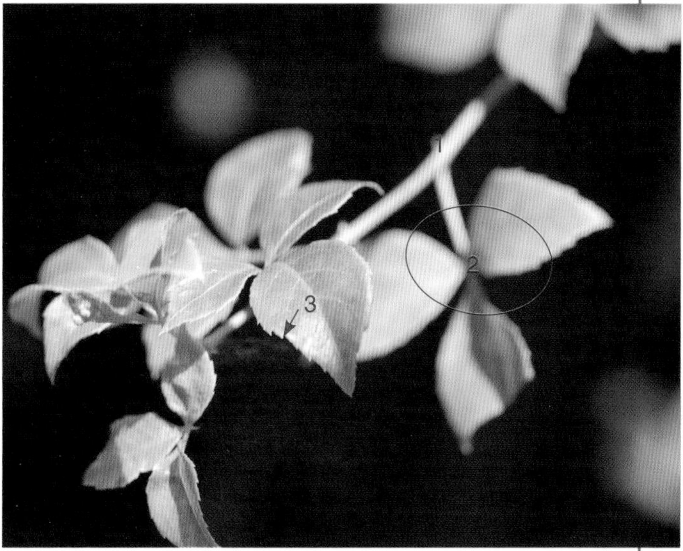

◎白簕

臭茉莉

◎**常用别名**

冬地梅、绣球花。

◎**植物基源**

马鞭草科植物臭茉莉 *Clerodendrum philippinum* schauer var. *simplex* Moldenke 的根或叶。

◎**采收加工**

全年可采，洗净，切片，晒干。生用。

◎**性味功用**

苦、淡，平。祛风除湿，疗痔提肛，杀疥止痒。内服：15~30 克，水煎服。外用：适量，煎水坐浴或熏洗。

识别特征：小灌木，高 1~2 米。小枝近四棱形，被毛。叶对生，有长柄[1]；叶片宽卵形或卵状心形，边缘具波状粗齿[2]，上面被黑色硬毛，下面密生白色茸毛，茎叶揉之有臭气。密集顶生聚伞花序，呈球形（故又称"绣球花"）[3]；总花梗短，顶端有较长的条状披针形总苞片；花萼漏斗状，红紫色；花冠白色或淡红色，单瓣或重瓣；雄蕊超出花冠。肉质核果近球形，有 4 槽纹，分裂为 4 枚小坚果，黑色中带蓝色，具膨大的宿存花萼。花期晚春至初冬。栽培或野生，野生者多见于路边、田园边、旷地上和石灰岩山脚。主产于安徽、湖南、四川、云南、贵州、广西、广东、福建、台湾等地。

验方精选：①风湿性关节炎、腰腿痛、瘫痪、脚气水肿：臭茉莉根 30 克，水煎服。②风湿骨痛、脚气水肿、带下病、高血压、支气管炎：臭茉莉根及叶 15~30 克，水煎服。③脚气、脚痛：臭茉莉根 30 克，炖鸡食，服 2~3 次。④痔疮、脱肛：臭茉莉干根适量，煎水坐浴。⑤皮肤瘙痒、疥疮疱疹：臭茉莉鲜叶适量，煎水洗患处。

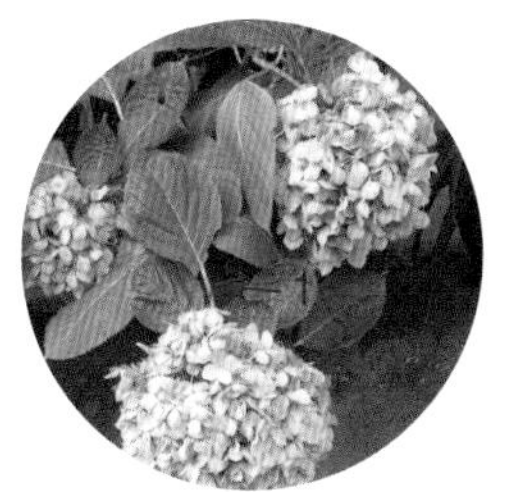

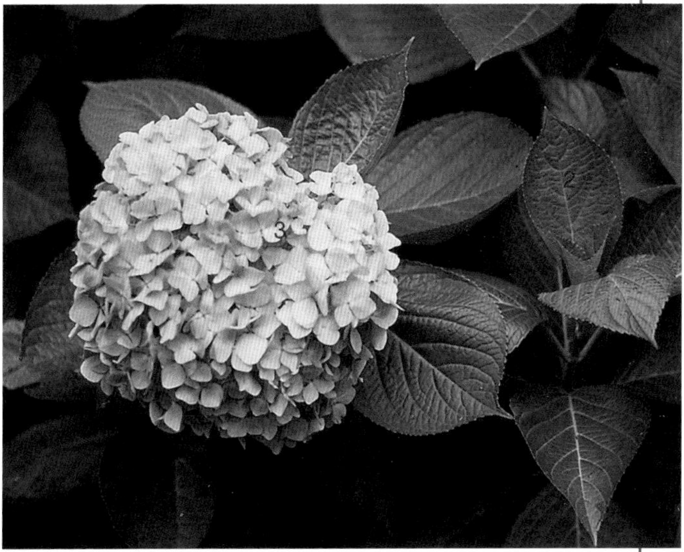

◎臭茉莉

赪桐

◎常用别名

荷苞花、红地木、百日红、状元红。

◎植物基源

马鞭草科植物赪桐 *Clerodendrum japonicum* (Thunb.) Sweet 的根、茎。

◎采收加工

8~9 月采收，洗净，晒干。生用或鲜用。

◎性味功用

甘，凉。祛风清热利湿，散瘀消肿。内服：10~15 克（鲜品 30~60 克），水煎服（或水酒煎）或研末。

识别特征：落叶灌木，高 1~3 米。茎上密被细柔毛。单叶对生；叶片广卵圆形，边缘有锯齿[1]，上面深绿色，疏被短毛，下面密被小圆形鳞片。疏松聚伞花序，并形成圆锥花序[2]，顶生；花萼红色，5 深裂，裂片长披针形；花冠鲜红色[3]；雄蕊 4，插生于花冠筒之上，伸出；雌蕊 1，长为雄蕊 2 倍，先端 2 裂，花柱细长。核果包于萼筒内，球形或倒卵形，果皮具汁，裂为 2 或 4 个小坚果[4]。花期 6~7 月。常栽培作行道树，村边、路旁亦有生长。主产于我国南部。

验方精选：①痔疮：赪桐根 15 克，炖猪大肠服用。②血痔：赪桐 15 克，鹅蛋 1 个，炖猪大肠服用。③疝气、失眠：赪桐 10~15 克，研粉，甜酒冲服。④风湿关节红肿热痛：赪桐根 15 克，忍冬藤 30 克，水煎服 。

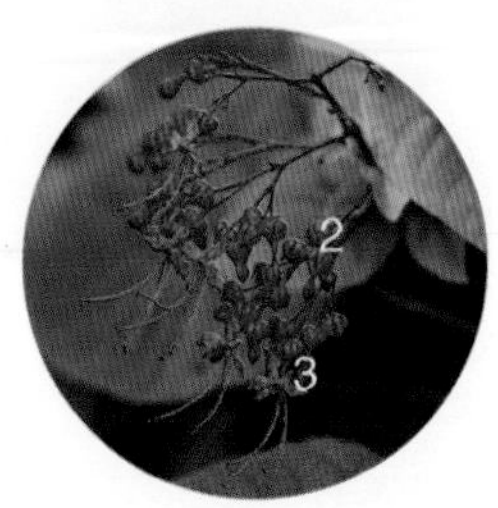

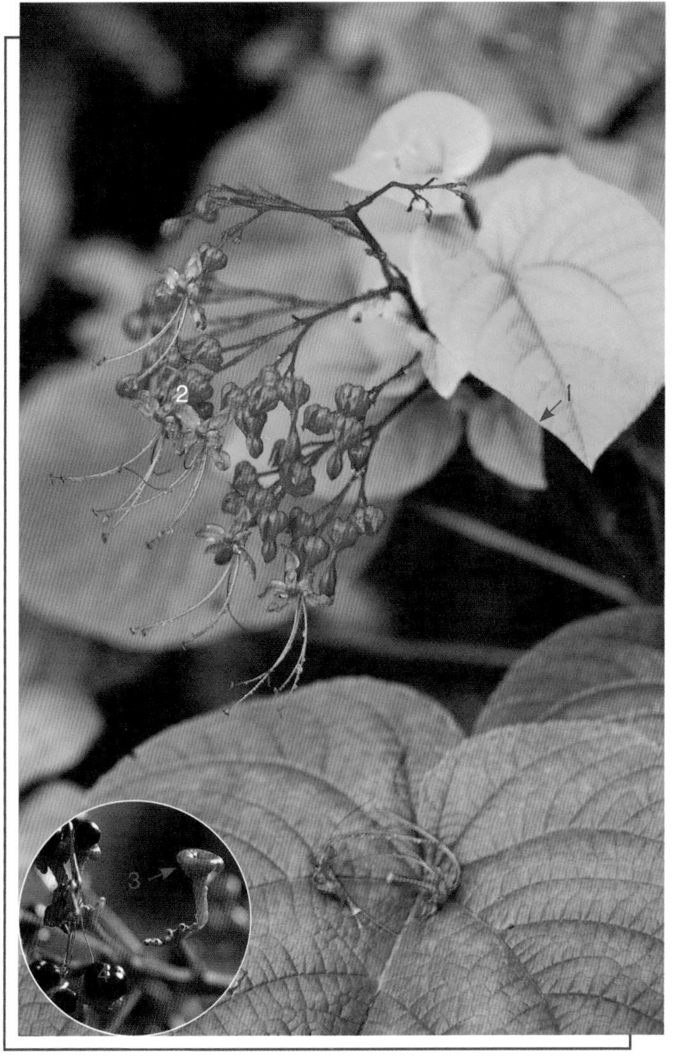

◎赪桐

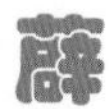

荔

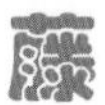

◎常用别名

爬墙虎、石龙藤、常春藤、追骨风。

◎植物基源

桑科植物薜荔 *Ficus pumila* L. 的茎、叶。

◎采收加工

4~6 月间采取带叶的茎枝，晒干，除去气根。生用。

◎性味功用

酸、苦，凉。祛湿利水，活血通络，清热解毒，补肾固精，固涩止泻。内服：9~15 克，水煎、捣汁或浸酒，或研末（冲）服。外用：适量，捣汁涂或煎水熏洗。

识别特征：常绿攀缘灌木，有乳汁。茎灰褐色[1]，多分枝，幼枝有细柔毛，幼时作匍匐状，节上生气生根。不育幼枝的叶小，互生卵形，至生长后，枝硬而直立，叶大而厚；托叶卵状三角形[2]，外面被细柔毛，革质；叶片椭圆形，全缘，上面近于无毛，下面密生细柔毛，侧脉和网状脉在下而隆起，呈小蜂窝状[3]。隐头花序[4]；花单性，小花多数，着生在肉质花托的内壁上；雄花托长椭圆形；雌花托稍大，倒卵形，表面紫绿色。瘦果细小，棕褐色，果皮薄膜质，表面富含黏液。花期 5~6 月，隐花果成熟期 10 月。生于山坡树木间或残墙破壁上。主产于南方和山东等地。

验方精选：①风湿痛、手脚关节不利：薜荔藤 9~15 克，煎服。②腰痛、关节痛：薜荔藤 45 克，酒、水各半同煎，加适量红糖，分 3 次服，每日 1 剂。③尿血、小便不利、尿道刺痛：薜荔藤 10 克，甘草 1 克，煎服。

附注：薜荔果：为桑科植物薜荔的花序托。甘，平。通乳利湿，活血消肿。

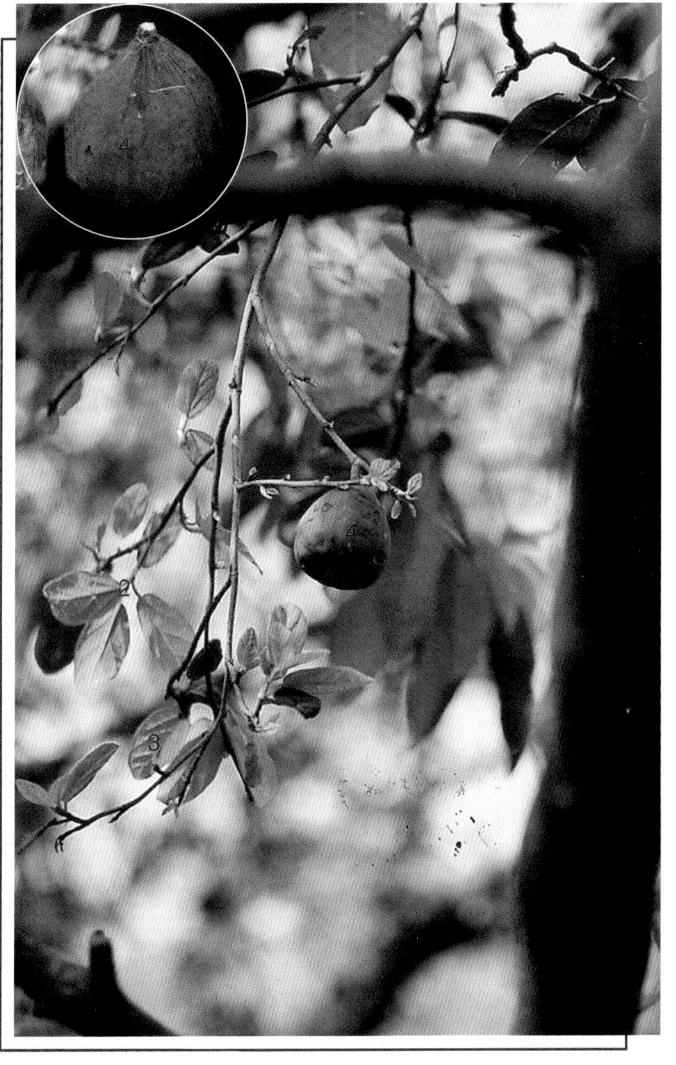

◎薜荔

鹿衔草

◎常用别名

冬绿。

◎植物基源

鹿蹄草科植物鹿蹄草 *Pyrola calliantha* L. Andres 的全草。

◎采收加工

全年均可采收，拣去杂质，筛去泥沙，洗净，稍润，切细，晒干。生用。

◎性味功用

苦、甘，平。归肝、肾、肺经。祛风湿，强筋骨，调经止血，补肺止咳。内服：10~20 克，水煎服，或研末炖肉服。外用：适量，捣敷或研末调敷。

识别特征：多年生常绿草本，高 20~30 厘米。地下茎细长，匍匐或直伸，有不明显的节，每节具鳞片 1 枚，鳞腋生出分枝很细的不定根。叶于茎部丛生；叶片圆形至卵形，全缘或具细疏圆齿，边缘向后反卷，侧脉近羽状明显，下面常呈灰蓝绿色[1]。总状花序，单枝直立，远远高出于叶[2]；花大，广开，白色或稍带粉红色[3]，具短梗，茎部具 1 枚披针形小苞片。蒴果扁球形，具 5 棱，成熟时开裂，花萼宿存。花期 5~6 月，果期 9~10 月。

验方精选：①虚劳：鹿衔草 15 克，猪蹄 1 对。炖食。②肺结核咯血：鹿衔草、白及各 12 克，水煎服。③慢性风湿性关节炎、类风湿关节炎：鹿蹄草、白术各 12 克，泽泻 9 克，水煎服。④慢性肠炎、痢疾：鹿衔草 15 克，水煎服。

附注：同科植物圆叶鹿蹄草 *Pyrola rotundifolia* L. 同等入药。

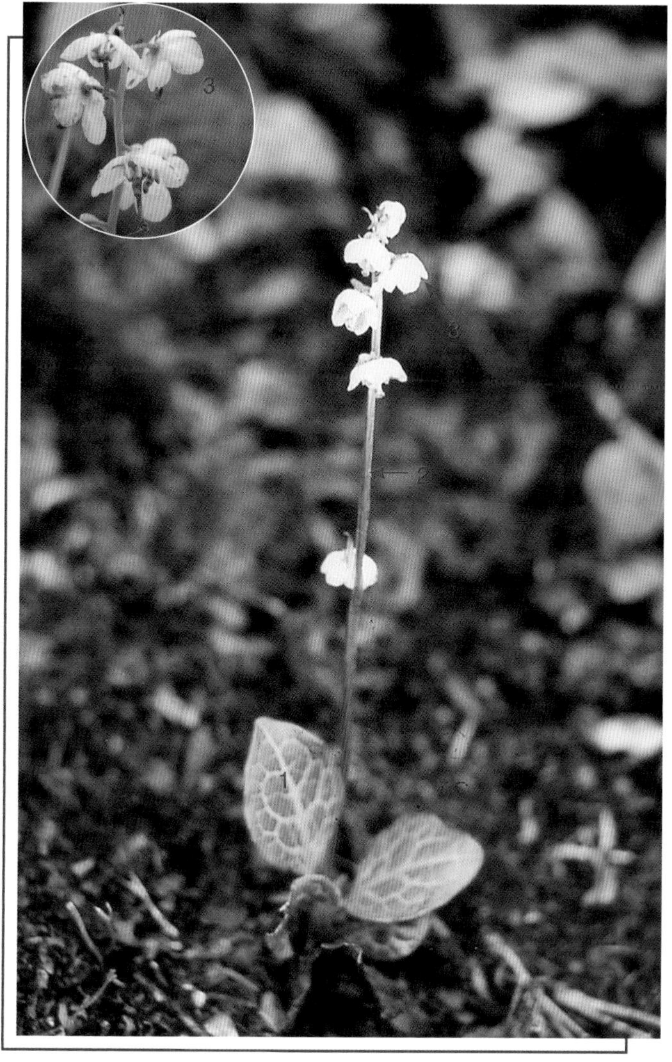

◎鹿蹄草

丝棉木

◎常用别名

白杜、白桃树、野杜仲。

◎植物基源

卫矛科植物丝棉木*Euonymus bungeanus* Maxim.的根、树皮、果实或枝叶。

◎采收加工

根、树皮、枝叶全年可采，果实秋季采收。晒干。

◎性味功用

苦、涩，寒；有小毒。祛风湿，活血止血。内服：30~60克，水煎服或浸酒。外用：适量，煎水熏洗。

识别特征：落叶灌木或小乔木，高约6米。树皮灰色或灰褐色。小枝细长，灰绿色，略呈4棱，幼枝疏生柔毛。叶对生；叶片椭圆状卵形至卵形[1]，渐尖，边缘具细锯齿，坚纸质，两面绿色，具柄[2]。聚伞花序腋生，有花3~15朵；具总梗；花黄绿色[3]。蒴果深裂成尖锐的4瓣[4]，成熟时4瓣裂，露出橘红色假种皮[5]。种子淡黄色。花期5~6月，果期9~12月。生于山坡林缘、山麓、山溪路旁。全国大部分地区有分布。

验方精选：①膝关节酸痛：丝棉木根30~40克，红牛膝20~30克，钻地风10~20克，水煎，冲黄酒、红糖，早晚空腹服。②腰痛：丝棉木树皮30克，水煎服。③衄血：丝棉木果实及根各6克，水煎服。④漆疮：丝棉木枝、叶适量煎汤熏洗，也可与香樟木等量煎汤熏洗。

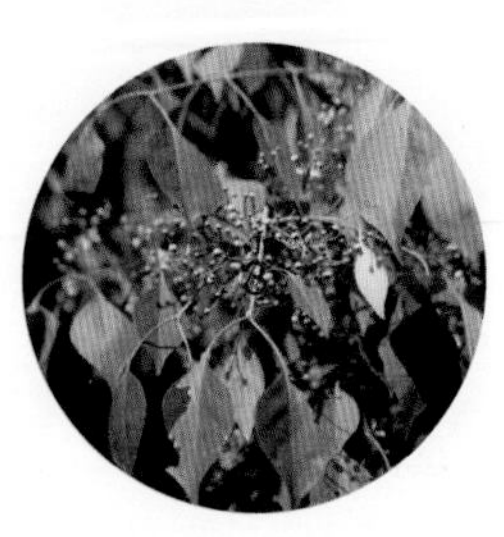

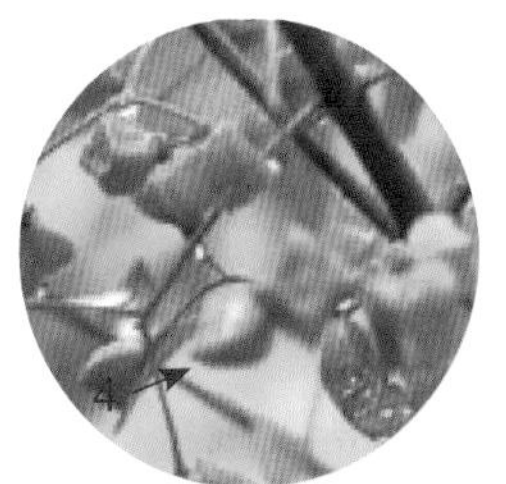

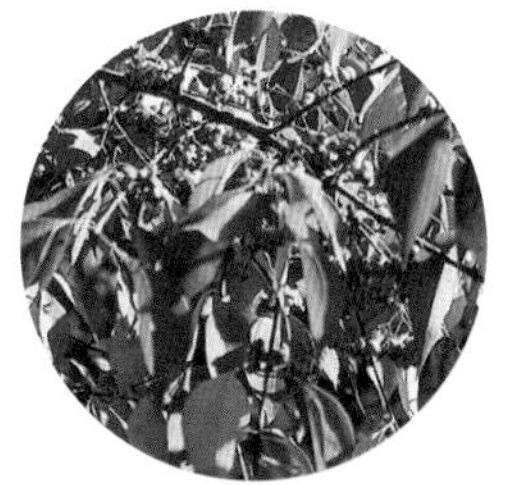

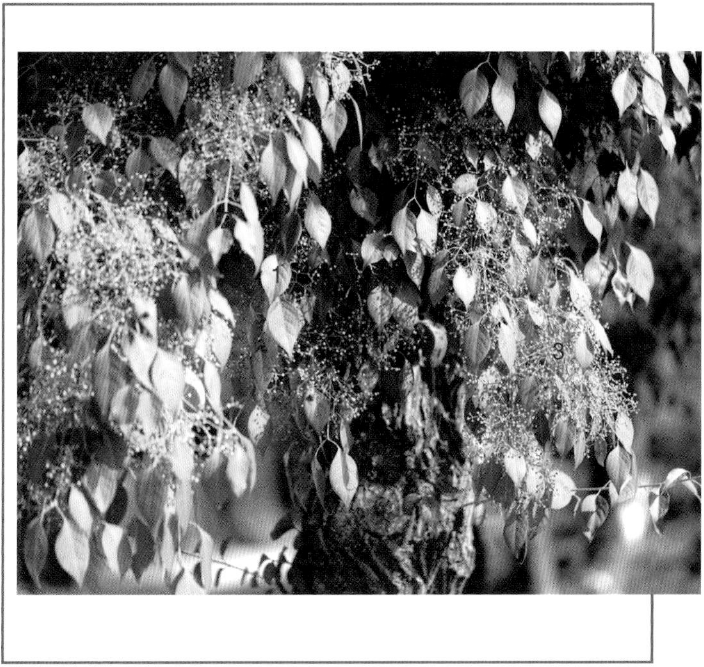

◎丝棉木

荭草

◎**常用别名**

水荭、红蓼、水红花、东方蓼。

◎**植物基源**

蓼科植物红蓼 *Polygonum orientale* L. 的全草或带根全草。

◎**采收加工**

晚秋霜后，连根挖取，除去杂质，洗净；根、茎切段晒干；叶置通风处阴干。生用。

◎**性味功用**

辛，凉；有毒。祛风除湿，理气除疟，解毒杀虫。内服：3~6 克，水煎服或入丸、散剂。外用：适量，捣烂或研末调敷，或浸酒搽患处。

识别特征：1 年生草本，高 1~3 米，遍体密被粗长毛[1]，有辛辣味。茎直立，中空，有节，多分枝。叶大，互生；叶片广卵形或卵形，先端渐尖，基部浑圆或稍为心形，全缘，呈浅波状[2]；叶柄长[3]；托鞘膜质，被毛。圆锥花序顶生[4]，稍下垂，被柔毛，苞片鞘状，广卵形；花白色或粉红色。瘦果扁平，略呈圆形，两面中部微凹，褐黑色，有光泽。花期 4~6 月，果期 7~8 月。生于山谷、水沟、路旁。分布于全国各地。

验方精选：①风湿性关节炎：荭草 6 克，水煎服。②伤口久溃，不生肌肉：荭草根适量，煎汤淋洗，仍以其叶晒干研末，撒疮上，每日 1 次。

附注：荭草花：又称叶荭花，为红蓼的花序。辛，温。消积止痛。内服：3~6 克，水煎服，或研末、熬膏、浸酒。外用：熬膏贴。

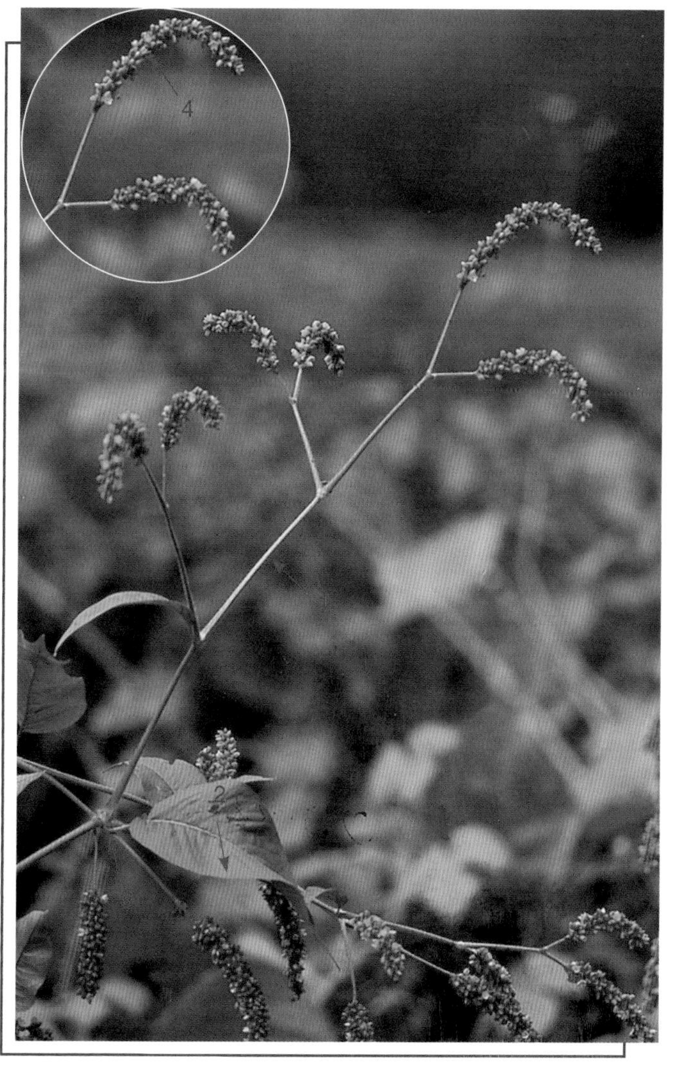

◎红蓼

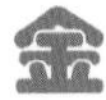

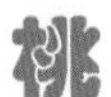

金丝桃

◎常用别名

土连翘、五心花、金丝海棠。

◎植物基源

藤黄科植物金丝桃 *Hypericum monogynum* L. 的全草。

◎采收加工

夏、秋季采叶鲜用。根全年可采，鲜用或晒干切片，或研末。

◎性味功用

苦、涩，温。祛风除湿，消肿止痛。内服：9~15 克，水煎服。外用：适量，捣敷。

识别特征：半常绿灌木，高约 70 厘米。小枝圆柱形。叶对生，无柄，纸质；叶片长椭圆形，先端钝尖，基部楔形，抱茎，全缘[1]，上面绿色光滑，下面略显灰绿色。聚伞花序顶生；花鲜黄色[2]；萼片 5，卵状长椭圆形；花瓣 5，阔倒卵形。蒴果圆卵形，先端室间 5 裂，花柱与萼片宿存。花、果期 6~8 月。生于肥沃、深厚、排水良好的夹沙土。分布于全国各地。

验方精选：①风湿性腰痛：金丝桃根 15 克，鸡蛋 60 克，水煎 2 小时，吃蛋喝汤，每日分 2 次服。②蝮蛇、银环蛇咬伤：鲜金丝桃根适量，加食盐适量，捣烂，外敷伤处，每日换 1 次。③疖肿：鲜金丝桃叶加食盐适量，捣烂，外敷患处。④漆疮、蜂蜇伤：金丝桃根磨粉，加适量麻油或烧酒敷局部。

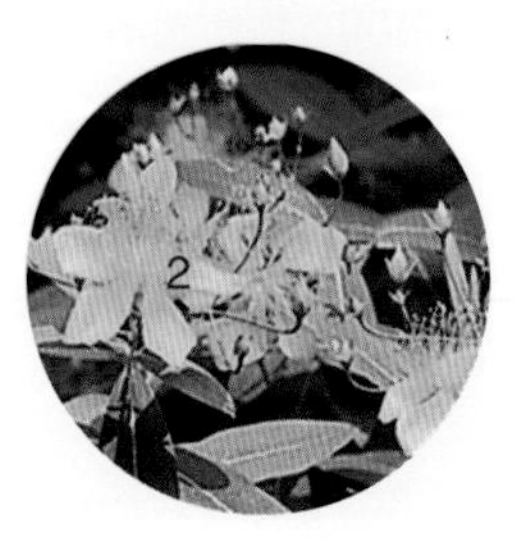

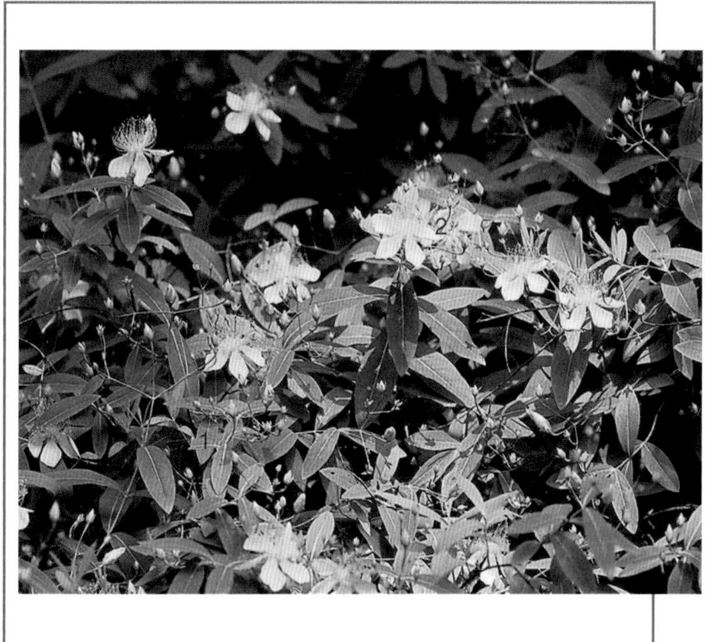

◎金丝桃

雪莲花

◎常用别名

雪荷花、大拇花、大木花。

◎植物基源

菊科植物绵头雪兔子 *Saussurea laniceps* Hand.-Mazz. 的带花全株。

◎采收加工

6~7 月间花开时采收，拔起全株，除去泥沙，晾干。生用。

◎性味功用

微苦、甘，温。归肝、肾经。祛风湿，强筋骨，温肾阳，活血通经。内服：3~10 克，水煎服或浸酒服。外用：适量，捣敷或研末调敷。

识别特征：多年生草本，全体密被白色或淡黄色长柔毛，高 10~25 厘米。茎常中空，棒状。叶互生，密集，无柄[1]，叶片披针形或狭倒卵形，边缘羽裂或具粗齿，密被白色长茸毛。头状花序多数，密集，覆裹白色绵毛，呈圆球状[2]；总苞片狭长倒披针形，无毛，有光泽，有 3 条明显纵脉；花两性，全为管状花，裂片披针形；花药基部箭形；花柱线形。瘦果扁平，棕色，有不明显的 4 棱，有冠毛 2 层。花期 6~7 月。生于高山上，以流沙滩上的岩石缝中较多。分布于四川、云南、西藏等地。

验方精选：①阳痿：雪莲花、冬虫夏草适量，泡酒饮。②血崩、带下：雪莲花 6 克、党参 15 克，炖鸡吃。③风湿性关节炎、妇女小腹冷痛、闭经、胎衣不下：雪莲花 15 克，加白酒或黄酒 100 毫升，泡 7 日可用，每服 10 毫升，每日 2 次。④雪盲、牙痛：雪莲花 6~10 克，生吃或水煎服。⑤外伤出血：雪莲花适量，敷患处。

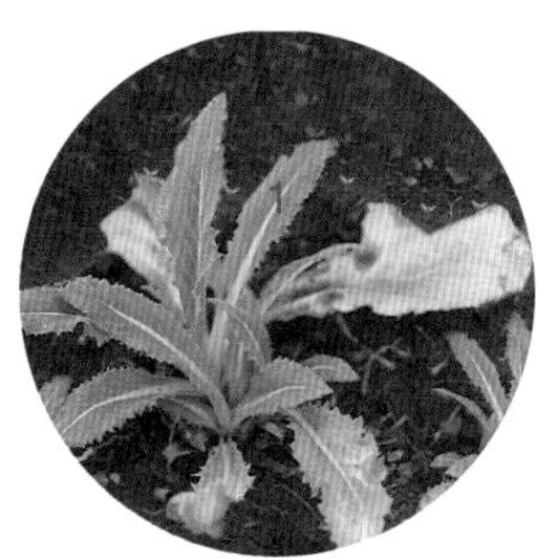

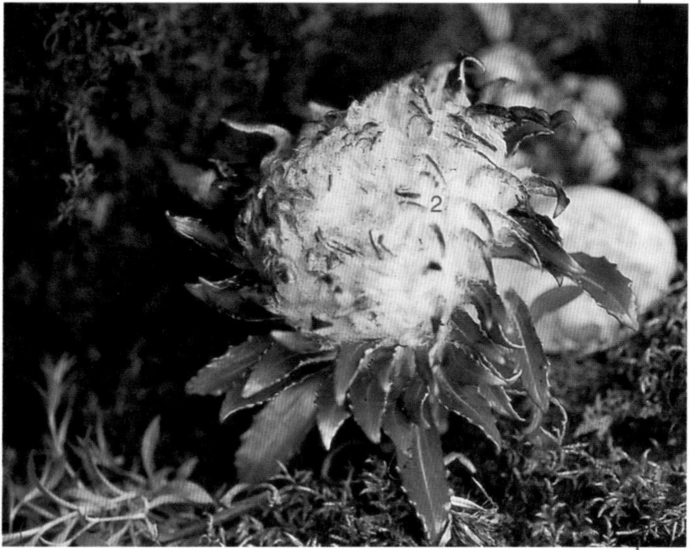

◎绵头雪兔子

柠檬桉叶

◎**常用别名**

油桉树、留香久。

◎**植物基源**

桃金娘科植物柠檬桉 *Eucalyptus citriodora* Hook. F. 的叶。

◎**采收加工**

秋季晴天采收，阴干。生用。

◎**性味功用**

苦，温。消肿散毒，祛风湿。内服：6~15 克，水煎服。外用：适量，煎水洗。

识别特征：乔木，高 10~30 米。树皮平滑，淡白色或淡红灰色[1]，片状脱落，皮脱后甚光滑，色白[2]。叶具柠檬香味；异常叶较厚，下面苍白色；幼枝的叶被棕红色腺毛，叶柄离基盾状着生。正常叶互生，卵状披针形或狭披针形，稍呈镰状[3]。伞形花序，有 3~5 个，数个排列或腋生或顶生圆锥花序；萼筒杯状；帽状体半球形，2 层。蒴果卵状壶形，果瓣深藏。花期每年 2 次，12 月至次年 5 月，7~8 月（广东）。常栽培作行道树，村边、路旁亦有生长。广东、广西、福建、四川、重庆等地有栽培。

验方精选：①细菌性痢疾：柠檬桉叶 15 克，水煎服。②各种皮肤风寒痹痛：柠檬桉叶 35 克，五色梅根 60 克，蛇床子 40 克，水煎汤，洗浴全身，每日 2 次。③四肢关节风寒痹痛：柠檬桉叶 15 克，黑老虎根 30 克，入地金牛 10 克，酒、水各半煎汤，分 3 次服。④疮疖肿痛：柠檬桉叶 20 克，阴香、鸭脚艾各 30 克，共捣烂煨热敷患处，每日换药 1 次。

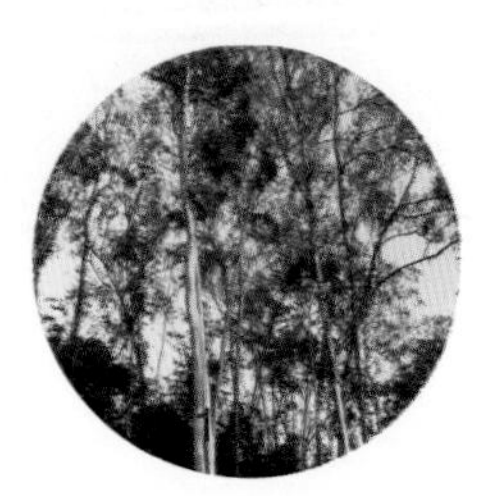

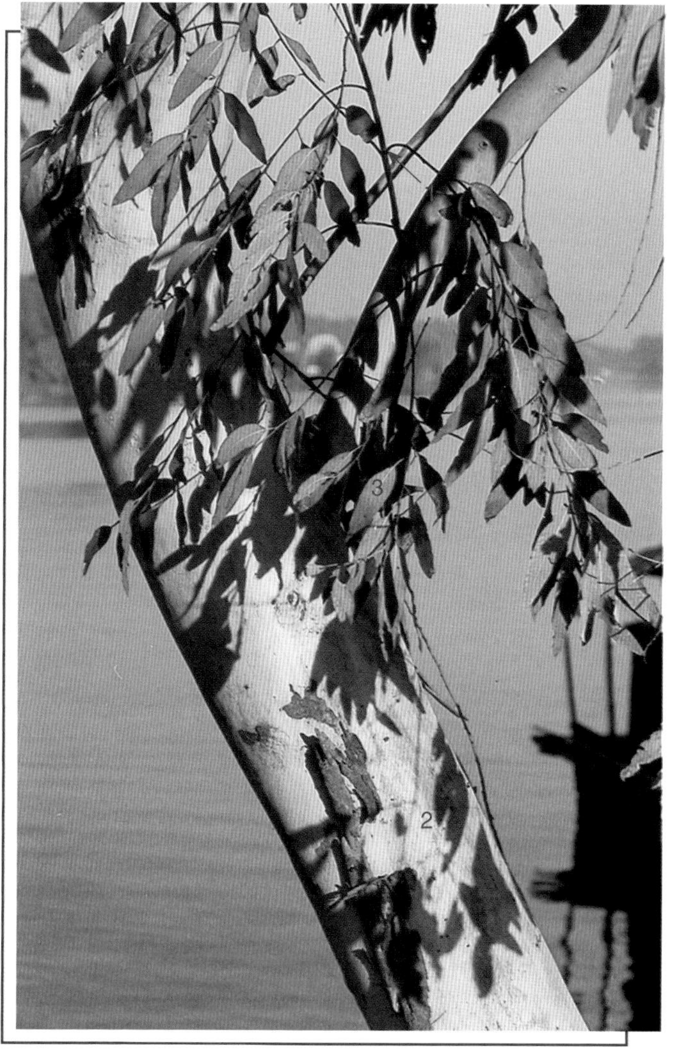

◎柠檬桉

穿山龙

◎**常用别名**

穿地龙、土山薯、竹根薯、地龙骨。

◎**植物基源**

薯蓣科植物穿龙薯蓣*Dioscorea nipponica* Mak.的根茎。

◎**采收加工**

秋季采挖根茎，除去茎叶及细根，刮去栓皮，晒干。生用或鲜用。

◎**性味功用**

苦、辛，平。归肝、肺经。祛风除湿，活血通络，化痰止咳。内服：15~30克，水煎服。

识别特征：多年生缠绕草本。根茎横走，圆柱形，黄褐色。茎左旋，长达5米。叶具长柄，对生[1]；叶片卵形或宽卵形，基部心形[2]，顶端裂片有长尖，叶脉9条，基出，支脉网状。花黄绿色，单性，雌雄异株；花序腋生，下垂[3]；雄花序复穗状，雌花序穗状。蒴果倒卵状椭圆形，具3翅[4]。种子具长方翅。花期6~8月，果期8~10月。生于山坡、林缘或灌丛中。主要分布于我国东北、华东、华北及西部地区。

验方精选：①风湿腰膝关节痛：穿山龙15克，水煎服。②扭挫伤：穿山龙15克，水煎服。③跌打损伤：穿山龙、秦艽、当归、乳香、没药各15克，自然铜、骨碎补各10克，杜仲30克，加入米酒500毫升浸7日，每次服10~40毫升。④慢性支气管哮喘：穿山龙15克，款冬花20克，蛤蚧10克，水煎浓汤，分3次温服。⑤高血压：穿山龙15克，龙骨、牡蛎各30克，水煎服。

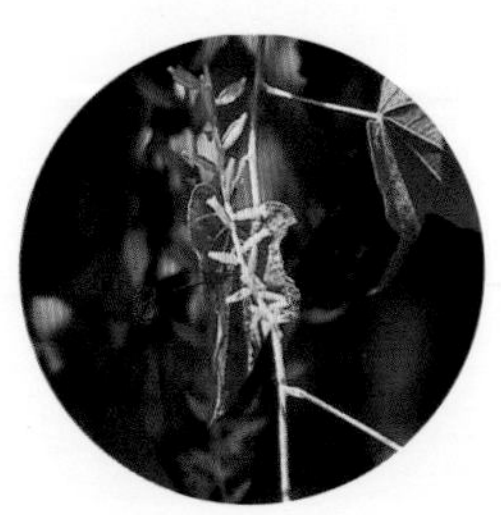

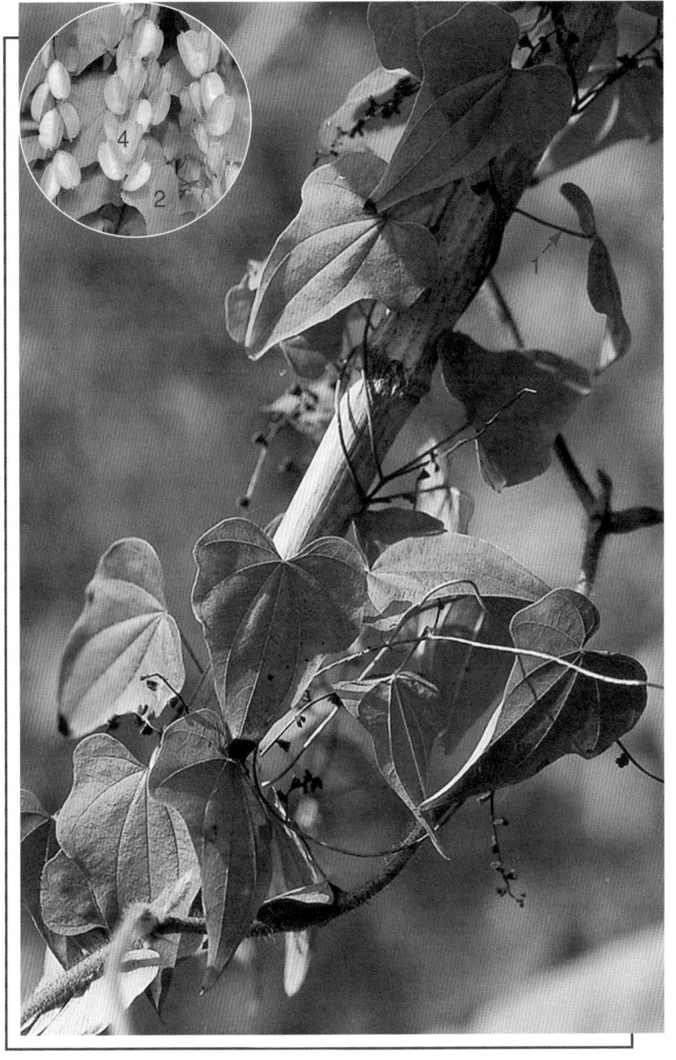

◎穿龙薯蓣

文冠果

◎**常用别名**

文冠木、温旦果子。

◎**植物基源**

无患子科植物文冠果 *Xanthoceras sorbifolium* Bge. 的木材或枝叶。

◎**采收加工**

春、夏季采茎干，剥去外皮，取木材晒干；或取鲜枝叶切碎，熬膏用。

◎**性味功用**

甘，平。祛风除湿。内服：3~10 克，水煎服。

识别特征：灌木或乔木，高可达 3 米。树皮灰褐色[1]；嫩枝紫褐色，被短茸毛。单数羽状复叶，互生，具柄；小叶 9~19，长圆形至披针形，边缘具尖锐锯齿，主脉明显[2]。花杂性；总状花序顶生或腋生；萼片 5，椭圆形，有短柔毛；花瓣 5，白色，基部内面有紫红色斑点[3]，倒卵形；花盘薄而 5 裂，每裂的背部有一角状附属物。蒴果绿色，分裂为 3 个果瓣[4]。种子球形，黑褐色[5]。花期 4~5 月，果期 7~8 月。生于山坡、沟谷间。主要分布于我国北部地区。

验方精选：风湿性关节炎：文冠果 3~6 克，水煎服；或煎膏服，每次服膏 3 克，每日 2 次，亦可取膏外敷。

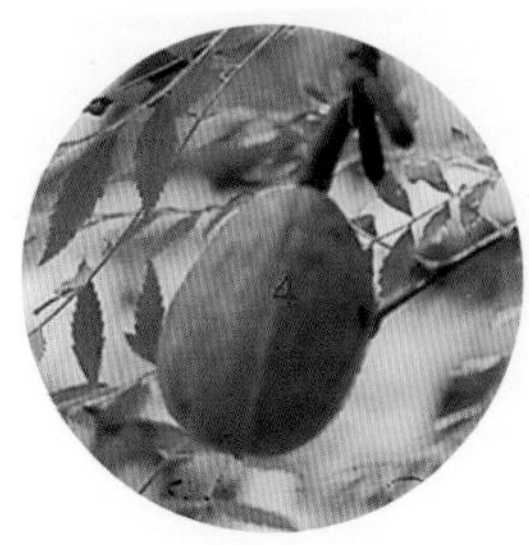

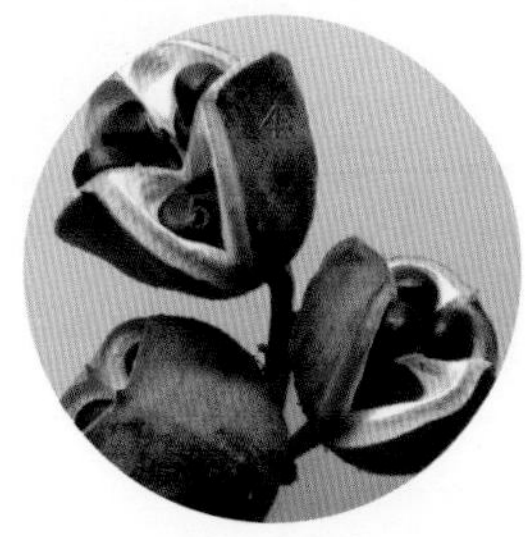

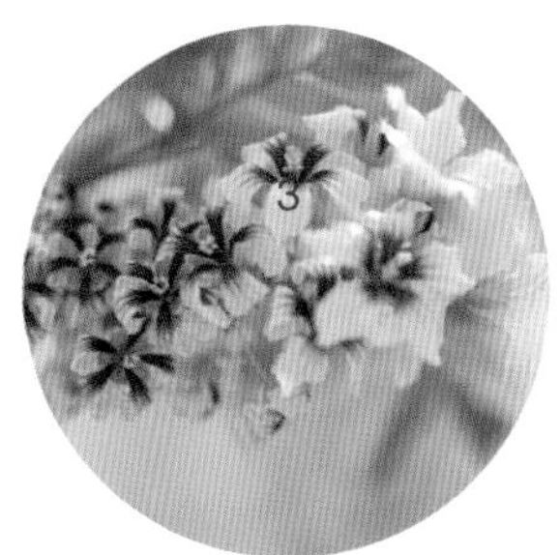

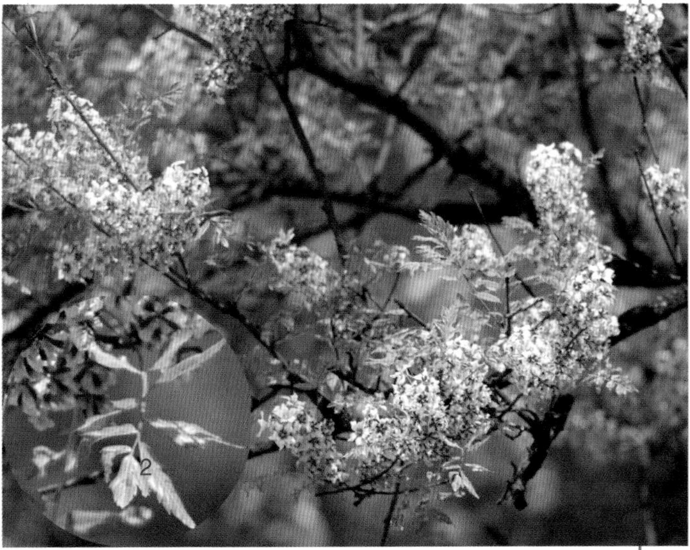

◎文冠果

祖师麻

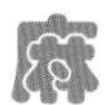

◎常用别名

祖司麻、黄瑞香。

◎植物基源

瑞香科植物黄瑞香 *Daphne giraldii* Nitsche 的根皮或茎皮。

◎采收加工

全年可采。

◎性味功用

辛、苦，温；有小毒。祛风除湿，止痛散瘀。内服：3~6 克，水煎服或煅研为散。

识别特征：直立落叶小灌木，高达 50 厘米或以上，通体平滑无毛。叶互生，常集生于小枝梢端；叶片倒披针形，先端尖或钝，全缘[1]，基部长楔形，下延成极短的柄[2]，上面绿色，下面被粉白色霜。顶生头状花序[3]，有花 3~8 朵，黄色；无苞片；花被筒状，先端裂片 4，尖形[4]；雄蕊 8，排成 2 列；子房 1 室。浆果卵形，鲜红色。花期 6 月，果期 7 月。生于山地疏林中。分布于陕西、甘肃、四川、青海等地。

验方精选：①心胃疼痛：祖师麻 4.5 克，甘草 9 克，水煎服。②四肢麻木：祖师麻 6 克，煎汤，煮鸡蛋 10 个，每日早晚各吃 1 个，并喝少许汤（冬天用较好）。③风寒感冒：祖师麻 6 克，生姜、葱白各适量为引，水煎服。

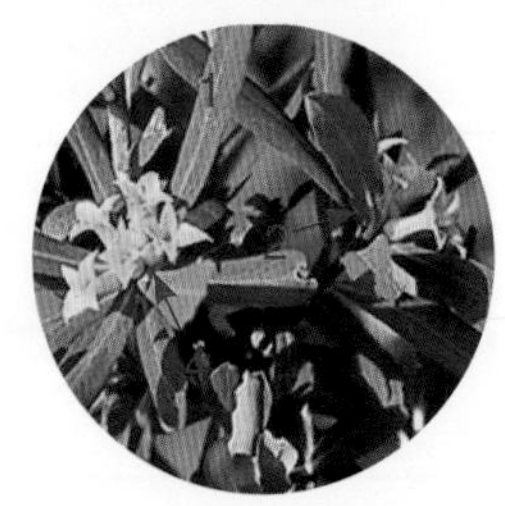

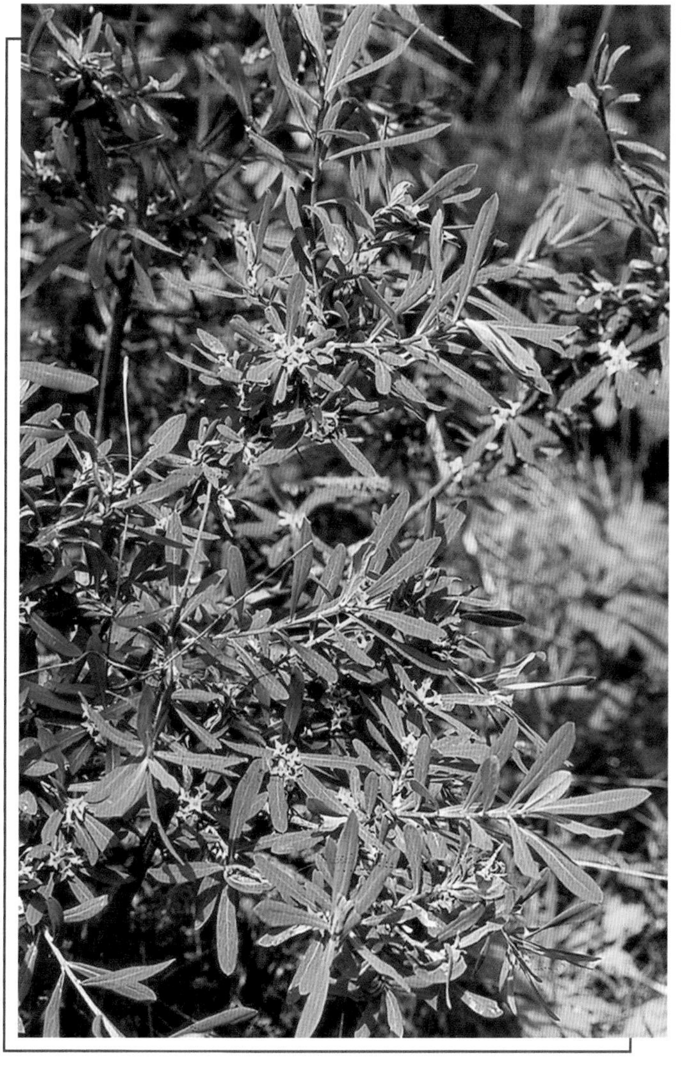

◎黄瑞香

山蒟

◎**常用别名**

石蒟、穿壁风、石南藤、上树风、酒饼藤。

◎**植物基源**

胡椒科植物山蒟 *Piper hancei* Maxim. 的茎叶。

◎**采收加工**

秋季采收，除去杂质，洗净晒干。生用或鲜用。

◎**性味功用**

辛，温。祛风除湿，活血通经。内服：6~15 克，水煎服或浸酒服。外用：适量，煎水洗或捣敷。

识别特征：木质藤本，长达数米。枝圆柱形，稍有棱[1]，无毛，有明显的节，节上常生不定根[2]。叶互生；叶片纸质或近革质，椭圆形、长圆形或卵状披针形[3]，叶脉 5~7 条，最上 1 对互生，离基，弯拱上升几达叶片顶部；叶鞘长约为叶柄之半。花单性，雌雄异株；穗状花序与叶对生；苞片近圆形，无柄，盾状；花小，黄绿色。浆果球形，离生，熟时黄色[4]。花期 4~7 月。攀生于树干、石壁上。分布于我国南部。

验方精选：①关节酸痛：鲜山蒟 30 克，水煎服。②预防中暑：鲜山蒟 15~30 克，煎汤代茶饮。

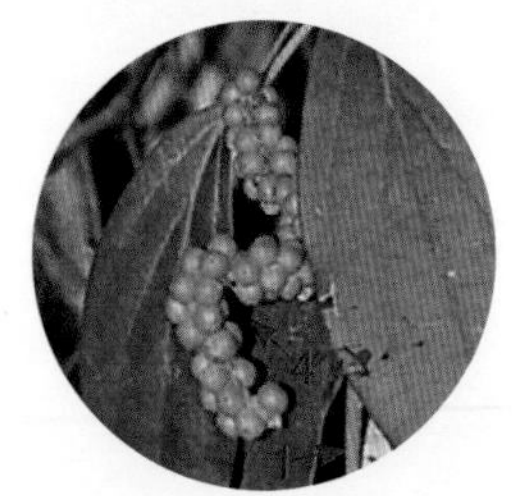

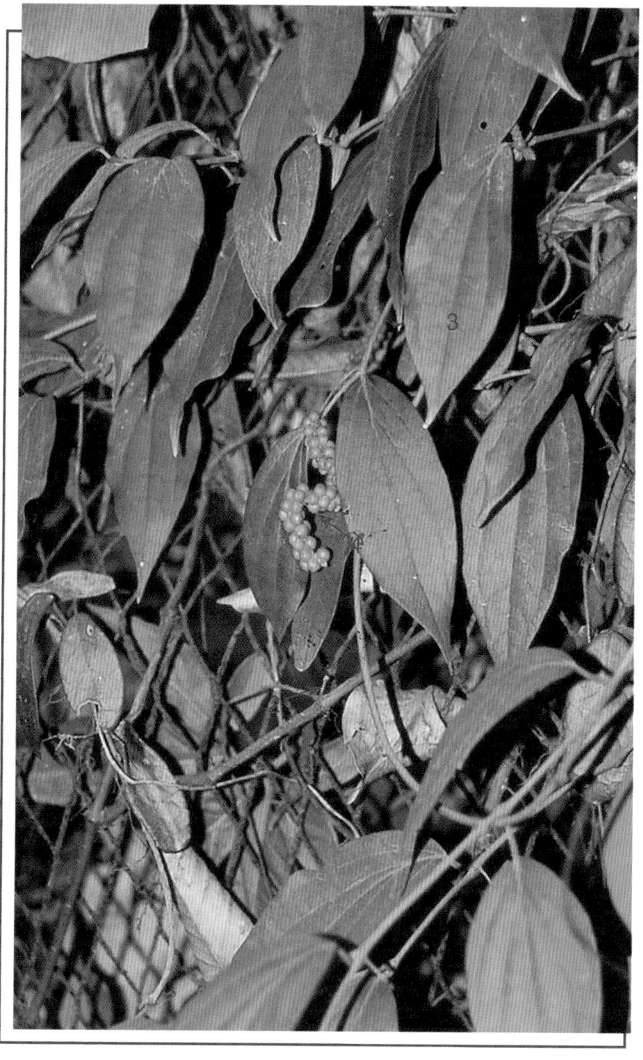

◎山蒟

六方藤

◎常用别名

翅茎白粉藤。

◎植物基源

葡萄科植物六方藤 *Cissus hexangularis* Thorel ex Pl. 的藤茎。

◎采收加工

全年可采。

◎性味功用

微苦，凉。祛风活络，散瘀活血。内服：15~30 克，水煎服。

识别特征：藤本。茎青绿色，光滑，茎枝六棱形[1]。单叶互生；叶柄腹面具浅槽，卷须与叶对生[2]；叶片半肉质，卵形，先端短尾尖，基部截形或微小型，基出 3 脉[3]，下面主脉和侧脉均隆起。伞房状聚伞花序与叶对生或顶生；花 4 数；萼杯状；花盘杯状，浅 4 裂。浆果肉质，圆球形。生于山坡疏林中。主产于广西、广东等地。

验方精选：①慢性腰腿痛、扭伤：六方藤 15 克，枫荷桂 30 克，过山风、七叶莲各 10 克，入地金牛 3 克，用酒盖过药面，浸泡 10 日以上，每次服 10 毫升，每日 3 次，同时取药酒外搽患处。②风湿性关节炎、慢性劳损：六方藤 12 克，千斤拔、海风藤各 15 克，五加皮、木通各 10 克，鸡血藤 30 克，水煎服。③风湿骨痛：六方藤 30 克，水煎约 1 小时，顿服。④跌打瘀肿：六方藤适量，用 95% 酒精浸没药面，1 周可用，涂擦患部，每日数次，伤甚者宜湿敷。⑤抽筋：六方藤、千斤拔各 30 克，水煎服。

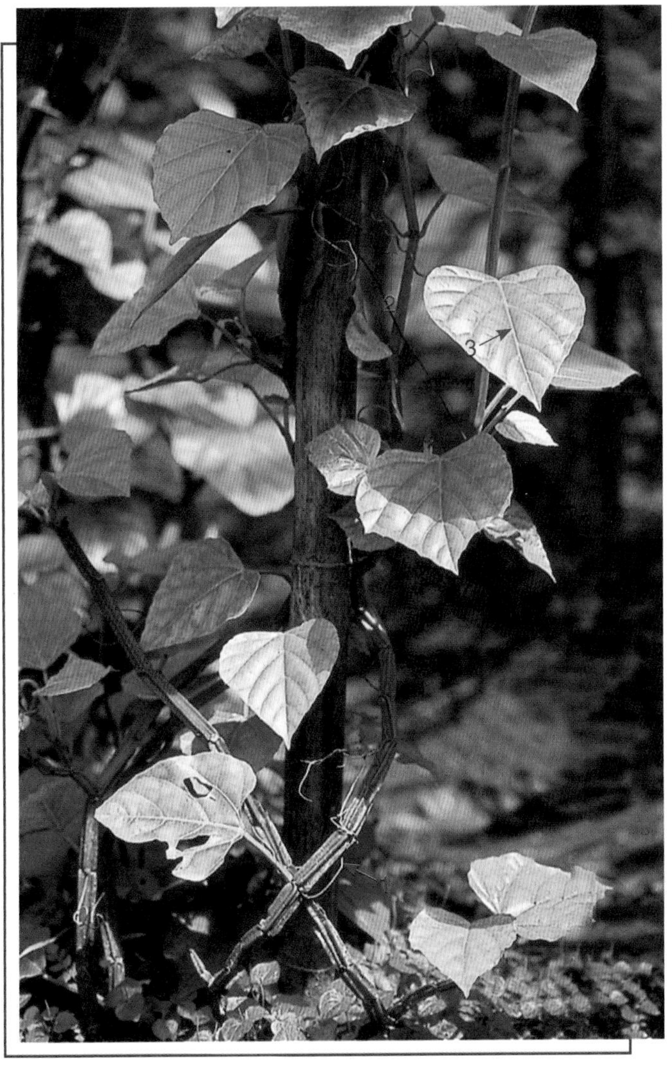

◎六方藤

草石蚕

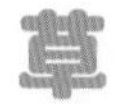

◎**常用别名**

阴石蕨、石蚕、石祁蛇、白伸筋、白毛岩蚕、白毛蛇、白毛骨碎补。

◎**植物基源**

骨碎补科植物圆盖阴石蕨 *Humata repens* (L. f.) Diels 的根茎或全草。

◎**采收加工**

全年可采，采后除去叶及须根。晒干或鲜用。

◎**性味功用**

甘、淡，凉。祛风除湿，清热解毒。内服：9~15 克，煎汤、研末或浸酒。外用：捣敷。

识别特征：多年生草本，高 13~23 厘米。根状茎长而横走，密被白棕色鳞片。叶远生；叶柄长，基部有关节；叶片三角形，三至四回羽状分裂[1]，基部羽片最大，披针状三角形，其基部下向的 2 次小羽片最大，卵圆状披针形，其余各对 2 次小羽片矩圆形，基部楔形，羽状深裂，裂片钝头；叶亚革质，无毛。孢子囊群在叶缘之里[2]；囊群盖圆形，仅基部附着。孢子期 5~11 月。生于溪边岩石上或树上。分布于江苏、浙江、福建、江西、广东、广西等地。

验方精选：①中风口眼㖞斜：草石蚕干全草为末。每次 6 克，泡酒服。②风湿性关节酸痛或腰背风湿痛：草石蚕干全草适量，浸酒，频服。③腰肌劳损、关节酸痛：草石蚕根茎 9 克，水煎服。④扭伤：鲜草石蚕根茎去毛，捣烂，敷伤处。⑤风火牙痛、扁桃体炎：草石蚕根 9~15 克，水煎服。

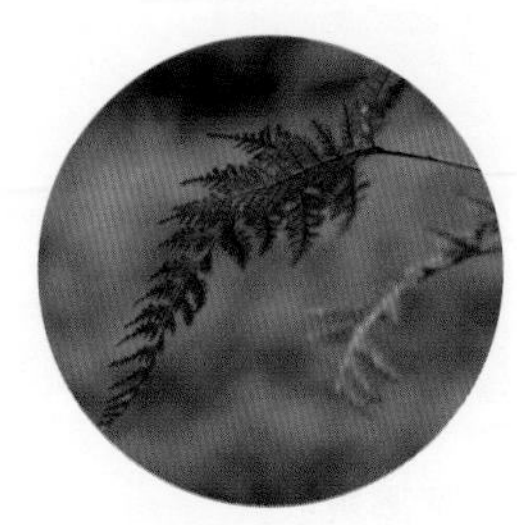

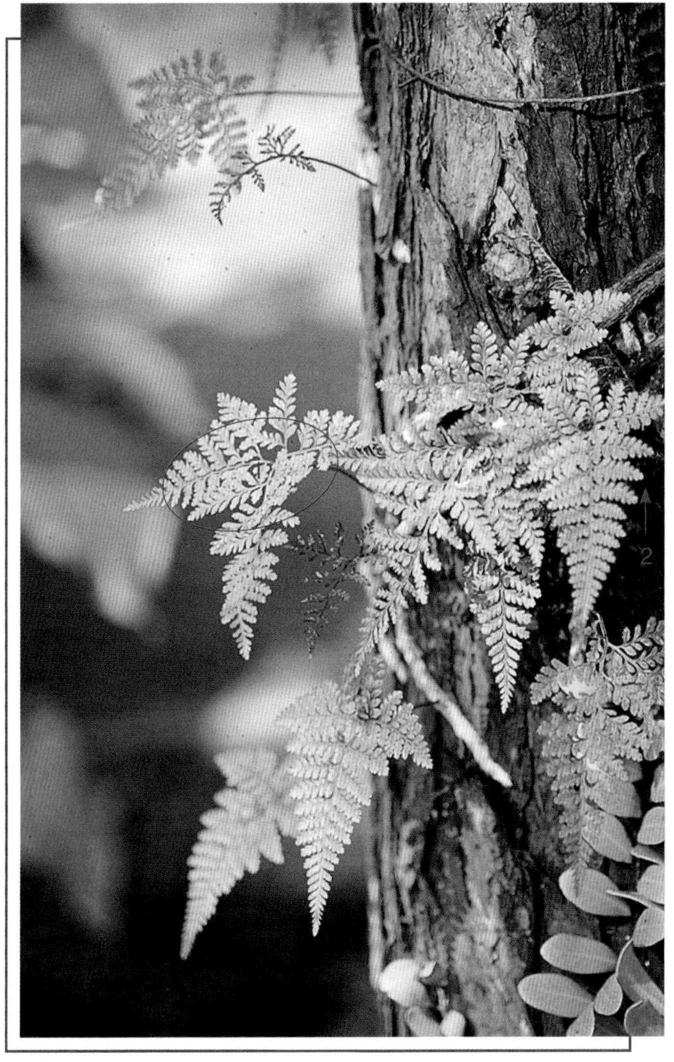

◎圆盖阴石蕨

入地金牛

◎**常用别名**

金牛公、两边针、山椒、入山虎，两面针。

◎**植物基源**

芸香科植物两面针 *Zanthoxylum nitidum*（Roxb.）DC. 的根或枝叶。

◎**采收加工**

全年可采，洗净，切片，晒干。

◎**性味功用**

辛，平；有小毒。祛风通络，消肿止痛。内服：6~9 克，煎汤、研末或浸酒。外用：煎水洗，捣敷、酒磨涂或研末撒。

识别特征：木质藤本，秃净。幼枝、叶柄及小叶的中脉上有钩状小刺[1]。单数羽状复叶；小叶 3~9 枚，具短柄，革质而亮，有油点[2]，卵形至卵状矩圆形，先端钝或短渐尖，基部浑圆，边缘有疏离的圆锯齿或几为全缘。花小，为腋生无柄的圆锥花序[3]；花瓣 4，矩圆状卵形。果球形[4]成熟心皮 1~4 个，紫红色，干时皱折。种子卵珠形，黑色光亮。花期 3~4 月，果期 9~10 月。多生于低丘陵坡地灌木丛中。分布于广东、广西、福建、台湾、云南、四川、重庆等地。

验方精选：①风湿骨痛：入地金牛根皮 9 克，鸡蛋 1 个，水煎服。②牙痛：入地金牛根 9 克，水煎服；或 3 克研成粉，水冲服。③跌打劳伤、风湿骨痛：入地金牛根 30 克，泡酒服。④项痈（对口疮）：鲜入地金牛根皮配红糖少许，捣烂外敷。⑤蛇咬伤：鲜入地金牛根 15 克，水煎服；另用鲜根与酒研磨，外敷。

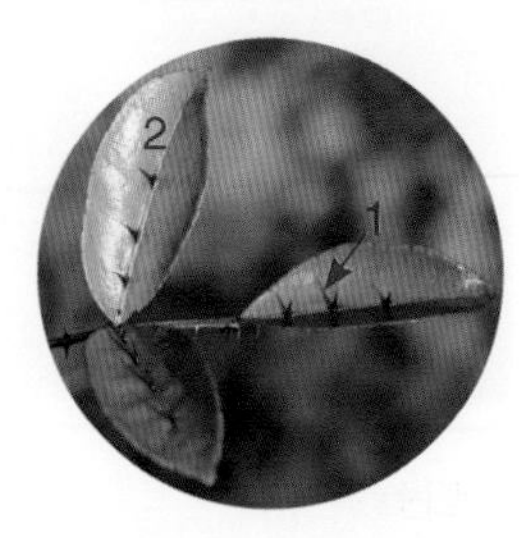

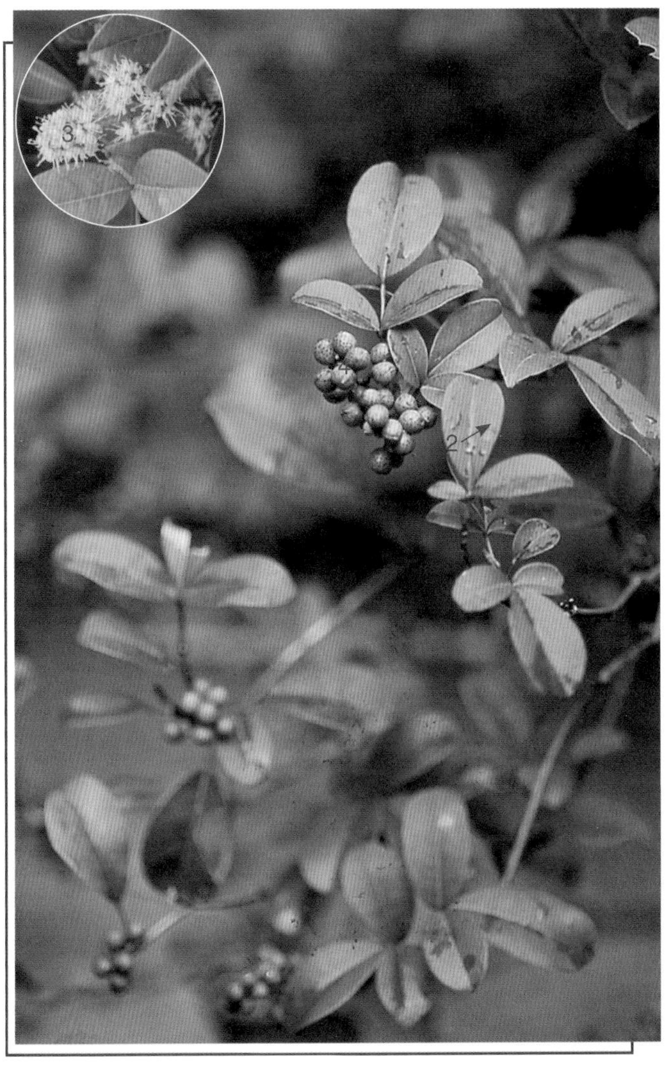

◎两面针

猫须草

◎常用别名

猫须公、肾茶。

◎植物基源

唇形科植物肾茶 *Clerodendranthus spicatus* (Thunb.) C. Y. Wu 的全草。

◎采收加工

全年可采，去除杂质，切段，晒干。生用或鲜用。

◎性味功用

甘、淡、微苦，凉。清热祛湿，利尿排石。内服：15~30 克，水煎服。

识别特征：亚灌木，高 0.5~1 米。茎枝四方形，紫褐色[1]。叶对生；叶片卵状披针形，边缘在中部以上有锯齿[2]，两面被毛，下面有腺点。花淡紫色，2~3 朵为一束，对生；总状花序排列于枝顶；萼管状，膜质；花冠管纤弱，先端二唇形，上唇 3~4 裂，下唇全缘；花丝伸出花冠之外，形如猫须[3]。小坚果球形，表面有裂纹。花期夏、秋季。生于林下、山谷等阴湿地，多为栽培。分布于我国南部。

验方精选：①肾炎水肿：猫须草、车前草、白花蛇舌草各 30 克，水煎服。②尿道感染、尿频、尿急：猫须草、鸭跖草、叶下珠各 30 克，水煎服。③尿路结石：猫须草、广金钱草各 30 克，水煎服。④膀胱炎：猫须草 30 克，水煎服。⑤慢性肾炎水肿：猫须草 30 克，何首乌 20 克，地桃花根 15 克，瘦肉 60 克，水煎 1 小时，饮汤食肉，每 5 日为 1 个疗程。

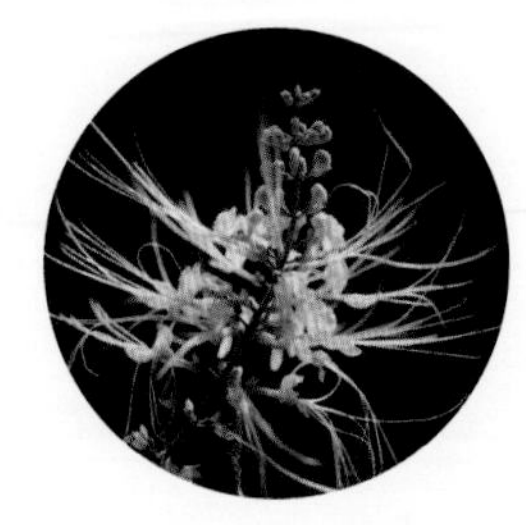

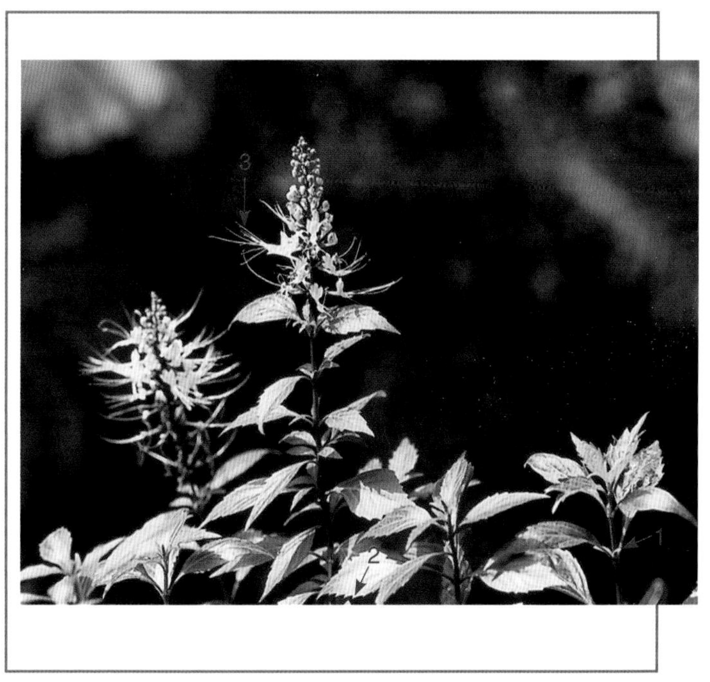

◎肾茶

夹竹桃

◎**常用别名**

柳叶桃、九节桃、白羊桃。

◎**植物基源**

夹竹桃科植物夹竹桃 *Nerium indicum* Mill. 的叶或树皮。

◎**采收加工**

全年可采，去除杂质，晒干。生用或鲜用。

◎**性味功用**

苦，寒；有毒。强心利尿，祛痰定喘，活血止痛。内服：0.3~1 克，水煎服；0.15~0.3 克，研末服。外用：适量，捣敷。

识别特征：常绿灌木，高达 2~5 米。叶具短柄，3 叶轮生[1]，少有对生，厚革质；叶片长披针形[2]，全缘，上面深绿色，下面淡绿色，平行羽状脉。聚伞花序顶生[3]；花紫红色或白色[4]，芳香；花冠漏斗状；萼紫色，外面密被柔毛。长蓇葖果 2 枚，长 15~18 厘米。花期 8~10 月，栽培品常年开花。栽培于门庭、路旁。广东、广西、四川、重庆、福建等地广为栽种。

验方精选：①心脏病并心力衰竭：夹竹桃绿叶（不老不嫩者），阴干研末，每次 0.15 克，至病情好转时减量。②哮喘：夹竹桃叶 1 片，黏米 1 小杯，同捣烂，加糖煮粥食之，不宜多服。③癫狂：夹竹桃小叶 3 片，铁落 60 克（另包），水煎，每日服 3 次，2 日服完。

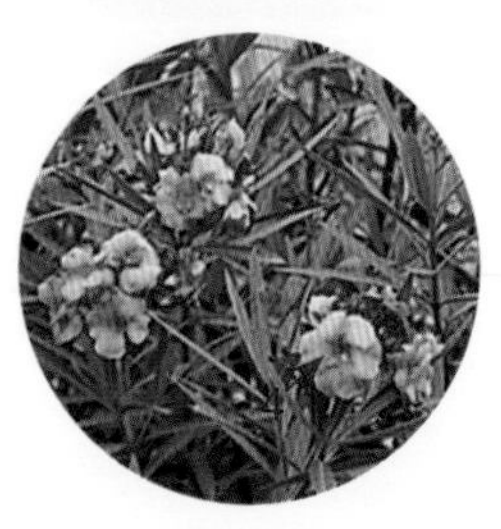

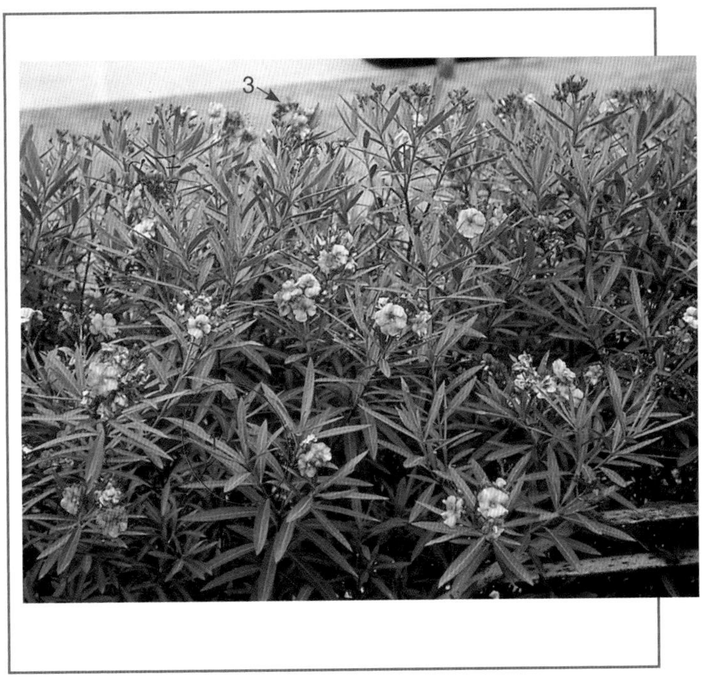

◎夹竹桃

大浮萍

◎常用别名

水浮萍、猪乸莲、水浮莲。

◎植物基源

天南星科植物大薸 *Pistia stratiotes* 的全草。

◎采收加工

夏季采收，除去须根，晒干。生用。

◎性味功用

辛，寒。利水除湿，凉血活血，解毒止痒。内服：10~15 克，水煎服。外用：适量，捣敷或煎水熏洗。

识别特征：浮水无茎草本，有长而悬垂成束的根。叶簇生，倒卵状楔形[1]，无叶柄与叶片之分，两面均被毛[2]，叶脉下面凸起，扇状。佛焰苞白色[3]，具短柄，有柔毛，生于叶簇的中央；花单性，同株；肉穗花序与佛焰苞管的背部合生，上部分离；雄花序生于花序轴的顶部；雌花序生于下部。浆果卵圆形，浮生于水面。花期 6~7 月。分布于华南、华东一带。

验方精选：①血热身痒：大浮萍、银花藤、过塘蛇各 250 克，地稔、土荆芥各 120 克，樟木叶 90 克（均鲜用），煎水洗。②跌打伤肿：鲜大浮萍适量，酌加冰糖捣烂，加热外敷。③荨麻疹：大浮萍、胡麻、皂角刺、白蒺藜、海桐皮各 9~15 克，水煎服。④湿疮：大浮萍 90 克，焙干为末，炼蜜为丸，每次服 6 克。⑤水臌（腹水）：大浮萍、糖各 30 克，煎汤，分 2 次服，忌食盐。

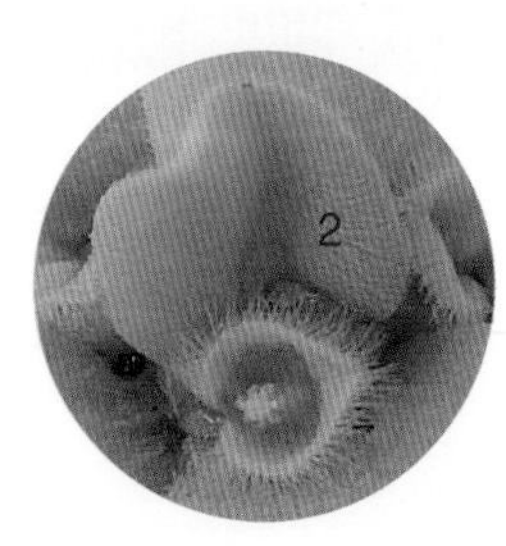

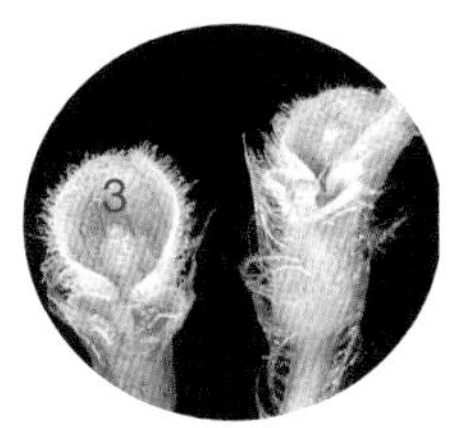

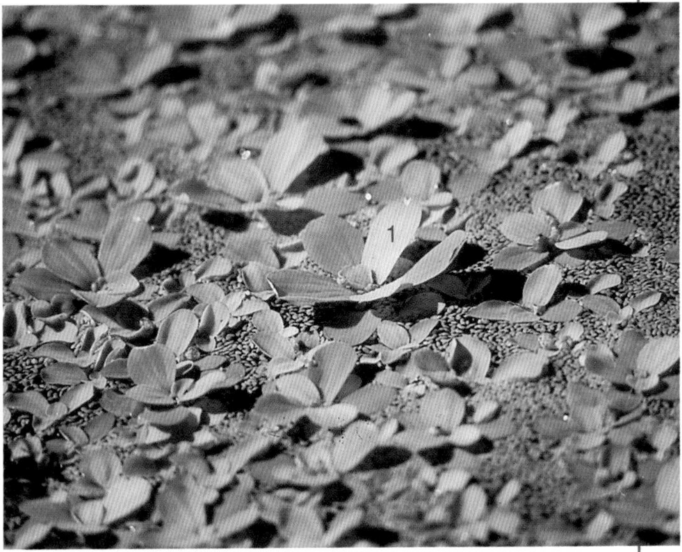

◎大薸

露兜簕

◎**常用别名**

假菠萝、山菠萝、野菠萝。

◎**植物基源**

露兜树科植物露兜簕 *Pandanus tectorius* (L.) Parkins. 的根或成熟的果实。

◎**采收加工**

根全年可采，果冬季采，去除杂质，根切段，晒干。生用。

◎**性味功用**

甘、淡，凉。内服：10~15 克，水煎服。

识别特征：多年生有刺灌木，高 1~2 米或更高。茎直立，有分枝，粗大。叶聚生于茎顶，长披针形，硬革质，边缘和背中脉有钩刺[1]。花浓香，雌雄异株；雄花序稍倒垂，近白色[2]，花被缺；雌花无退化雄蕊。果大，单生，近球形，熟时黄红色，由 50~70 或更多的倒圆锥形、稍有棱角、肉质的小核果集合成复果，形似“菠萝”[3]，故有“野菠萝”之称。花期 8 月，果期 9~10 月。生于山谷林下、溪边或海岸沙地。分布于广东、广西、云南等地。

验方精选：①痔疮：露兜簕果核 15 克，水煎服。②小儿肺炎：露兜簕根、丁癸草、磨盘草根各 15 克，桑白皮 12 克，水煎服。③疝气：鲜露兜簕果 30 克，黄芪 15 克，升麻 3 克，瘦肉适量，共捣烂，蒸服。④膀胱结石：露兜簕根 30 克，水煎，分 2 次服，每隔 30 分钟服 1 次。

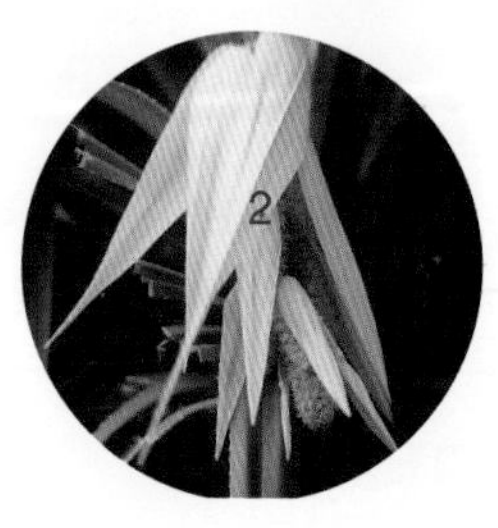

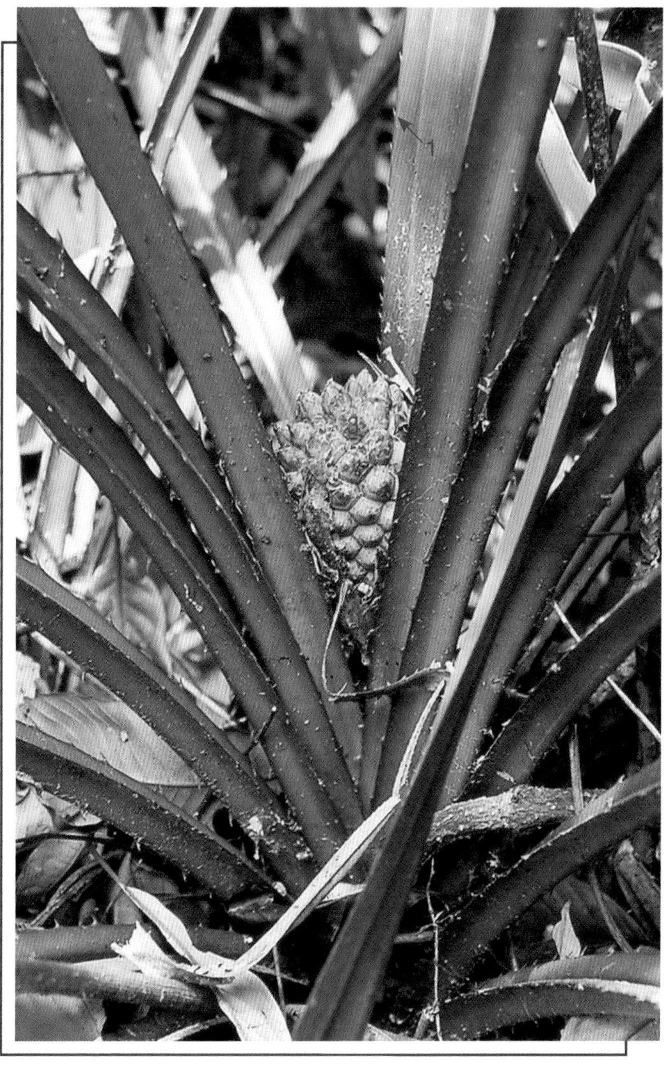

◎露兜簕

樟柳头

◎常用别名

白石笋、广东商陆、水蕉花。

◎植物基源

姜科植物闭鞘姜 *Costus speciosus* 的根茎。

◎采收加工

全年可采，但以秋季为佳，挖出根茎，去净须根、茎叶、泥沙，晒干或切片晒干。生用。

◎性味功用

辛，寒；有毒。行水消肿。内服：3~6 克，水煎服。外用：适量，煎水洗或捣敷。

识别特征： 高大草本，高 1.5~2.5 米。根茎块状，横生，茎基部近木质，通常上部分枝。单叶，螺旋状排列[1]，长圆形至披针形，全缘，直立平行的羽状脉由中央斜出[2]，下面密被绢毛。穗状花序，无柄；苞片覆瓦状排列[3]，卵形，红色，每一苞片内有花一朵，其侧有一小苞片；花萼管状，红色，先端 3 裂；花冠白色或带红色，唇瓣卵形，白色，中部橙黄色[4]。蒴果球形，稍木质，红色。种子黑色，光亮。花期秋季，果期冬季。生于山沟水边阴湿肥沃处。分布于福建、台湾、广东、海南、广西及云南等地。

验方精选： ①百子痰（臌胀）：樟柳头白色者 3~6 克，和猪肝炖服。②小便白浊：樟柳头白色者 6~12 克，和猪肉炖服，每日 2 次。③肾病综合征：樟柳头、鹰不泊各 250 克，水煮，用于熏蒸或外洗。注意不要烫伤。

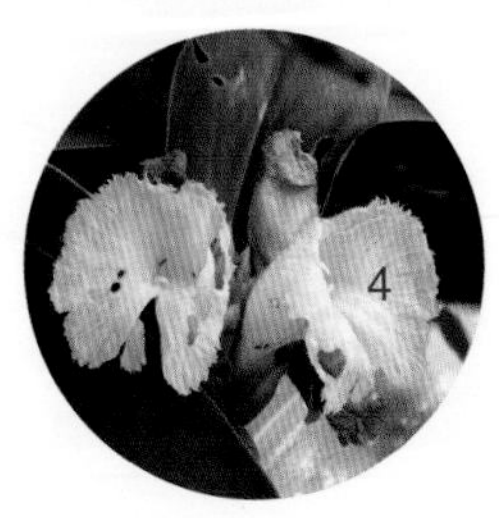

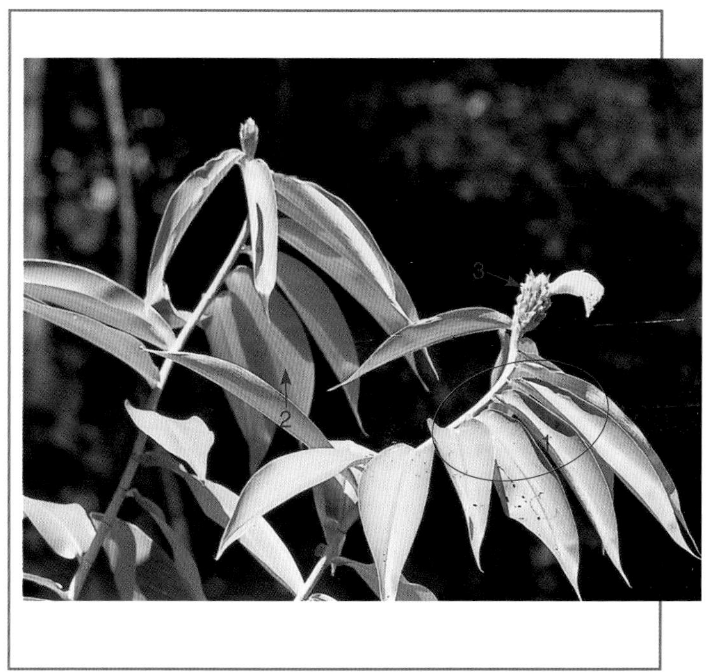

◎闭鞘姜

粪箕笃

◎常用别名

飞天雷公、田鸡草。

◎植物基源

防己科植物粪箕笃 *Stephania longa* Lour. 的全草或根茎及根。

◎采收加工

全年可采，鲜用或晒干备用。

◎性味功用

微苦、涩，寒。利尿消肿，清热解毒，通便。内服：10~15 克，水煎服。外用：适量，捣敷。

识别特征： 多年生草质藤本，长 1~4 米，无毛。茎细长，扭曲，有条纹。叶互生，叶柄盾状着生[1]；叶片三角状卵形，先端钝或具小突尖，基部稍圆或平截，全缘而背卷，主脉数条，上面绿色，光滑，下面粉绿色。叶腋开黄绿色小花[2]，花单性，雌雄异株；假伞形花序；总梗短于叶柄。核果红色[3]，干后扁平，马蹄形。花期 6~8 月，果期 7~9 月。生于山野、路边。分布于我国南部。

验方精选： ①湿热淋浊：鲜粪箕笃 30 克，水煎服。②脚气肿胀：粪箕笃、三白草根、五加皮各 15 克，水煎服。③咽喉肿痛：粪箕笃 15~30 克，水煎服。④脱肛：粪箕笃、马骝卵各 15 克，猪大肠 1 节，共煲服。

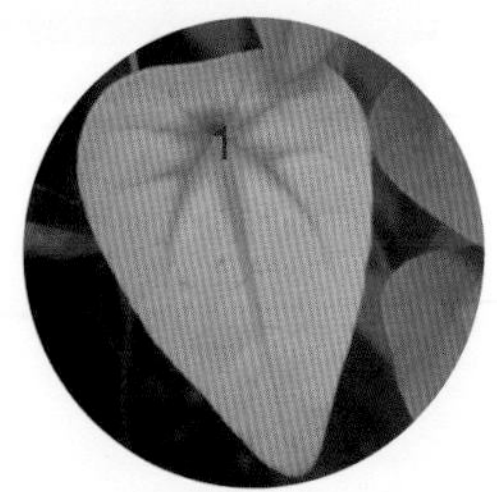

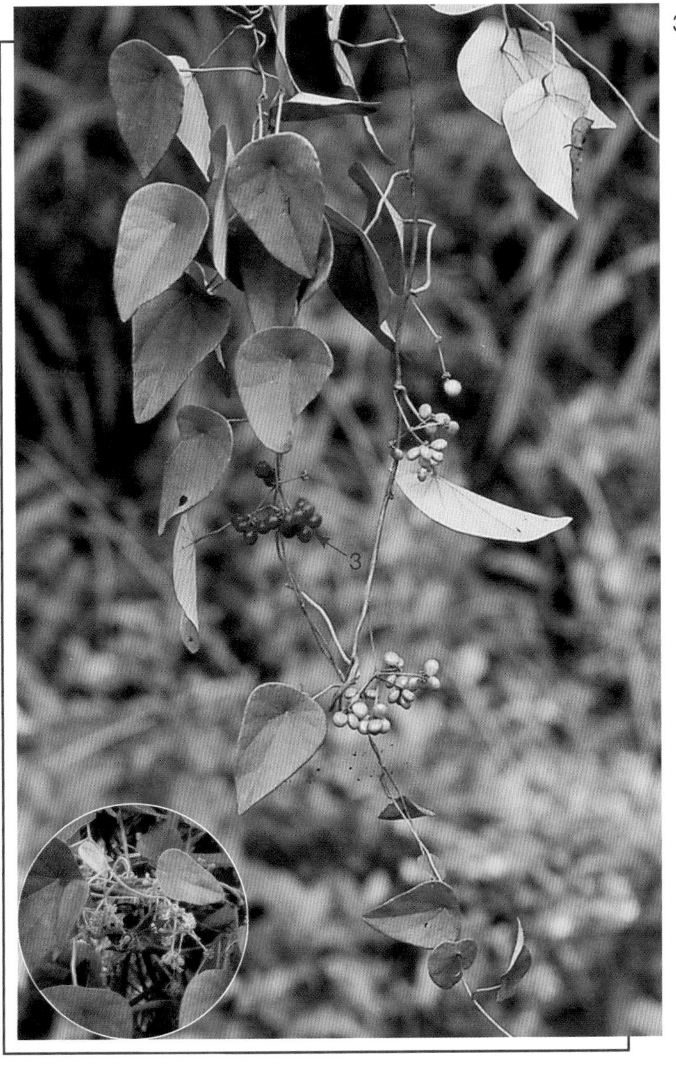

◎粪箕笃

千金子

◎常用别名

千两金、菩萨豆、续随子、滩板救。

◎植物基源

大戟科植物续随子 *Euphorbia lathylris* L. 的种子。

◎采收加工

8~9 月间，种子成熟后，割取全草，晒干，打下种子，去净杂质。

◎性味功用

辛，温；有毒。入肺、胃、膀胱经。逐水消肿，破癥杀虫。内服：1~3 克，入丸、散剂。外用：研敷。

识别特征：2 年生草本，高达 1 米，全株微被白霜[1]，内含乳汁。茎直立，分枝多。单叶交互对生，具短柄或近无柄；茎下部的叶较密，由下而上叶渐增大，线状披针形至阔披针形，基部近截形，先端渐尖，全缘。杯状聚伞花序，通常 4 枝排成伞状，基部轮生叶状苞 4 片，每枝再叉状分枝，分枝处对生卵形或卵状披针形的苞叶 2 片；花单性，无花被；雄花多数和雌花 1 枚同生于萼状总苞内。蒴果近球形[2]，表面有褐黑两色相杂的斑纹。花期 4~7 月，果期 7~8 月。栽培或野生。分布于除西北外的全国各地。

验方精选：①水肿：千金子 30 克，去壳，研压去油，重研末，分作 7 次服，每治 1 人，只可 1 服，男的酒调下，女的荆芥汤调下。②黑子、疣赘：千金子适量，熟时破开，涂患处。③蛇咬肿毒，胸闷欲死：千金子（去皮）7 颗，蚤休 3 克，二物捣筛为散，酒服 3 克，再用口水和少许，敷患处。

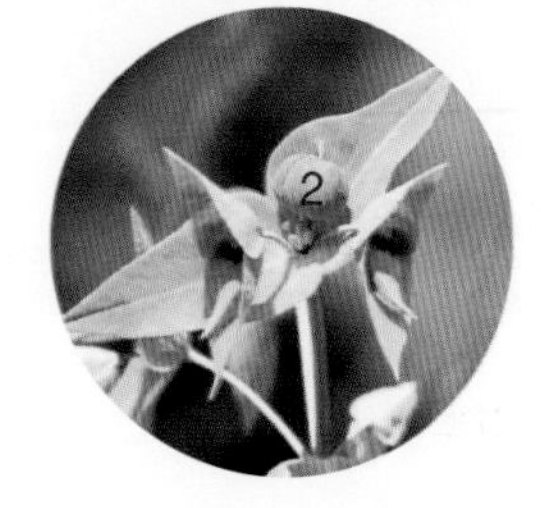

附注：续随子叶、茎中白色乳汁亦可药用。

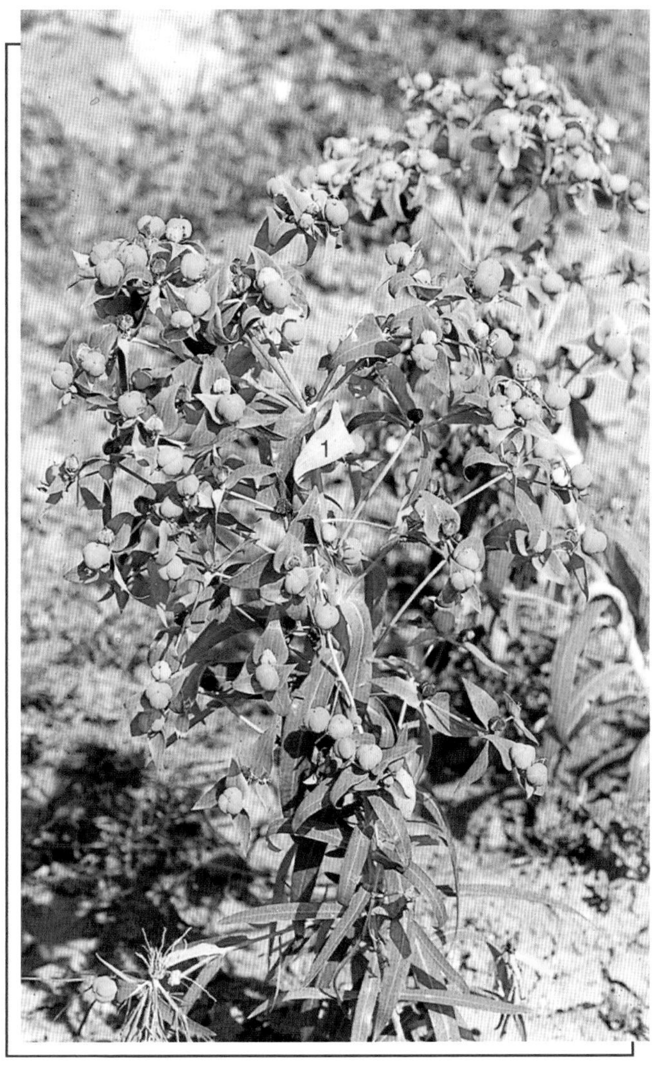

◎续随子

紫鸭跖草

◎常用别名

鸭舌草、血见愁。

◎植物基源

鸭舌草科植物无毛紫露草 *Tradescantia virginiana* L. 的全草。

◎采收加工

夏、秋季采收，晒干。生用或鲜用。

◎性味功用

淡、甘，凉。解毒散结，利水通淋，活血止血。内服：9~15 克，水煎服。外用：适量，捣烂外敷或煎水洗。

识别特征： 1 年生草本，高 20~50 厘米。茎多分枝，带肉质，紫红色[1]，下部匍匐状，节上常生丝根，上部近于直立。叶互生；叶片披针形，先端渐尖，全缘，基部抱茎而成鞘[2]，鞘口有白色长睫毛，上面暗绿色，边缘绿紫色，下面紫红色。花密生于二叉状的花序柄上[3]，下具线状披针形苞片；花蓝紫色，萼绿色。蒴果椭圆形；种子呈三棱状半圆形，淡棕色。花期夏、秋季。多栽培于庭园。分布于福建、广东等地。

验方精选： ①痈疽肿毒：鲜紫鸭跖草、仙人掌适量捣敷。②腹股沟或腋窝结核：鲜紫鸭跖草 30 克，清水煎服，或加仙人掌适量合煎。③蛇泡疮：紫鸭跖草叶适量，煎水洗。④尿路感染：鲜紫鸭跖草 30 克，合冰糖煎服。

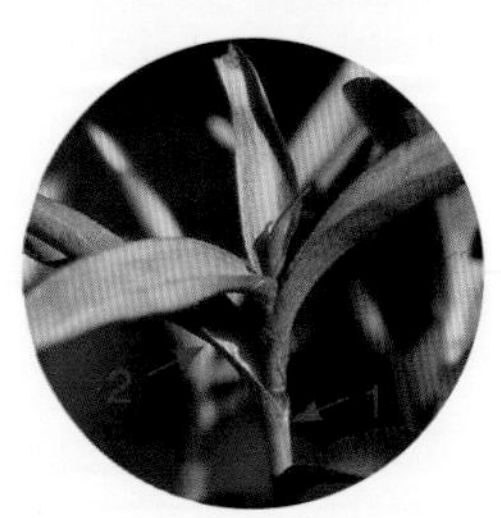

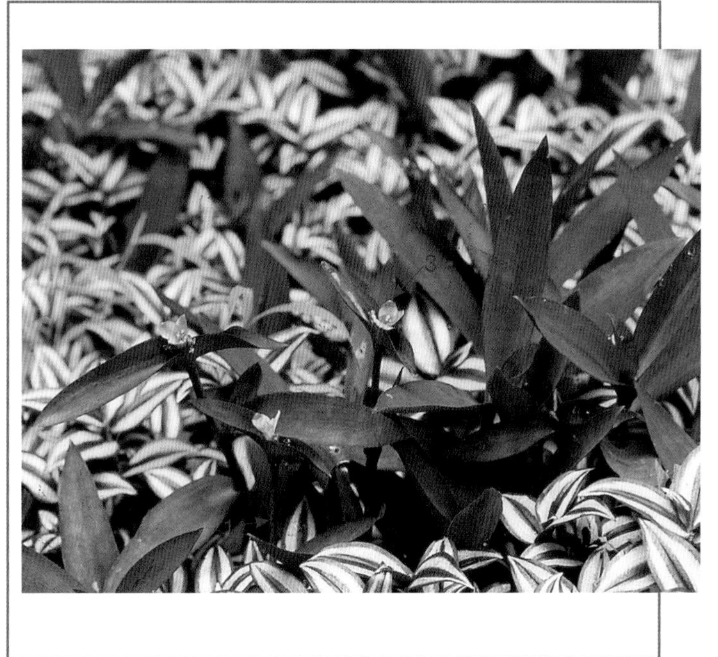

◎无毛紫露草

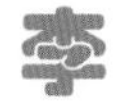

子

◎常用别名

李实、嘉庆子。

◎植物基源

蔷薇科植物李 *Prunus salicina* Lindl. 的果实。

◎采收加工

夏、秋季果实熟时采摘。

◎性味功用

甘、酸、苦，平。生津利水，清肝涤热，活血破瘀。内服：6~9 克，水煎服。

识别特征：落叶乔木，高达 10 米。小枝无毛，红棕色，有光泽[1]。叶通常椭圆状披针形，边缘具密钝细复齿，上面中脉疏生长毛，下面脉腋间有束毛；叶柄有数腺点。花常 3 朵簇生，白色，花梗无毛。核果球状卵形，先端稍尖，基部深陷，缝痕下凹明显，黄色或淡黄绿色，或微红色[2]。花期 4~5 月，果期 7~8 月。生于山沟路旁或灌木林内。常栽培于庭园。我国大部分地区有分布。

验方精选：①骨蒸劳热或消渴引饮：鲜李子适量，捣汁冷服。②肝硬化腹水：李子适量，鲜食。

附注　①李根：为李的树根。苦、涩，寒。清热解毒。内服：6~9 克，水煎服。②李树皮：又称甘李根白皮，为李的根皮的韧皮部。苦、咸，寒。清热下气，生津止烦。内服：6~9 克，水煎服。外用：煎水含漱或磨汁涂。③李树叶：为李的树叶。甘、酸，平。除热止惊，利水消肿。内服：6~9 克，水煎服。④李核仁：为李的种子，将李的果核洗净，击破外壳，取种仁晒干。甘、苦，平。散瘀止痛。

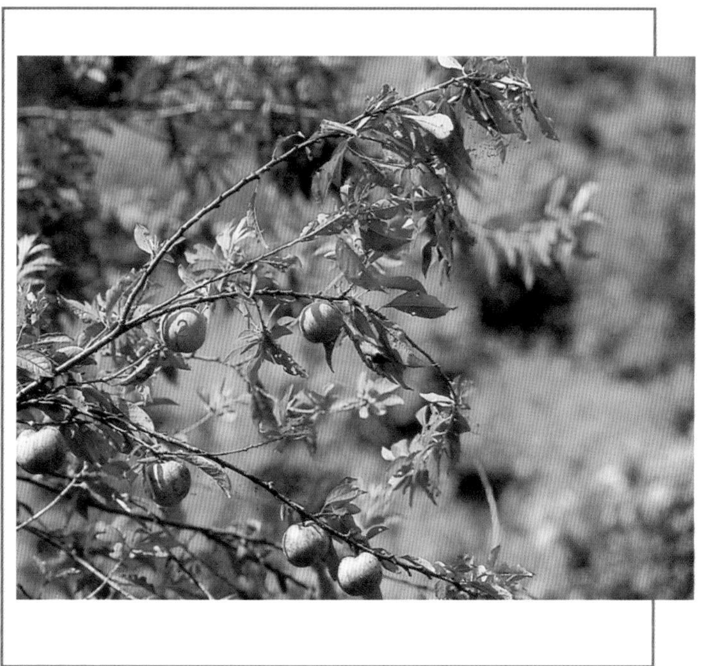

◎李

美商陆

◎常用别名

洋商陆、花商陆、白鸡腿。

◎植物基源

商陆科植物垂序商陆 *Phytolacca americana* L. 的根、叶及种子。

◎采收加工

全年可以采挖，洗净，切片，晒干，备用。

◎性味功用

甘、微苦，平；有小毒。利水消肿，解毒杀虫。内服：5~10 克，水煎服。外用：研末撒或煎水洗。

识别特征：多年生草本，高 1.5~2 米。分枝很多，圆形而稍具棱角，嫩枝绿色[1]，老枝带红色[2]。叶互生；叶片卵状长椭圆形，先端尖，基部渐窄，质软，羽状网脉；老叶柄及主脉带红色。总状花序顶生或侧生，花梗粉红色[3]；花着生于鳞片状的苞片腋内；萼片覆瓦状排列，白色或淡粉红色[4]；无花瓣。果穗下垂，浆果球形，成熟时红紫色[5]。种子黑色，具光泽。花期夏季。生于路边、沟边、林缘等地。多为栽培。我国南方均有分布。

验方精选：①慢性肾炎、腹水、脚气等一般水肿：美商陆根 6 克，加水久煎。②无名肿毒及皮肤寄生虫病：美商陆根适量，煎水洗患处。③带下病：美商陆根 6 克，加猪肉 250 克，炖服。

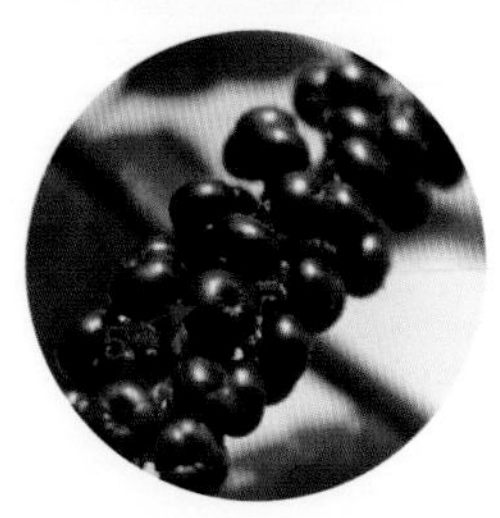

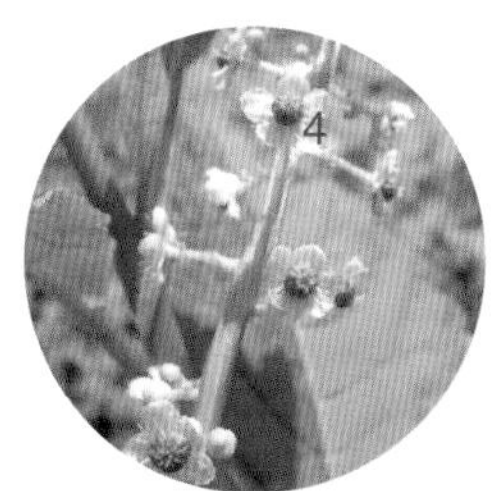

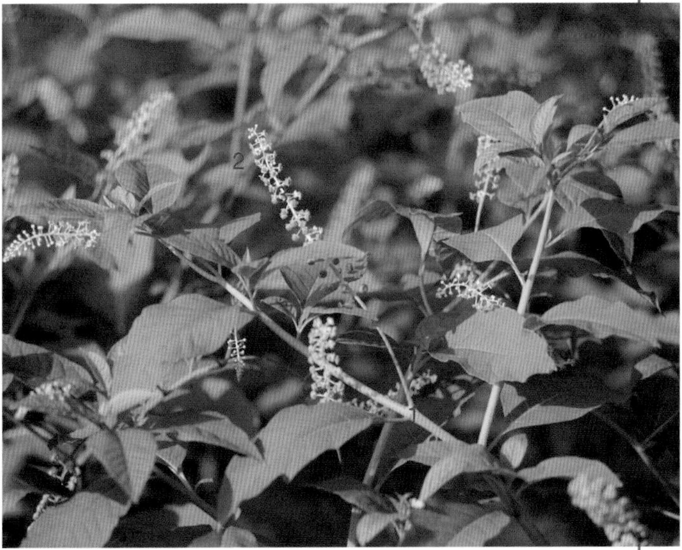

◎垂序商陆

叶下珠

◎常用别名

珍珠草、叶后珠、夜合草。

◎植物基源

大戟科植物叶下珠 *Phyllanthus urinaria* L. 的全草或带根全草。

◎采收加工

夏、秋季采集全草，去除杂质，晒干。生用或鲜用。

◎性味功用

甘、苦，凉。平肝清热，利水解毒。内服：15~30克，水煎服。外用：适量，捣敷。

识别特征：为灌木状草本，高 10~40 厘米。茎直立，分枝常呈赤色，具翅状纵棱[1]。单叶互生，纸质，排成 2 列，形似复叶[2]；叶片长椭圆形，全缘，下面灰绿色。花单性，雌雄同株，腋生，细小，赤褐色。蒴果扁球形，生于叶下[3]赤褐色，表面有小凸刺或小瘤体。花期 7~8 月。生于园边草地。分布于广东、广西、重庆、四川等地。

验方精选：①肝炎：鲜叶下珠 30~60 克，田螺 7 个，鸭肝 1 个，冰糖 60 克，水炖服。②小儿疳积：鲜叶下珠根、鲜铁包金各 15 克，猪肝适量，水炖服。③夜盲：鲜叶下珠 30~60 克，鸭肝 1 个，苍术 9 克，水炖服。④痢疾：鲜叶下珠 30~60 克，水煎，冲糖服。⑤急性肾炎：叶下珠、白花蛇舌草各 9 克，紫珠草、石韦各 15 克，水煎服，每日 1 剂。⑥肠炎、痢疾、膀胱炎：叶下珠、金银花藤各 30 克，每日 1 剂，水煎，分 2~3 次服。

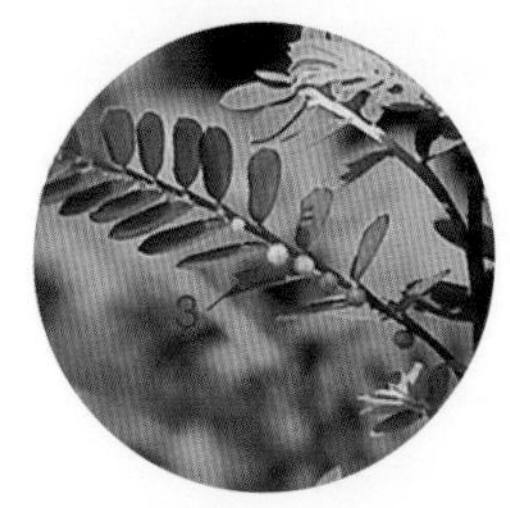

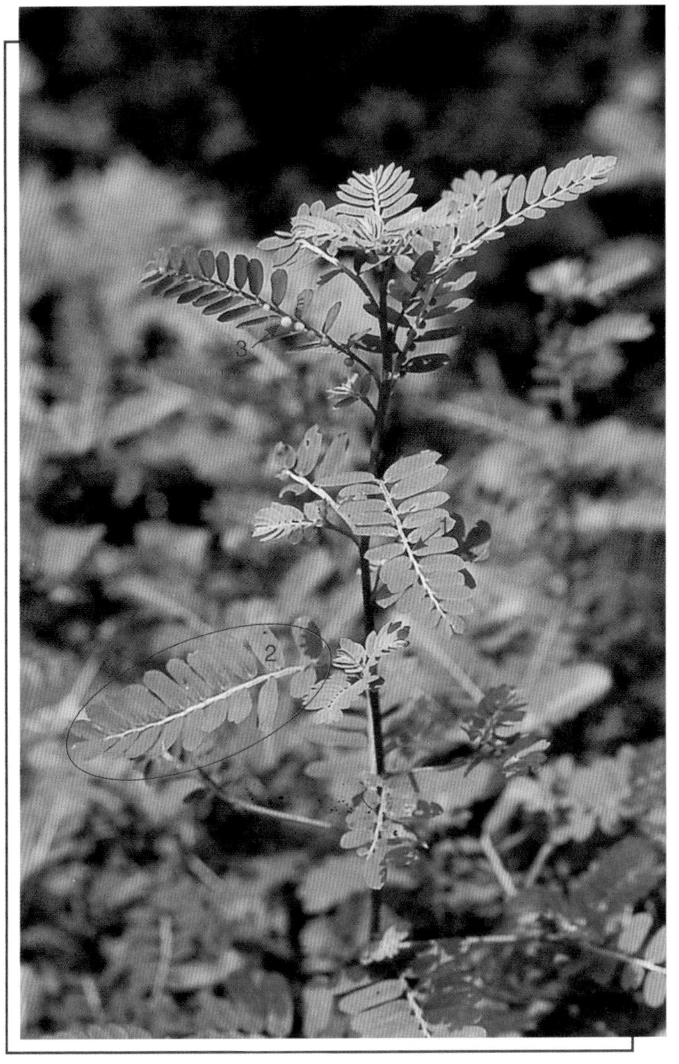

◎叶下珠

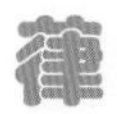

葎草

◎**常用别名**

假苦瓜、拉拉藤、葛葎草。

◎**植物基源**

桑科植物葎草 *Humulus scandens* 的全草。

◎**采收加工**

夏、秋季采收，除去杂质，切段，晒干。生用或鲜用。

◎**性味功用**

甘、苦，寒。清热解毒，利水通淋消瘀。内服：9~18 克，水煎服或捣汁。外用：适量，捣敷或煎水熏洗。

识别特征：1 年生或多年生蔓生草本，长达数米，有倒钩刺[1]。叶对生，掌状 5 深裂[2]，稀有 3~7 裂，边缘有锯齿，上面生刚毛，下面有腺点，脉上有刚毛；叶柄长。花单性，雌雄异株；花序腋生；雄花成圆锥花序[3]，有多数淡黄绿色小花；雌花 10 余朵集成短穗[4]，腋生，每 2 朵雌花有一卵状披针形的苞片，无花被。果穗呈绿色；瘦果卵圆形，质坚硬。花期 7~8 月，果期 8~9 月。生于山谷、林下。全国均有分布。

验方精选：①瘰疬：鲜葎草叶、黄酒各 60 克，红糖 120 克，水煎，分 3 次饭后服用。②尿路结石：鲜葎草茎 30 克，捣烂，酌加开水捣汁服。③痢疾或小便淋沥、尿血等：鲜葎草 30 克，水煎，饭前服用，每日 2 次。

附注：①葎草花：为葎草的花。内服：9~18 克，水煎服或研末服。②葎草根：为葎草的根。内服：15~25 克，水煎服或捣汁服。③葎草果穗：为葎草的果穗。内服：15~30 克，水煎服。

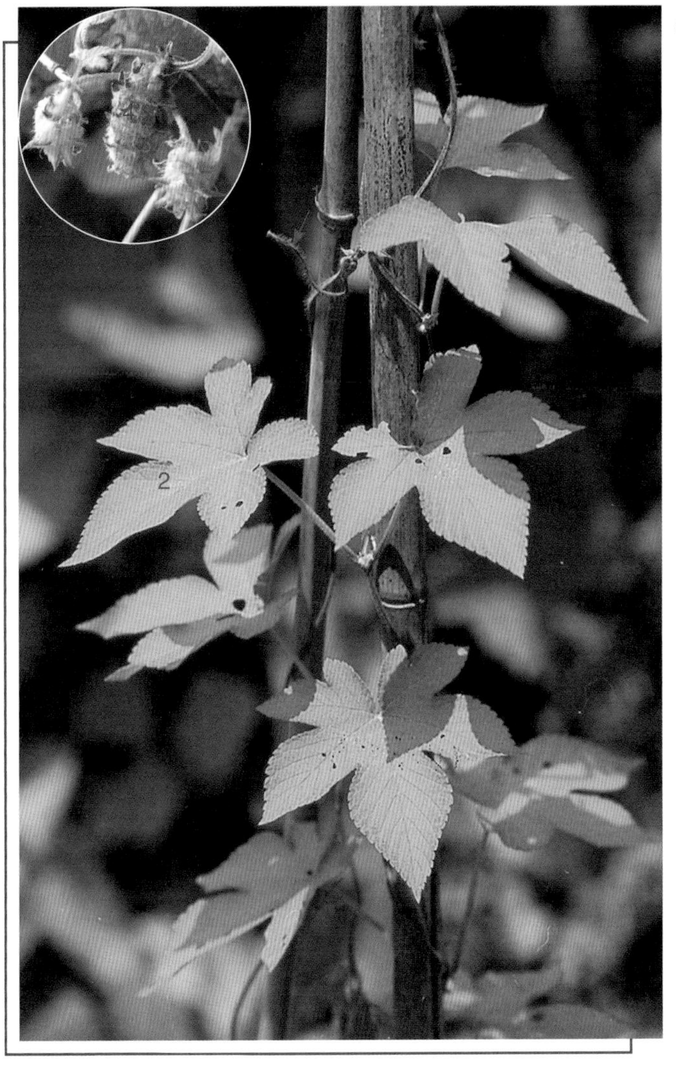

◎葎草

三白草

◎**常用别名**

水木通、三点白。

◎**植物基源**

三白草科植物三白草 *Saururus chinensis* (Lour.) Baill. 的全草。

◎**采收加工**

7~9 月采收地上部分，晒干。生用。

◎**性味功用**

苦、辛，寒。清热利尿，消肿解毒。内服：9~15 克，水煎服或捣汁饮。外用：适量，捣敷或煎水洗。

识别特征：多年生草本，高 30~90 厘米，有气味。地下茎有节，白色，有须状小根。茎直立或下部伏地，深绿色，稍有纵纹[1]。单叶互生；叶片卵形或卵状披针形，先端尖或渐尖，基部心形略成耳状，全缘；叶柄基部抱茎。总状花序生在茎上端[2]，与之对生的叶常呈白色[3]，花两性。蒴果成熟后顶端开裂。花期 5~8 月，果期 6~9 月。生于水沟、沼泽地等阴湿地。分布于河北、山东、安徽、江苏、浙江、广东、湖南、湖北、江西、四川、重庆等地。

验方精选：①疔疮炎肿：鲜三白草叶 1 把，捣烂，敷患处，每日换 2 次。②绣球风：鲜三白草适量，捣汁洗患处。③前列腺癌：三白草、石竹根各 30 克，节节草 15 克，连钱草 30~60 克，每日 1 剂，煎 2 次服。④宫颈癌：三白草、东风菜、土茯苓、白毛藤各 30 克，龙葵、蛇莓各 15 克，水煎分 3 次服，每日 1 剂。⑤斑秃：采三白草顶上三叶捣碎，陈醋浸泡（以 1 ：1 比例浸泡）5~7 日，取汁，用白布蘸搽患处，或倒于掌心搽患处，每日 1 次。

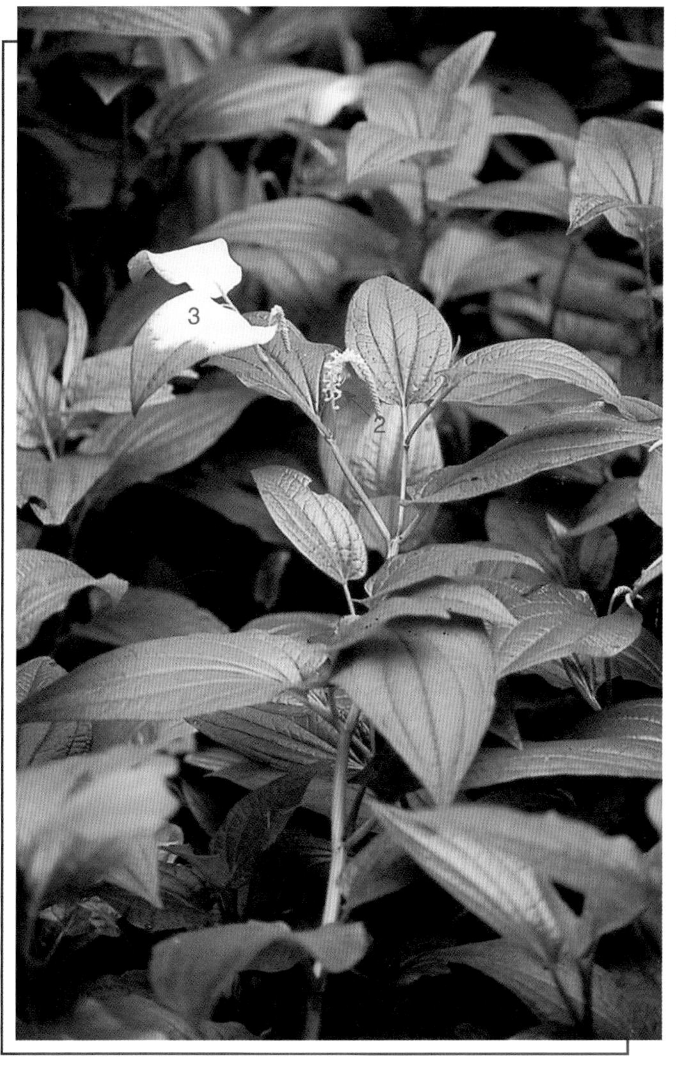

◎三白草

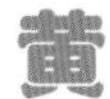
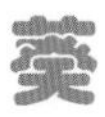

黄蜀葵根

◎常用别名

秋葵根、假杨桃根、棉花葵根。

◎植物基源

锦葵科植物黄蜀葵 *Abelmoschus manihot* (L.) Medic. 的根。

◎采收加工

秋季采挖，洗净泥土，晒干。生用或鲜用。

◎性味功用

甘、苦，寒。利水解毒，散瘀消肿。内服：3~9 克（鲜品 15~30 克），水煎服。外用：适量，捣敷或煎水洗。

识别特征： 1 年生或多年生粗壮直立草本，高 1~2 米。茎被黄色刚毛。叶大，柔软纸质，被白毛[1]，卵形至近圆形，掌状分裂，有 5~9 枚狭长大小不等的裂片，边缘有齿牙。花单生叶腋和枝端，成近总状花序；花萼佛焰苞状，5 裂，早落；花冠 5 瓣，淡黄色或白色，具紫心[2]。蒴果长圆形，端尖，具粗毛[3]，含多数种子。花期 6~8 月。常见于山谷、草丛间。除东北、西北外，各地均有分布，也有栽培。

验方精选： ①尿路感染：黄蜀葵根 5~9 克，水煎服。②消疮排脓：黄蜀葵根适量，捣烂敷。③痟疔、痔疮：黄蜀葵根适量，煎水洗。④肺热咳嗽：黄蜀葵根 9 克，水煎，酌加冰糖适量服用。⑤产后乳少：黄蜀葵根 9 克，煮黄豆或猪腿适量服用。

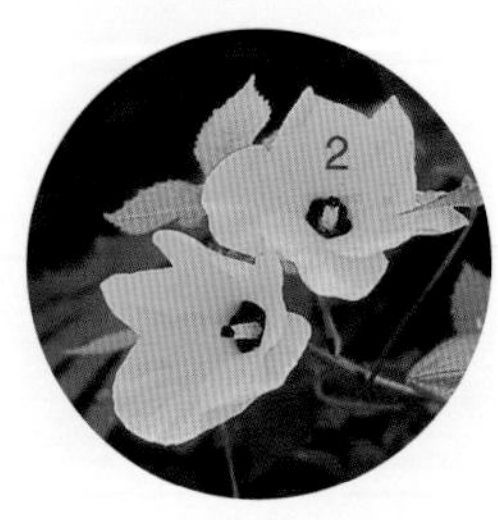

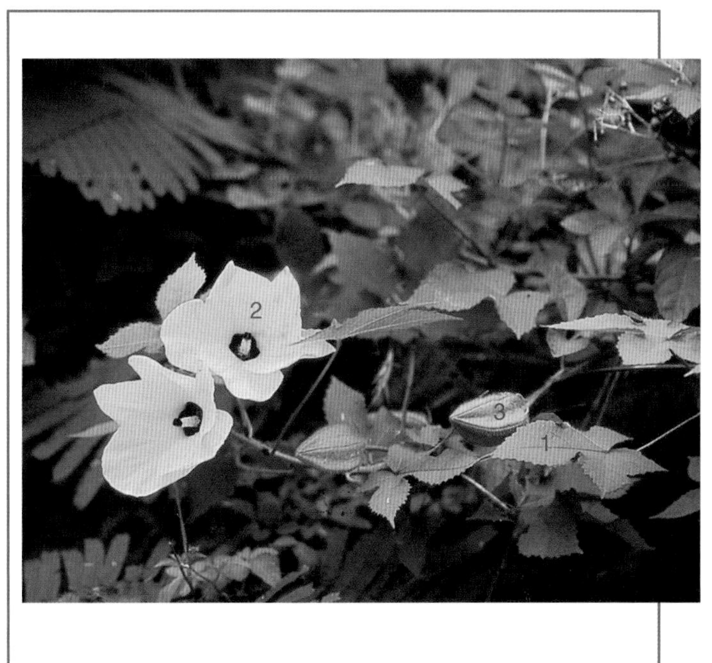

◎黄蜀葵

紫茉莉根

◎**常用别名**

花粉头、粉子头。

◎**植物基源**

紫茉莉科植物紫茉莉 *Mirabilis jalapa* L. 的块根。

◎**采收加工**

秋、冬季挖取块根，洗净泥沙，切片，晒干。生用。一般以开白花者供药用。

◎**性味功用**

甘、苦，平。利尿泻热，活血散瘀。内服：9~15 克，水煎服。外用：适量，捣敷。

识别特征：多年生草本，高可达 1 米。块根纺锤形，肉质，表面棕黑色，内面白色。茎直立，深绿色，光滑，分枝多，有膨大的节[1]。叶对生；叶片卵状，先端锐尖，基部截形或心脏形，全缘。花 1 至数朵生于枝梢；花萼呈花冠状，萼管细长，上部扩大成喇叭形[2]，5 裂，白色或紫红色[3]；花瓣缺。瘦果近球形，为宿存的苞片所包，果皮带革质，有细纵棱及横点纹，熟时黑色[4]。种子白色，内部充满白粉状胚乳。花期 7~9 月。生于山谷林下，栽培为主。全国大部地区有栽培。

验方精选：①淋浊、带下病：鲜白花紫茉莉根 30 克，茯苓 9 克，水煎，饭前服用，每日服用 2 次。②带下病：鲜紫茉莉根 30 克，白木槿、白芍各 15 克，炖肉，分 2 次吃完。③妇女血崩：紫茉莉根 12 克，红鸡冠花根、头晕药各 10 克，兔耳风 5 克，炖猪脚吃。④关节炎肿痛：鲜紫茉莉根 30 克，水煎服。⑤痈疽背疮：紫茉莉鲜根 1 株，去皮洗净，加红糖少许，共捣烂，敷患处，每日换 2 次。

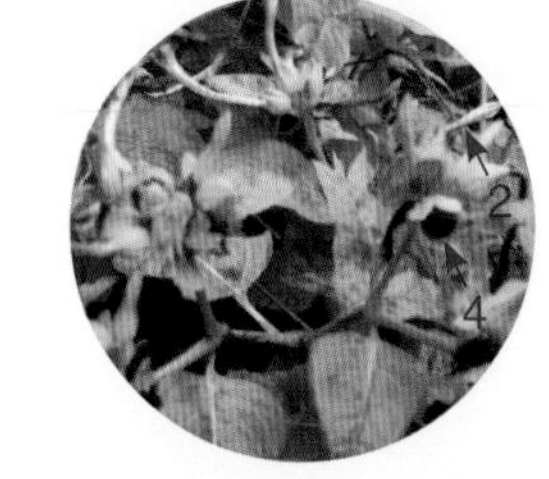

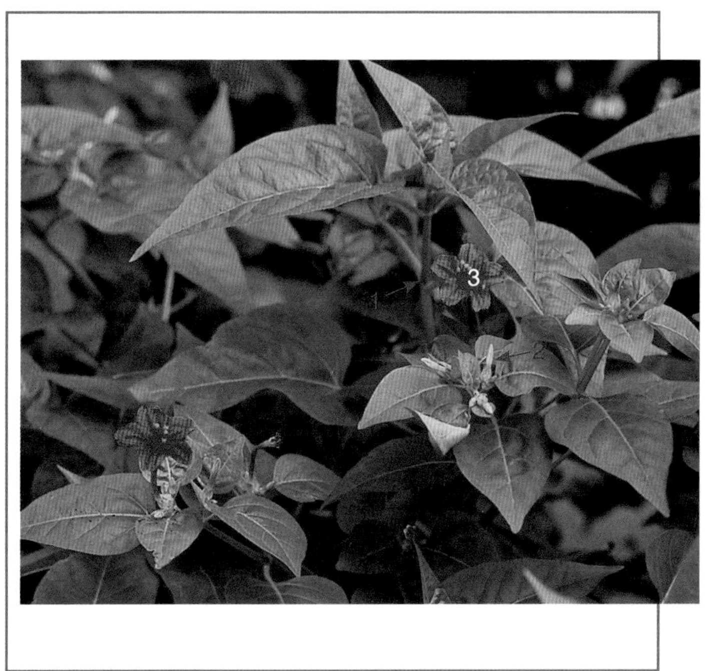

◎紫茉莉

无根藤

◎常用别名

无爷藤、无根草。

◎植物基源

樟科植物无根藤 *Cassytha filiformis* L. 的全草。

◎采收加工

全年可采，除去杂质，晒干。生用或鲜用。

◎性味功用

甘、苦，寒。清热利湿、凉血解毒。内服：9~15克，水煎服。外用：适量，捣敷、煎水洗或研末调敷。

识别特征：缠绕草本，借盘状吸根攀附于其他植物上，幼嫩部分被柔毛。茎线状，极长[1]，绿色或绿褐色，无毛或稍被毛。叶退化成细小的鳞片状。穗状花序；花白色[2]，小；花被片外面的3枚较小，圆形，有绿色毛，内面的3枚较大，卵形。浆果小，球形[3]，肉质，花被宿存。花期8~12月，果期11月至次年2月。生于疏林灌木丛中。分布于广东、广西、四川、福建等地。

验方精选：①小儿肝热，消瘦，手足心热，精神萎靡：鲜无根藤30克，酌加水，煎取半碗，每日1剂，分2次服用。②小儿黄疸：鲜无根藤20~30克，豆干两块同炖服。③痢疾：鲜无根藤30克，水煎服。④鼻出血：鲜无根藤20~30克，猪瘦肉适量，水、酒各半炖服。⑤血尿：鲜无根藤30克（干品15克），水煎，加适量红糖服用。

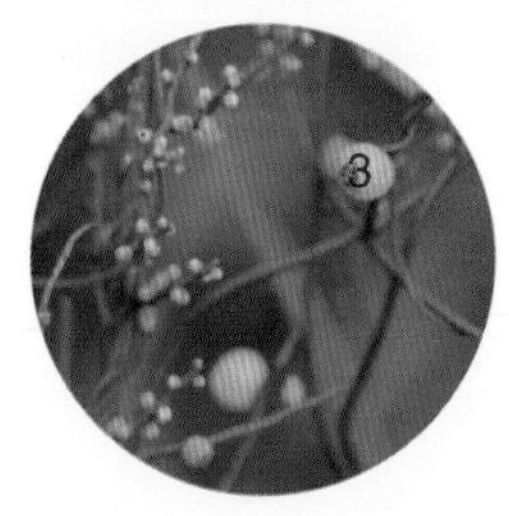

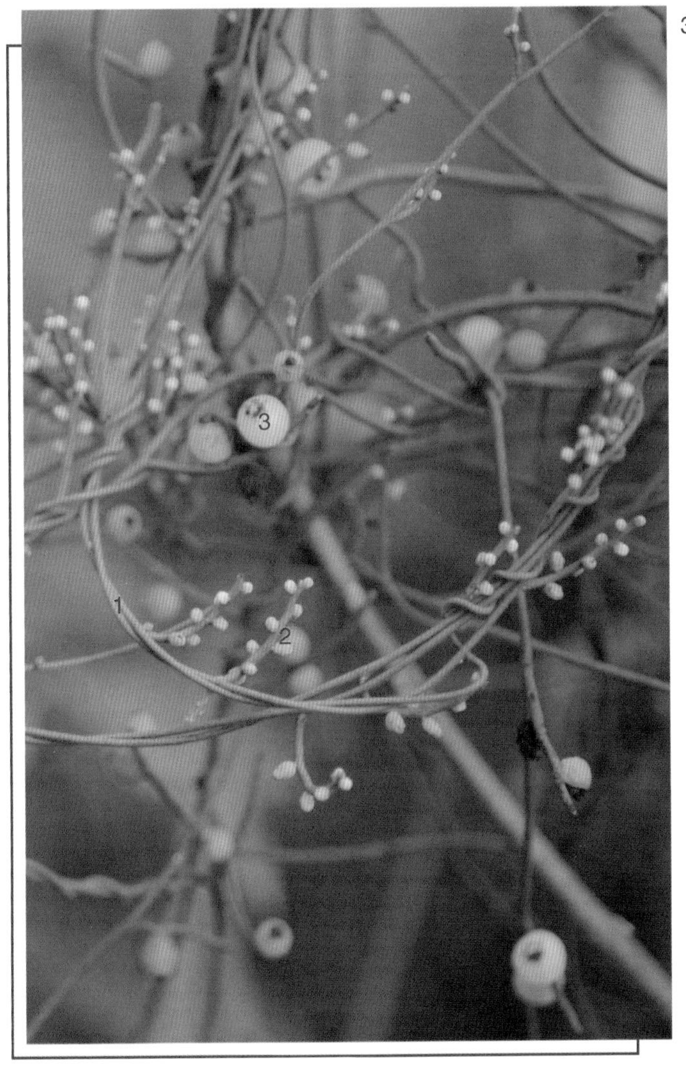

◎无根藤

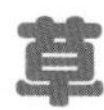

金丝草

◎**常用别名**

笔仔草、猫仔草、猫毛草。

◎**植物基源**

禾本科植物金丝草 *Pogonatherum crinitum* (Thunb.) Kunth 的全草。

◎**采收加工**

秋季采收，晒干。生用或鲜用。

◎**性味功用**

甘，凉。利水通淋，清热。内服：15~30 克，水煎服。

识别特征：多年生簇生草本，高 10~30 厘米。秆直立，纤细柔软[1]。叶片扁平，线状披针形[2]，先端渐尖，两面和边缘多少被毛。穗状花序单生于主秆和分枝的顶端，柔软而微曲；小穗成对，花乳白色，穗轴上密生金黄色的柔软长芒，形似猫尾，故名“猫毛草”[3]。花、果期 5~9 月。生于山坡草丛或石缝中。分布于浙江、台湾、福建、广东、云南、四川、重庆、湖南、江南等地。

验方精选：①急性黄疸型肝炎：鲜金丝草、白茅根各 30 克，绵茵陈、积雪草各 15 克，水煎服。②急性肾炎：鲜金丝草 30 克，大蓟根、蒲公英各 15 克，水煎服。③尿道炎：鲜金丝草、紫花地丁、马齿苋、猫须草各 30 克，水煎服。④糖尿病：鲜金丝草、马齿苋各 30 克，石枣肉、淮山各 10 克，水煎服。⑤小便不通：鲜金丝草、车前草各 30 克，木通 9 克，制香附 10 克，水煎服。

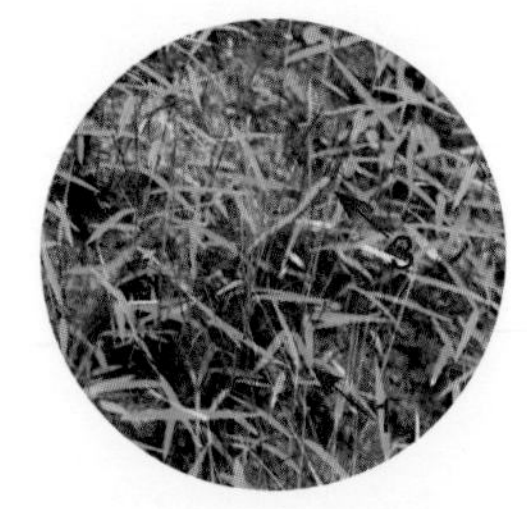

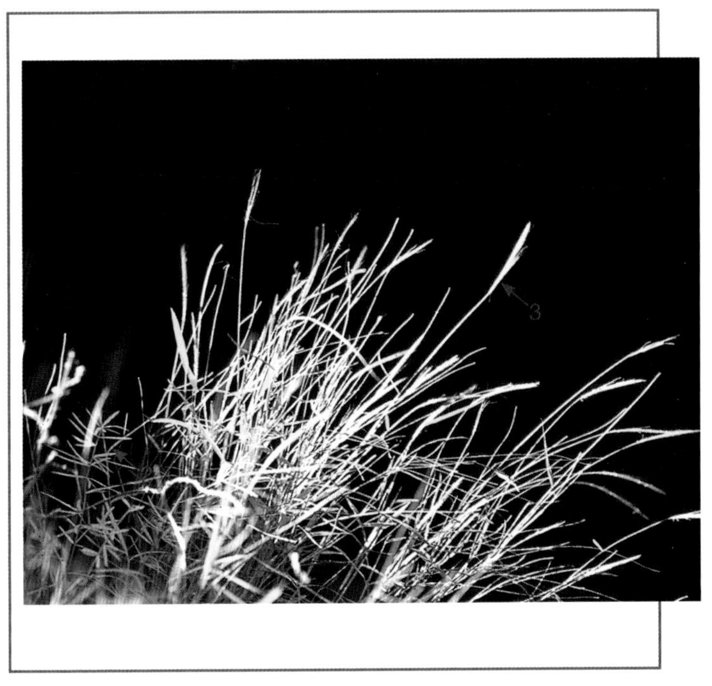

◎金丝草

水芹

◎**常用别名**

水英、野芹菜。

◎**植物基源**

伞形科植物水芹 *Oenanthe javanica* (Bl.) DC. 的全草。

◎**采收加工**

9~10 月采割地上部分，晒干。生用。

◎**性味功用**

甘、辛，凉。清热，利水。内服：12~30 克，水煎服或捣汁。外用：适量，捣敷。

识别特征：多年生湿生或水生草本，全体光滑无毛，具匍匐茎，长可达 1 米。茎圆柱形，中空，上部多分枝，常伸出水面，下部每节略膨大，通常生多数白色须根。茎表面绿色，有纵条纹。复叶互生，具柄及叶鞘，鞘两边呈膜状[1]；叶片一至二回羽状分裂[2]，裂片卵圆形至菱状披针形，边缘具齿，基部两侧不等。复伞形花序顶生[3]，通常与顶生的叶相对；花白色，有柄，丝状而柔。双悬果椭圆形或近圆锥形，上端有宿存的萼齿和花柱，果棱显著隆起，木栓质。喜生于低湿洼地或水沟中。分布于河南、江苏、浙江、安徽、江西、湖北、湖南、广东、广西、台湾等地。

验方精选：①小儿发热，月余不凉：水芹、大麦芽、车前子各 30 克，水煎服。②尿痛：水芹白根者适量，去叶捣汁，井水和服。③小便不利：水芹 12 克，水煎服。④带下病：水芹 12 克，景天 6 克，水煎服。⑤血尿：水芹适量，捣汁，每日 6~7 次。

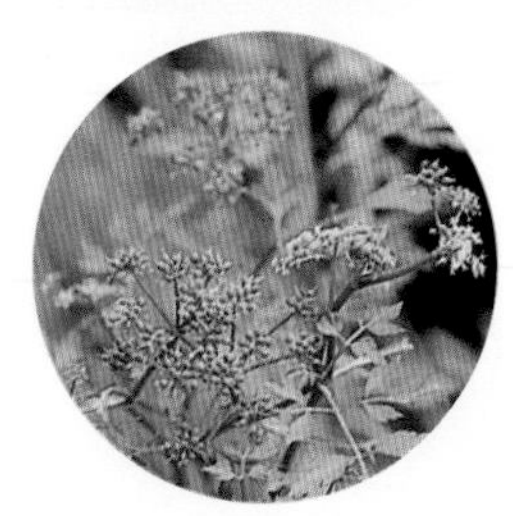

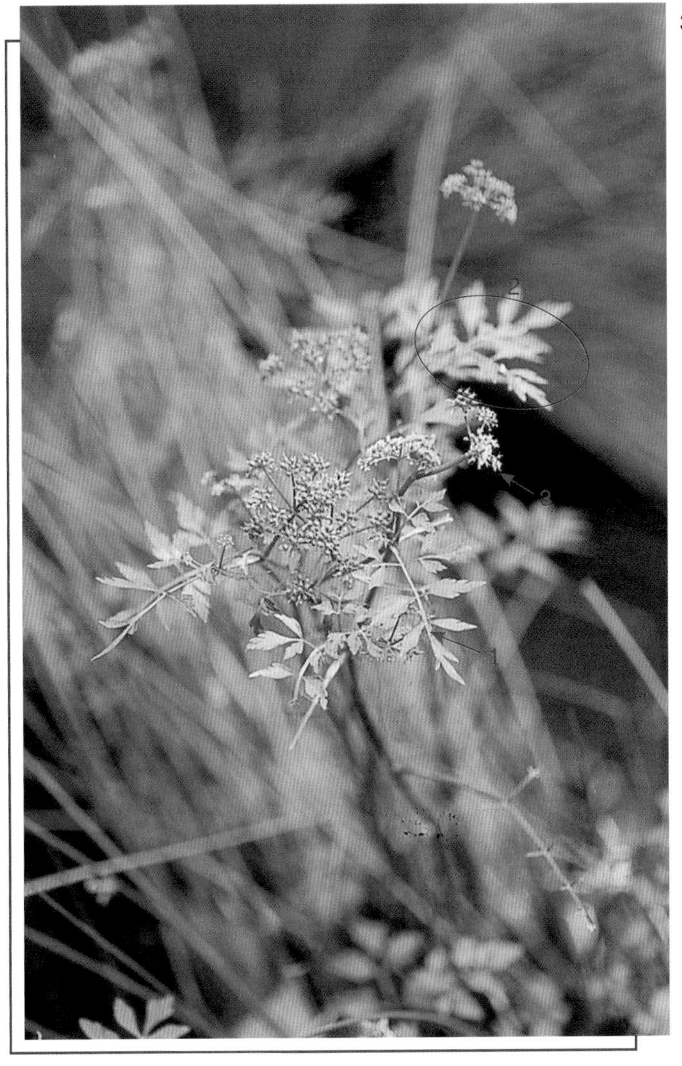

◎水芹

阳桃叶

◎**常用别名**

羊桃叶、山敛叶。

◎**植物基源**

酢浆草科植物阳桃 *Averrhoa carambola* L. 的叶。

◎**采收加工**

全年可采，晒干。生用或鲜用。

◎**性味功用**

甘，寒。利小便，散热毒。内服：10~15 克，水煎服。外用：适量，捣敷、捣汁涂或煎水洗。

识别特征：灌木或小乔木，高可达 8 米。羽状复叶[1]，小叶卵形至椭圆形，先端渐尖，基部偏斜，下面近无毛或薄被柔毛。总状花序小，腋生，极多[2]；花小，近钟形；萼红紫色，花瓣白色至淡紫色[3]。浆果肉质多汁，卵状或椭圆状，3~5 棱，绿色或绿黄色[4]，味酸甜。花期春末至秋季。多栽培于园林或村旁。分布于我国东南部及云南等地。

验方精选：①热渴、小便短涩：鲜阳桃叶 15 克，煎汤代茶服。②痈疽肿毒：鲜阳桃叶适量，捣烂加适量米泔敷。③顽癣疥疮：鲜阳桃叶适量，煎汤，乘温洗患处。④蜘蛛、毒蛇咬伤：鲜阳桃叶适量，捣烂绞汁搽患处。

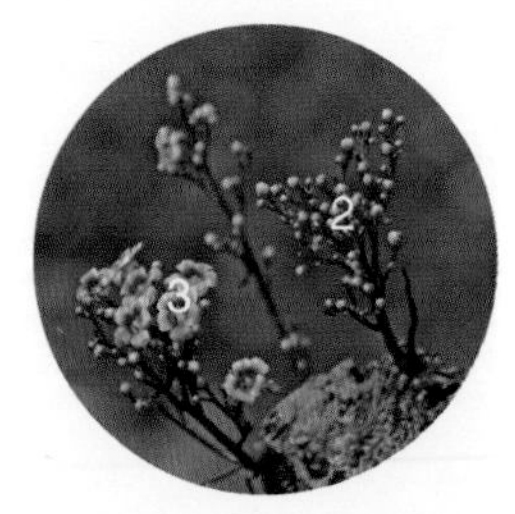

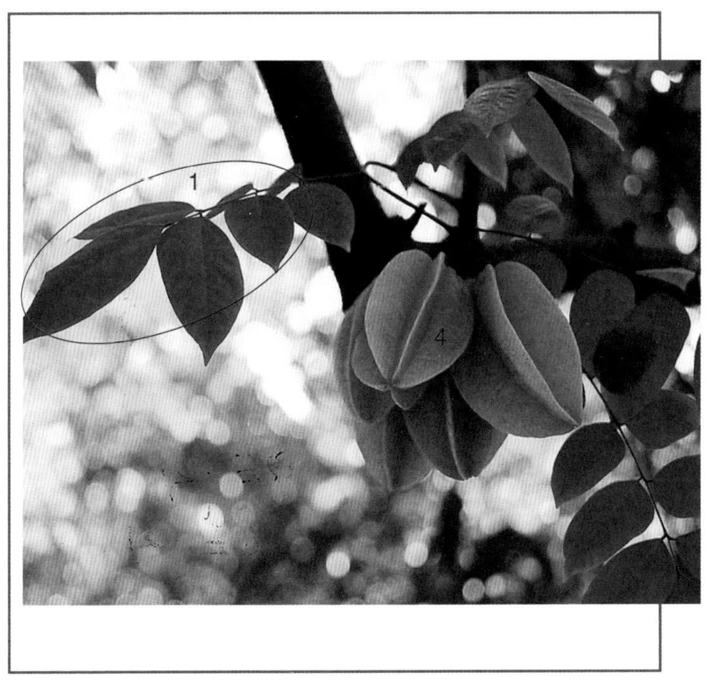

◎阳桃

定经草

◎**常用别名**

水辣椒、惊风榴。

◎**植物基源**

玄参科植物长蒴母草 *Lindernia anagallis* (Burm. F.) Pennell 的全草。

◎**采收加工**

1~10 月间采收，除去杂质，晒干。生用或鲜用。

◎**性味功用**

甘，凉。清热解毒，利水通淋。内服：9~15 克，水煎服。外用：适量，捣敷或捣汁涂。

识别特征：1 年生草本，柔弱，茎下部伏地，花茎上举，全体无毛。单叶对生；叶片卵形，先端短尖或钝，基部心形，边缘有锯齿。花单生于叶腋，花柄长于叶[1]，或为顶生的总状花序；萼绿色，深 5 裂；花冠白色或淡紫色[2]。蒴果圆柱形或矩圆柱状披针形，长为花萼的 2 倍，先端有宿存花柱。花期 7~10 月。生于田边或路旁。分布于福建、广东、广西、台湾等地。

验方精选：①风火眼睛赤痛：鲜定经草 30 克，水煎服。②痈疽肿毒：鲜定经草适量，和冷饭粒加食盐少许捣敷；另以全草 30 克，水煎代茶服。③风毒流注：鲜定经草 30 克，水煎汤代茶服；另以鲜全草捣汁搽患处。④遗精、白浊、带下病：鲜定经草 35 克，和猪瘦肉炖服。⑤小儿急惊风：鲜定经草 20 克，冰糖少许，水炖服。

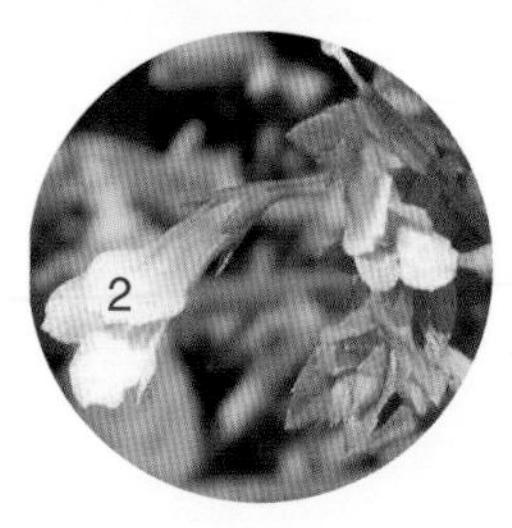

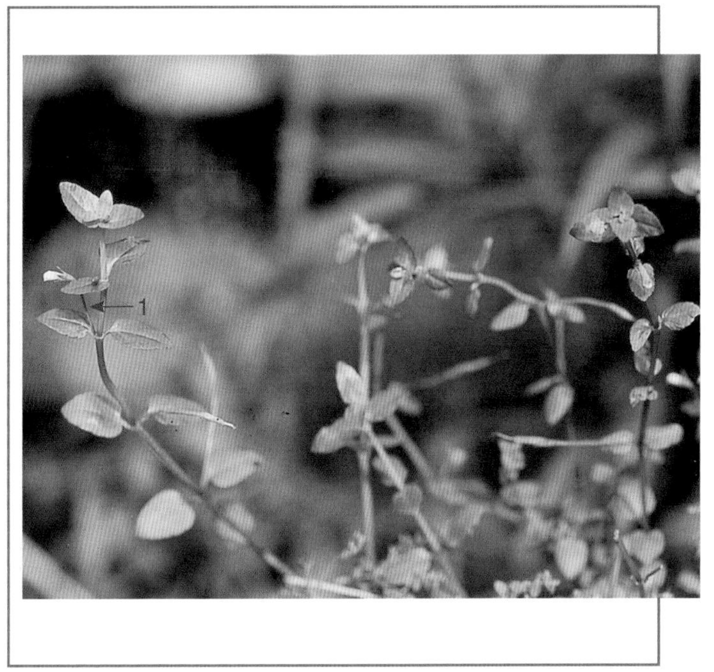

◎长蒴母草

萱草根

◎常用别名

漏芦果、地人参、黄花菜根。

◎植物基源

百合科植物萱草 *Hemerocallis fulva* (L.) L. 的根。

◎采收加工

秋季采挖，除去茎苗及细根，洗净，稍闷润，切段，晒干。生用或鲜用。

◎性味功用

甘，凉。清热利尿，凉血止血。内服：6~9 克，水煎服或捣汁。外用：适量，捣敷。

识别特征：多年生草本，高 30~90 厘米。根茎极短，丛生多数肉质纤维根及膨大成纺锤形的块根。叶基生成丛，条状披针形[1]，基部抱茎，全缘，背面被白粉。花茎自叶丛抽出，高于叶[2]；花 6~10 余朵，集成伞房花序，二歧，花大，橘红色或黄红色[3]；花被下部管状[4]，上部钟状。蒴果长圆形，具钝棱，成熟时开裂。花期 6~7 月。我国大部分地区均有分布。

验方精选：①便后出血：萱草根 9 克，生姜适量，油炒，用酒冲服。②黄疸：鲜萱草根（洗净）20 克，母鸡（去头、脚与内脏）1 只，水炖 3 小时服，每 1~2 日服用 1 次。③乳腺炎肿痛：鲜萱草根适量捣烂，外用。

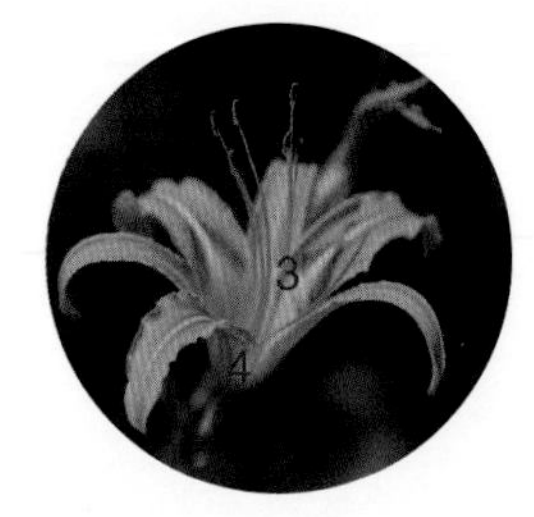

附注：①同科植物黄花萱草同等入药。②金针菜：为萱草、黄花萱草等的花蕾。夏季采收，晒干。生用。甘，凉。利湿热，宽胸膈。内服：水煎服，15~30 克。

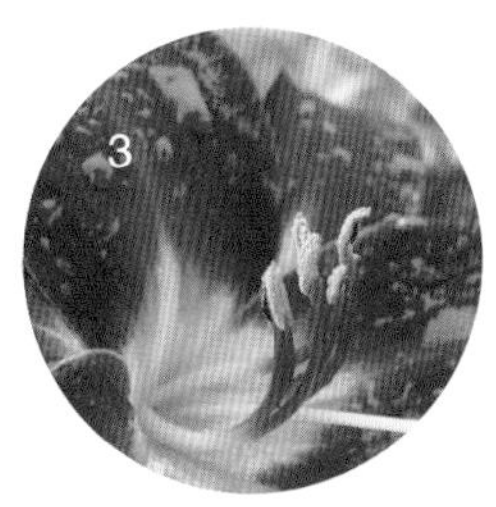

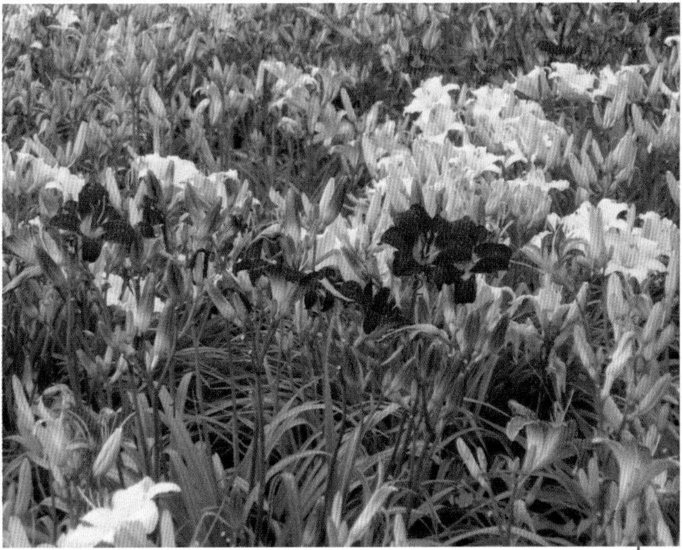

◎萱草

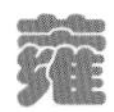

蕹菜

◎**常用别名**

瓮菜、空心菜、水蕹菜。

◎**植物基源**

旋花科植物蕹菜 *Ipomoea aquatica* Forsk. 的茎、叶。

◎**采收加工**

夏、秋季采收，一般多鲜用。

◎**性味功用**

甘、淡，凉。清热解毒，利尿，止血。内服：60~120 克，水煎服或捣汁。外用：适量，煎水洗或调敷。

识别特征：1 年生蔓状草本，全体无毛。茎匍匐，有节[1]，中空，内面有白色膜状物。叶互生，具长柄[2]；叶片矩圆状卵形或椭圆状矩圆形，先端短尖或钝，基部截形、心形或戟形，边缘全缘或波状。聚伞花序腋生，直立；萼绿色，卵形，先端钝；花冠白色或淡红色，喇叭状[3]。蒴果卵形[4]。花期夏、秋季。生于湿地或水田中。我国长江流域及其以南地区均有栽培。

验方精选：①鼻血不止：蕹菜适量，和糖捣烂，冲沸水服。②淋浊、便血：鲜蕹菜适量，洗净，捣烂取汁，和蜂蜜酌量服之。③翻肛痔：蕹菜 1000 克，水 1000 克，煮烂去渣滤过，加白糖 120 克，同煎至如饴糖状，每次服 90 克，每日服用 2 次，早晚服，未愈者继续服。④皮肤湿痒：鲜蕹菜适量，水煎数沸，候微温时洗患部，每日洗 1 次。

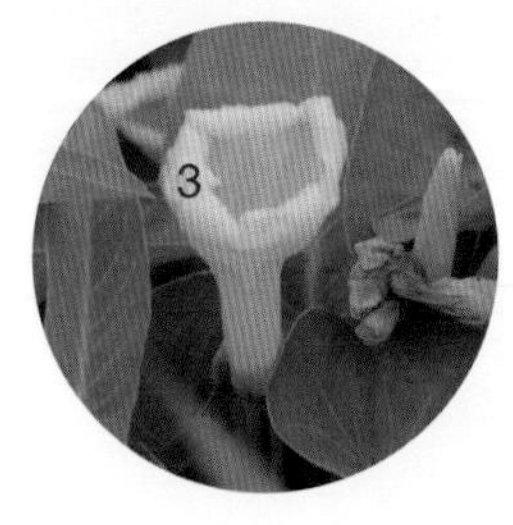

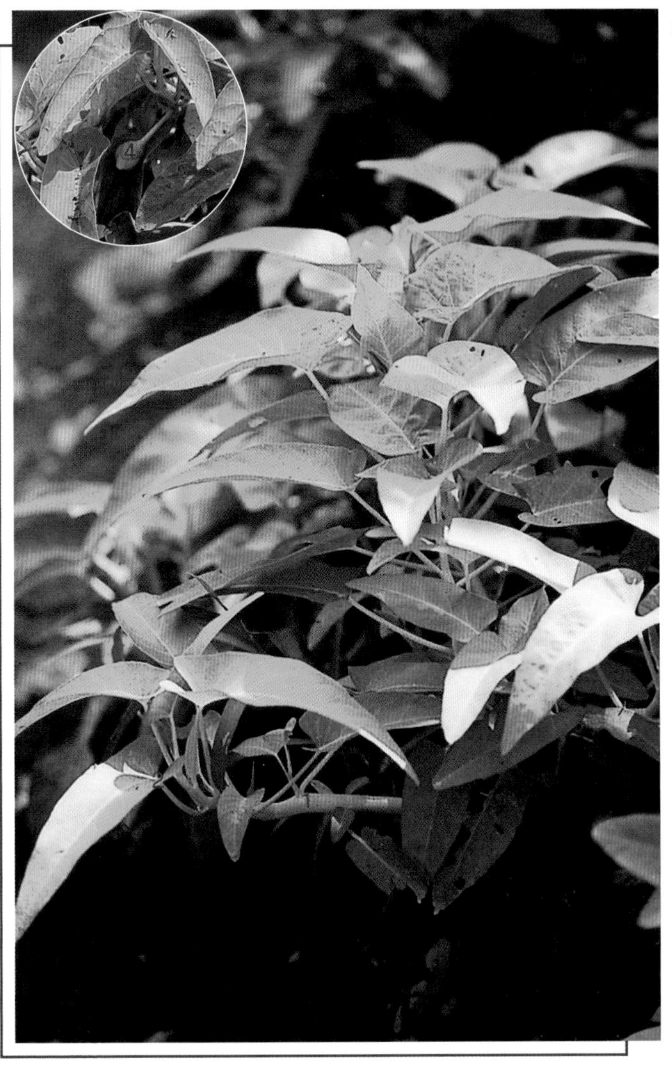

◎蕹菜

碎米荠

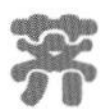

◎**常用别名**

雀儿菜、岗菜。

◎**植物基源**

十字花科植物碎米荠 *Cardamine hirsuta* 的全草。

◎**采收加工**

春、夏季采收，切碎，晒干。生用或鲜用。

◎**性味功用**

淡，平。清热去湿，利水通淋。内服：15~30 克，水煎服。外用：适量，捣敷。

识别特征：1 年生草本，纤弱，全体有疏展毛。茎不分枝或基部分枝。单数羽状复叶互生[1]；小叶 1~5 对，歪卵形至近圆形，3 裂[2]，顶端小叶较大，有 3~5 圆齿，侧生小叶较小。总状花序顶生，花白色[3]，萼片 4，花瓣 4。长角果条形，开裂。种子每室 1 行，长圆形，平滑。生于田边、田间湿地、荒野或建筑物旁阴湿地上。分布于我国长江以南各地。

验方精选：①带下病：碎米荠 30 克，猪瘦肉 120 克，或墨鱼同煮服；或碎米荠 30 克，水煎服。②尿道炎、膀胱炎：鲜碎米荠 60 克，水煎加适量冰糖服；或鲜碎米荠、鲜田字草各 120 克，共捣烂，同青壳鸭蛋煮服。③胃痛、痢疾、风湿性心脏病：鲜碎米荠 60 克，水煎，加适量红色糖服用。

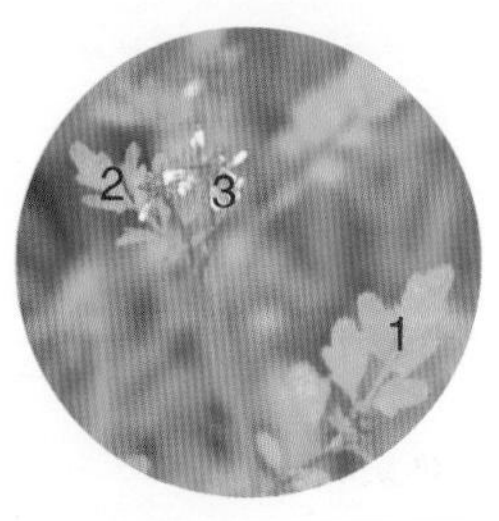

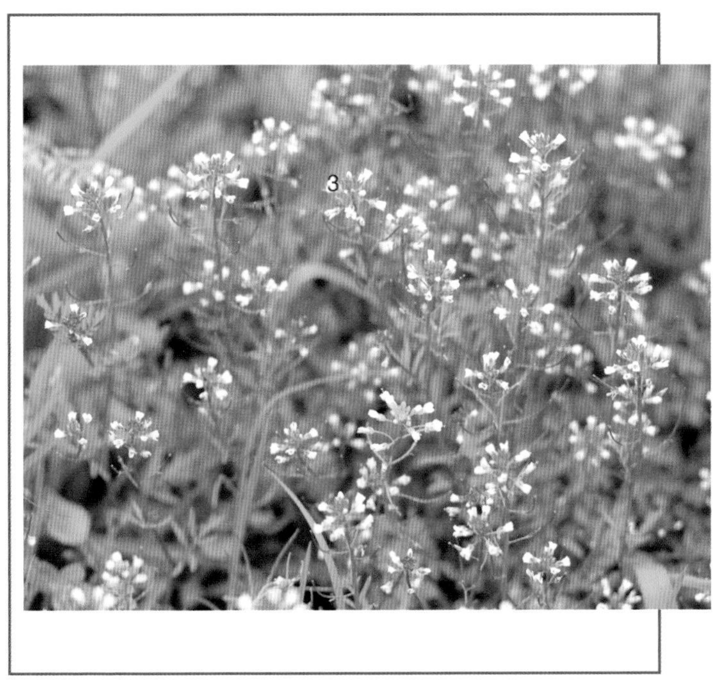

◎碎米荠

莴苣

◎常用别名

莴菜、莴笋、香菜、生菜。

◎植物基源

菊科植物莴苣 *Lactuca sativa* L. 的茎叶。

◎采收加工

春季嫩茎肥大时采收。

◎性味功用

苦、甘，凉。通经下乳，泻热利水，解虫蛇毒。内服：适量，煎汤。外用：捣敷。

识别特征： 1年或2年生草本。茎直立，嫩时呈棍棒状，肥大如笋[1]，肉嫩脆味美，如不采收，则逐渐伸长而成花茎，于上部分枝开花。叶基部丛生；叶片长椭圆形、倒卵形或舌状，亦有呈披针形，全缘或边缘皱折，或有不整齐的齿状缺刻，无柄；茎生叶互生，基部耳状抱茎[2]。头状花序有长梗，排列成顶生的圆锥花丛[3]；总苞圆筒状，苞片多层，覆瓦状排列，黄色。瘦果卵形，扁平，每面具3条突出的纵棱，先端具喙。种子黑褐色或灰白色。花期夏季。全国大部分地区有栽培。

验方精选： ①小便不下：莴苣适量，捣成泥，作饼贴于脐中。②血尿：莴苣适量，捣碎敷于脐上。③产后无乳：莴苣3枚，研作泥，加适量好酒开服。④沙虱中毒：莴苣适量，捣烂取汁外敷。⑤昆虫入耳：莴苣适量捣汁，滴入自出。

附注： ①通常食用的莴苣，在品种方面有白莴笋、花叶莴笋、尖叶莴笋、柴叶莴笋等，大抵均因形色而有所分别。②莴苣子：为莴苣的种子。苦，寒。下乳汁，利小便。内服：适量，煮粥、煎汤或研细酒调。外用：研末涂搽。

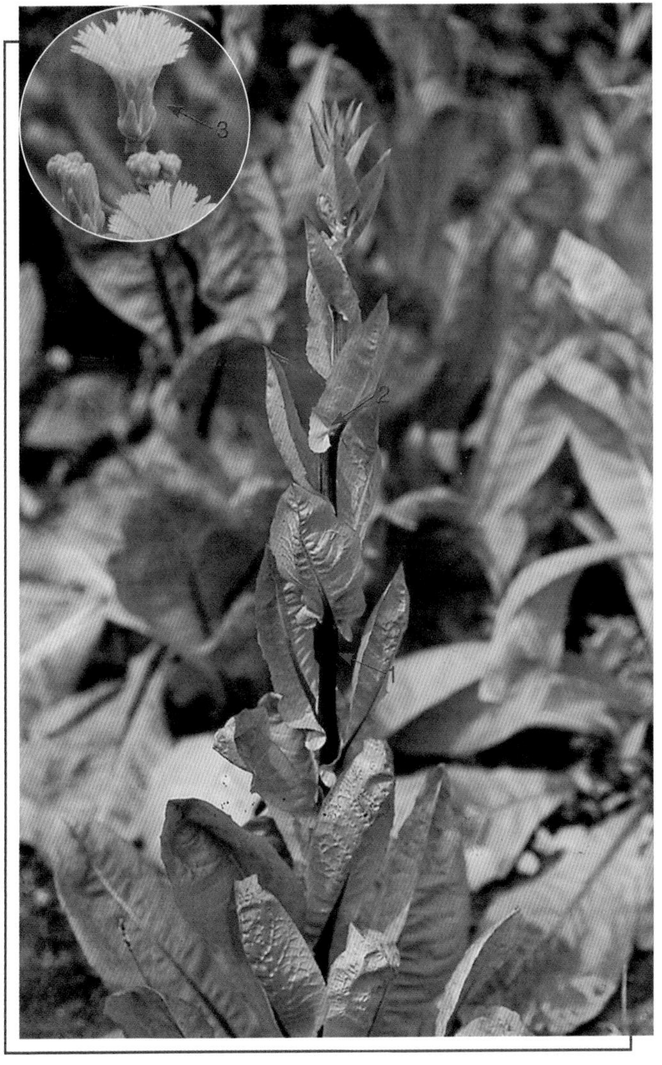

◎莴苣

桐皮

◎**常用别名**

白桐皮、水桐树皮。

◎**植物基源**

玄参科植物泡桐 *Paulownia fortunei* (Seem.) Hemsl. 树皮。

◎**采收加工**

全年可采收。

◎**性味功用**

苦，寒。清热利湿，解毒消肿。内服：3~30 克，水煎服。外用：捣敷或煎汁涂。

识别特征：落叶乔木，高可达 15 米。树皮灰褐色，光滑。叶卵形或长圆状卵形[1]，全缘，上面初有毛，瞬即光滑，下面密生灰黄色星状茸毛，脉光滑；叶柄有毛。花序圆锥状[2]；花大，长达 10 厘米；萼卵状钟形[3]，密被星状绒毛，5 深裂，管部瞬即光滑，裂片肥厚而顶端稍尖，具宿存茸毛；花冠白色，内面有紫色斑点[4]，外面有星状毛，裂片几为四方形。蒴果木质，长圆形。种子多数，扁而有翅。花期 2~3 月，果期 8~9 月。多为栽培。前者分布于华东、华南、西南等地。

验方精选：①伤寒温热，心下烦闷，狂言，欲起走：桐皮（削去外皮）15 克，以酒水（1∶2）煎服。②跌仆损伤：桐皮（去青留白）适量，用醋炒后捣烂敷患处。③恶疮、小儿丹毒：桐皮（削去外皮）适量，煎汁涂患处。

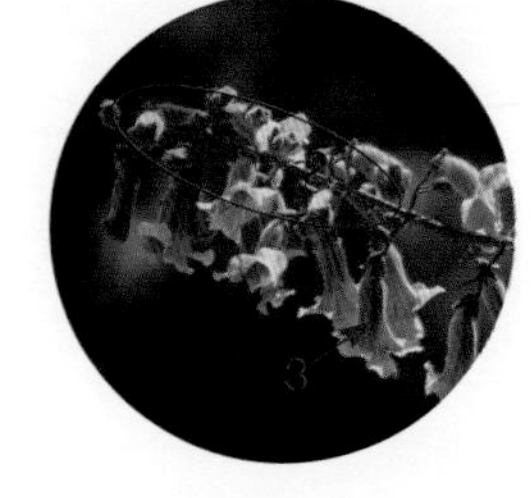

附 注：①同科植物毛泡桐 *Paulownia tomentosa* (Thunb.) Steud. 同等入药。②桐木、桐根、桐叶：即泡桐或毛泡桐的木材、叶、根，也可入药，功效相似。

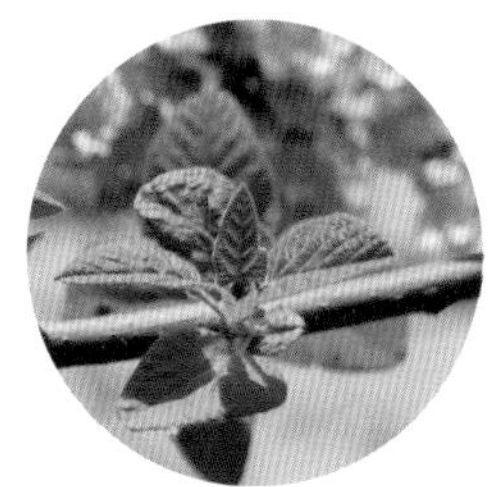

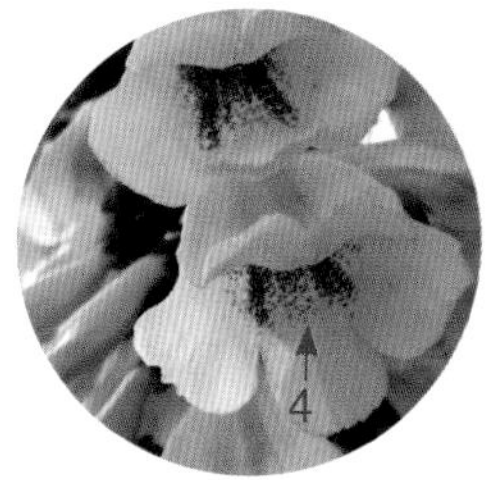

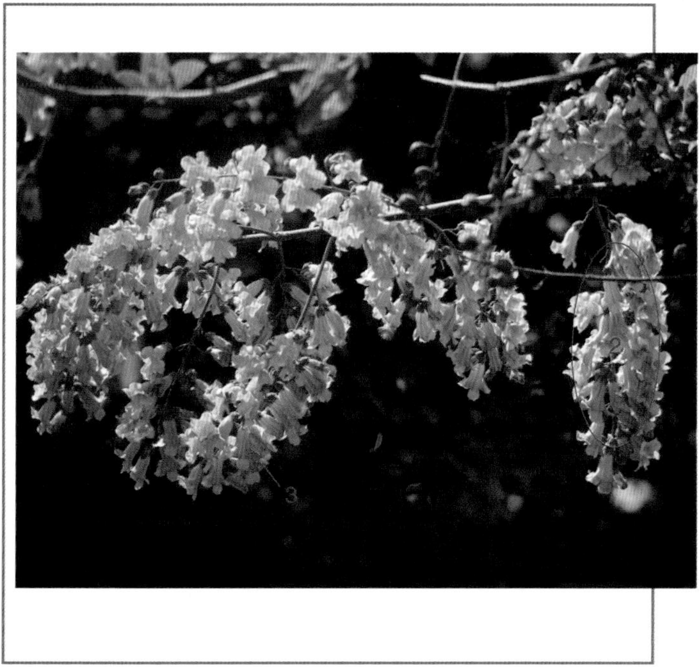

◎泡桐

问荆

◎常用别名

接续草、公母草、马蜂草、节节草。

◎植物基源

木贼科植物问荆 *Equisetum arvense* L. 的全草。

◎采收加工

5~7 月采集，除去杂质，洗净，晒干，切段。生用。

◎性味功用

苦，凉。清热利尿，凉血止血，化痰止咳。内服：3~9 克，水煎服。

识别特征：多年生草本，根茎匍匐生根。地上茎直立[1]，二型。营养茎在孢子茎枯萎后生出[2]，有棱脊 6~15 条。叶退化，下部联合成鞘，鞘齿披针形，黑色，边缘灰白色，膜质。分枝轮生，中实，有棱脊 3~4 条[3]，单一或再分枝。孢子茎早春先发，常为紫褐色，肉质，不分枝，鞘长而大。孢子囊 5~6 月抽出，顶生，钝头；孢子叶六角形，盾状着生，螺旋排列[4]，边缘着生长形孢子囊。生于沟渠边、耕地旁及草地等处。全国大部分地区均有分布。

验方精选：①咳嗽气急：问荆 6 克，地骷髅 21 克，水煎服。②急性尿路感染：鲜问荆 15 克，冰糖为引，水煎服。③腰痛：鲜问荆 15 克，豆腐 2 块，水煎服。④刀伤：问荆适量烧灰存性，撒在伤口。⑤跌仆损伤：鲜问荆 1 把，加红糖捣烂外敷。

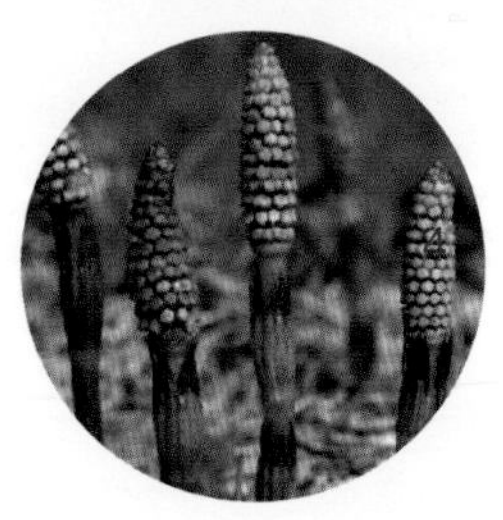

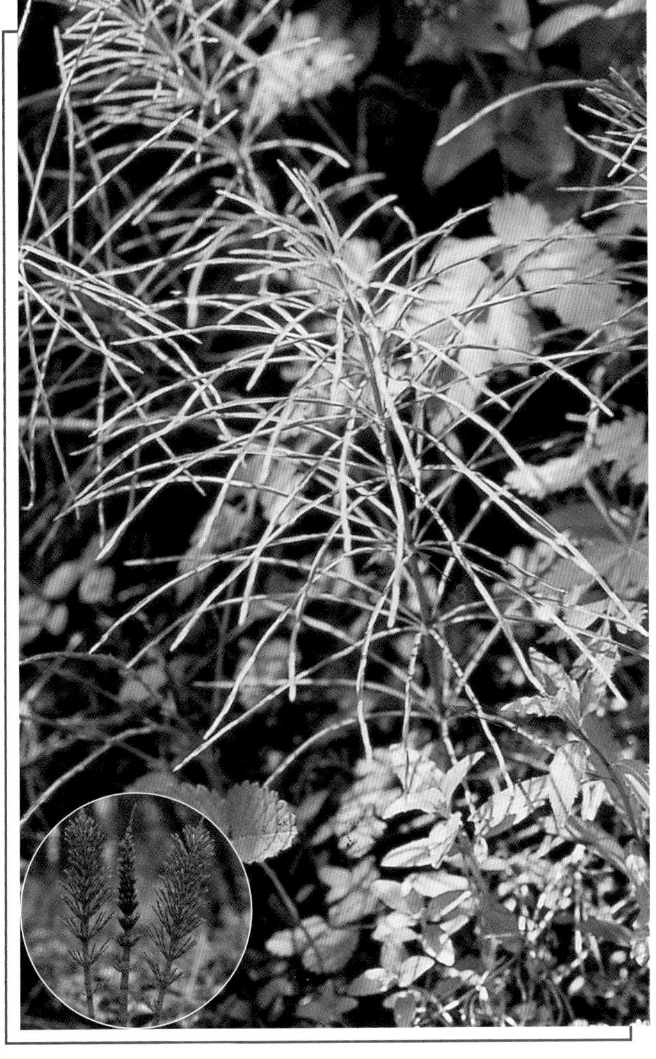

◎问荆

鸡骨草

◎常用别名

黄头草、猪腰草。

◎植物基源

豆科植物广州相思子 *Abrus cantoniensis* Hance 的带根全草。

◎采收加工

全年可采，取全株，除去荚果（有毒）及杂质，洗净，切片，晒干。生用。

◎性味功用

甘，凉。清热解毒，舒肝散瘀。内服：9~15 克，水煎服或入丸、散剂。外用：适量，捣敷。

识别特征：藤状小灌木，常披散于地上或缠绕其他植物上。主根粗壮。茎细，深红紫色，幼嫩部分密被黄褐色毛。双数羽状复叶[1]；小叶 7~12 对，倒卵状矩圆形，先端截形而有小锐尖，基部浅心形，膜质，上面疏生粗毛，下面被紧贴的粗毛。总状花序从叶腋抽出，总梗密被棕黄色长绒毛，花梗甚短；萼钟状；蝶形花冠淡红紫色[2]，旗瓣宽椭圆形，白色。荚果矩圆形，扁平，疏被淡黄色短柔毛，先端有尾状凸尖[3]。种子 4~6 粒，矩圆形，扁平，熟后黑棕色，光滑。花期春、夏季。生于山地或旷野灌木林边。分布于广东、广西等地。

验方精选：①黄疸：鸡骨草 60 克，红枣 7~8 枚，煎服。②瘰疬：鸡骨草 3000 克，豨莶草 2000 克，研末，炼蜜为丸，每日 3 次，每次 6 克。③黄疸型肝炎：鸡骨草、赤小豆各 30 克，半枝莲 15 克，瘦猪肉 100 克，生姜 10 克，大枣 5 枚，加水适量，文火煮 1.5~2 小时，加盐调味，随量饮用。

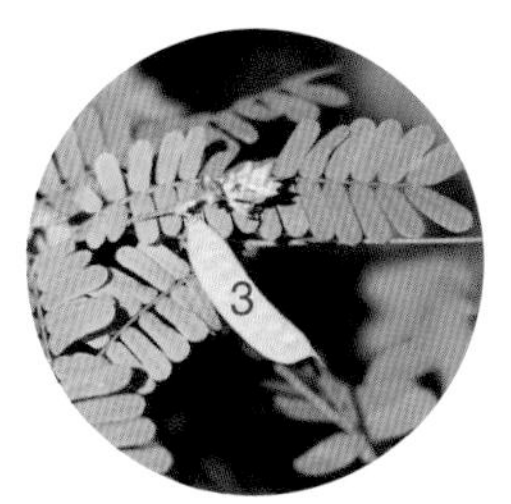

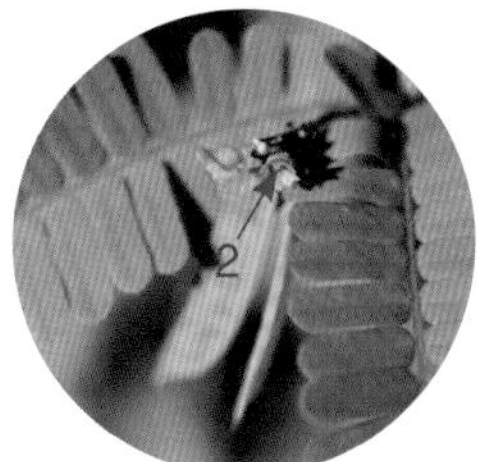

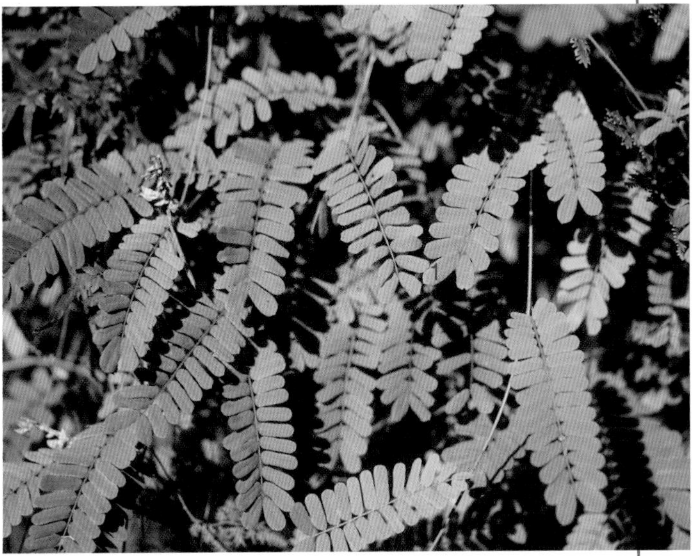

1

◎广州相思子

白背叶根

◎**常用别名**

白膜根、野桐根。

◎**植物基源**

大戟科植物白楸 *Mallotus paniculatus* (Lam.) Muell.Arg. 的根。

◎**采收加工**

全年可采，挖取根茎，洗净，切片晒干。生用或鲜用。

◎**性味功用**

微涩、微苦，凉。清热，利湿，固脱，消瘀。内服：15~30 克，水煎服。外用：适量，浸酒滴耳。

识别特征：灌木或小乔木，高可达 3 米。小枝、叶柄和花序均被灰白色星状茸毛[1]。叶互生；叶片圆卵形，基部具 2 腺点，叶背灰白色[2]；托叶钻形。花单性，雌雄异株；圆锥花序顶生或腋生[3]，被黄褐色茸毛；雄花簇生，萼片 3~4，卵形，外被密毛，内面有红色腺点，无花瓣；雌花单生，花萼钟状，5 裂，无花瓣。蒴果近球形，密生羽毛状软刺。花期 6~7 月，果期 10~11 月。生于向阳山坡、平原、沟边。分布于广东、广西、湖南、福建、浙江、安徽、河南等地。

验方精选：①脓尿：白背叶根 15 克，茯神 12 克，茯苓 9 克，煎水空腹服。②赤眼红热、怕光流泪：鲜白背叶根 30~60 克（洗净，切碎），猪肝 60~120 克，水适量炖服。③扁桃体炎：白背叶根 30 克，蜂糖浸透，去渣，取汁内服。④中耳流脓：白背叶根适量研末，酒适量，浸出浓液滴入耳内，并外搽。⑤腰扭伤：鲜白背叶根 30 克，洗净切碎，猪瘦肉 60~120 克，水酒各半炖服。

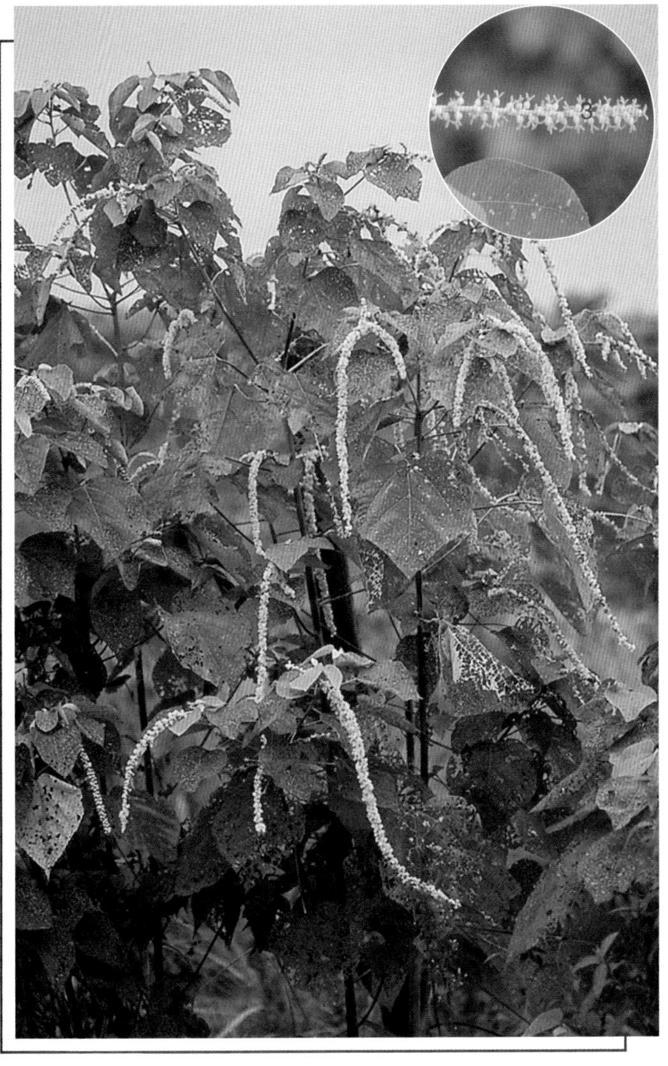

◎白楸

盆上芫荽

◎**常用别名**

天胡荽、鸡肠菜、盘上芫茜。

◎**植物基源**

伞形科植物天胡荽 *Hydrocotyle sibthorpioides* Lam. 的全草。

◎**采收加工**

夏、秋季采收全草，洗净，晒干。生用或鲜用。

◎**性味功用**

苦、辛，寒。清热利尿退黄，解毒消肿。内服：9~15 克，水煎服或捣汁。外用：适量，捣敷、塞鼻或捣汁滴耳。

识别特征：多年生草本。茎纤弱细长，匍匐，平铺地上成片，茎节上生根。单叶互生，有长柄；叶片圆形或近肾形，基部心形，不分裂[1]或 5 裂[2]，边缘有钝齿，下面脉上被毛；托叶略呈半圆形。伞形花序[3]与叶对生，单生于节上，每伞形花序具花 10~15 朵；萼齿缺乏；花瓣卵形，呈镊合状排列，绿白色。双悬果略呈心脏形，分果侧面扁平，光滑或有斑点，背棱略锐。花期 4~5 月。生于湿润的田边、沟边、路旁、草地。分布于长江以南。

验方精选：①晚期肝炎、肝硬化腹水：盆上芫荽、排钱草各 15 克，田基黄 6 克，水煎服。②急性肝炎：盆上芫荽、酢浆草、茵陈各 15 克，水煎服。③胆石症：盆上芫荽、金钱草各 15 克，水煎服。④尿路结石：盆上芫荽、石苇、半边莲、海金沙各 15 克，水煎服。⑤目翳：盆上芫荽 30 克，青壳蛋 2 只，不用油同炒，连服数日。⑥带状疱疹：鲜盆上芫荽捣烂，用乙醇浸 5~6 小时，药汁涂患处。皮破者忌用。

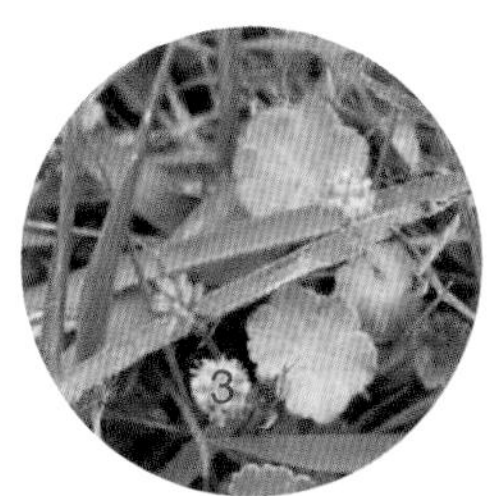

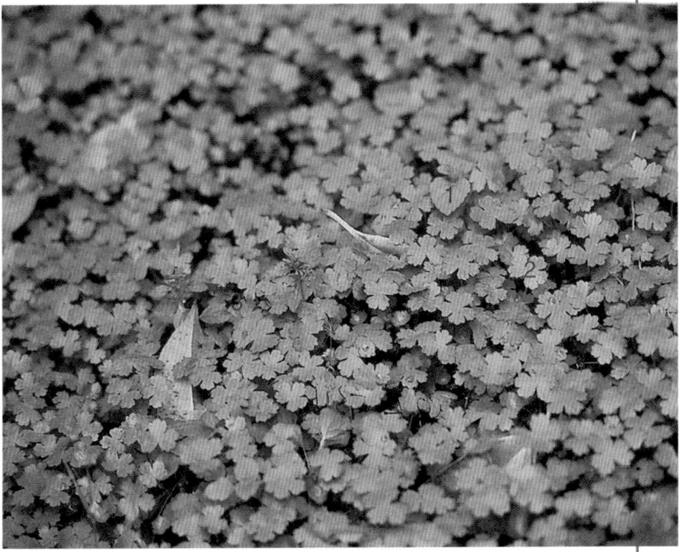

◎天胡荽

美人蕉

◎**常用别名**

观音姜、小芭蕉头。

◎**植物基源**

美人蕉科植物美人蕉 *Canna indica* L. 的根。

◎**采收加工**

全年可采，采挖后去净茎叶，晒干。生用或鲜用。

◎**性味功用**

苦，寒。清热利湿，解毒。内服：5~15 克，水煎服。外用：适量，捣敷。

识别特征：多年生草本，高可达 1 米，全株被蜡质白粉[1]。具块状根茎。地上枝丛生。单叶互生；叶大，下部叶片较为长大，卵状长圆形，全缘或微波状。总状花序；花单生或成对；萼片 3，绿白色或先端带红色；花冠通常红色，裂片 3[2]，披针形；退化雄蕊 3，鲜红色，先端外卷。蒴果卵状长圆形，绿色，具柔软刺状物[3]。花期 6 月或全年。多为栽培。我国大部分地区均有栽培。

验方精选：①血崩：美人蕉、映山红各 15 克，炖鸡服。②血崩、带下病、虚火牙痛：美人蕉 15 克，糯米适量，炖鸡服。③带下病：美人蕉 15 克，小过路黄 9 克，炖鸡服。④失眠、多梦、心悸：美人蕉 150 克，猪心 1 只，煎水服，每日 1 次。⑤急性肝炎：鲜美人蕉、山苦瓜全草、叶下珠各 60 克，水煎服。

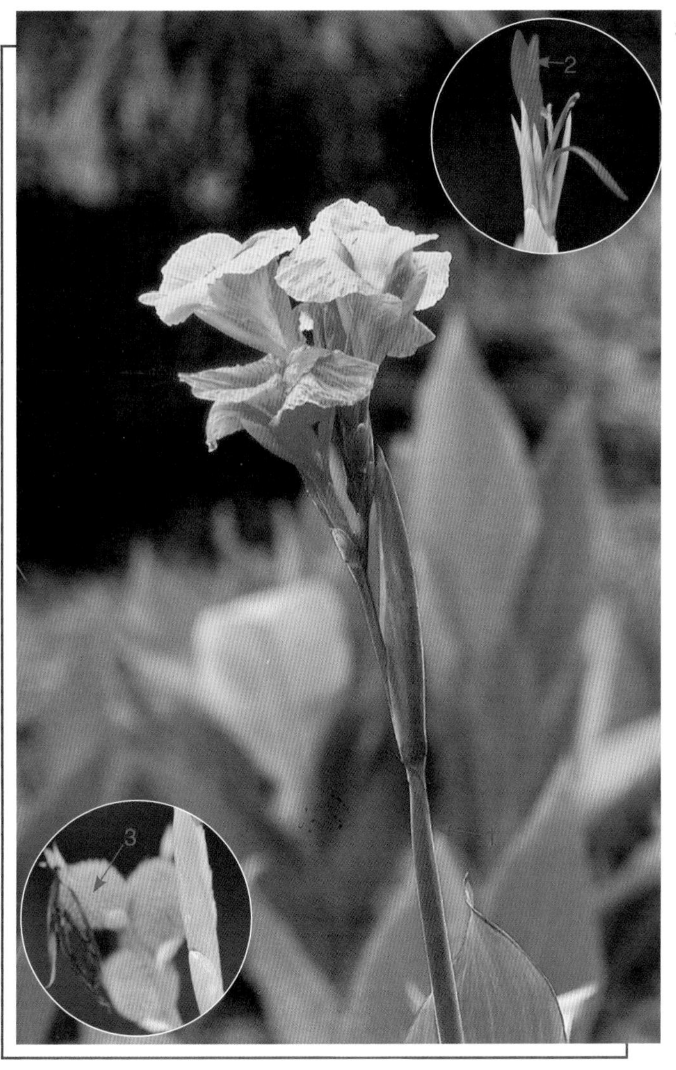

◎美人蕉

马蹄金

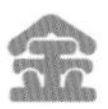

◎常用别名

小金钱草、荷包草、黄疸草。

◎植物基源

旋花科植物马蹄金 *Dichondra repens* Forst. 的全草。

◎采收加工

4~6 月采收，去净泥土，晒干。生用或鲜用。

◎性味功用

苦、辛，凉。清热利湿，活血解毒，利水消肿。内服：6~15 克（鲜品 30~45 克），水煎服。外用：适量，捣敷或捣汁滴眼。

识别特征： 多年生草本。茎匍匐地面，纤细[1]，略带红褐色。节处着地生不定根，全体通常被柔毛。单叶互生，有长柄；叶片呈马蹄印状[2]（圆形或肾形，先端圆形，有时微凹，全缘，基部深心形），上面绿色，光滑，下面浅绿色。花小，单生叶腋；花萼 5 裂，裂片卵形，绿色，宿存；花冠钟状，白色。蒴果近球形，短于花萼。花期 4 月，果期 7~8 月。生于山坡草地、路旁或沟边。分布于四川、重庆、浙江、福建、广西、湖南等地。

验方精选： ①急性黄疸型肝炎：马蹄金 12 克，积雪草 6 克，车前草 3 克，水煎服。②百日咳：马蹄金、盆上芫荽、球兰各 15 克，水煎服。③肾炎水肿：马蹄金 12 克，六棱菊 6 克，猫须草 3 克，水煎服。④胆囊炎：马蹄金 15 克，青皮 3 克，郁金 5 克，绵茵陈 6 克，水煎服。⑤急性中耳炎：马蹄金 15 克，紫花地丁、爵床各 9 克，水煎服。

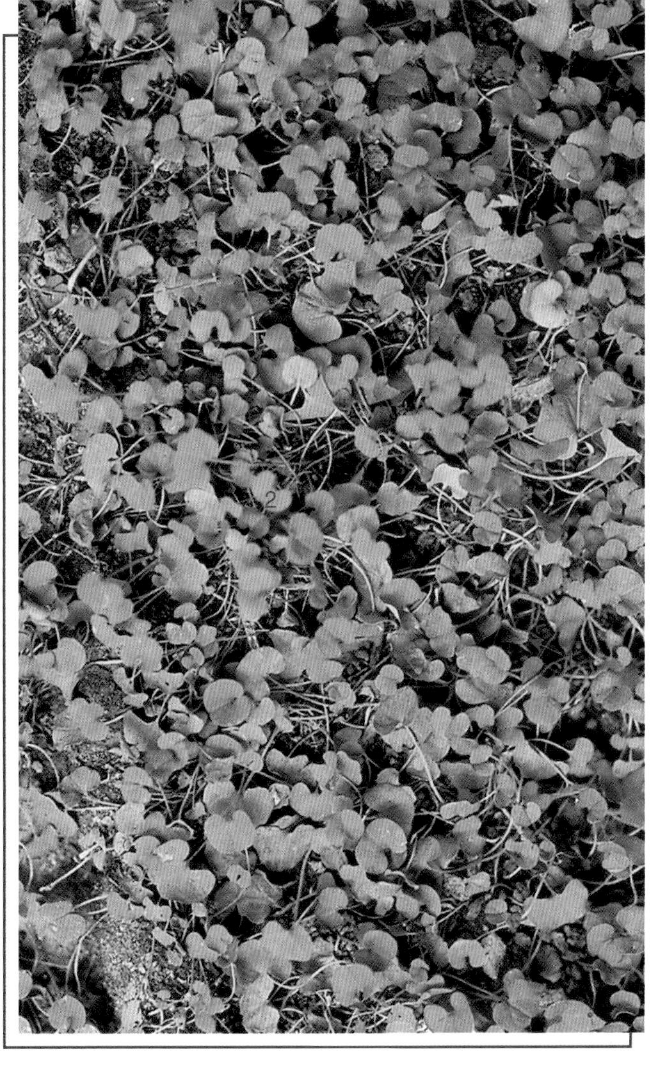

◎马蹄金

吐烟花

◎常用别名

披翼凤。

◎植物基源

荨麻科植物吐烟花 *Pellionia repens* (Lour.) Merr. 的全草。

◎采收加工

全年可采，鲜用或蒸后晒干。

◎性味功用

甘、微涩，凉。清热利湿。内服：6~15 克，水煎服。

识别特征：1 年生草本。茎肉质，紫红色[1]，光滑，匍匐，节下生根。叶肉质；退化叶极细小，几无柄，线状倒卵形；正常叶甚大，斜卵形[2]，先端钝，有时急尖，基部心形，极不对称，边缘波状有圆齿，上面深绿色，下面淡绿色、红色或苍白色，在生活状态下两面均有无数白色小斑点，干时上面的线状钟乳体显著，尤以近边缘处更为密集，下面在叶脉上密被柔毛；托叶膜质，卵状披针形，2 枚合生，宿存。花腋生，白色带红色[3]，雌雄异株；雄花序为疏散的聚伞花序，雌花序为密伞花序。瘦果淡棕色，有明显的硬瘤体。花期 5~10 月。生于山沟阴湿的岩石上。分布于广东、云南等地。

验方精选：①急慢性肝炎、神经衰弱：吐烟花 6~15 克，水煎服。②过敏性皮炎：吐烟花适量，煎水洗。③下肢溃疡及疖肿：鲜吐烟花适量，捣烂外敷。

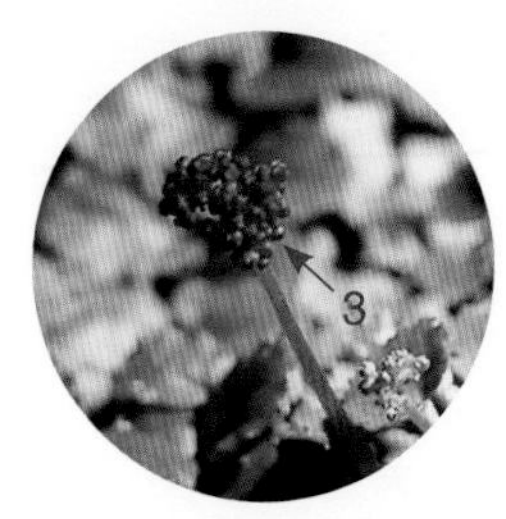

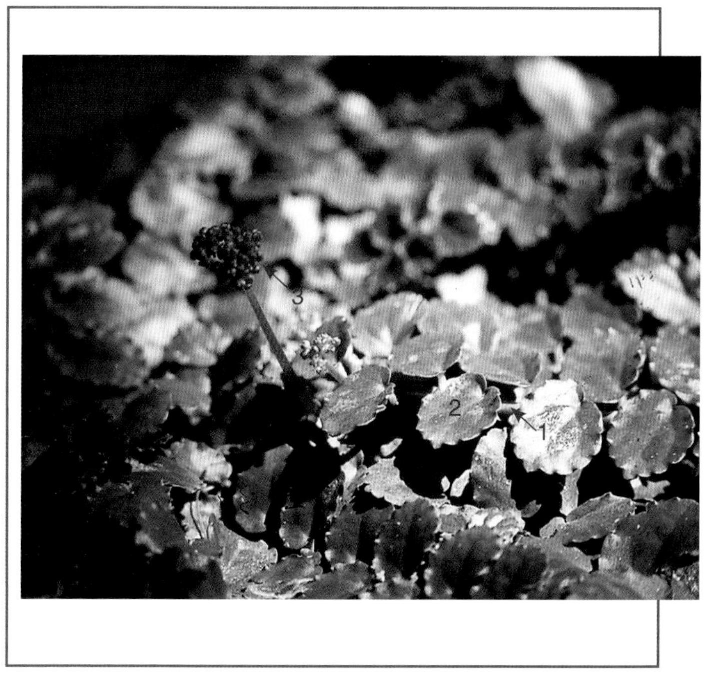

◎吐烟花

兖州卷柏

◎**常用别名**

金不换、千年柏、红凤尾。

◎**植物基源**

卷柏科植物兖州卷柏 *Selaginella involvens* (Sw.) Spring 的全草。

◎**采收加工**

秋季采收，除去杂质，晒干。生用或鲜用。

◎**性味功用**

辛，平。利水消肿，化痰定喘，凉血止血。内服：9~15 克（鲜品 30~60 克），水煎服。外用：适量，捣敷或研末调敷。

识别特征：多年生草本，高 14~45 厘米。主茎直立，圆柱形[1]，稻秆色。叶覆瓦状贴着[2]，卵状矩圆形，渐尖，基部心形；上部三回羽状分枝，枝上的叶较密，异型，排成 4 行；侧叶不对称，急尖，叶上平滑，侧叶上半部半卵形，基部心形，遮被枝上，有细锯齿，下半部半卵圆状披针形，基部截形，全缘，有缘毛；中叶卵圆形，渐尖，或有短芒，外边全缘，内侧有锯齿。孢子囊穗单生，少为 2 枚，着生枝端，4 棱；孢子叶圆形、卵圆状三角形，渐尖，龙骨状，有齿。生于林下、山谷、路边、沟中等阴湿处石上。分布于西南、华南、浙江、江西、湖北及陕西等地。

验方精选：①咯血、崩漏：兖州卷柏 21~30 克，水煎服。②劳力过度，咳嗽吐血：兖州卷柏 15 克，合青皮鸭蛋煮熟，去渣取汤，配鸭蛋服。③哮喘：兖州卷柏 15 克，冲开水炖冰糖服，每日 2 次。④犬咬伤：兖州卷柏适量，水煎服。⑤黄疸：鲜兖州卷柏 60 克，黄酒 2 茶匙，酌加开水炖 1 小时，温服，每日 2 次。

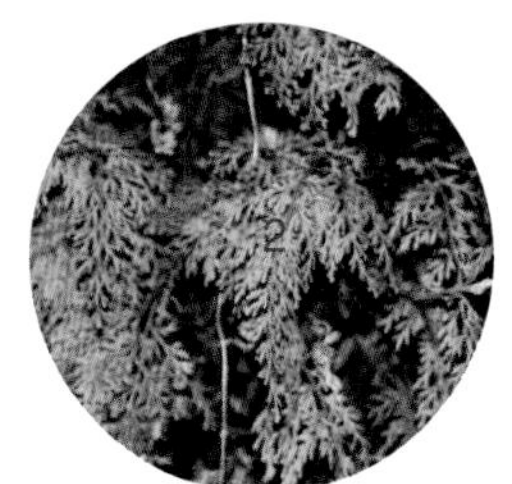

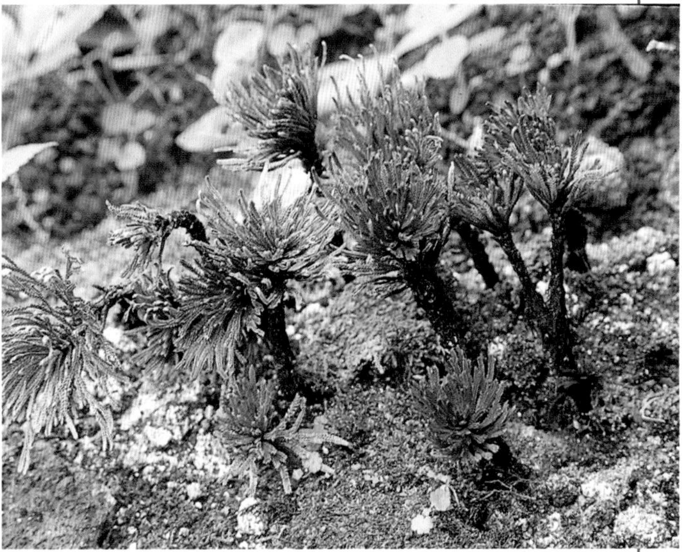

◎兖州卷柏

翠云草

◎**常用别名**

翠羽草、金鸡独立草、翠翎草。

◎**植物基源**

卷柏科植物翠云草 *Selaginella uncinata* (Desv.) Spring 的全草。

◎**采收加工**

全年可采，鲜用或晒干。

◎**性味功用**

微苦，寒。清热利湿，解毒，消瘀，止血。内服：6~12 克（鲜品 30~60 克），水煎服。外用：适量，煎水洗。

识别特征：多年生草本。主茎伏地蔓延，黄绿色或略带红色，纤细，有灰黄色细沟，分枝处常生不定根。分枝向上展伸，其上为互生、羽状、叉状分枝的小枝。叶异形，主茎上叶较大，2 列疏生，斜卵圆形，短尖头，基部不对称；侧枝通常疏生，多回分叉，4 列密生，两侧 2 列叶对称，卵状椭圆形，嫩时下面深绿色，上面带碧蓝色，老时变淡黄色，中间叶 2 列较小，斜卵圆形，渐尖，有白边。孢子囊穗四角形；孢子叶密生，向上，卵状披针形，有中脉；大孢子黄白色，表面有不整齐的管状疣突；小孢子基部有冠毛状突出物，中部有多枚成行的小刺。生于林下阴湿的沟谷、溪边岩石上。分布于广西、广东、福建、浙江、安徽及西南各地。

验方精选：①黄疸：翠云草 12 克，大半边莲 10 克，水煎服。②急慢性肾炎：翠云草 30 克，水煎服。③尿路感染：翠云草 12 克，水煎服。④烧烫伤：翠云草适量，晒干研粉，加油桐花（或叶），捣烂敷患处。⑤风湿丹毒，蔓延如带：鲜翠云草适量，捣汁涂患处。

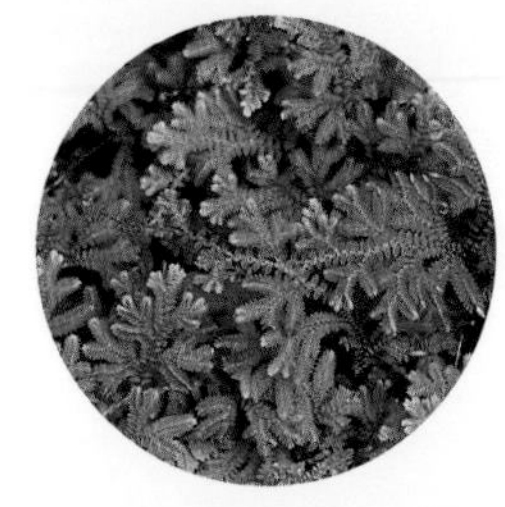

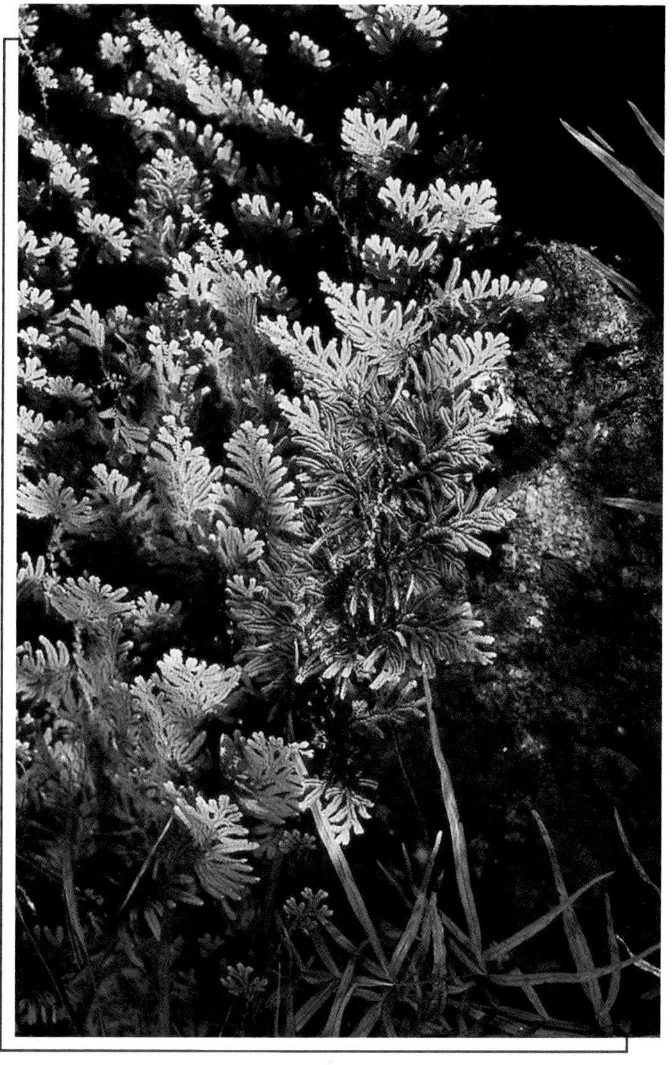

◎翠云草

猕猴桃根

◎常用别名

藤梨、羊桃。

◎植物基源

猕猴桃科植物猕猴桃 *Actinidia chinensis* Planch 的根或根皮。

◎采收加工

全年可采，洗净，晒干。生用或鲜用。

◎性味功用

酸、微甘，凉。清热利尿，活血消肿。内服：15~30克，水煎服。外用：适量，捣敷。

识别特征: 为落叶木质藤本。幼枝及叶柄密被褐色毛或刺毛；老枝红褐色，光滑无毛[1]；髓大，白色，片状。叶互生；营养枝上的叶阔卵圆形至椭圆形；花枝上的叶近圆形，上面常仅叶脉上被疏毛，下面灰白色，密被星状绒毛。花杂性，通常 3~6 朵呈腋生聚伞花序，少为单生，初开时乳白色，后变为橙黄色[2]；萼片 5，外被黄色绒毛；花瓣 5，先端凹成缺刻，光滑无毛。浆果卵状或近球形，果皮黄褐绿色，密生棕黄色长硬毛[3]，果肉绿色多汁，种子极小，黑色。花期 4~6 月，果期 8~10 月。生于灌木丛中或林缘。分布于陕西、甘肃、河南及长江以南各地。

验方精选：①急性肝炎：猕猴桃根 30 克，红枣 12 枚，水煎当茶饮。②水肿：猕猴桃根 30 克，水煎服。③消化不良、呕吐：猕猴桃根 30 克，水煎服。④跌打损伤：鲜猕猴桃根白皮适量，加酒糟或白酒，捣烂烘热外敷伤处；同时用根 30 克，水煎服。⑤风湿关节痛：猕猴桃根、木防己各 15 克，荭草 9 克，胡枝子 30 克，水煎服。

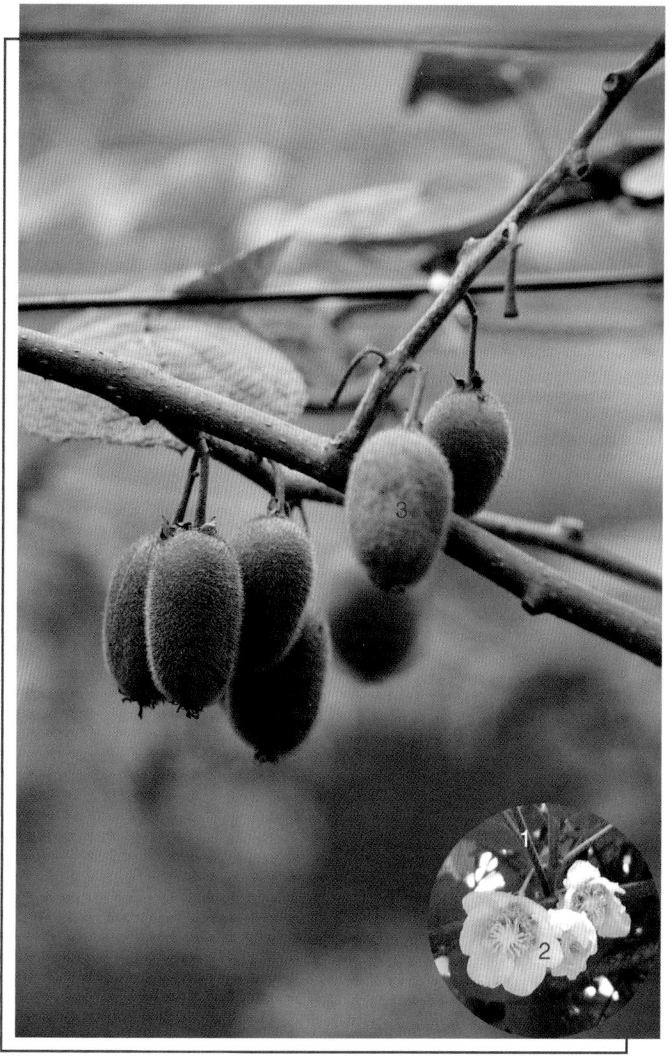

◎猕猴桃

荷莲豆

◎**常用别名**

串钱草、青钱草、团叶鹅儿肠。

◎**植物基源**

石竹科植物荷莲豆 *Drymaria diandra* 的全草。

◎**采收加工**

夏季收割，晒干，备用。

◎**性味功用**

苦，凉。清热解毒，利湿退黄。内服：6~15 克，水煎服、泡酒服或捣汁服。外用：适量，捣敷。

识别特征： 1 年生披散草本。茎光滑[1]，近基部分枝，枝柔弱。叶对生；叶片卵圆形至近圆形，具短柄，3~5 脉[2]，膜质；托叶刚毛状。花序疏散，腋生或顶生[3]；花小，绿色，花梗纤细；苞片具膜质边缘；萼片 5，狭长圆形；花瓣 5，2 深裂。蒴果卵圆形。种子 1 至多颗，圆形，压扁，粗糙。花期春、秋季。生于山野湿地、沟边。分布于我国南部及西南部。

验方精选： ①黄疸：荷莲豆、萱草花各 15 克，水煎服。②风湿脚气：鲜荷莲豆 30 克，泡酒服。③痞块：鲜荷莲豆捣烂，炒热包患处。④带状疱疹：荷莲豆、绿竹叶各等量，烧灰存性，加雄黄末适量，茶油调涂患处。⑤小儿惊风：荷莲豆、地耳草、一点红、一枝黄花、鱼腥草各 15 克，水煎或鲜品捣汁服。

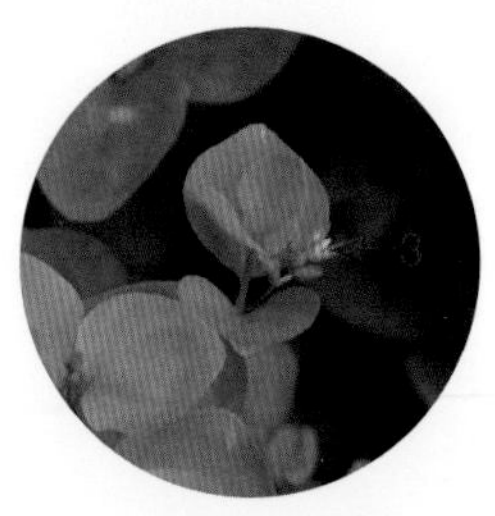

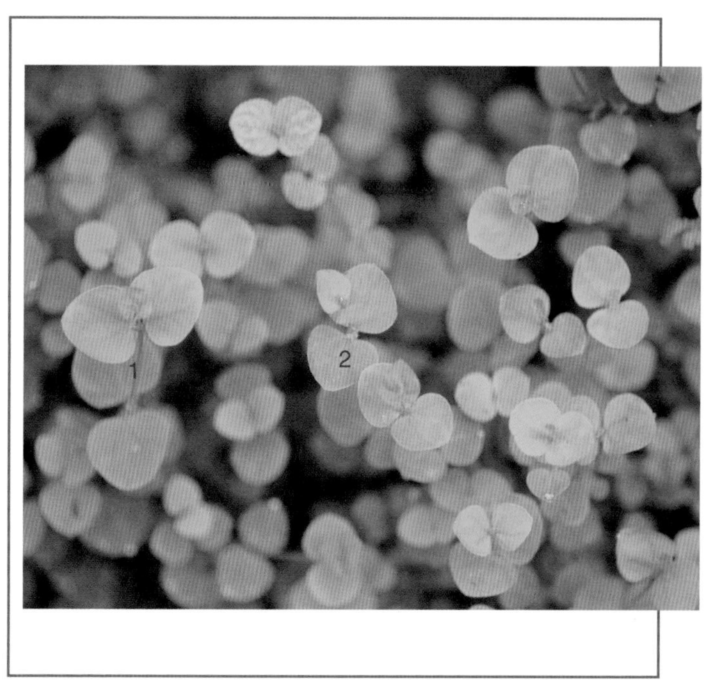

◎荷莲豆

铁线莲

◎**常用别名**

番莲、大花威灵仙。

◎**植物基源**

毛茛科植物铁线莲 *Clematis florida* Thunb. 的根或全草。

◎**采收加工**

秋、冬季采集，挖取根部或全草，洗净，晒干，切段。生用。

◎**性味功用**

甘、淡，凉。清热利湿退黄，通经。内服：9~15 克，水煎服。外用：适量，捣敷。

识别特征：落叶或半常绿攀缘藤本。蔓茎瘦长，达 4 米许，质硬，全体有稀疏短毛。叶对生，一回或二回三出复叶；叶柄能卷缘他物[1]；小叶卵形或卵状披针形，全缘，或 2~3 缺刻。花梗生于叶腋，中部生对生的苞叶，梗顶开大型白色花[2]；萼 4~6 片，卵形，锐头，边缘呈波状；开花瓣。一般不结果，只有雄蕊不变态的才能结果。花期 5~6 月。野生或栽培。分布于山东、湖北、浙江等地。

验方精选：①虫蛇咬伤：鲜铁线莲全草适量，捣烂，敷患处。②风火牙痛：鲜铁线莲根适量，加食盐捣烂，敷患处。③眼起星翳：鲜铁线莲根适量，捣烂，塞鼻孔。

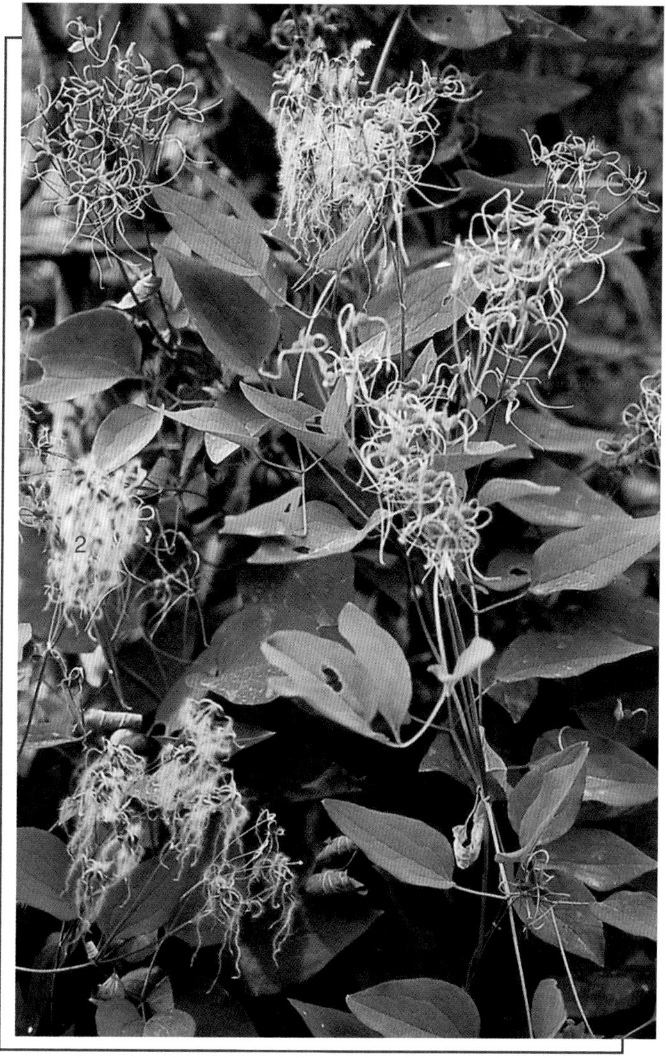

◎铁线莲

溪黄草

◎常用别名

血风草、溪沟草、山羊面、土黄连、四方蒿、香茶菜。

◎植物基源

唇形科植物线纹香茶菜 *Isodon striatus*（Benth.）Kudo 的全草。

◎采收加工

夏、秋季采收。

◎性味功用

甘、苦，凉。清热利湿，凉血散瘀。内服：15~30克，水煎服。

识别特征：多年生草本，高60~80厘米。茎直立，四方形，分枝，稍被毛。叶对生，纸质，揉之有黄色液汁，卵形至卵状椭圆形，先端短尖，基部阔楔形，边缘具粗锯齿[1]，上面被稀疏的短细毛，下面近无毛，有红褐色的腺点，具柄。花细小，淡紫色，集成聚伞花序再排成腋生圆锥花序；萼钟状，结果时增大，外面有红褐色腺点和疏短毛；花冠二唇形。果实由4个小坚果组成，藏于萼的基部。花期5~10月。生于溪边、沟旁或山谷湿润处。分布于我国中部、南部和西南部。

验方精选：①急性黄疸型肝炎：溪黄草、酢浆草、铁线草各15克，水煎服。②急性胆囊炎、黄疸：溪黄草30克，田基黄、茵陈蒿、鸡骨草、车前草各15克，水煎服。③湿热下痢：溪黄草、天香炉、野牡丹各30克，水煎服。④痢疾、肠炎：鲜溪黄草适量，洗净，捣汁内服，每日1次，每次1小汤匙，小儿减半。⑤癃闭：鲜溪黄草60克，鲜石韦、鲜车前草各30克，水煎服。

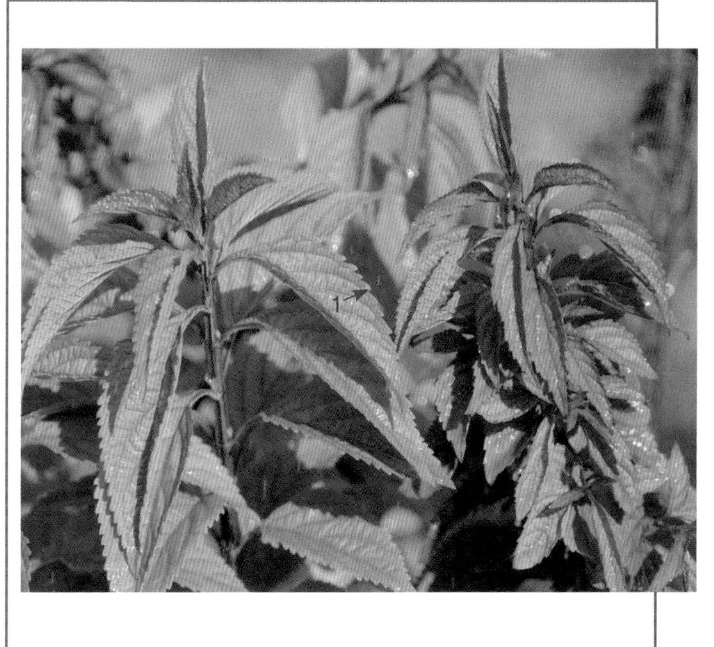

◎线纹香茶菜

积雪草

◎常用别名

地钱草、马蹄草、崩大碗、半边月、酒杯菜。

◎植物基源

伞形科植物积雪草 *Centella asiatica*（L.）Urban 的全草或带根全草。

◎采收加工

夏、秋季采收，去净泥土和杂质，晒干。

◎性味功用

苦、辛，寒。入肝、脾、肾经。清热利湿，消肿解毒。内服：9~15 克，水煎服或捣汁服。外用：捣敷或捣汁涂。

识别特征：多年生匍匐草本。茎光滑或稍被疏毛，节上生根。单叶互生；叶片圆形或肾形，边缘有钝齿[1]，上面光滑，下面有细毛；叶有长柄[2]。伞形花序单生，伞梗生于叶腋，短于叶柄；每一伞梗的顶端有花 3~6 朵，通常聚生成头状花序，花序又为 2 枚卵形苞片所包围；花瓣 5，红紫色。双悬果扁圆形，光滑，主棱和次棱同等明显，主棱间有网状纹相连。花期夏季。多生于路旁、沟边、田坎边稍湿润而肥沃的土地。分布于江苏、安徽、浙江、江西、湖南、湖北、四川、贵州、云南、福建、广东、广西等地。

验方精选：①湿热黄疸：积雪草 15 克，冰糖 30 克，水煎服。②中暑腹泻：鲜积雪草叶搓成小团，嚼细，开水吞服 1~2 团。③尿路结石：积雪草 15 克，用第 2 次的淘米水煎服。④小便不通：鲜积雪草 30 克，捣烂贴肚脐，小便通即去药。⑤肝脏肿大：积雪草 250~500 克；水煎服。

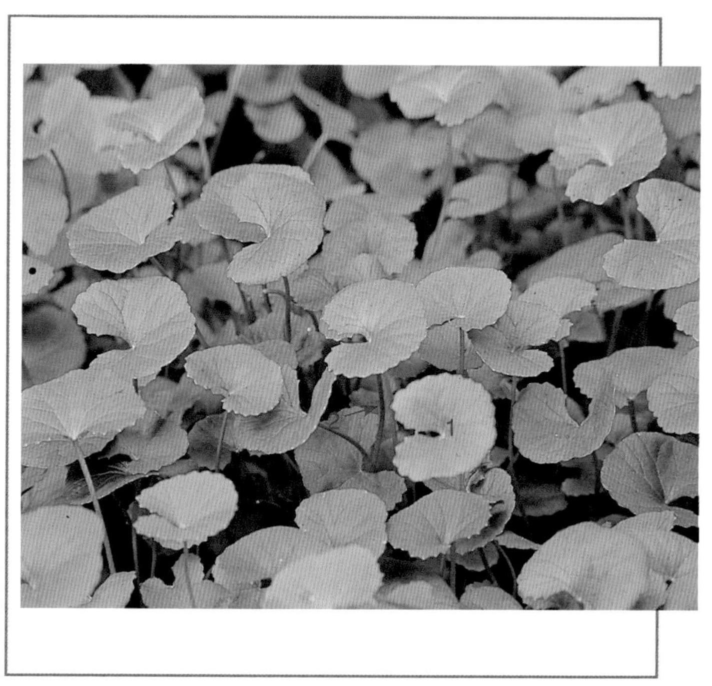

◎积雪草

沙姜

◎**常用别名**

三赖。

◎**植物基源**

姜科植物山柰 *Kaempferia galanga* L. 的根茎。

◎**采收加工**

12 月至次年 3 月采收，挖取 2 年生根茎，洗净，横切成片，用硫黄烟熏 1 日后，铺在竹席上晒干。生用。

◎**性味功用**

辛，温。温中祛寒，消食化积，消肿止痛。内服：3~6 克，水煎服或入丸、散剂。外用：适量，捣敷或研末调敷。

识别特征： 多年生宿根草本，高 40~60 厘米。根粗壮。块状根茎，单生或数枚连接，淡绿色或绿白色，芳香。无地上茎。叶 2 枚，几无柄，平卧地面上[1]，圆形或阔卵形。花自叶鞘中生出，白色[2]，晨开午凋，芳香；苞片披针形，绿色；花萼与苞片等长，花冠裂片狭披针形，白色，唇瓣阔大，中部深裂。果实为蒴果。花期 8~9 月。生于阴湿的山谷、林下。主产于台湾、广东、广西、云南等地。

验方精选： ①心腹冷痛：沙姜、丁香、当归、甘草等量，研为末，加醋制丸，每次服用 6 克，酒调服。②一切牙痛：沙姜 6 克（用面裹煨熟），麝香 1.5 克，研为细末，每次用 1 克，口含温水，搽于牙痛处，漱口吐去。③风虫牙痛：肥皂荚 1 个，去心，内入沙姜、甘松各 3 克，花椒、盐不限量，以塞肥皂荚满为度，用面粉包裹，烤红，取研为末，每日搽牙。

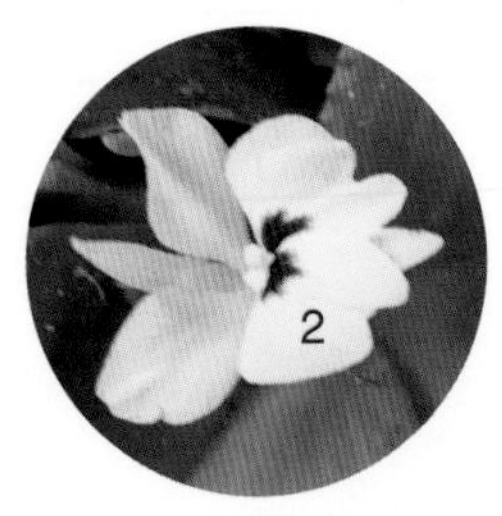

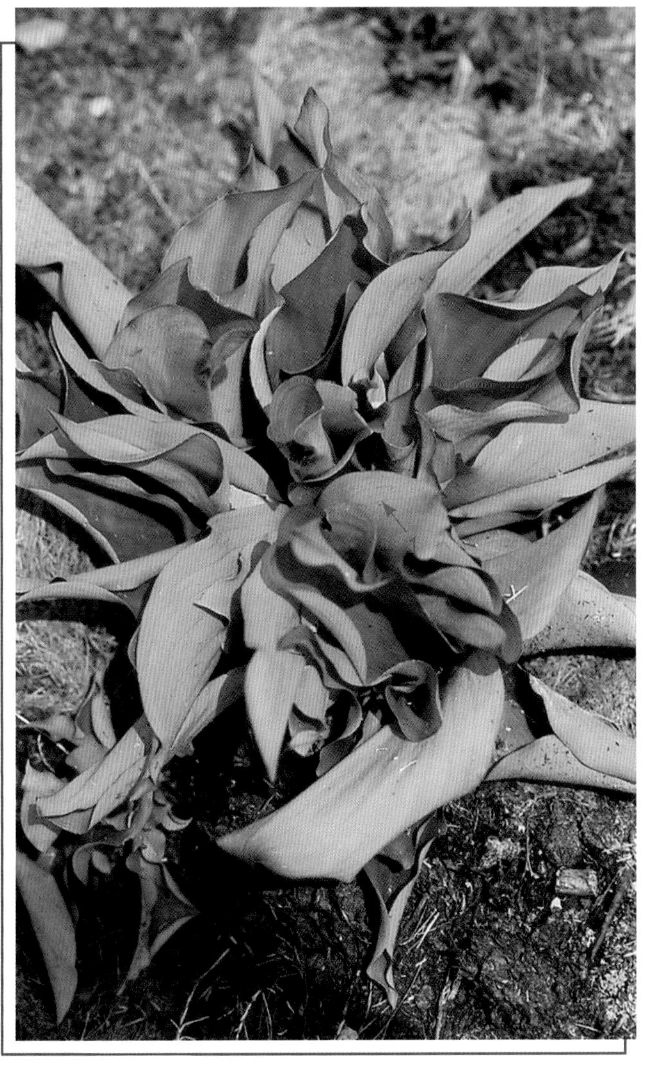

◎山柰

竹叶花椒

◎**常用别名**

蜀椒、崖椒、竹叶总管。

◎**植物基源**

芸香科植物竹叶花椒 *Zanthoxylum bungeanum* Maxim 的成熟果实。

◎**采收加工**

秋季果熟时采收，除去杂质，阴干。生用。

◎**性味功用**

辛，温。散寒，止痛，驱蛔。内服：6~10 克，水煎服。

识别特征：灌木。树干及嫩枝均有刺[1]。单数羽状复叶互生；小叶通常 3~5，叶轴有明显的叶翼[2]，小叶片阔椭圆形或披针形，有透明腺点，边缘有齿缺，在齿缝处有油点，上面无毛，下面中脉基部两侧有短丛毛。花单性，花被 6 或 8。果实球形[3]，熟时紫红色，开裂，油点多且凸起，基部无短柄。生于山地杂木林中，石灰岩山地较常见。分布于华东、华中、华南、西南及山东、河南、陕西、甘肃等地。

验方精选：①胃寒腹痛：竹叶花椒 6 克，山姜 10 克，水煎服。②胃痛、牙痛：竹叶花椒 6 克，山姜根 10 克，研末，温开水送服。③痧症腹痛：竹叶花椒 15 克，水煎服；或研末，每次黄酒送服。④感冒风寒，发热身疼，无汗：竹叶花椒 9 克，苏叶 12 克，水煎服。⑤毒蛇咬伤：竹叶花椒 9 克，无患子根 6 克，水煎服，药渣加水再煎外洗伤口。

附注：①竹叶花椒叶：为竹叶花椒的叶。辛，温。疏风止痛。外用：适量，煎水外洗。②竹叶花椒根：为竹叶花椒的根。辛，温。祛风除湿，活血，止痛。内服：水煎服，15~30 克。外用：适量，捣敷或煎水洗。

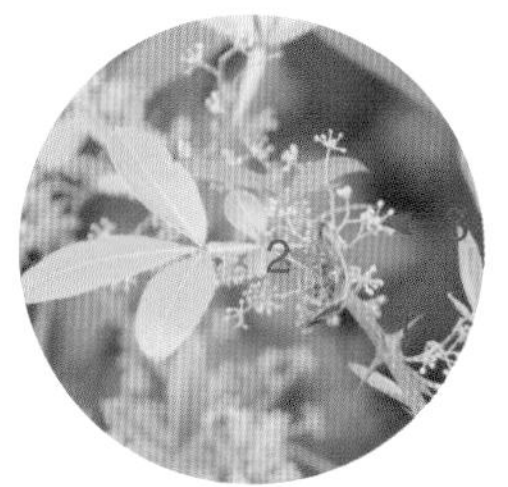

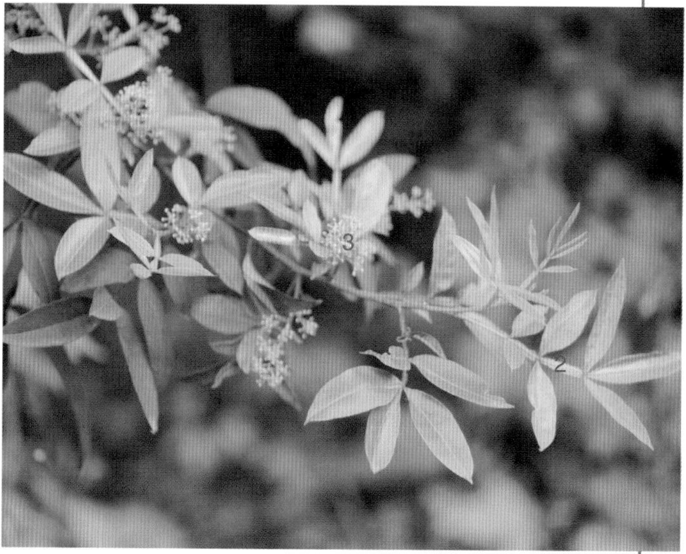

◎竹叶花椒

阴香皮

◎**常用别名**

广东桂皮、土肉桂、月桂。

◎**植物基源**

樟科植物阴香 *Cinnamomum burmannii* (Nees et T.Nees) BI. 的树皮。

◎**采收加工**

全年可采。

◎**性味功用**

辛，温。温中散寒，祛风湿。内服：3~9 克，水煎服或研末。外用：适量，研末调敷或浸酒搽。

识别特征：常绿乔木，高达 20 米。小枝赤褐色[1]。叶近于对生或散生，革质；叶片卵形或长椭圆形，全缘，上面绿色，有光泽，下面粉绿色。圆锥花序顶生或腋生[2]；花小，绿白色；花被 6，两面被柔毛。浆果核果状，卵形，基部具肥厚杯状的宿存花被，其先端具 6 枚截形短裂片。花期 3~4 月，果期 4~10 月。生于疏林中有阳光处，或为栽培。分布于广东、广西、江西、福建、浙江等地。

验方精选：①风湿关节痛：阴香皮 6 克，粗叶榕根 30 克，水煎服。②胃痛、水泻：阴香皮 3~9 克，水煎服。③跌打损伤：阴香皮、杨梅树皮各等量，研末，加适量酒敷患处。

附注：①阴香叶：为阴香的叶。辛，温。祛风除湿，散寒止痛。内服：3~6 克，水煎服。外用：适量，煎水洗。②阴香根：为阴香的根。辛，温。行气温经止痛。内服：3~9 克，水煎服。

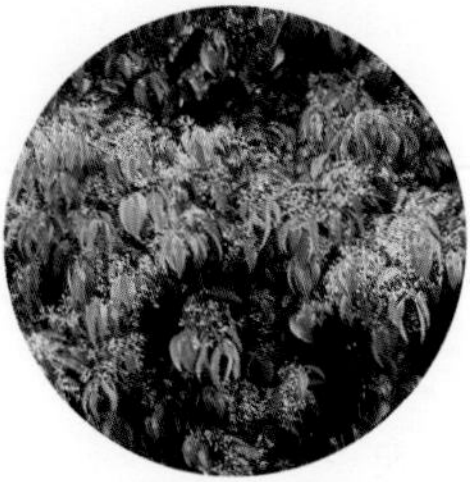

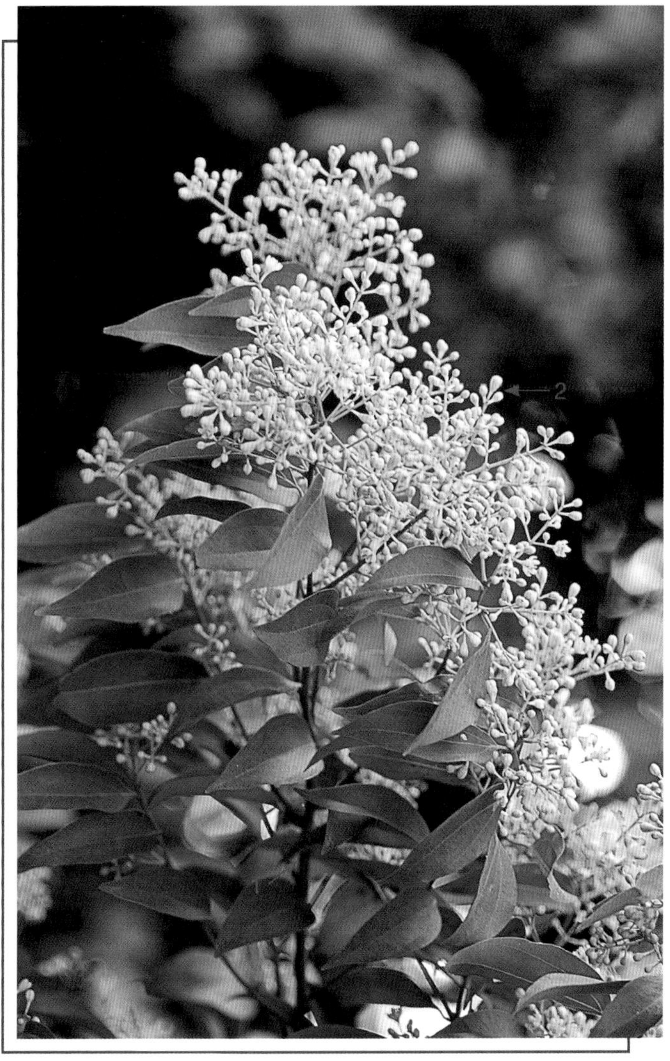

◎阴香

辣椒

◎**常用别名**

番椒、秦椒、辣茄、辣角、鸡嘴椒。

◎**植物基源**

茄科植物辣椒 *Capsicum annuum* L. 的果实。

◎**采收加工**

7~10 月间果实成熟时采收。

◎**性味功用**

辛，热。入心、脾二经。温中，散寒，开胃，消食。内服：1~3 克，入丸、散剂。外用：煎水熏洗或捣敷。

识别特征：1 年生草本，茎高 45~75 厘米。单叶互生；叶片卵状披针形，全缘，先端尖，基部渐狭，延入叶柄；叶柄长。花 1~3 朵，腋生，白色[1]。浆果成熟后变为红色或橙黄色[2]，形状与大小经栽培后变异很大，有长圆锥形[3]、灯笼形或球形等；果梗长可至 3.5 厘米，直立或下垂，先端膨大，萼宿存。种子多数，扁圆形，淡黄色。花期 6~7 月，果期 7~10 月。我国大部分地区均有栽培。

验方精选：①痢疾水泻：干辣椒 1 个，研碎，热豆腐清晨空腹调服。②疟疾：辣椒适量，开水送服。③冻疮：鲜辣椒 1 个，剥取皮，贴患处。④毒蛇咬伤：辣椒 10 枚，嚼食；再取数枚嚼烂敷伤口。

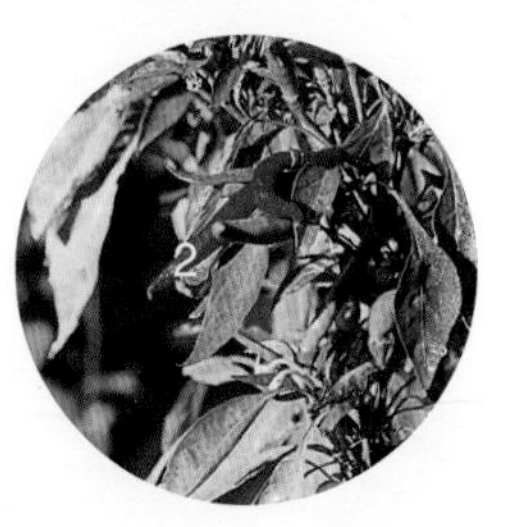

附注：辣椒的茎（辣椒梗）、根（辣椒头）亦供药用。

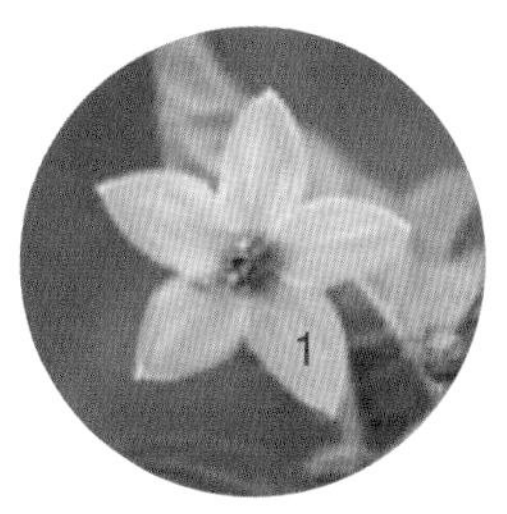

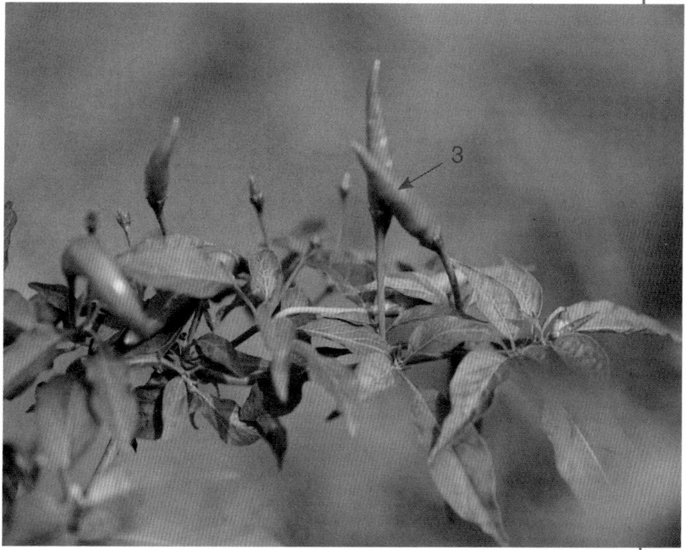

◎辣椒

草豆蔻

◎**常用别名**

豆蔻、漏蔻、草蔻、大草蔻、草蔻仁、飞雷子。

◎**植物基源**

姜科植物草豆蔻 *Alpinia katsumadai* Hayata 的种子。

◎**采收加工**

秋季果实略变黄色时采收，用沸水略烫后晒至半干(或鲜果直接晒至八九成干)，剥去果皮再晒至足干。宜置阴凉干燥处。

◎**性味功用**

辛，温。入脾、胃经。温中，祛寒，行气，燥湿。用于心腹冷痛、痞满食滞、噎膈反胃、寒湿吐泻、痰饮积聚。内服：3~5 克，水煎服或入丸、散剂。

识别特征：多年生草本，高 1~2 米。根状茎粗壮，棕红色。叶 2 列，具短柄；叶片狭椭圆形或披针形，先端渐尖，基部楔形，全缘，两面被疏毛或光滑；叶鞘膜质，抱茎[1]；叶舌广卵形，密被绒毛。总状花序顶生；总花梗密被黄白色长硬毛；花疏生，小苞片宽大，外被粗毛，花后脱落；萼筒状，外被疏柔毛，一边开裂，顶端 3 裂；花冠白色[2]，上部 3 裂，唇瓣阔卵形，白色，内面具淡紫红色斑点；侧生退化雄蕊，发育雄蕊 1。蒴果圆球形[3]，外被粗毛，萼宿存[4]，熟时黄色[5]。花期 4~6 月，果期 5~8 月。生于林缘、灌木丛边缘的草丛中或山坡高草丛中。分布于广东、广西等地。

验方精选：①冷痰呕逆，胸膈不利：草豆蔻（去皮）、半夏（焙）各 15 克，陈皮（焙）1 克，粗捣筛，每服 3 克，加生姜 5 片，水煎剩七分，去渣温服。②口臭：草豆蔻、细辛各适量，为末含之。

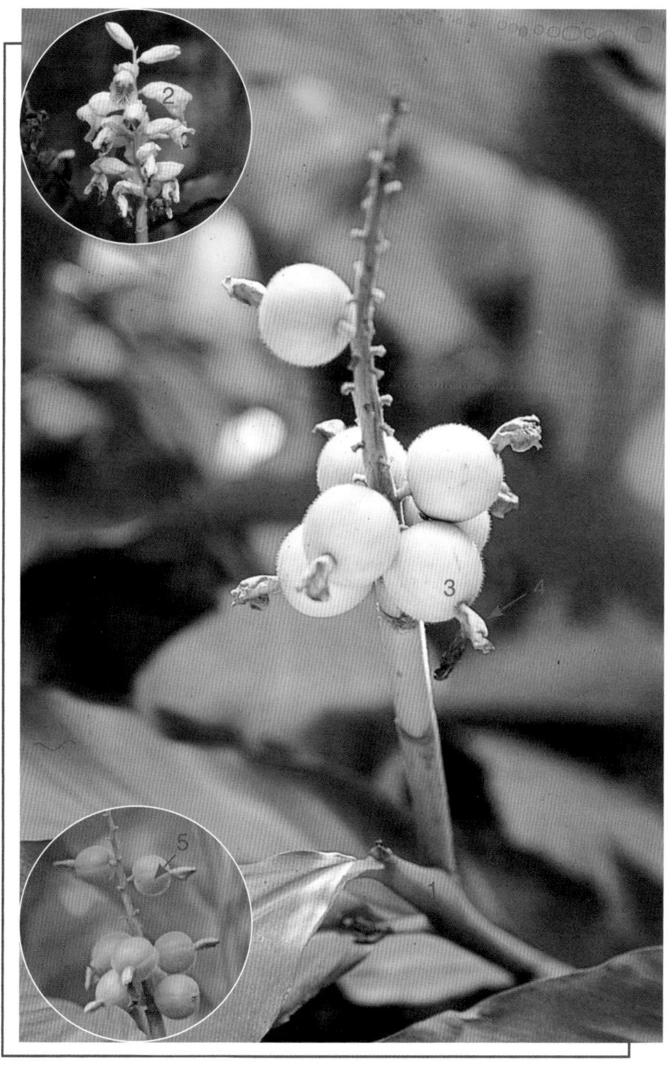

◎草豆蔻

青皮

◎**常用别名**

青橘皮、青柑皮、小青皮、四化青皮。

◎**植物基源**

芸香科植物橘 *Citrus reticulata* Blanco 及其栽培变种的未成熟果实的果皮或幼果。

◎**采收加工**

5~6月收集自落的果实，或 7~8 月采收未成熟的果实，先晒干再用水润透，切片后晒干，即可入药。如再用醋拌匀青皮片，以文火炒至微带焦黄色，取出，晾干，即醋青皮。

◎**性味功用**

苦、辛，温。归肝、胆、胃经。疏肝破气，消积化滞。醋炒品止痛力增强。内服：3~10 克，水煎服。

识别特征：常绿小乔木或灌木。小枝柔弱，通常有刺。单生复叶互生，叶片革质，长椭圆形或披针形[1]，先端渐尖微凹，基部楔形，全缘或有细钝齿，有半透明油点[2]。花黄白色，单生或数朵簇生叶腋或枝端。柑果呈扁圆形或圆形[3]，果皮薄而宽，容易剥离。花期 3~4 月，果熟期 9~12 月。多为栽培。主产于广东、福建、四川、重庆、浙江、江西等地。

验方精选：①肝气不和，胁肋刺痛：青皮（酒炒）240 克，白芥子、苏子各 120 克，龙胆草、当归尾各 90 克，研为末，每天早、晚各服 9 克，加适量韭菜煎汤服。②心胃久痛不愈：青皮 10 克，延胡索（用醋拌炒）6 克，甘草 2 克，大枣 3 个，水煎服。③疟疾寒热：青皮（烧存性）30 克，研末，发前温酒服 3 克，临时再服。④月经不调：青皮 10 克，生山楂 30 克，粳米 100 克，共熬成粥，早、晚分服。

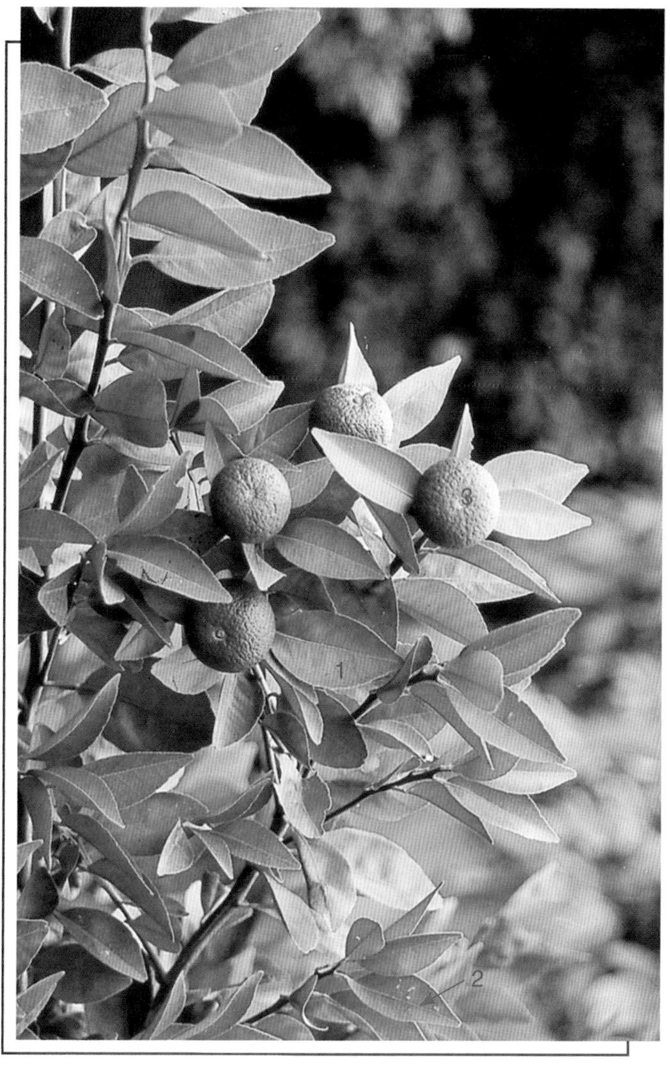

◎橘

玫瑰花

◎常用别名

徘徊花、笔头花、刺瑰花。

◎植物基源

蔷薇科植物玫瑰 *Rosa rugosa* Thunb. 的花蕾或初开的花。

◎采收加工

当花蕾将开放或初开时分批采摘，除去花柄及蒂，用文火迅速烘干。生用。

◎性味功用

甘、微苦，温。归肝、胃经。行气解郁，活血止痛。内服：3~6 克，水煎服。

识别特征： 小灌木，高约 2 米。茎直立，粗壮，丛生，多分枝，疏生皮刺，密被刺毛。单数羽状复叶互生，边缘有细锯齿[1]；托叶 2，长圆形；卵状椭圆形小叶 5~9，边缘有锯齿，上面多皱，无毛，下面被短柔毛。花单生或 3~6 朵聚生茎顶，花梗有柔毛和腺毛；花萼裂片较花瓣为长；花冠大，紫红色或白色[2]，花瓣 5 或多数；花托壶形。瘦果扁球形，红色，具宿萼。花期 5~6 月，果期 8~9 月。生于向阳的山坡，多为栽培。主产于浙江、江苏、福建、山东、四川、重庆、河北等地。

验方精选： ①肝胃气痛：玫瑰花适量阴干，冲汤代茶服。②乳腺炎：玫瑰花 7 朵，丁香 7 粒，酒煎服。③肺病咳嗽吐血：鲜玫瑰花适量捣汁炖冰糖服。④风湿痹痛：玫瑰花（去净蕊蒂，阴干）9 克，红花、全当归各 3 克，水煎去渣，加适量好酒，服 7 剂。⑤肝风头痛：玫瑰花 4~5 朵，合蚕豆花 9~12 克，泡开水代茶饮。

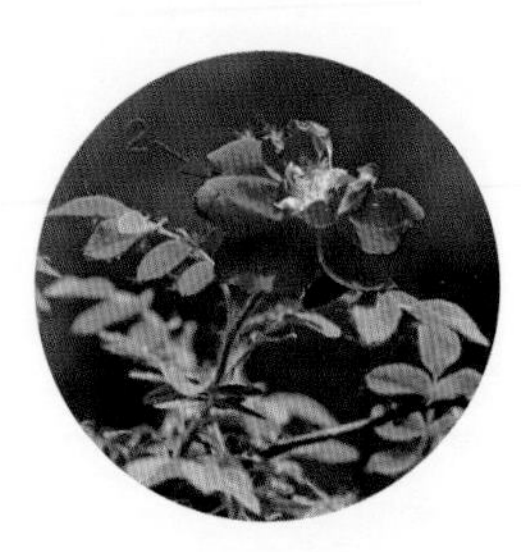

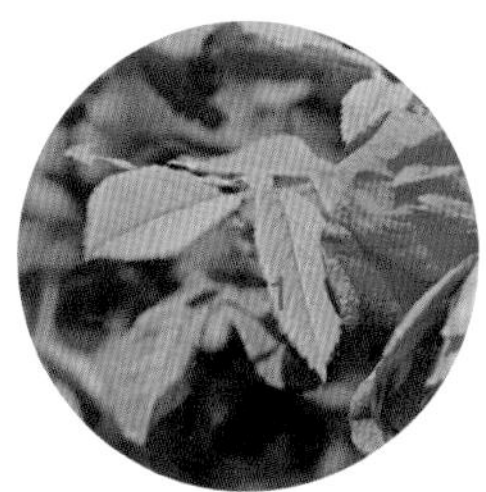

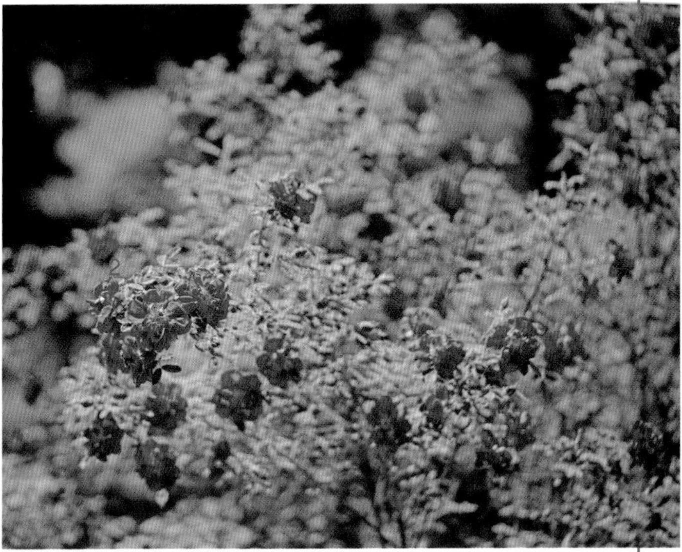

◎玫瑰

九里香

◎常用别名

满山香、千里香、月橘、五里香、七里香、过山香。

◎植物基源

芸香科植物九里香 *Murraya exotica* (L.) 的根及茎叶。

◎采收加工

全年可采，茎叶晒干，根则切片晒干。生用。

◎性味功用

微辛、苦，微温。行气止痛，活血散瘀，祛风除湿。内服：6~12 克。外用：捣敷或煎水外洗。

识别特征：常绿灌木或小乔木，高 3~8 米。树皮苍白色，分枝多，木材极硬。单数羽状复叶[1]；小叶互生，变异大，由卵形、匙状倒卵形、椭圆形至近菱形，全缘，纸质，擦之有香气。聚伞花序顶生或生于上部叶腋内；花数朵，白色[2]，极芳香；花瓣 5[3]，倒披针形或狭长圆形，有透明腺点；萼极小，5 深裂。果卵形或球形[4]，肉质，红色，先端尖锐。种子 1~2 颗。花期 4~6 月，果期 9~11 月。生于山坡、路边、荒郊。主产于广东、广西、福建等地。

验方精选：①湿疹：鲜九里香枝叶适量，水煎，擦洗患处。②蛇伤、牙痛：鲜九里香枝叶适量，捣敷。③跌仆损伤：九里香、七叶莲、寮刁竹各 20 克，朱砂根、田七须各 15 克，入地金牛 10 克，泡酒 1000 毫升，既可外搽，又可少量内服。

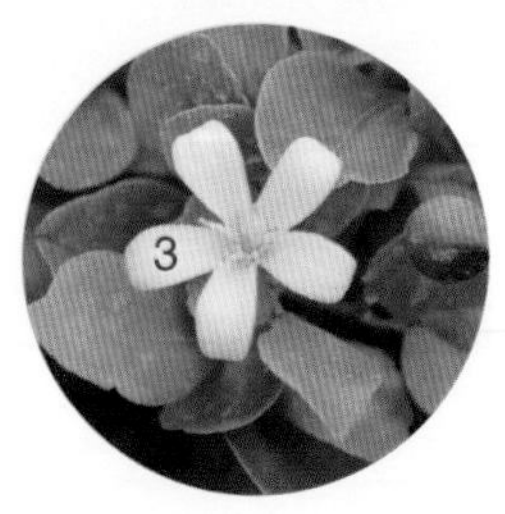

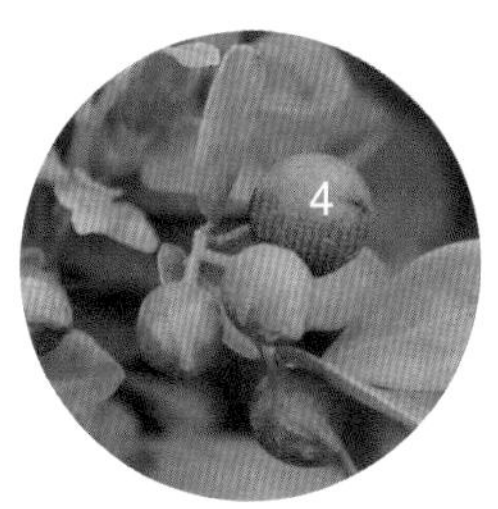

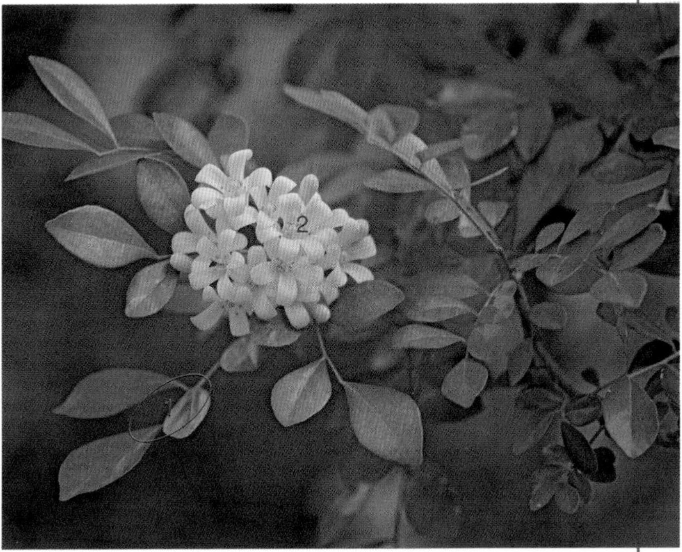

◎九里香

黑老虎

◎常用别名

饭团藤、风沙藤、过山风。

◎植物基源

木兰科植物黑老虎 *Kadsura coccinea* 的根。

◎采收加工

全年可采，晒干。生用。

◎性味功用

酸、甘，微温。行气止痛，接骨，散瘀消肿。内服：10~15 克，水煎服。外用：适量，捣敷或煎水洗。

识别特征: 常绿木质攀缘灌木，长 3~6 米，全株无毛。根皮厚，木心小，有香气。茎黑褐色[1]。叶互生；叶片长椭圆形至卵状披针形[2]，全缘，革质。花红色或黄色带红色[3]，单性，单生于叶腋；雄花花被 10~16 片；雌花花被与雄花相似，雌蕊群卵形至近球形，呈 5~7 轮排列。聚合果近球形[4]，熟时红色、黑色或紫色。花期 4~7 月，果期 8~12 月。多生于山地、山谷、水旁疏林中，常缠绕于树上。主产于广西、广东等地。

验方精选: ①风湿骨痛：黑老虎根、光叶海桐各 10 克，鸡血藤、豨莶草各 5 克，水煎服；或浸酒内服，并取少许擦患处。②痛经：黑老虎根、南五味子根各 15 克，凤尾草 30 克，乌药 3 克，水煎服，每日 1 剂；或黑老虎根 12 克，山鸡椒根 6 克，水煎服。③产后恶露不净、腹痛：黑老虎根 12 克，山鸡椒 6 克，水煎服。④跌打肿痛：黑老虎根 15 克，入地金牛 5 克，水煎，内服外搽。⑤陈旧性跌打瘀痛：黑老虎根 15 克，莪术 25 克，捣碎酒炒热外敷患处。

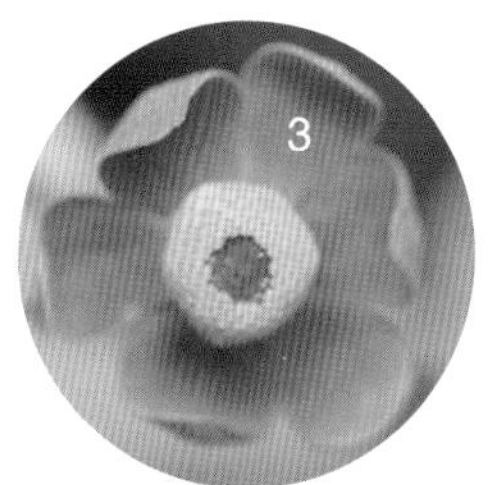

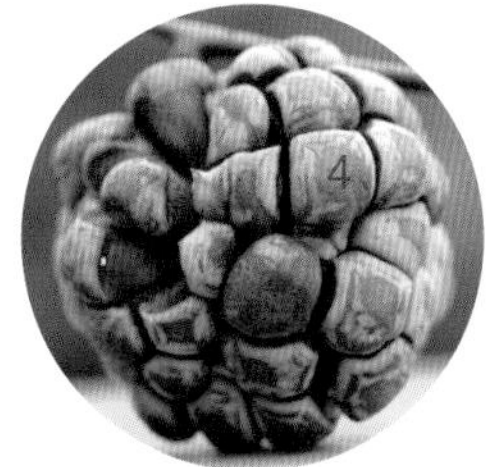

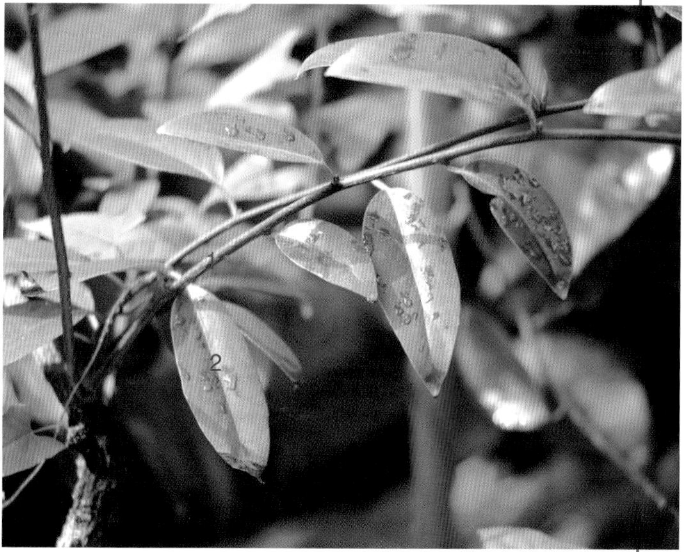

◎黑老虎

八月札

◎**常用别名**

八月瓜、羊开口、预知子、木通、八月扎。

◎**植物基源**

木通科植物木通 *Akebia quinata* (Houtt.) Decne. 的果实。

◎**采收加工**

8~9 月间果实成熟时采摘，晒干，或用沸水泡透后晒干。

◎**性味功用**

苦，平。疏肝理气，散结止痛，利尿。内服：6~12 克，水煎服或浸酒服。

识别特征：落叶或半常绿缠绕藤本，高达 3 米以上。枝灰色，有条纹，皮孔突起[1]。掌状复叶[2]，通常 3~5 叶簇生于枝端，或互生；叶柄细长；小叶 5 枚，革质，椭圆形，先端圆形而微凹，并具一细短尖，基部宽楔形或圆形，全缘，下面稍呈粉白色。花雌雄同株，紫色[3]；总状花序腋生。蓇葖状浆果长筒形，两端圆[4]，成熟时紫色，沿腹缝线开裂。种子黑色，甚多，卵状长方形，稍扁，有光泽。花期 4~5 月，果熟期 8 月。生于山坡或山谷灌丛中。分布于全国大部分地区。

验方精选：①淋巴结结核：八月札、金樱子、海金砂根各 90 克，天葵子 180 克，煎汤分 3 日服用。②胃肠胀闷：八月札 12 克，水煎服。

附注：①同科植物三叶木通 *Akebin trifoliata* (Thunb.) Koidz. 和白木通 *Akebin trifoliata* (Thunb.) Koidz. var. *australis* (Diels) Rehd. 同等入药。②木通根：为上述 3 种植物的根。苦，平。祛风，利尿，行气，活血。内服：9~15 克，

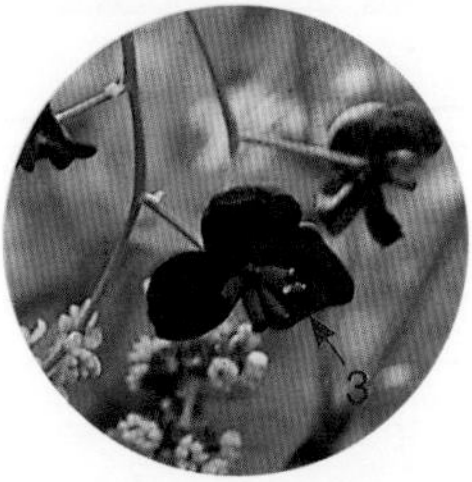

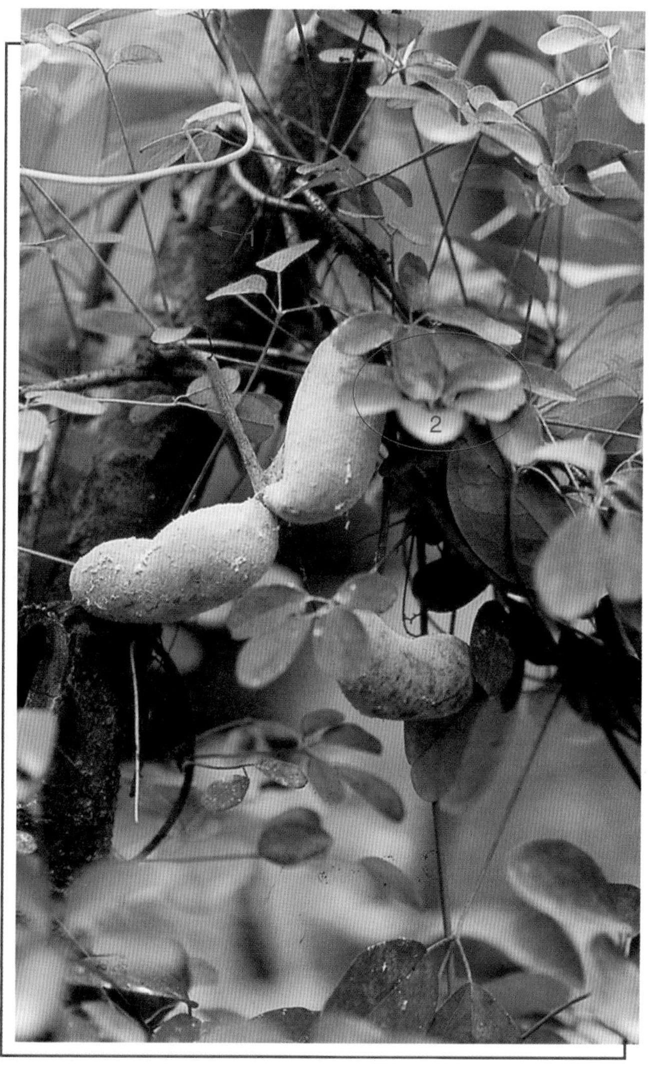

◎木通

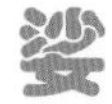

子

◎常用别名

天师栗、苏罗子、开心果、索罗果。

◎植物基源

七叶树科植物七叶树 *Aesculus chinensis* Bge. 的果实或种子。

◎采收加工

采摘成熟果实，晒 7~10 日，再用文火烘干，烘前用针在果皮上刺孔，以防爆破，且容易干燥。也有直接晒干或剥取果皮晒干者。

◎性味功用

甘，温。疏肝理气，宽中和胃，截疟，杀虫。内服：水煎服，3~10 克。

识别特征：落叶乔木，高达25米。小枝圆柱形，具淡黄色皮孔。掌状复叶对生，由 5~7 小叶组成；小叶长椭圆形或长圆状披针形[1]，先端锐尖，基部楔形或圆形，边缘有细锯齿，上面无毛，下面疏生细柔毛或无毛，小叶柄疏生细柔毛。圆锥花序顶生，尖塔形[2]；花梗疏生细柔毛；雄花和两性花同株而密生；花小，白色。蒴果近圆球形，顶端扁平或微尖突，密生黄褐色斑点，3 瓣裂。种子 1 枚，圆球形。花期 4~7 月，果期 8~9 月。野生或栽培。分布于甘肃、河北、河南、山西、江苏、浙江等地。

验方精选：①胃痛：娑罗子 1 枚，去壳，捣碎煎服。②心痛：娑罗子适量，烧灰，冲酒服 0.5 克。

附注：同科植物天师栗 *Aesculus wilsonii* Rehd. 同等入药。

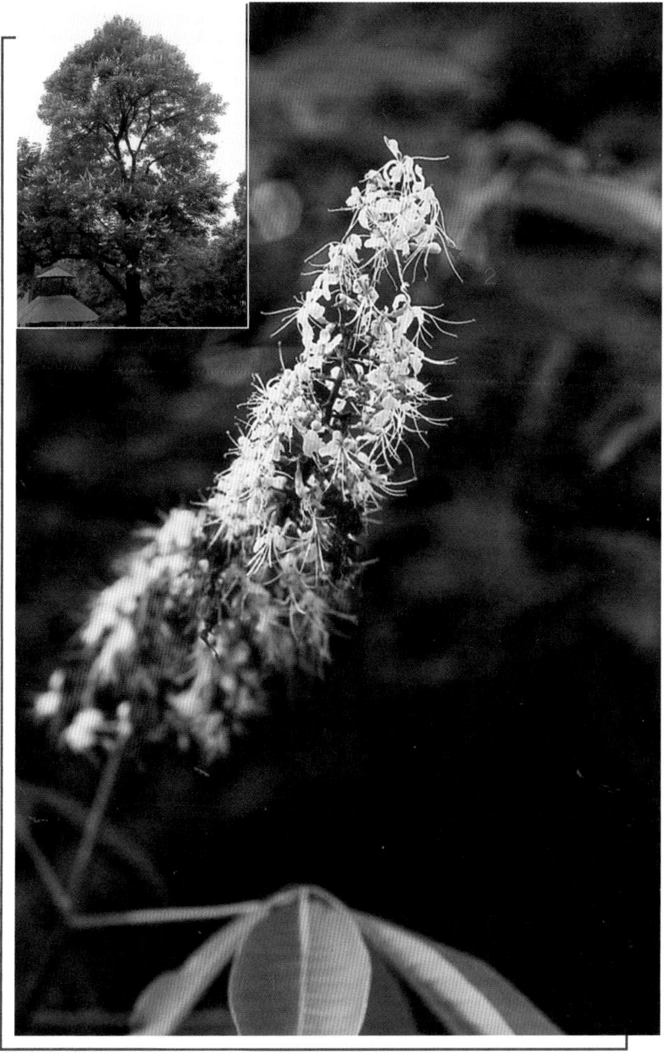

◎七叶树

鸡骨香

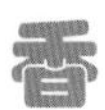

◎常用别名

木沉香、驳骨消、黄牛香。

◎植物基源

大戟科植物鸡骨香 *Croton crassifolius* Geisel. 的根。

◎采收加工

全年均可采挖，剥取根皮，或取全根切片，晒干。生用。

◎性味功用

辛、苦，温。理气止痛，祛风除湿，舒筋活络，祛瘀解毒。内服：10~15 克，水煎服。外用：鲜品捣敷，或研末调敷，或浸酒用。

识别特征：短小灌木，高约 30 厘米。根粗壮，外皮黄褐色，易剥离，气芳香。枝、叶、花序和叶柄均被星状茸毛和粗毛[1]。叶互生；叶片卵形或矩圆形，基部浑圆而稍带心形，全缘或锯齿缘，齿间有时具小的杯状腺体[2]，叶片基部或叶柄顶端的腺体具短柄，呈杯状。春末开淡黄色小花[3]，花单性，同株，集成顶生总状花序，雄花生于花序的上部，雌花生于下部；苞片条形，其边缘疏生具长柄的杯状腺体，似撕裂状。蒴果，三棱状[4]，外被星状粗毛。花期 4 月。生于山坡旱地。主产于广东、广西、福建等地。

验方精选：①胃痛、胃肠气胀：鸡骨香 10 克，水煎服。②风湿痹痛：鸡骨香 15 克，水煎服。③肩颈关节疼痛，活动无力，上肢发麻：鸡骨香、入地金牛、豆豉姜根茎各 30 克研粉，加少许黄酒、鸡蛋清调和敷肩颈部，每周 1 次。

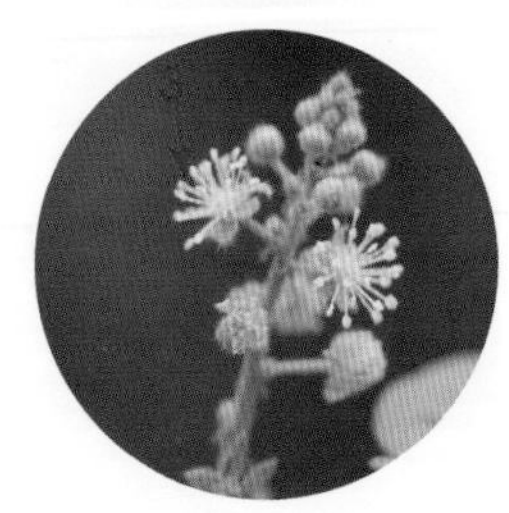

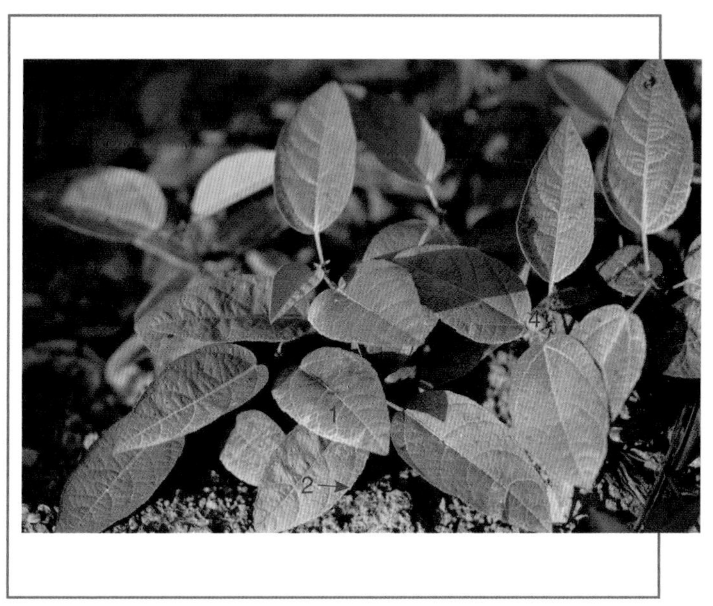

◎鸡骨香

杨梅根

◎**常用别名**

树海根、珠红根。

◎**植物基源**

杨梅科植物杨梅 *Myrica rubra* (Lour.) S. et Zucc. 的根。

◎**采收加工**

全年可采挖，洗净，切片，晒干。

◎**性味功用**

辛，温。理气止痛，化瘀止血，解毒疗疮。内服：15~30克，水煎服。外用：适量，研末调敷。

识别特征：常绿乔木，高可达12米，树冠球形，树皮灰色。小枝较粗壮。单叶互生，楔状倒卵形或长楔状倒披针形，革质，先端稍钝，基部狭楔形，全缘，下面有金黄色腺体[1]。穗状花序；花雌雄异株，雄花单生或数条丛生于叶腋[2]，雌花序常单生于叶腋[3]，均有密接覆瓦状苞片，每苞1花。核果球形，外果皮瘤突状，由多数囊状体密生而成[4]，未成熟前绿色，成熟后深红色、紫红色或白色，内果皮坚硬。花期4月，果期初夏。多栽培。主产于我国东南。

验方精选：①痢疾腹痛：杨梅根15克，炒红糖，水煎服。②膈食呕吐：鲜杨梅根60克，水煎服。③肾阳虚，头眩晕：杨梅根30克，炖猪肉吃。④吐血、血崩：杨梅根皮24克。炖猪肉吃。⑤痔疮出血：杨梅根皮24克，老鸭子1只，炖吃。

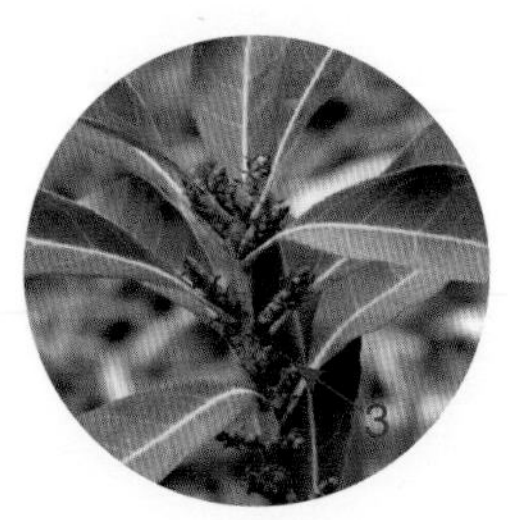

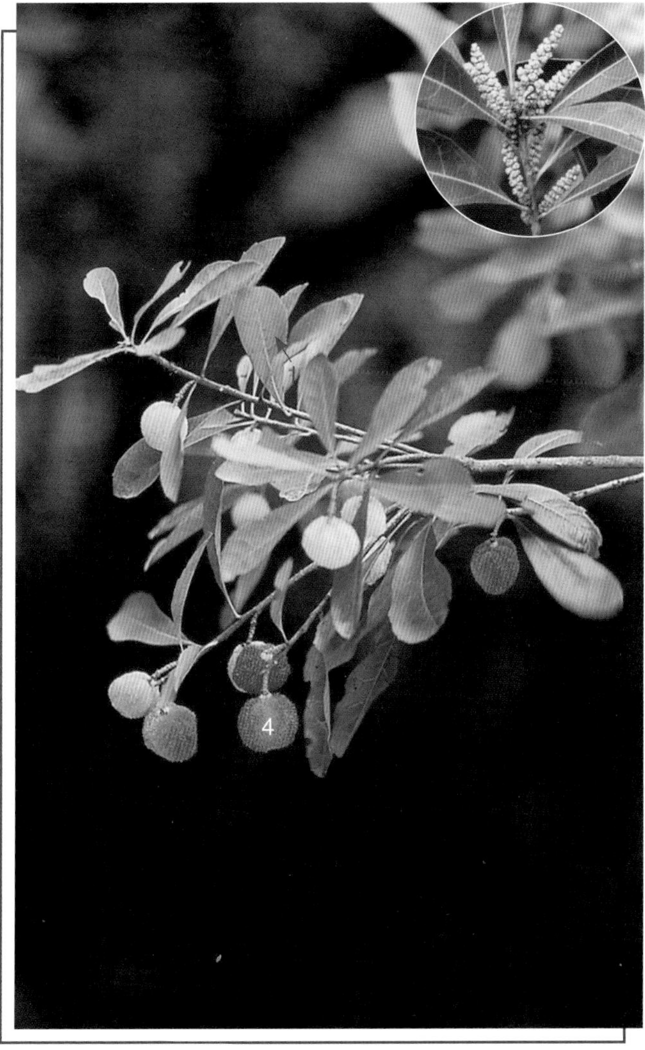

◎杨梅

玳玳花

◎**常用别名**

枳壳花、代代花、酸橙花。

◎**植物基源**

芸香科植物玳玳花 *Citrus aurantium* L. var. *amara* Engl. 的花蕾。

◎**采收加工**

5~6 月间采集花蕾，先用武火烘至七八成干，呈黄色后，再用文火烘至全干。

◎**性味功用**

甘、微苦、辛，温。理气宽胸，开胃止呕。内服：1~3 克，水煎服或泡茶饮。

识别特征：常绿灌木或小乔木，高 5~10 米。小枝细长，疏生短棘刺。单身复叶互生，革质，具半透明油点[1]，大叶片椭圆形至卵状长圆形，边缘具微波状齿，叶翼宽阔。花白色，单生或簇生于叶腋[2]；花萼杯状。柑果橙红色（留在树上次年夏天又转为污绿色），近圆球形，有增大的宿存花萼。种子椭圆形，先端楔形。花期 5 月，果熟期 12 月。我国南方各地均有栽培。主产于江苏、浙江等地。

验方精选：①胸中痞闷、脘腹胀痛：玳玳花 3 克，水煎服。②呕吐、少食：玳玳花 3 克，生姜 2 片，水煎服。③梅核气（喉异感症）：玳玳花、腊梅花各 10 克，开水泡冲，加糖代茶饮。④单纯性肥胖：玳玳花、玫瑰花、茉莉花、荷叶各 6 克，川芎 2 克，加水 1500 毫升，煮 5 分钟，代茶饮。

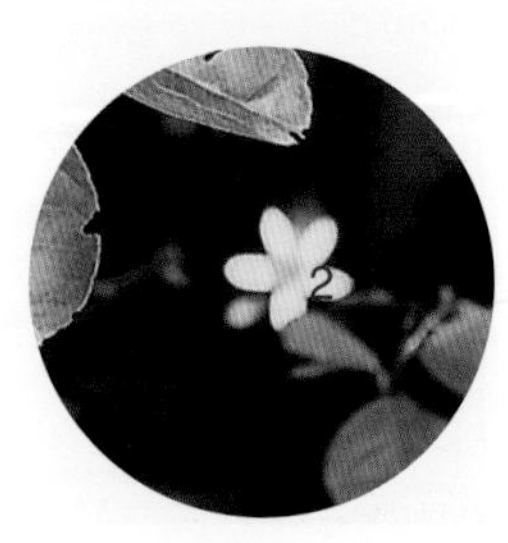

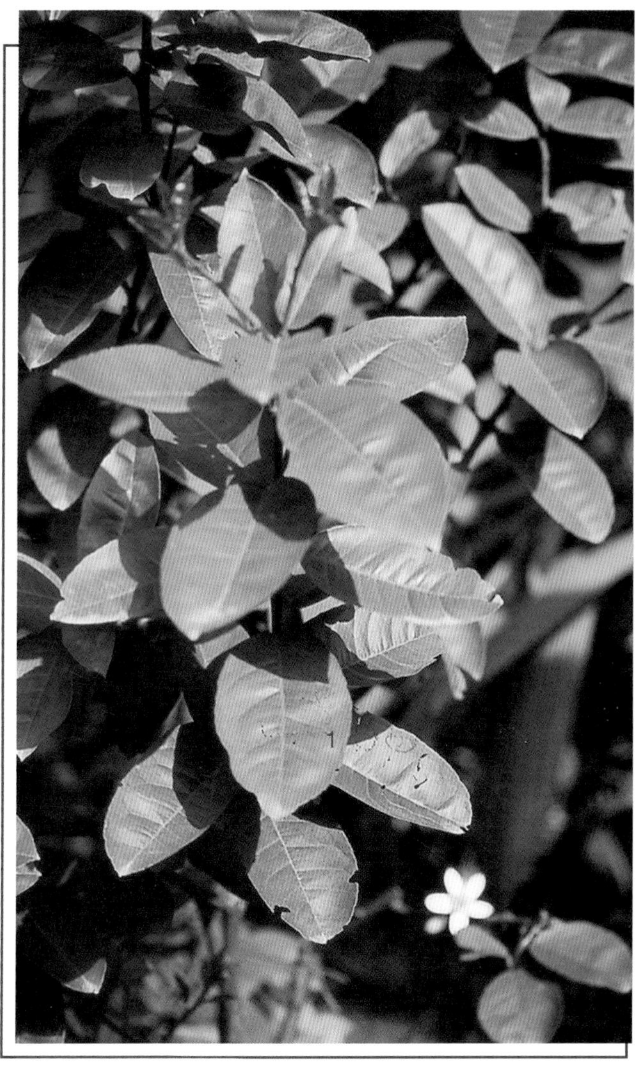

◎玳玳花

橙皮

◎**常用别名**

黄果皮、理陈皮。

◎**植物基源**

芸香科植物甜橙 *Citrus sinensis* (L.) Osbeck 的果皮。

◎**采收加工**

果实成熟时采收，剥取外果皮，阴干或晒干。生用。

◎**性味功用**

辛、微苦，温。行气化痰，健脾导滞。内服：6~10 克，水煎服。外用：适量，研末调敷。

识别特征：为常绿小乔木，高 4~6 米。分枝多，小枝呈扁压状的棱角，无刺或稍带刺[1]。单身复叶[2]，革质，叶翼窄，交接处有明显的隔痕；大叶片椭圆形，边缘有不明显的波状锯齿。花萼杯状，3~5 裂，裂片卵圆形，先端窄尖；花瓣 4~8，多为 5，白色[3]，长椭圆形；雄蕊多数，花丝常数簇愈合着生在花盘上；子房上位，10~13 室，每室有胚珠 4~8 枚，花柱粗大，常早落。果大，球形[4]，成熟时橙黄色，油点圆大，明显突出，汁多，味甜。花期 5 月，果期 11 月。我国各地均有栽培，主产于江苏、浙江、江西、四川、重庆等地。

验方精选：①感冒咳嗽有痰：橙皮、法半夏、茯苓、木香、紫菀、前胡各 10 克，水煎服。②梅核气（喉异感症）：橙皮、土白芍、苏子各 6 克，桔梗 3 克，加竹叶，煎汤服。③高脂血症：橙皮若干，茶叶 5 克，同泡即饮。

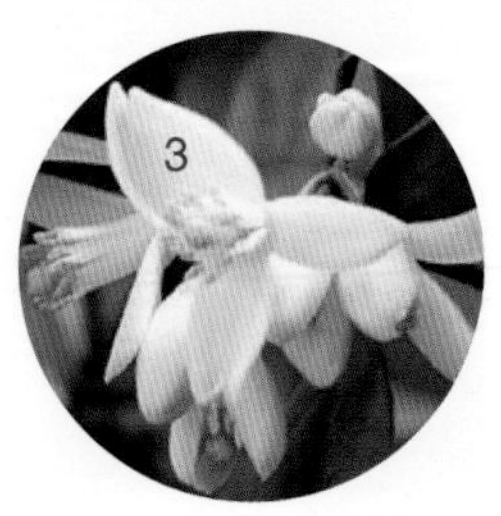

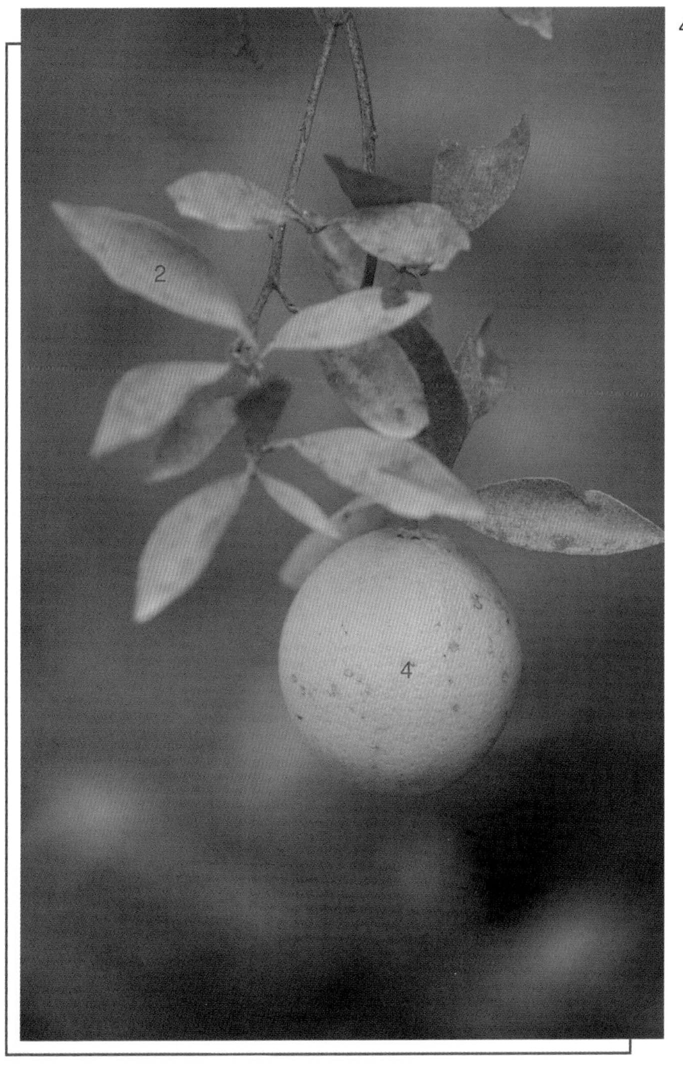

◎甜橙

樟木

◎常用别名

吹风散、樟材、樟脑树、香樟、乌樟。

◎植物基源

樟科植物樟 *Cinnamomum camphora* (L.) Presl 的木材。

◎采收加工

多在冬季砍取树干，锯段，劈成小块后晒干。生用。

◎性味功用

辛，温。行气活血，祛风除痹，消肿止痛。内服：10~15 克，水煎服。外用：适量，煎水熏洗。

识别特征：常绿乔木，高 20~30 米。树皮灰褐色或黄褐色，纵裂[1]；小枝淡褐色，光滑；枝和叶均有樟脑味。叶互生，革质，卵状椭圆形，全缘或呈波状，上面深绿色，有光泽，下面灰绿色或粉白色，无毛，幼叶淡红色，脉在基部以上三出[2]，脉腋内有隆起的腺体。圆锥花序腋生；花小，绿白色或淡黄色[3]。核果球形，熟时紫黑色，基部为宿存扩大的花被管所包围。花期 4~6 月，果期 8~11 月。栽培或自生于河旁，或生于较为湿润的平地。主产于台湾、贵州、广西、福建、江西、四川、重庆，广东、浙江、安徽、云南、湖南等地亦产。

验方精选：①胃痛：樟木 15 克，水煎服。②脚气、痰壅呕逆、心胸满闷、不下饮食：樟木 15 克（涂生姜汁炙令黄），捣筛为散。每服不计时候，以粥饮送下 3 克。③蜈蚣咬伤：鲜樟树枝 15 克，水煎服，2 碗。④解酒：取两小块樟树皮洗净，置口中咀嚼 1 分钟；或用樟木 100 克，加水同煎饮服。

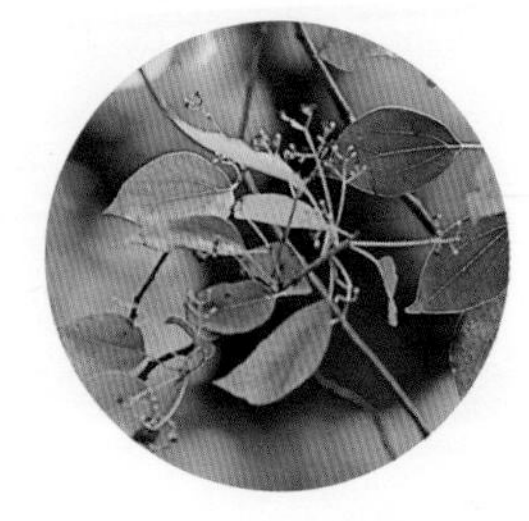

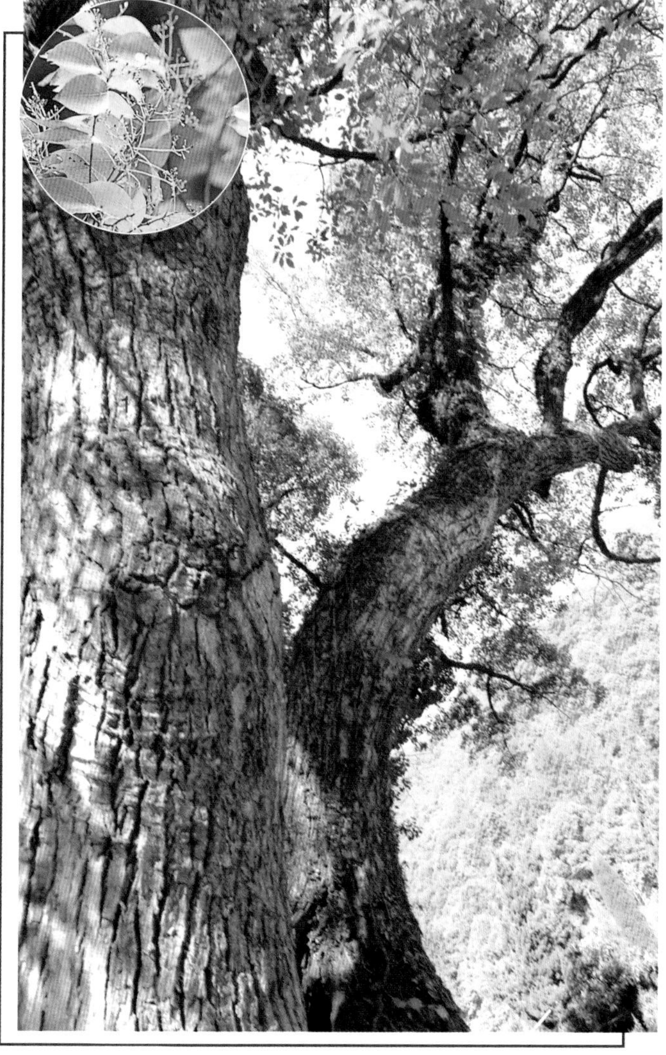

◎樟

黄麻叶

◎**常用别名**

大麻叶。

◎**植物基源**

椴树科植物黄麻 *Corchorus capsularis* L. 的叶。

◎**采收加工**

夏、秋季采叶，晒干。

◎**性味功用**

微苦，温。行气止痢，止血，排脓生肌。内服：6~10 克，水煎服。外用：适量，捣敷。

识别特征：1 年生草本，高 1~2 米，全株无毛。叶卵圆状披针形或披针形，基部圆形，先端渐尖，边缘具整齐粗锯齿，最下部 2 齿伸长为尾状裂片[1]；托叶线形。花小，黄色[2]，数朵生于叶腋内，花梗很短；萼片 5，淡紫色。蒴果球形，顶端截形或凹陷，有纵棱、皱纹、小疣状突起，成熟时 5 瓣裂[3]。花期夏季，果期 10~11 月。生于热带地区。我国南方均有产。

验方精选：①血崩：黄麻叶 9 克，连根捣烂，酒煎后露一晚，隔日早晨服用。②腹痛，痢疾：鲜黄麻叶 6~10 克，水煎服。③预防中暑：黄麻嫩叶 30 克，水煎，冲红糖服；或黄麻嫩叶 30 克，煮番薯，加入红糖食。④大便下血：黄麻叶 30 克，番薯叶 50 克，水煎，冲红糖服。

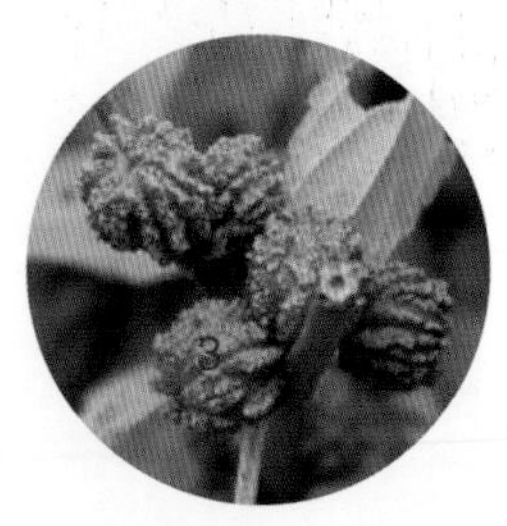

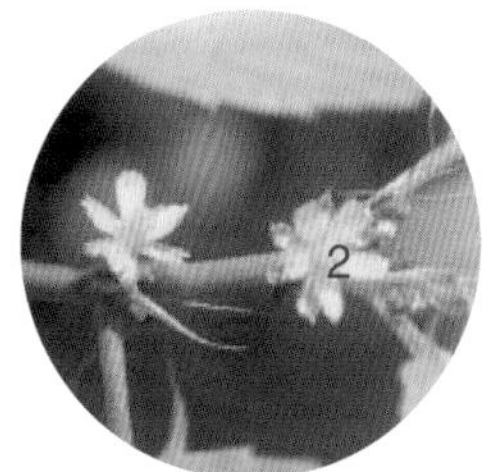

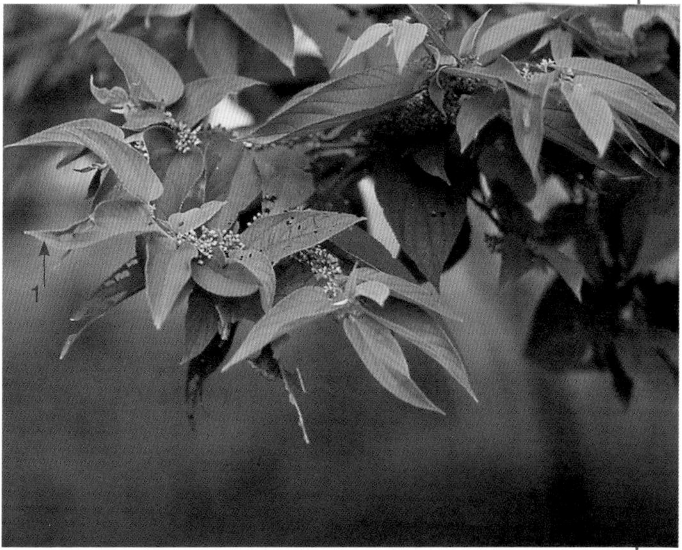

◎黄麻

白屈菜

◎**常用别名**

假黄连、雄黄连、山黄连。

◎**植物基源**

罂粟科植物白屈菜 *Chelidonium majus* L. 的带花全草。

◎**采收加工**

5~7 月开花时采收地上部分，置通风处干燥。生用。

◎**性味功用**

苦、辛，微温；有毒。行气止痛，止咳，利尿，解毒。内服：1.5~6 克，水煎服。外用：适量，捣汁涂。

识别特征：多年生草本。茎直立，高 30~100 厘米，多分枝，有白粉[1]，疏生白色细长柔毛，折断后有黄色乳汁。叶互生，一至二回单数羽状全裂[2]；基生叶裂片 5~8 对，不规则深裂，顶端裂片广倒卵形，基部楔形而下延；茎生叶裂片 2~4 对。花数朵，黄色，近伞状排列[3]。蒴果条状圆柱形[4]。种子多数，卵形，细小，黑褐色，有光泽及网纹。花期 5~7 月，果期 6~8 月。生于沟边或草丛中。分布于长江以北各地。

验方精选：①水肿黄疸：白屈菜、蒲公英、商陆、臭草根、茵陈各 3 克，水煎服。②稻田性皮炎、毒虫咬伤、疥癣：白屈菜适量，捣烂外敷或制成浸膏涂患处。③顽癣：鲜白屈菜适量，用 50% 乙醇浸泡，擦于患处。④疮肿：鲜白屈菜适量，捣烂敷患处。⑤胃痛、泻痢腹痛、咳嗽：白屈菜 1.5~6 克，水煎服。

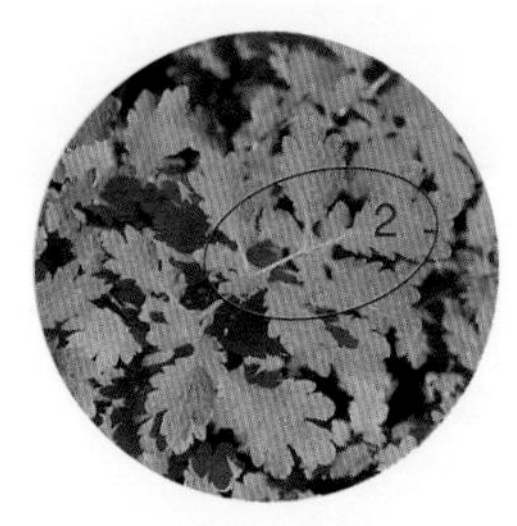

附注：白屈菜根：又称小人血七。为白屈菜的根。苦、涩，温。破瘀消肿，止血止痛。内服：3~9 克，水煎服。

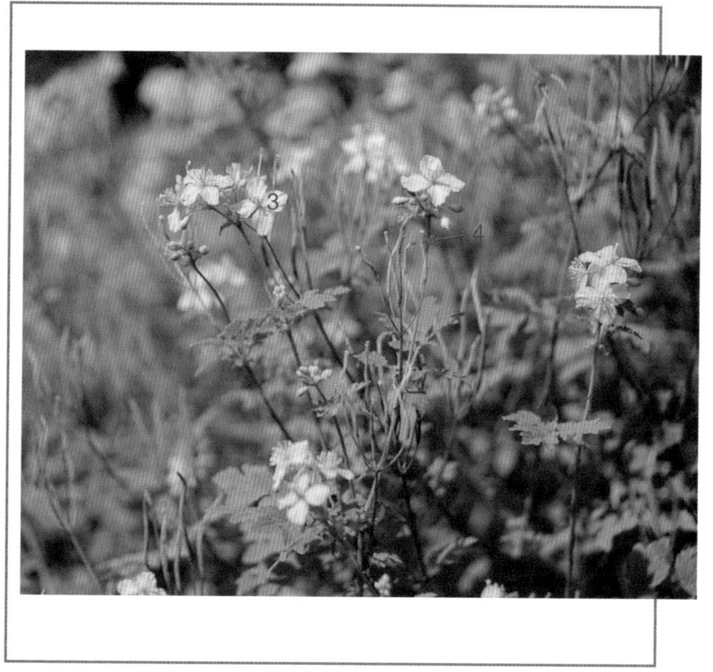

◎白屈菜

米仔兰

◎常用别名

珠兰、千里香、鱼子兰。

◎植物基源

楝科植物米仔兰 *Aglaia odorata* Lour. 的花朵或枝叶。

◎采收加工

夏季花开时采收，除去杂质，晒干，生用。

◎性味功用

辛、甘，平。花解郁宽中，催生，醒酒，清肺，醒头目，止烦渴；枝叶用于跌打、疽疮。内服：3~9 克，水煎服。外用：适量，捣膏涂敷。

识别特征：常绿小乔木，高达 5~6 米。枝多，树冠呈半圆形。单数羽状复叶互生[1]，叶柄上有黑色腺点，叶轴上稍有翅；小叶 3~5 片，革质有光泽，狭椭圆形至狭椭圆状披针形，基部楔形而下延。花单性，两性同株，为腋生疏散的圆锥花序，花小而多，圆球形[2]，甚芳香；萼片 5，绿色；花瓣 5，黄色。浆果卵形或近球形，表面常散生星状鳞片。花期 7~8 月。多栽培于宅旁或庭园中。分布于广东、广西、福建、台湾、云南、四川、重庆等地。

验方精选：①解酒：米仔兰花 6 克，水煎服。②跌仆肿痛：米仔兰枝叶 9 克，水煎服。③疔疮肿毒：米仔兰枝叶适量，煎膏涂敷患处。④癫痫、风湿性关节炎、结核性胸膜炎：米仔兰 15~25 克，甘草 10 克，绿茶 1~2 克，混合后加水煎沸 5 分钟即成，每日 1 剂，分 3 次服。

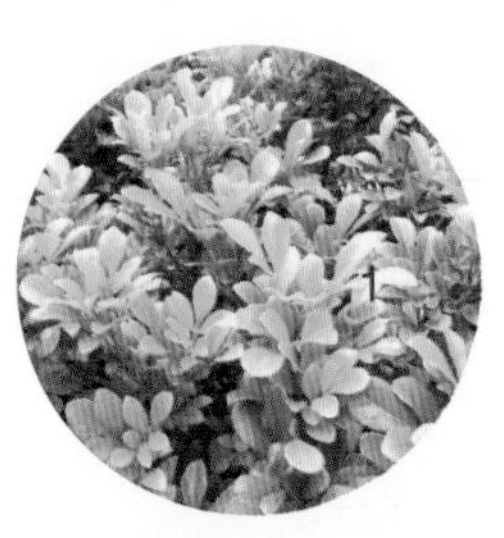

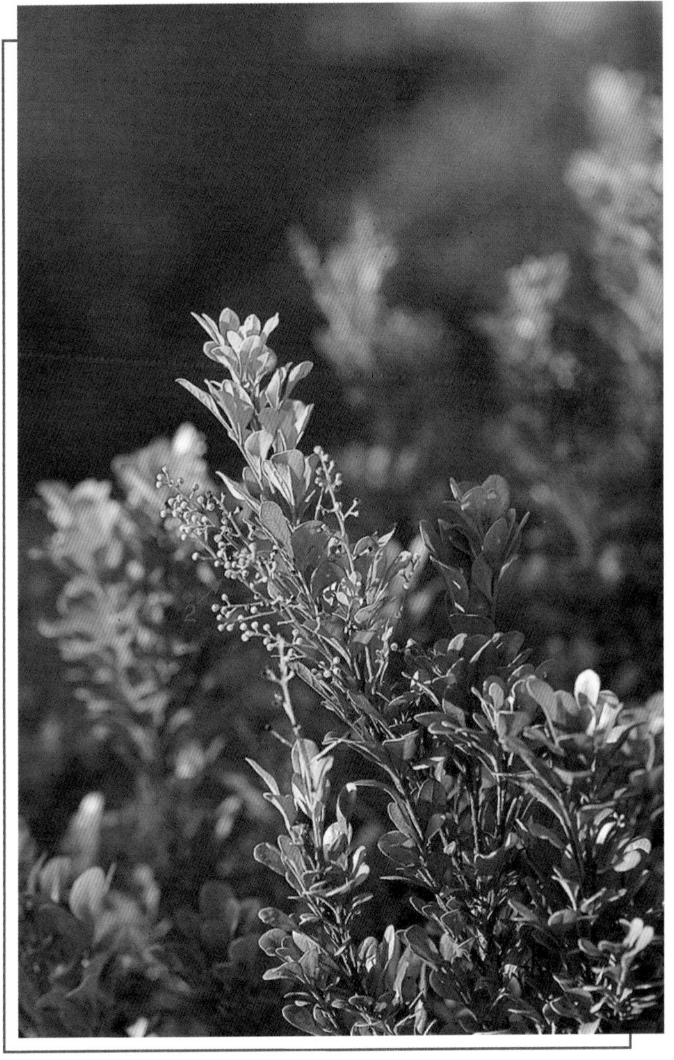

◎米仔兰

土木香

◎常用别名

青木香、祁木香。

◎植物基源

菊科植物土木香 *Inula helenium* L. 的根。

◎采收加工

霜降后叶枯时采挖，除去茎叶、须根及泥土，截段，较粗的纵切成瓣，晒干。拣去杂质，水润切片，晒干。生用或麸拌煨黄后用。

◎性味功用

辛、苦，温。健脾和胃，行气止痛。内服：3~9 克，水煎服或入丸、散剂。

识别特征：多年生草本，高达 1.8 米，全株密被短柔毛。基生叶有柄，阔大，广椭圆形[1]，边缘具不整齐的齿牙；茎生叶大形，无柄，半抱茎[2]，长椭圆形，边缘具不整齐的齿牙。头状花序腋生，黄色；排成伞房花序[3]；总苞半球形，总苞片覆瓦状排列[4]，外层苞片叶质，卵形，表面密被短毛；内层苞片干膜质，边缘带紫色；边缘舌状花雌性，先端 3 齿裂；中心管状花两性，先端 5 裂。瘦果表面 4~5 条棱，冠毛多[5]。花期 6~7 月。生于林缘、林下及宅旁。主产于河北。

验方精选：①胃痛：土木香 6 克，川楝子、杭白芍各 9 克，神曲、谷芽、麦芽、蒲公英各 15 克，水煎服。②慢性肠炎：土木香 6 克，凤尾草、马齿苋各 15 克，水煎服。

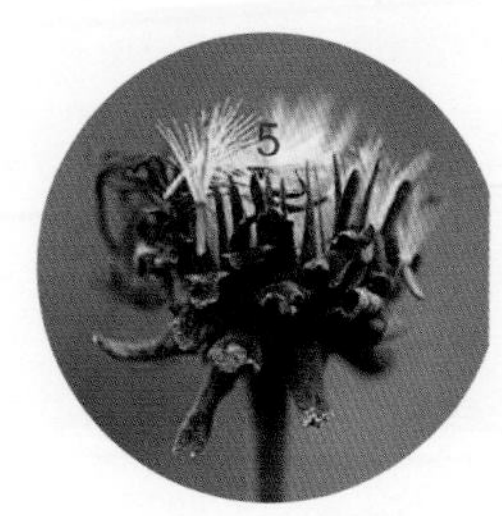

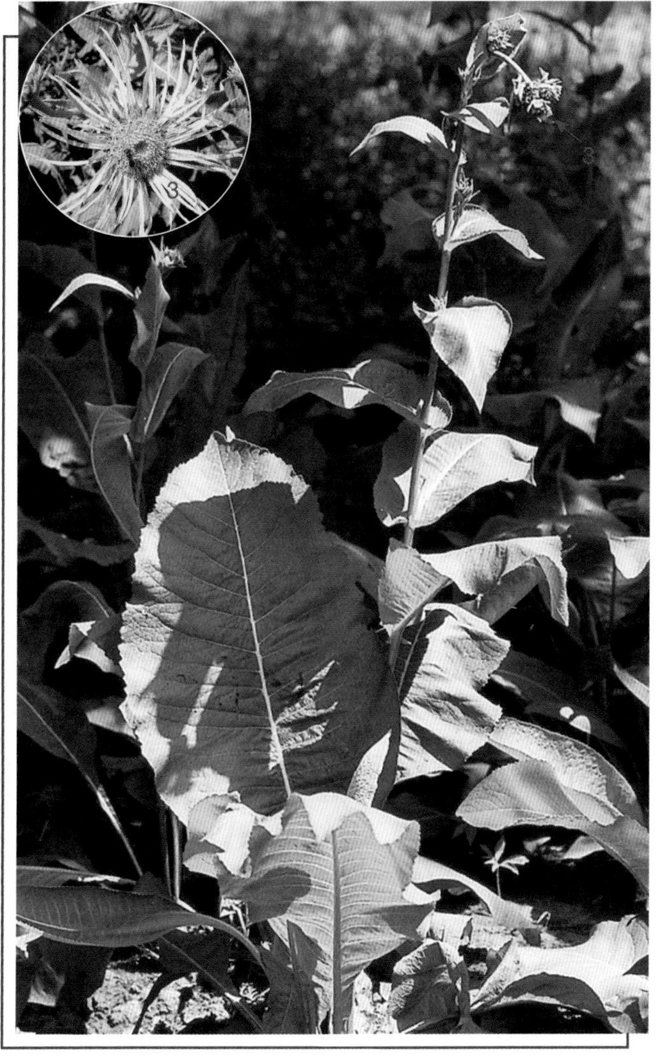

◎土木香

荔枝核

◎**常用别名**

荔仁、枝核、大荔核。

◎**植物基源**

无患子科植物荔枝 *Litchi chinensis* Sonn. 的核果。

◎**采收加工**

6~7 月果实成熟时采。

◎**性味功用**

甘、涩，温。入肝、肾经。理气，止痛，温中。内服：5~9 克，煎汤或入丸、散剂。

识别特征：常绿乔木，高达 10 米。树冠广阔，枝多拗曲。羽状复叶，互生；小叶 2~4 对，革质而亮绿[1]，矩圆形或矩圆状披针形，先端渐尖，基部楔形而稍斜，全缘，新叶橙红色。圆锥花序顶生；花小，杂性[2]，青白色或淡黄色；萼杯状，边缘浅波状；无花瓣；花盘环状，肉质。核果球形或卵形，外果皮革质，有瘤状突起，熟时赤色[3]。种子矩圆形，褐色而明亮；假种皮肉质，白色，半透明，与种子极易分离。花期 2~3 月，果期 6~7 月。多栽培于果园。分布于福建、广东、广西、台湾、云南、四川、重庆等地。

验方精选：①心腹胃脘久痛：荔枝核 30 克，木香 24 克，为末，每服 3 克，清汤调服。②心痛及小肠气：荔枝核 1 枚，煅存性，酒调服。③血气刺痛：荔枝核 8 克，烧存性，香附子 15 克，上为末，每服 6 克，盐酒送下。④肋间神经痛：荔枝核烧炭存性捣碎，取 6 克，加广木香 6 克，水煎服。⑤疝气疼痛，荔枝核 15 克，焙干研末，空腹时用开水送服；或炒荔枝核、大茴香各 60 克，研末，每日早晨用黄酒送服 10 克。⑥癣：荔枝核研末，调醋搽患处。

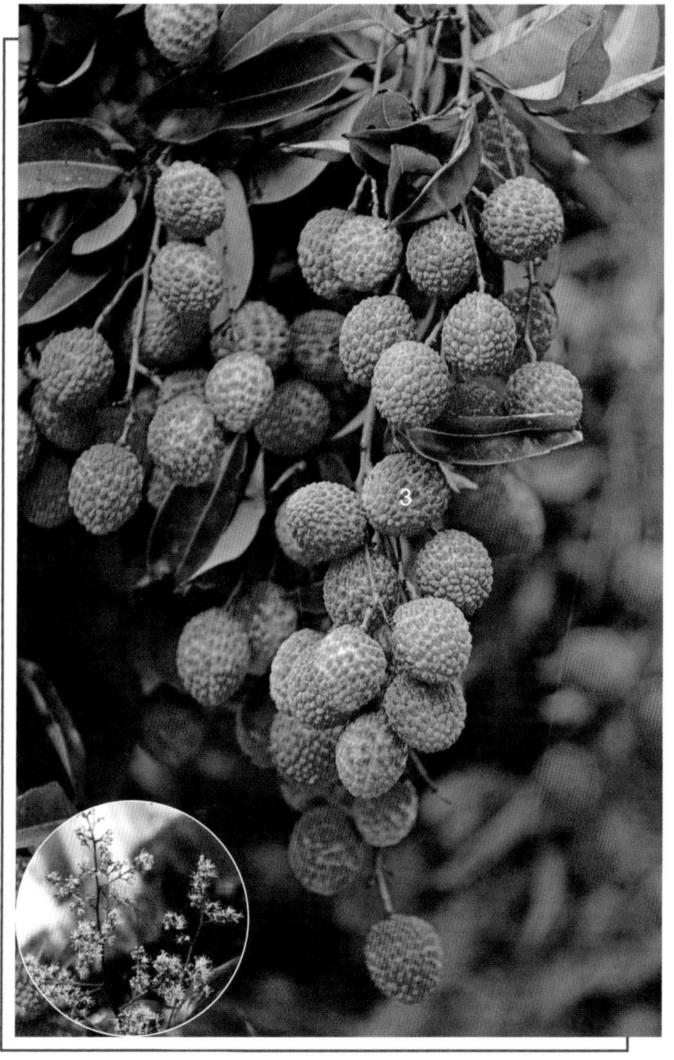

◎荔枝

荠菜

◎**常用别名**

枕头草、粽子菜、三角草、荠荠菜、菱角菜、地菜。

◎**植物基源**

十字花科荠菜属植物荠菜 *Capsella bursa-pastoris* (L.) Medic. 的全草。

◎**采收加工**

春末夏初采集，晒干。生用或鲜用。

◎**性味功用**

甘、淡，凉。归肝、胃经。凉血止血，清肝明目，清热利湿。内服：15~30 克，水煎服。外用：适量，捣敷或捣汁点眼。

识别特征：1 年或 2 年生草本，高 15~30 厘米。茎直立，绿色，分枝，具白色单一或分枝的细柔毛。基出叶丛生，有柄，叶羽状分裂，两侧粗齿状，顶端裂片呈三角形[1]；茎生叶呈宽披针形，边缘锯齿状，基部抱茎[2]而两侧呈耳状，两面有单毛和叉状毛。花小，白色；总状花序顶生及腋生[3]；花瓣 4，基部渐窄而呈短爪状。短角果，具长柄，倒三角形或倒心形，扁平，先端微凹，成熟时由下而上开裂。种子 2 列，长椭圆形，淡褐色。花期春、夏季。生于田野、路边及庭园。分布于全国，江苏、安徽及上海郊区有栽培。

验方精选：①痢疾：荠菜叶 30 克，烧存性，加适量蜜汤送服；或荠菜 60 克，水煎服。②阳证水肿：荠菜根、车前草各 30 克，水煎服。③小儿麻疹火盛：鲜荠菜 30~60 克（干品减半），白茅根 120~150 克，水煎，可代茶长服。④内伤吐血：荠菜、蜜枣各 30 克，水煎服。⑤崩漏及月经过多：荠菜、龙芽草各 30 克，水煎服。

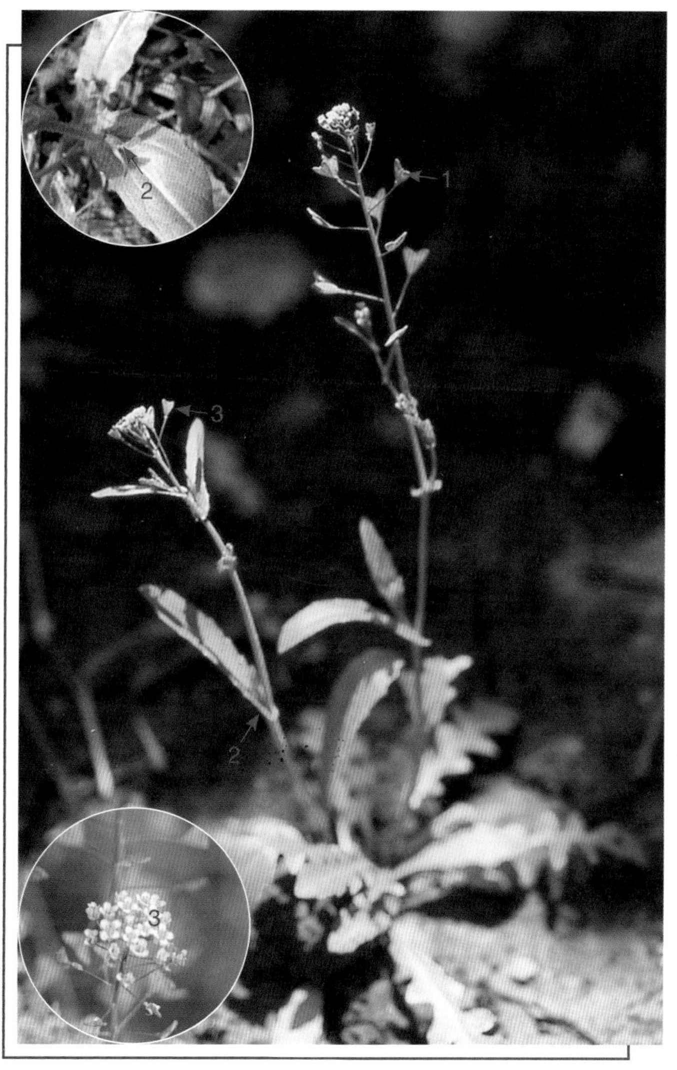

◎荠菜

荔枝草

◎**常用别名**

过冬青、虾蟆草、癞虾蟆、野猪菜。

◎**植物基源**

唇形科植物雪见草 *Salvia plebeia* R. Br. 的全草。

◎**采收加工**

6~7月采收，洗净、切细，鲜用或晒干生用。

◎**性味功用**

辛、苦，凉。凉血止血，利水消肿，解毒杀虫。内服：10~30克，水煎服或入丸、散剂。外用：适量，捣敷、捣汁含漱、滴耳或煎水洗。

识别特征：2年生直立草本，高15~90厘米。茎方形[1]，被有短柔毛。基生叶成莲座状，有柄，叶片长椭圆形，边缘有钝锯齿，上面有显著皱缩[2]，故称“癞团草”；茎生叶对生，卵形或长圆状披针形，边缘有圆锯齿，下面有金黄色腺点。轮伞花序具2~6朵花，腋生或顶生，集成多轮的穗形总状花序[3]；苞片披针形；花萼小，钟状，被疏毛及淡黄色腺点；花冠唇形，淡紫色，上唇全缘，下唇3裂[4]。小坚果倒卵圆形，褐色。生于河边荒地或路边。分布于山东、河南、江苏、安徽、湖北、四川、贵州、浙江、江西、福建、广东、广西、云南、台湾等地。

验方精选：①咯血、吐血、血尿：鲜荔枝草根15~30克，猪瘦肉60克，炖汤服。②喉痛或扁桃体炎：荔枝草适量，捣烂，加米醋，用绢布包裹，缚头上，滴入喉中数次。③鼠疮：荔枝草5~6株，同鲫鱼入锅煮熟，去渣取汁，饮汁数次。④风火牙痛：荔枝草适量，含口中。⑤耳痛：鲜荔枝草适量，捣汁滴耳。

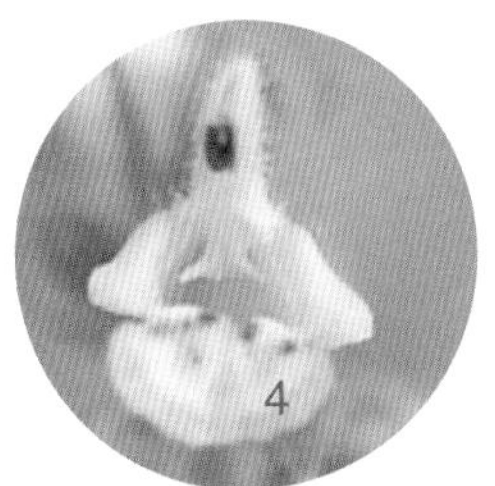

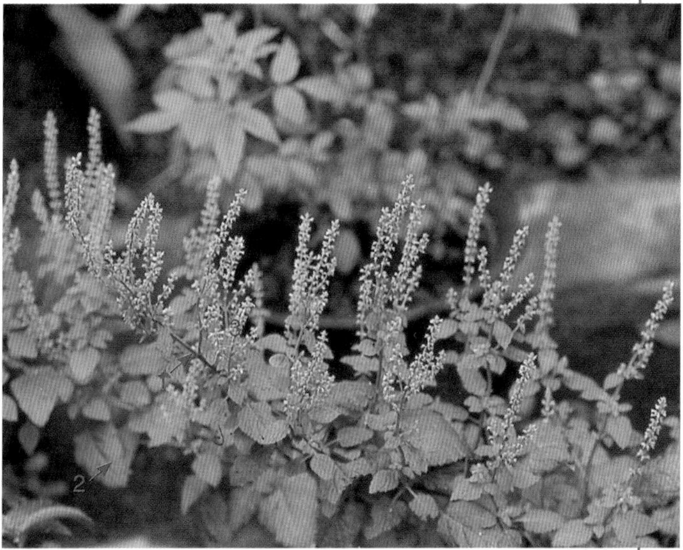

2

◎雪见草

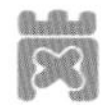
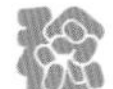

岗稔果

◎常用别名

桃金娘、山稔子、乌肚子、豆稔干。

◎植物基源

桃金娘科植物桃金娘 *Rhodomyrtus tomentosa* 的果实。

◎采收加工

秋季果实近成熟时采，晒干。生用或鲜用。

◎性味功用

甘、涩，平。养血止血，涩肠止泻，固精止带。内服：15~30 克，水煎服。外用：适量，烧存性研末调抹。

识别特征：小灌木，高 1~2 米。幼枝密被白柔毛。叶对生，具短柄，近革质；叶片椭圆形或倒卵形，全缘，下面密被柔毛，基部具主脉 3 条[1]。聚伞花序，有 1~3 花；苞片似叶，但较小；花瓣 5，玫瑰红色[2]，外面被柔毛。浆果球形，顶端截平[3]，有 5 片半圆形物残留，果由青色到淡红色，再到熟时的暗紫色。花期 5~7 月，果期 7~9 月。生于丘陵及旷野间。分布于广东、广西、台湾、福建、云南、贵州、湖南等地。

验方精选：①孕妇贫血，病后体虚，神经衰弱：岗稔果 15 克，水煎服。②鼻衄：岗稔果 15 克，塘虱鱼 2 条，以清水 3 碗，煎至大半碗，服之。③便血：岗稔果 15 克，水煎服，每日 1 次，连服数次。④痢疾：岗稔果 9~18 克，洗净，和水适量煎，临服时再加入蜂蜜和服。

附注：岗稔根：又称山稔根、稔子根、多莲根、豆稔根。为桃金娘的根。性味功效与岗稔果相似，并能祛风除湿，活血止痛。内服：30~60 克，水煎服。外用：适量，烧存性研末调敷。

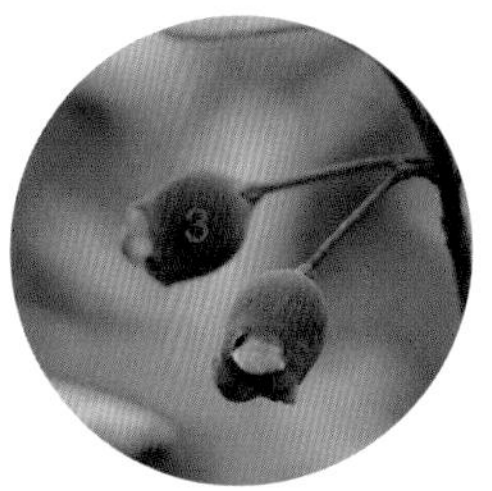

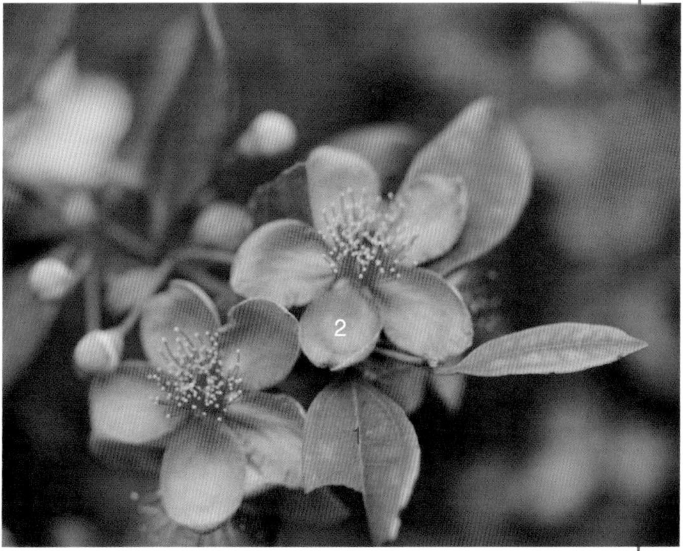

◎桃金娘

薯莨

◎常用别名

血三七、朱砂七、红药子、红孩儿。

◎植物基源

薯蓣科植物薯莨 *Dioscorea cirrhosa* Lour. 的块茎。

◎采收加工

宜于 5~8 月采挖，洗净，晒干生用。

◎性味功用

甘、酸，平。收敛止血，散瘀止痛，解毒消肿。内服：9~15 克，水煎、研末或磨汁服。外用：适量，研末敷或磨汁涂。

识别特征： 多年生缠绕藤本。块茎粗壮，长圆形或不规则圆形，外皮棕黑色，有疣状突起，鲜时内面血红色，多须根。茎圆柱形，常分枝，平滑无毛，近基部有刺[1]。单叶，革质或近革质；基部叶互生，上部叶对生；叶片卵状长圆形，全部无毛，基出脉 3~5 条，有显著网脉[2]。花小[3]，单性；雄花序圆锥状，腋生，穗轴无毛，具棱；雌花与雄花相似，排成弯曲的穗状花序。蒴果，顶端钝，3 瓣裂，有 3 翅。花期 4~5 月，果期 7~9 月。生于山坡旷地、山谷、疏林或密林中。分布于西南、华中、华南、华东等地。

验方精选： ①咯血：薯莨、藕节各 9 克，白茅根 6 克，水煎服。②月经不调：薯莨、大血藤、紫金牛、海金沙各 9 克，水煎服。③血崩：鲜薯莨 30 克，茶树根 15 克，水煎调白糖服。④带状疱疹：薯莨适量，醋磨，涂患处。⑤跌仆损伤：薯莨、朱砂根各 9 各，茜草 15 克，紫金牛 6 克，水煎服。

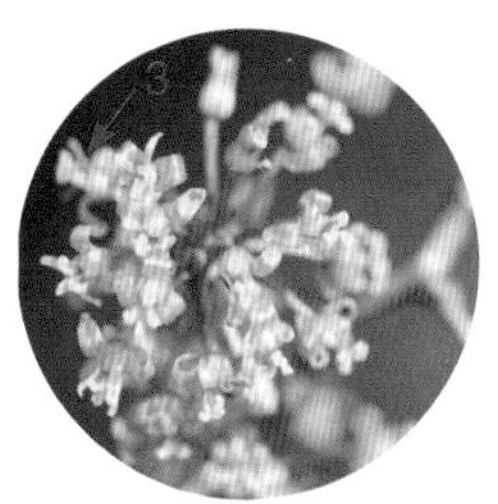

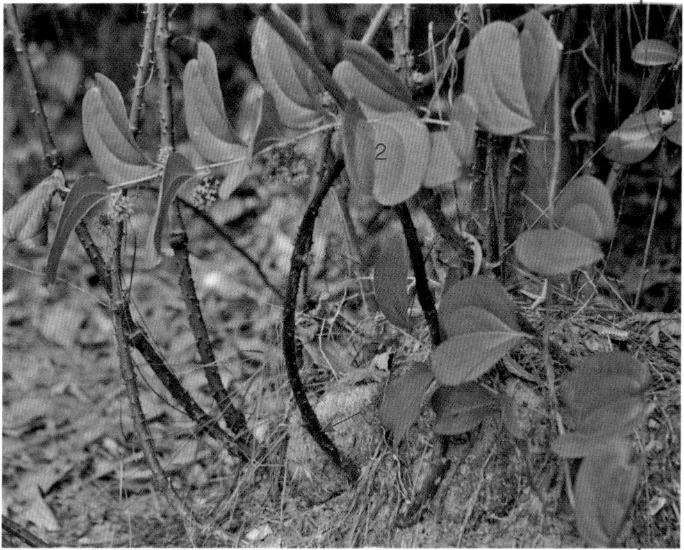

◎薯莨

血见愁

◎常用别名

大叶藜、山藿香、皱面草、皱面风、方枝苦草、四方枝苦草。

◎植物基源

唇形科植物血见愁 *Teucrium viscidum* Bl. 的全草。

◎采收加工

夏季采收，洗净，鲜用或晒干生用。

◎性味功用

苦、微辛，凉。凉血止血，散瘀消肿，解毒止痛。内服：15~30 克，水煎服。外用：适量，鲜品捣烂外敷或煎水熏洗。

识别特征： 1 年生草本，高 30~70 厘米。茎四棱形[1]，有分枝，嫩枝被疏毛。叶对生，具长柄[2]；叶片纸质，卵形或矩圆形，边缘有粗锯齿，两面有毛，下面毛较密，叶面有皱折[3]，故又称“皱面草”。花成对，轮状排列成腋生或顶生的总状花序[4]；花冠淡红色，二唇形，上唇极短，下唇很长。小坚果，圆形，包于宿萼中。花期夏、秋季。生于荒坡、草地、田边。分布于华东、华中、华南、西南各地。

验方精选： ①月经不调：鲜血见愁 60 克，水煎服。②崩漏：血见愁、蒲黄炭各 9 克，藕节炭 15 克，水煎服；或血见愁、仙鹤草、旱莲草各 30 克，水煎服 (适用于血热者)。③吐血、衄血：血见愁、白茅根各 30 克，水煎服。④血尿：鲜血见愁 30 克，蒲黄炭、小蓟、木通各 9 克，水煎服。⑤疮痈肿毒、蛇虫咬伤：鲜血见愁适量，捣烂敷患处。

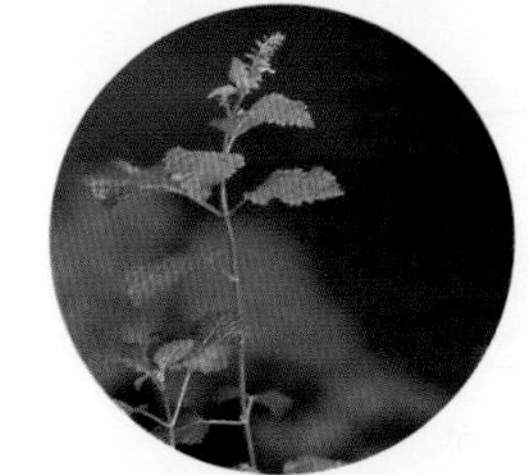

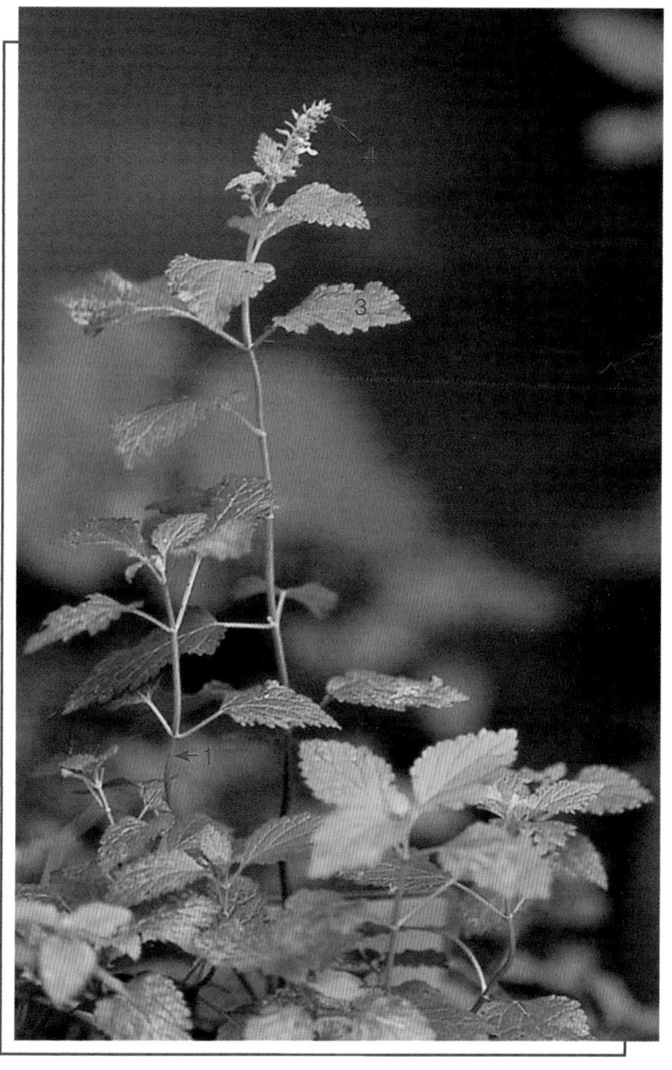

◎血见愁

虎舌红

◎**常用别名**

毛青杠、红胆、红八爪、红毛针、红毛山豆根、红地毡。

◎**植物基源**

紫金牛科植物虎舌红 *Ardisia mamillata* Hance 的全株。

◎**采收加工**

夏、秋季采收，洗净，切片，晒干。生用。

◎**性味功用**

苦、微辛，凉。散瘀止血，清热利湿。内服：9~15 克，水煎服或泡酒。外用：适量，研末调敷。

识别特征：常绿矮小亚灌木，高 15~25 厘米。根状茎粗长柱状，横走，常弯曲，外皮红褐色，断面灰褐色。茎绿棕色，粗糙，具纵走细皱纹，密被深棕色粗毛[1]。单叶互生；叶柄被毛；叶片椭圆形或倒卵形，边缘全缘或近浅波状，上面粗糙，密被暗红紫色糙伏毛[2]，下面色浅，毛较稀疏，具多数突起的黑色小腺点[3]，侧脉不明显。夏季开粉红色小花，4 至 10 余朵成顶生或腋生伞形花序；花序梗及花梗均长，被糙毛，花梗基部有卵状披针形苞片。核果球形，成熟时红色[4]，被糙毛。生于山谷林下阴湿处。分布于福建、广东、广西、贵州、四川、云南等地。

验方精选：①跌仆损伤：虎舌红 30 克，泡米酒 500 毫升，浸渍 7 日后内服，每次 10 毫升，每日 3 次。②血崩：虎舌红 15 克，水煎，冲鸡蛋服。③肺结核咳嗽：虎舌红 15 克，同猪肺煲服。④小儿疳积：虎舌红、田基黄、独脚疳各等量，共研末，每服 3 克，与猪肝同蒸食。⑤虚劳咳嗽：虎舌红、淫羊藿各 15 克，水煎服。

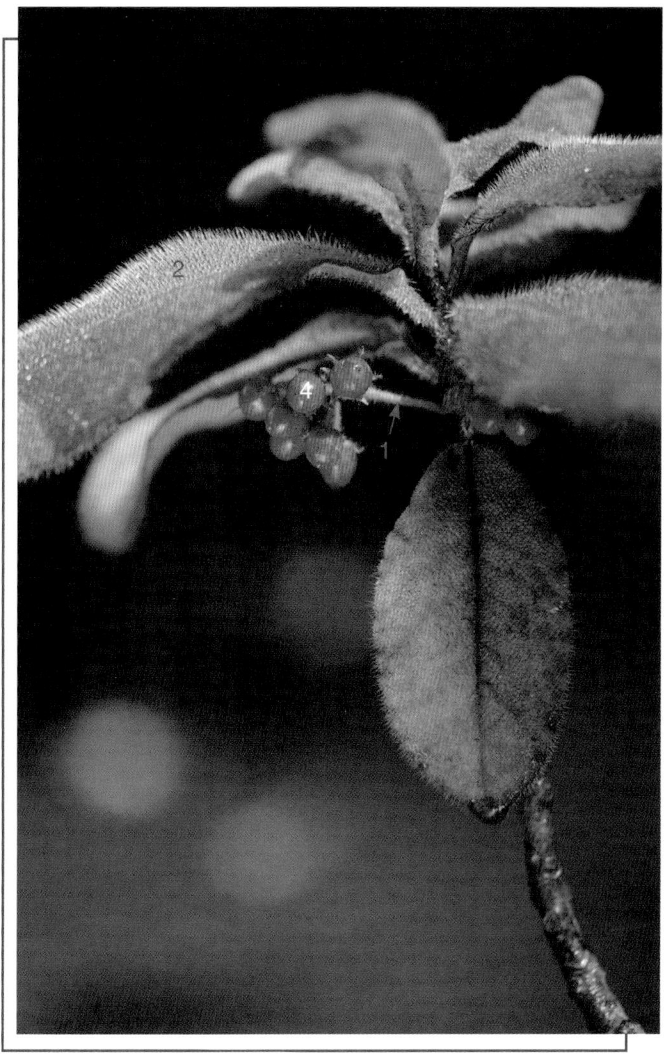

◎虎舌红

木耳

◎常用别名

木菌、光木耳、木蛾。

◎植物基源

木耳科植物毛木耳 *Auricularia polytricha* (Mont.) Sacc. 的子实体。

◎采收加工

夏、秋季采收，晒干。生用或炒用。

◎性味功用

甘，平。益气强身，凉血止血，止痛。内服：15~30 克，水煎服。

识别特征： 子实体韧胶质，初期浅杯状，后渐变为耳状或叶状，直径达 15 厘米，大多平滑，基部常有皱缩；子实层变成紫灰色，不孕面浅茶褐色或瓦灰色，毛较长，多变曲，无色。子实体湿时呈胶质，干时革质，较厚（较云耳厚）。孢子圆柱形，微弯。生于阴湿、腐朽树干上或栽培。全国大部分地区有分布。

验方精选： ①新久泄痢：干木耳（炒）30 克，鹿角胶（炒）7.5 克，为末，每服 9 克，温酒调下，每日 2 服。②血痢：木耳 30 克，水 2 大碗，煮熟木耳，先以盐、醋拌后食木耳，后服其汁，每日 2 服。③崩中漏下：木耳 250 克，炒至冒烟，研为末，每服 6.3 克，头发灰 0.9 克，以适量好酒送服至出汗。④眼流冷泪：木耳（烧存性）、木贼各 30 克，研为末，每服 6 克，以米汤煎服。⑤牙痛：木耳、荆芥等份，煎汤漱之，痛止则愈。

附注： 云耳：又名黑木耳。为木耳科植物云耳 *Auricularia auricula* (Hook.) Urderw. 的子实体。性味功效与木耳相同。内服：15~30 克，水煎服。

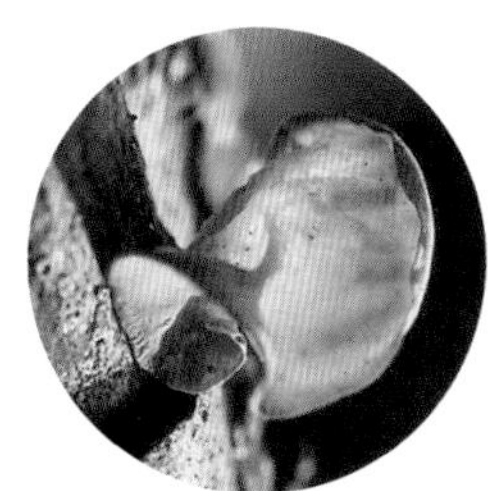

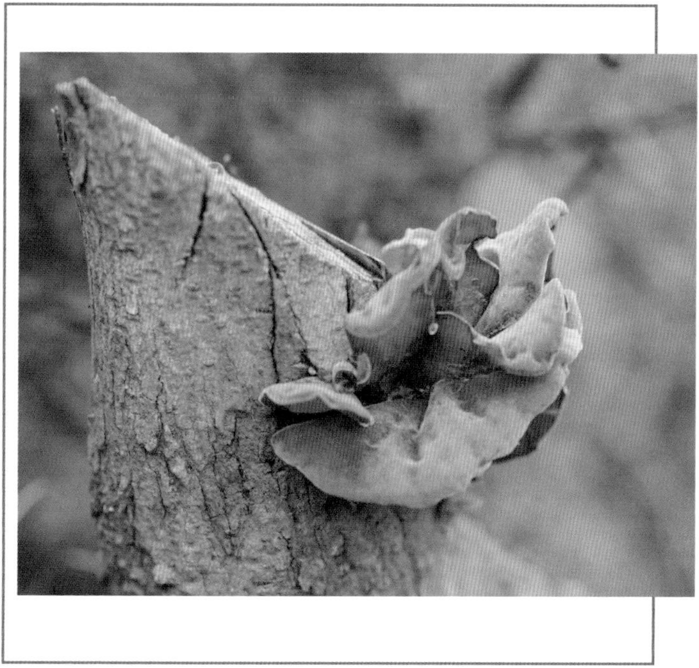

◎毛木耳

秋海棠根

◎**常用别名**

大红袍、金线吊葫芦、一口血。

◎**植物基源**

秋海棠科植物秋海棠 *Begonia grandis* Dry 的根。

◎**采收加工**

冬季地上部分枯萎时挖取根，洗净，晒干，备用。

◎**性味功用**

苦、涩、酸，寒。活血化瘀，清热止血。用于跌仆损伤、痢疾、崩漏、白带等。内服：9~15 克，水煎服；或 3~6 克，研末。外用：适量，捣汁含漱或研末撒敷。

识别特征：多年生草本。茎直立，高约 60 厘米。叶斜卵形[1]，先端尖，边缘有细锯齿，基部斜心形，上面具细刺毛，下面有叶柄，带紫红色[2]，叶腋间有小珠芽，落地生新苗。花粉红色，雌雄同株；雄花花被 4，花药黄色；雌花花被 5 或较少。蒴果具不等大 3 翅[3]，胞背裂开。花期 8~9 月。多栽培于庭园。全国各地均有分布。

验方精选：①跌仆损伤、伤后吐血：秋海棠根 3 克，研成细末，用酒吞服。②痢疾：秋海棠根 9 克，水煎，加红白糖服。③崩漏、带下病：秋海棠根、石泽兰各 9 克，水煎服。④血尿、浓尿：秋海棠根 3~6 克，研末，开水送服。

附注：①秋海棠花：为秋海棠的花朵。酸，寒。疗癣杀虫。外用：9~15 克，擦患处。②秋海棠茎叶：为秋海棠的茎叶。酸，微寒。清热消肿。外用：捣汁含漱或捣敷。

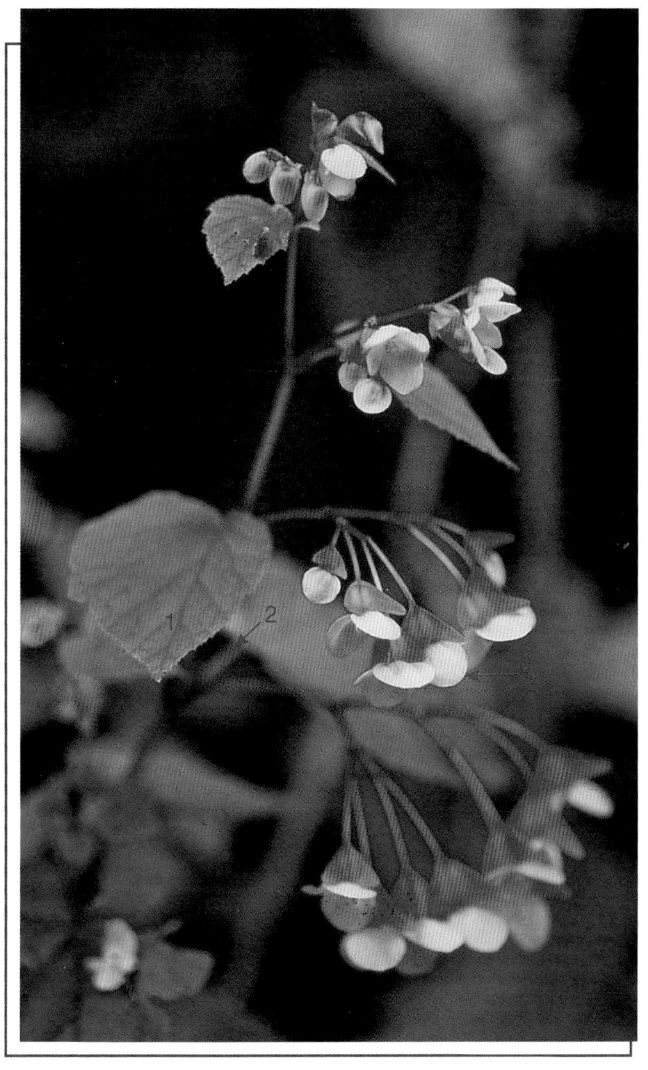

◎秋海棠

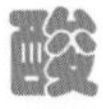 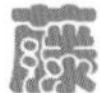 

◎**常用别名**

酸蕴子、酸藤头。

◎**植物基源**

紫金牛科植物酸藤 *Embelia laeta* (L.) Mez 的果实。

◎**采收加工**

夏季采收，蒸熟，晒干备用。

◎**性味功用**

酸、甘，平。健胃，养血止血。内服：6~9 克，水煎服。

识别特征：落叶藤状灌木，高 1~3 米，常伏地蔓生。根表面黑色。茎红褐色[1]，嫩枝无毛。单叶互生，纸质，味酸，嫩时稍肉质；叶片倒卵形至狭矩圆形[2]，先端钝或浑圆，基部楔尖，全缘。花单性异株；稠密的总状花序侧生或腋生；花瓣 4，白色，卵形或矩圆形。小浆果球形[3]，熟时暗红色。花期春季。生于山野或村旁。分布于我国南部。

验方精选: ①胃酸缺乏、齿龈出血：鲜酸藤果 6~9 克，水煎服。②食欲不振：酸藤果 9 克，水煎服。

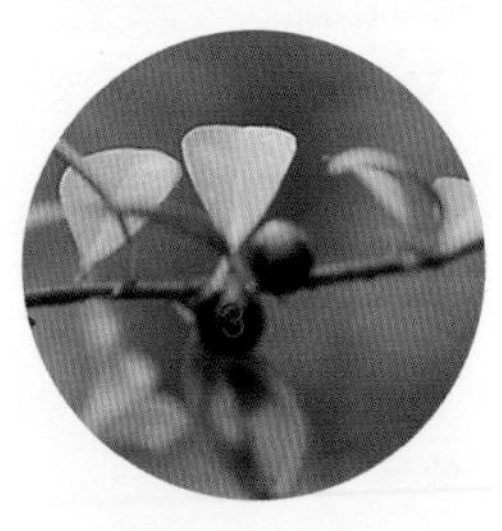

附注: 酸藤木：为酸藤的根及枝叶。酸、涩，凉。清热消肿，祛瘀止痛，收敛止泻，解药毒。内服：9~15 克，水煎服或捣汁饮。外用：适量，煎水洗或含漱。

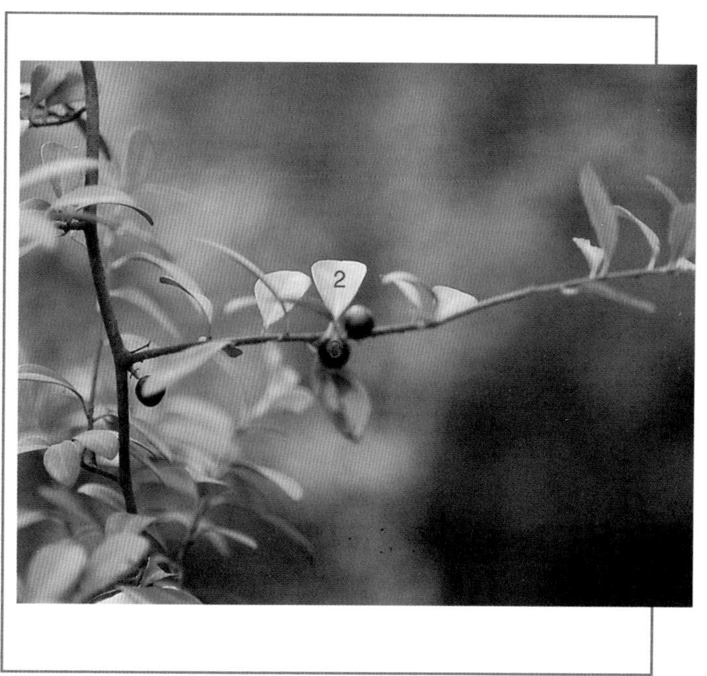

◎酸藤

蜀葵花

◎常用别名

棋盘花、胡葵。

◎植物基源

锦葵科植物蜀葵 *Althaea rosea* (L.) Cav. 的花朵。

◎采收加工

夏、秋季采收。在花初开放时，剪下花朵，晒干。除去花萼、花柄及杂质，整用或捣细为散。

◎性味功用

甘、咸，寒。活血止血，清热利湿，润肠通便，解毒散结。内服：3~6 克，水煎服或研末冲服。外用：适量，研末调敷或煎水外洗。

识别特征：2 年生草本，高达 2.5 米。茎直立，具星状簇毛。叶互生；叶片圆形至卵圆形，先端圆钝，基部心形，通常具 3~7 浅裂，边缘具不整齐的钝齿，叶两面及叶柄均具星状毛。花单生于叶腋，有柄；小苞片基部连合；花萼圆杯状，密被星状绒毛；花冠紫红色、浅红色或白色[1]。果实扁球形，盘状，熟时每心皮自中轴分离，长满毛。种子斜肾形。花期 5~10 月。常见于山谷、草丛间，多为栽培。分布于全国各地。

验方精选：①带下病：蜀葵花 150 克，阴干，捣细制散，饭前服用，以适量温酒下 6 克。白带用白花，赤带用赤花。②烫伤：蜀葵花 3 朵，加麻油 60 克浸泡，搽患处。

附注：①蜀葵子：为蜀葵的种子。甘，寒。利水通淋，润肠通便，解毒疗疮。②蜀葵苗：为蜀葵的茎叶。甘，微寒。清热止痢，利尿通淋，解毒疗疮。③蜀葵根：为蜀葵的根。甘，寒。清热凉血，解毒疗疮。

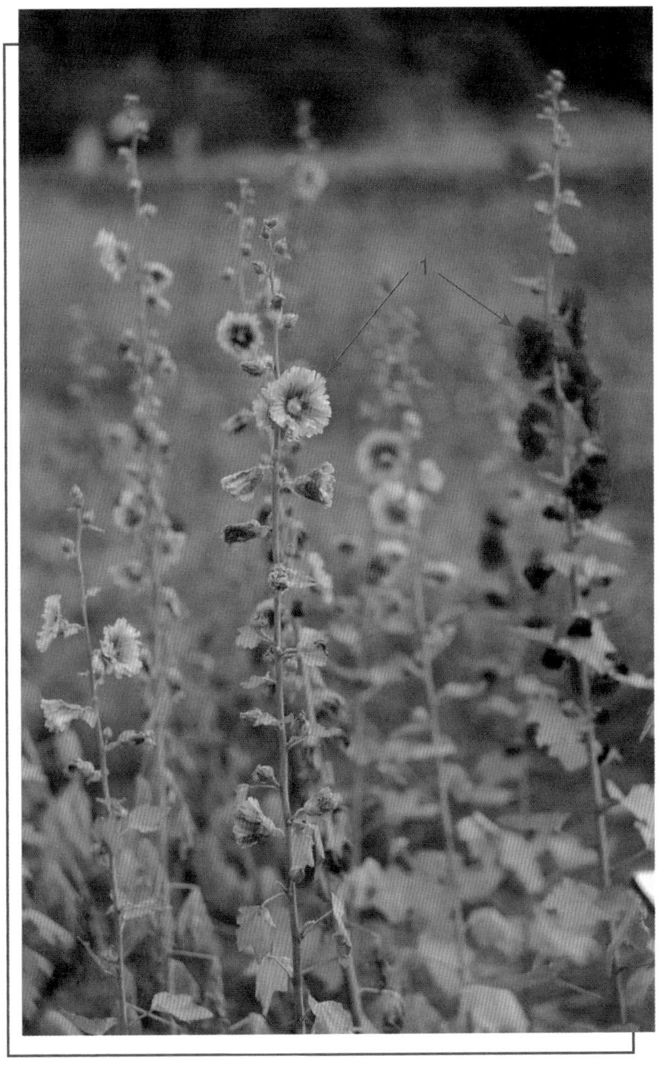

◎蜀葵

元宝草

◎常用别名

对叶草、对丹草、穿心草、佛心草。

◎植物基源

藤黄科植物元宝草 *Hypericum sampsonii* Hance 的全草。

◎采收加工

6 ~7 月采收，拔取全草，除去泥沙杂质，晒干。生用或鲜用。

◎性味功用

苦、辛，凉。祛瘀止血，解毒消痈，下乳通经，止咳敛汗。内服：9~15 克，水煎服。外用：适量，捣敷。

识别特征：多年生草本，高约 60 厘米，光滑无毛。茎直立，圆柱形。叶对生；叶片长椭圆状披针形，先端钝圆，全缘，两叶基部连为一体，而茎贯穿其中，形如元宝[1]，上面绿色带紫红色，下面灰绿色，密生黑色腺点。聚伞花序顶生，花小，黄色[2]；萼片 5，椭圆形，不等大，有黑点；花瓣 5，广倒卵形。蒴果卵圆形，3 室，具赤褐色腺点。种子多数，无翅。花期 6 ~7 月。生于温湿的山谷林地。主产于长江流域以南各地及台湾。

验方精选：①阴虚咳嗽：元宝草 15 克，红枣 7~14 枚，同煎服。②咳嗽出血：鲜元宝草 30 克，与猪肉炖服，连服 5~7 次。③赤白下痢、里急后重：元宝草煎汁冲蜂蜜服。④月经不调：元宝草、月月开、益母草各 15 克，酒 1 杯，加水煎，分 3 次服。

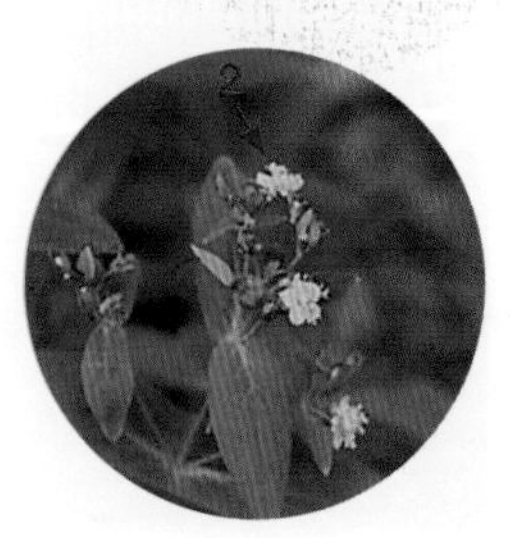

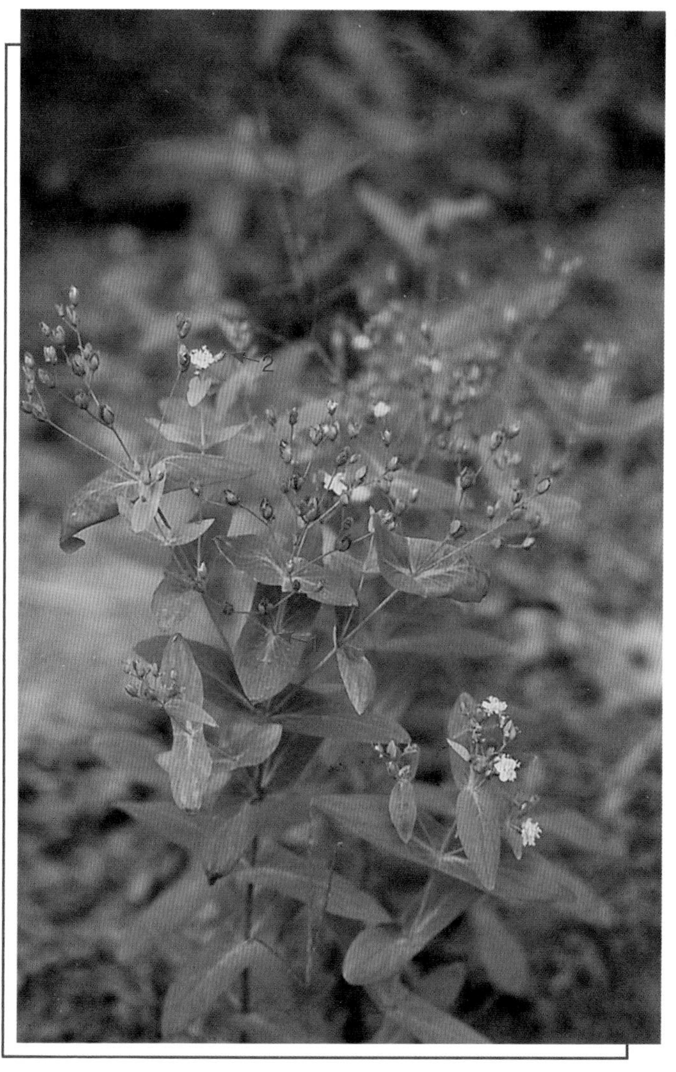

◎元宝草

黄药子

◎常用别名

黄药、黄药根、木药子、大苦。

◎植物基源

薯蓣科植物黄独 *Dioscorea bulbifera* L. 的块茎。

◎采收加工

全年可采，洗净，除去须根，切片，生用或晒干备用。

◎性味功用

苦，平。凉血，降火，消瘿，解毒。内服：5~9 克，水煎服。外用：捣敷或研末调敷。

识别特征：多年生草质缠绕藤本。块茎单生，球形或圆锥形，外皮暗黑色，密生须根。茎圆柱形，绿色或紫色，光滑无毛；叶腋内有紫棕色的球形或卵形的珠芽。叶互生；叶片广心状卵形[1]，先端尾状[2]，基部宽心形，全缘，基出脉 7~9 条；叶柄扭曲[3]，与叶等长或稍短。花单性，雌雄异株；小花多数，黄白色，呈穗状花序，腋生；花基部均有苞片 2，卵形，先端锐尖。蒴果下垂[4]，长椭圆形，有 3 个膜质的翅。花期 8~9 月，果期 9~10 月。生于山谷、河岸、路旁或杂林边缘。分布于华东、华南、中南和西南各地。

验方精选：①吐血不止：黄药子 9 克，捣碎，水煎，去渣温热服。②胃痛：黄药子（炒过）、陈皮、苍术、金钱草各 6 克，土木香 5 克，研粉服或煎服。③鼻衄：黄药子 50 克，捣为散，每服 6 克，煎阿胶汤调下，良久，以井水调生面粉 1 匙服下。④疮：黄药子适量，研末，以冷水调敷疮上，干后敷之。⑤热病、毒气攻咽喉肿痛：黄药子、地龙（微炙）各 30 克，马牙消 15 克，上药共捣细为散，以蜂蜜水调服 3 克。

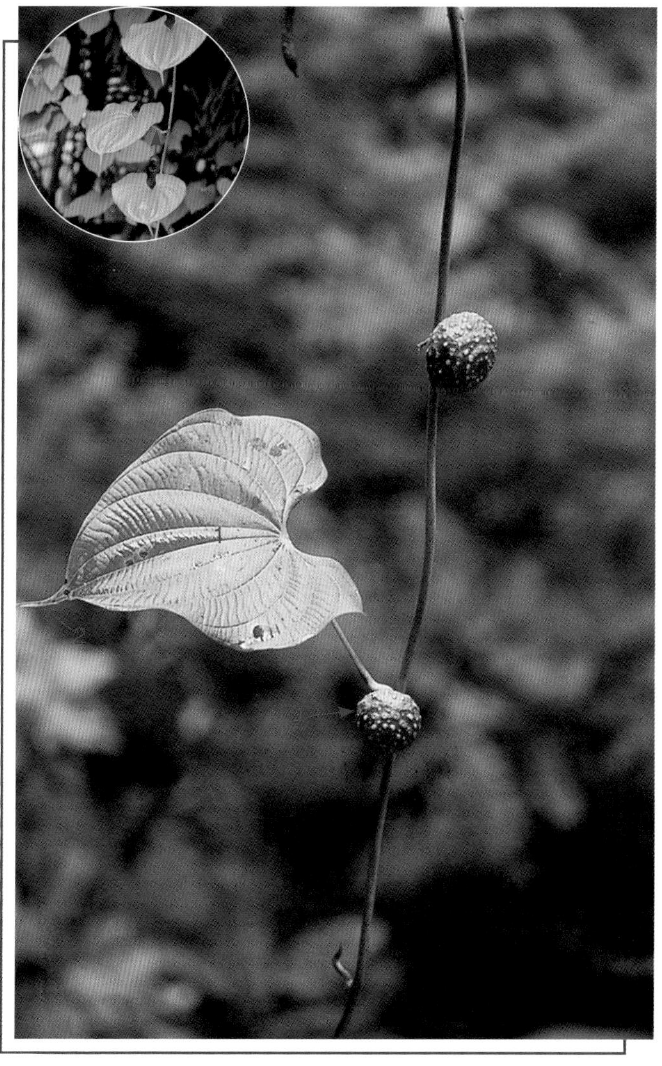

◎黄独

芒萁骨

◎**常用别名**

乌萁、草芒、山蕨。

◎**植物基源**

里白科植物芒萁 *Dicranopteris dichotoma* (Thunb.) Bernh. 的幼叶或叶柄。

◎**采收加工**

全年可采，割取地上部分，除去杂质，洗净，晒干。切段，生用。

◎**性味功用**

苦，平。活血止血，解热利尿。内服：9~15 克，水煎服。外用：适量，捣敷。

识别特征：多年生草本，高 30~60 厘米。根状茎横走，细长，褐棕色，被棕色鳞片。叶远生；叶柄褐棕色，光滑无毛，中空，内有条心；叶片重复假二歧分叉，在每一交叉处均有羽片（托叶）着生，在最后一分叉处有羽片二歧着生，羽片披针形或宽披针形，先端渐尖，羽片深裂，裂片长线形，先端渐尖，钝头，叶下白色，被棕色鳞片，细脉 2~3 次分叉，每组 3~4 条。孢子囊群着生于细脉中段，有孢子囊 6~8 个。生于林下或山坡酸性土上。分布于长江以南各地。主产于福建等地。

验方精选：①血崩：芒萁幼芽或叶茎心（髓部），煅透研末，每次 6~15 克，温酒送服。②带下病：芒萁茎心 12~15 克，龙眼肉 30~60 克，冰糖 30 克，水炖服。③尿道炎、小便涩痛不利：芒萁的叶柄中间白心 15 克，水煎服。④烧烫伤：芒萁茎心烧灰研末，用适量桐油调匀敷患处。⑤痔瘘：芒萁叶柄适量，烧存性，塞入瘘管内，每日 1 次。

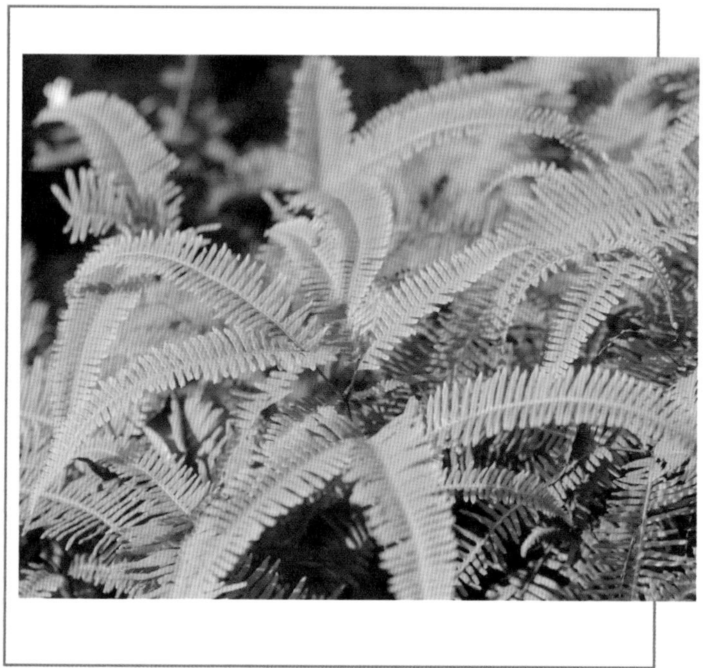

◎芒萁

月季花

◎常用别名

月月红。

◎植物基源

蔷薇科植物月季 *Rosa chinensis* Jacq. 的花。

◎采收加工

全年均可采收，花微开时采摘，阴干或低温干燥。生用。

◎性味功用

甘、微苦，温。归肝经。活血调经，解郁消肿。内服：3~6 克，水煎服或开水泡服。外用：适量。

识别特征：常绿或半常绿灌木，高 1~2 米。茎枝有钩状皮刺或近无刺。小叶 3~5，少数 7，宽卵形或卵状椭圆形，边缘有锐锯齿，两面无毛；叶柄、叶轴散生皮刺和短腺毛；托叶大部分和叶柄合生，边缘有睫毛状腺毛。春末即开始开花直至秋季，故有“月月红”之名，花常数朵聚生或单生；花瓣 5 或重瓣，红色或粉红色，很少白色[1]。蔷薇果卵形或梨形，黄红色，内有多数瘦果，萼宿存。花期 5~9 月。全国各地均有栽培。主产于江苏、山东、山西、湖北等地。

验方精选：①月经不调：鲜月季花 12 克，开水泡服，连服数次。②肺虚咳嗽咯血：月季花 6 克，适量加冰糖炖服。③筋骨疼痛、脚膝肿痛、跌打损伤：月季花瓣研末，每次服 3 克，以酒冲服。④产后阴挺：月季花 12 克，炖红酒服。⑤气滞血瘀闭经：月季花 15 克，红糖适量，水煎，随量饮用。⑥高血压：月季花 13 朵，槐花 10 克，开水泡服。⑦硬结肿痛，初发未溃：鲜月季花捣烂外敷。

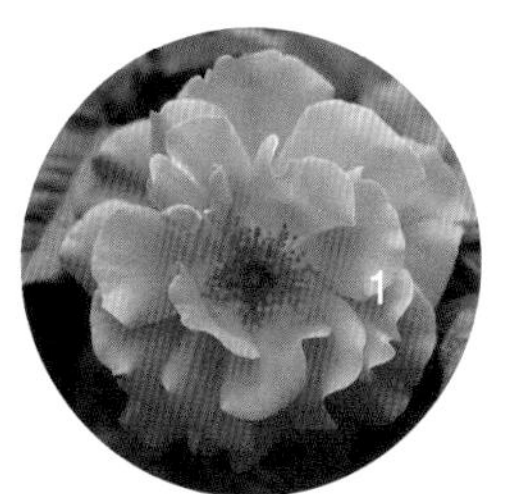

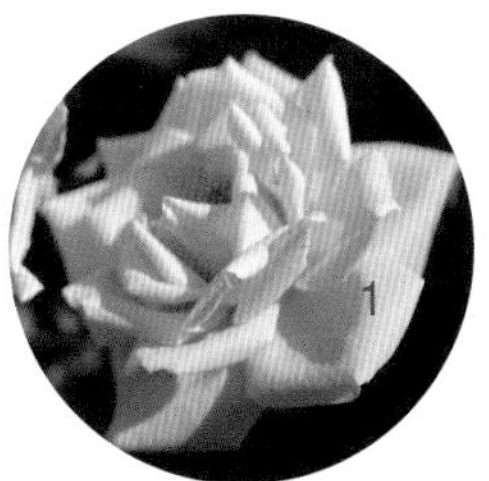

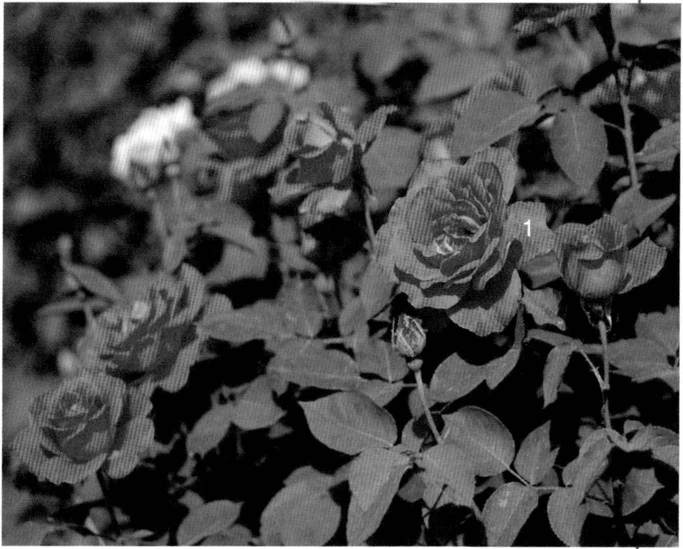

◎月季

铁包金

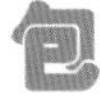
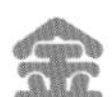

◎常用别名

乌龙根、乌口仔、小叶铁包金。

◎植物基源

鼠李科植物铁包金 *Berchemia lineata* (L.) DC. 的根。

◎采收加工

全年可采挖，除去泥土及须根，切段或切片块，晒干。生用。

◎性味功用

甘、淡，平。活血祛瘀，止咳，祛风湿，消肿解毒。内服：30~90 克，水煎服。外用：适量，捣敷、煎水洗、研末调敷。

识别特征：藤状灌木，高 1~4 米。根皮黑褐色或棕褐色，内部金黄色，故名“铁包金”。小枝灰褐色或带紫色，无毛[1]。叶互生，纸质；叶片卵形或卵状椭圆形，顶端钝而有小凸尖，基部圆形或微心形，全缘，两面均无毛，下面带苍白色。花 2 朵或数朵生于叶腋或小枝顶端，白色[2]；萼片 5 枚，狭披针形或线形；花瓣 5 片，线状披针形。浆果状核果，长卵形，熟时紫黑色。花期秋季。生于山野、矮林或杂草丛中，路旁、坡地、小丘陵。主产于广东等地。

验方精选：①肺结核久咳：铁包金 180 克，穿破石 18 克，甘草 9 克，水煎，分 2 次服。②鼠疣（鼠痣）：铁包金适量，水煎，多次洗患处。③蛇咬伤：铁包金适量，捣烂，加适量米粉敷贴在伤口处。④肺结核、肺燥咳嗽、内伤咯血、肝炎：铁包金干品 30~60 克，水煎服。⑤跌仆损伤、蛇咬伤：铁包金适量，浸酒外擦。

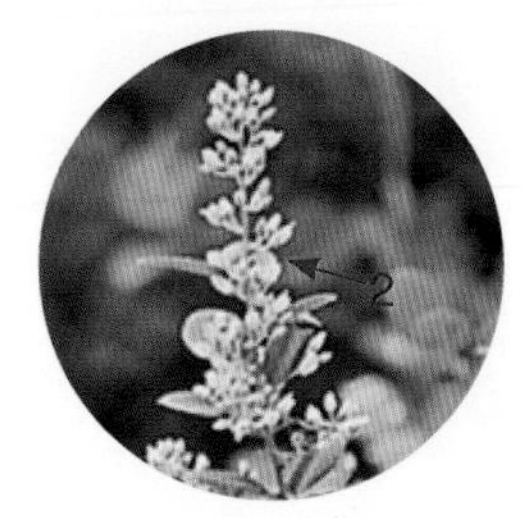

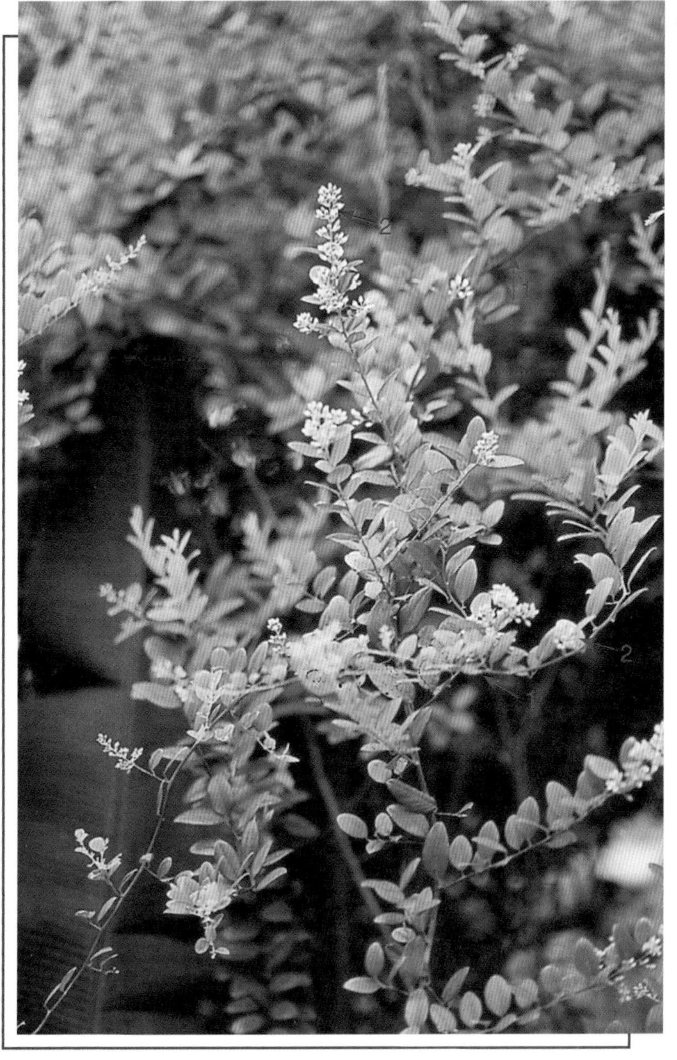

◎铁包金

活血丹

◎**常用别名**

连钱草、透骨消、接骨消。

◎**植物基源**

唇形科植物活血丹 *Glechoma longituba* (Nakai) Kupr. 的全草。

◎**采收加工**

全年可采收，洗净晒干。生用或鲜用。

◎**性味功用**

苦、辛，凉。活血散瘀，利水渗湿，清热解毒。内服：10~15 克（鲜品 30~60 克），水煎服。外用：适量，捣敷。

识别特征：多年生草本，全株被短毛，搓揉有香气。茎四方形，略呈红褐色[1]，匍匐生长，节着地生根。单叶对生，有长柄；叶片草质，圆心形或近肾形，边有圆齿[2]，被细毛。花蓝色或紫色，具短梗[3]，通常单生于叶腋，稀 2 朵或 3 朵簇生；萼管状，15 条纵脉，被长柔毛，具芒状尖头；花冠有长筒和短筒二型，喇叭状，二唇形。小坚果长圆状卵形，深褐色，藏于宿存萼内。生于潮湿的沟边、山野，或栽培。主产于广东等地。

验方精选：①急性肾炎：活血丹、地稔、海金沙藤、路边菊各 30 克，每日 1 剂，水煎，分 2 次服。②肾炎水肿：活血丹、萹蓄各 30 克，荠菜花 15 克，水煎，分 2 次服。③黄疸、腹水：活血丹 15 克，白茅根、车前草各 12 克，荷苞草 15 克，水煎服。④肾及膀胱结石：鲜活血丹 30 克，水煎服。⑤跌仆损伤：鲜活血丹 60 克，捣汁加适量白糖内服；另取鲜活血丹适量，捣烂敷患处。

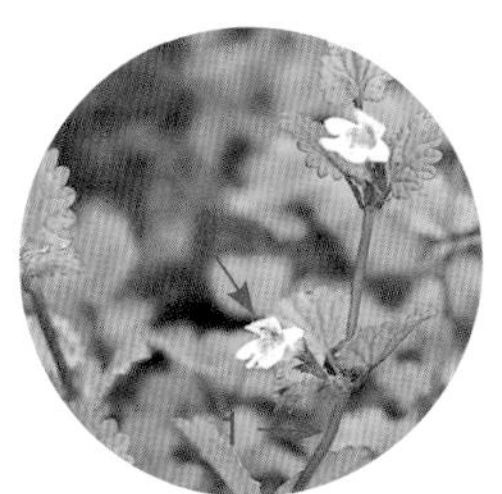

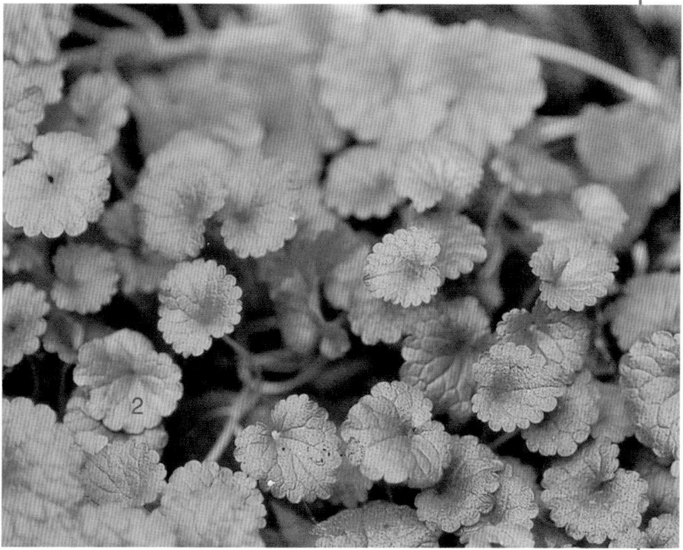

◎活血丹

盐肤木根

◎**常用别名**

盐麸子根、五倍根、泡木根。

◎**植物基源**

漆树科植物盐肤木 *Rhus chinensis* Mill. 的树根。

◎**采收加工**

全年可采收，晒干。生用。

◎**性味功用**

酸、咸，凉。活血散瘀，软坚散结，疏风，清热解毒，利湿消肿。内服：10~15 克，水煎服。外用：适量，捣敷或研末调敷。

识别特征：落叶灌木或小乔木，高 2~10 米。树皮灰褐色，有赤褐色斑点。小枝黄褐色，有无数的皮孔及三角形叶痕。单数羽状复叶互生，总叶柄基部膨大，叶轴与总叶柄有显著的窄翅[1]；小叶 7~13 片，无柄，卵状椭圆形或长卵形，边缘具圆粗锯齿[2]，上面绿色，下面绿灰色，具棕褐色柔毛。秋季开黄白色小花，圆锥花序顶生[3]，杂性同株，雄花较两性花为小。核果扁圆形[4]，嫩时橙红色，表面密生灰白色细短毛，有宿存花柱，熟时被满白色盐霜，味极咸。花期 8~9 月，果期 10~12 月。为我国中南和西南地区常见的野生阳性树。主产于河北、山东、广东、云南等地。

验方精选：①咯血：盐肤木根 15 克。与猪肉炖服。②毒蛇咬伤：鲜盐肤木根 60 克，水煎，加少许醋内服，余下的药液洗伤口。③瘰疬：盐肤木根、破凉伞、凌霄根、酒糟等量，共捣烂敷。④水肿：盐肤木根 15 克，水煎服。⑤腰骨酸痛、风湿性关节痛：鲜盐肤木根 50 克，猪脊椎骨或脚节不拘量，酌加水、酒各半炖服。

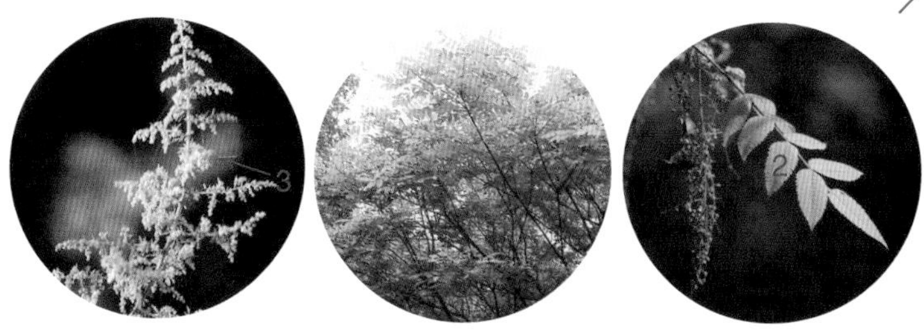

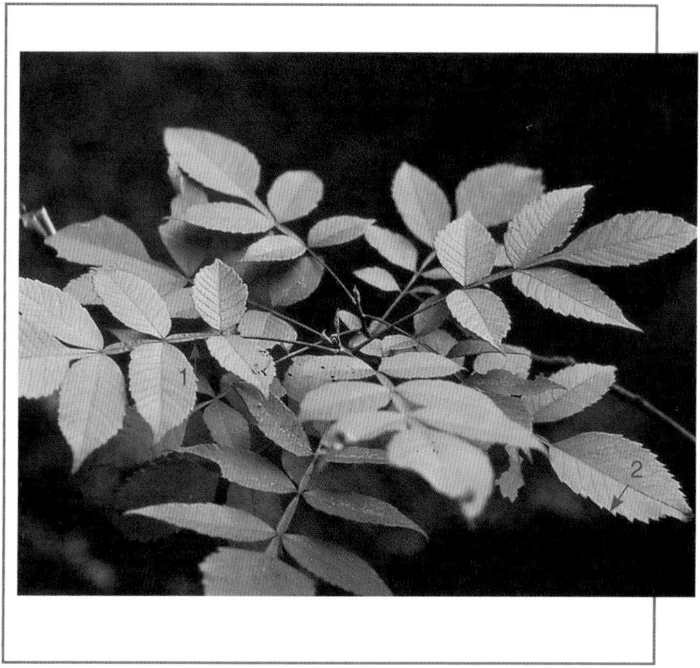

◎盐肤木

飞龙掌血

◎**常用别名**

血莲肠、三百棒、散血丹。

◎**植物基源**

芸香科植物飞龙掌血 *Toddalia asiatica* (L.) Lam. 的根或根皮。

◎**采收加工**

全年可采收，晒干。生用。

◎**性味功用**

辛、苦，温。活血散瘀，祛风止痛，化瘀止血。内服：9~15 克，水煎服。外用：适量，研末撒敷或调敷。

识别特征：常绿木质半藤本，高 5~10 米。根粗壮，外皮褐黄色，内部赤红色。枝及分枝常有向下弯的皮刺[1]，小枝常被有褐锈色的短柔毛和白色圆形皮孔[2]。叶互生，三出复叶[3]，具柄；小叶倒卵形、椭圆形或倒卵状矩圆形，先端急尖，边缘有细钝锯齿，两面无毛，下面中脉上有倒钩刺，齿缝处及叶片均有透明腺点，揉之有香气。花白色、青色或黄色[4]，单性。核果近球形，熟时橙黄色至朱红色[5]，有深色腺点，果皮肉质，表面有 3~5 条微凸起的肋纹。种子肾形，黑色。花期 10~12 月，果期 12 月至次年 2 月。生于山坡、路旁、灌丛中或疏林中。分布于湖南、湖北、陕西、福建、台湾、浙江、四川、重庆、云南、贵州、广西等地。

验方精选：①吐血、衄血：飞龙掌血 9 克，秋海棠根 3 克，白茅根 15 克，共研细末，童便为引，水煎服。②风湿肿痛，外伤疼痛，肋间神经痛：飞龙掌血根皮 12~18 克，水煎服，亦可浸酒服。③崩漏：飞龙掌血、陈艾各 9 克，陈棕炭、百草霜各 12 克，水煎服，白糖为引。④闭经、胃痛：飞龙掌血 9~15 克，水煎服。

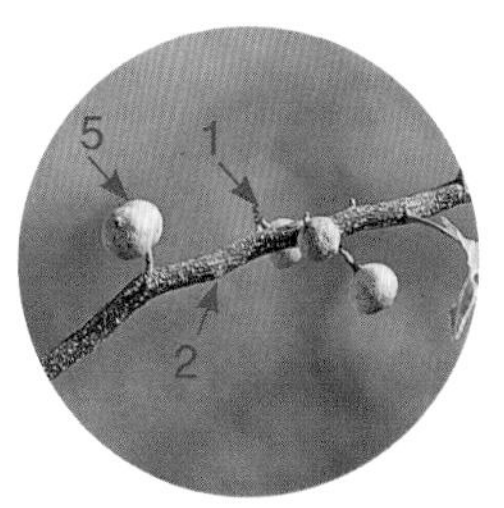

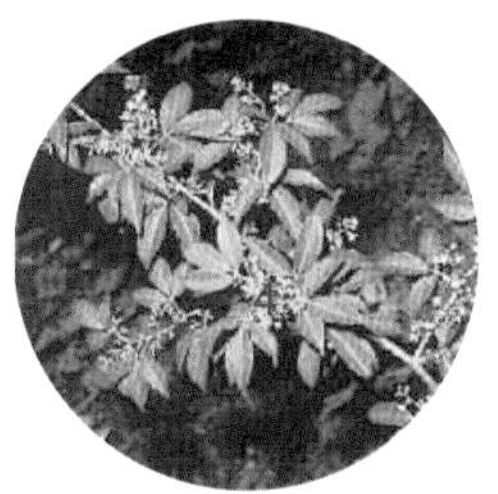

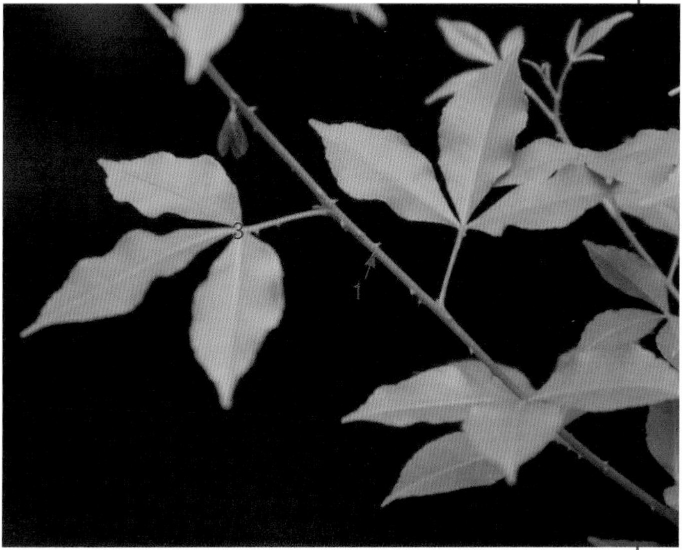

◎飞龙掌血

排钱草根

◎**常用别名**

叠钱草、午时灵根、阿婆钱根、叠钱草根。

◎**植物基源**

豆科植物排钱树 *Phyllodium pulchellum* (L.) Desv. 的根。

◎**采收加工**

全年可采，洗净，切片，晒干。生用或鲜用。

◎**性味功用**

甘、淡、涩，凉。活血祛瘀，除湿消肿。内服：15~30克（鲜品60~90克），水煎服。外用：适量。

识别特征：灌木，高0.6~1米。枝纤细，被柔毛。三出复叶，顶端小叶矩圆形[1]，侧生小叶比顶生的小2倍，先端钝或近尖，基部浑圆形，边缘稍作波浪形，革质，上面绿色，秃净或两面均被小柔毛。总状花序长条形，顶生或侧生；苞片大圆形、叶状，如钱币沿花序轴叠排而上[2]，故称“排钱草”；花柄与萼同被短柔毛；萼裂齿披针形；花冠蝶形，白色。荚果矩圆形，秃净或被小柔毛，边缘具睫毛，通常有节2个。花期7~9月。生于荒地、山坡疏林下。分布于广东、广西、福建、台湾、云南等地。

验方精选：①风湿性关节炎：排钱草根30~60克，洗净、捣碎，和猪瘦肉120克同炖，饭前服用，连服数次。②月经不调、闭经：排钱草根30~60克，老母鸡1只，酒少许，一同炖，饭前服用。③子宫脱垂：排钱草根30克，炖鸡或猪蹄。④跌仆损伤：排钱草根30~60克，洗净，和适量酒炖服，每日2次。⑤感冒：排钱草根9~20克，水煎服。

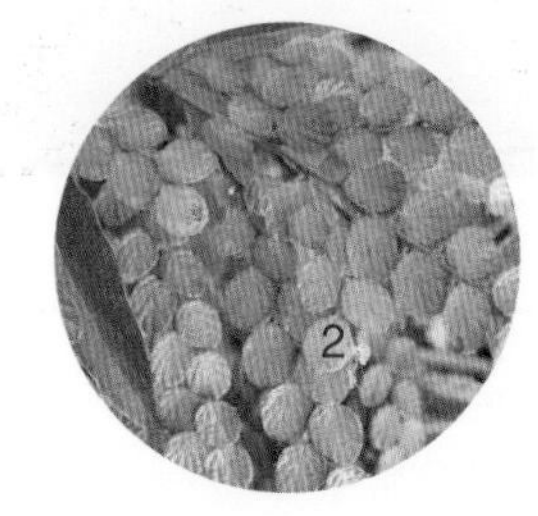

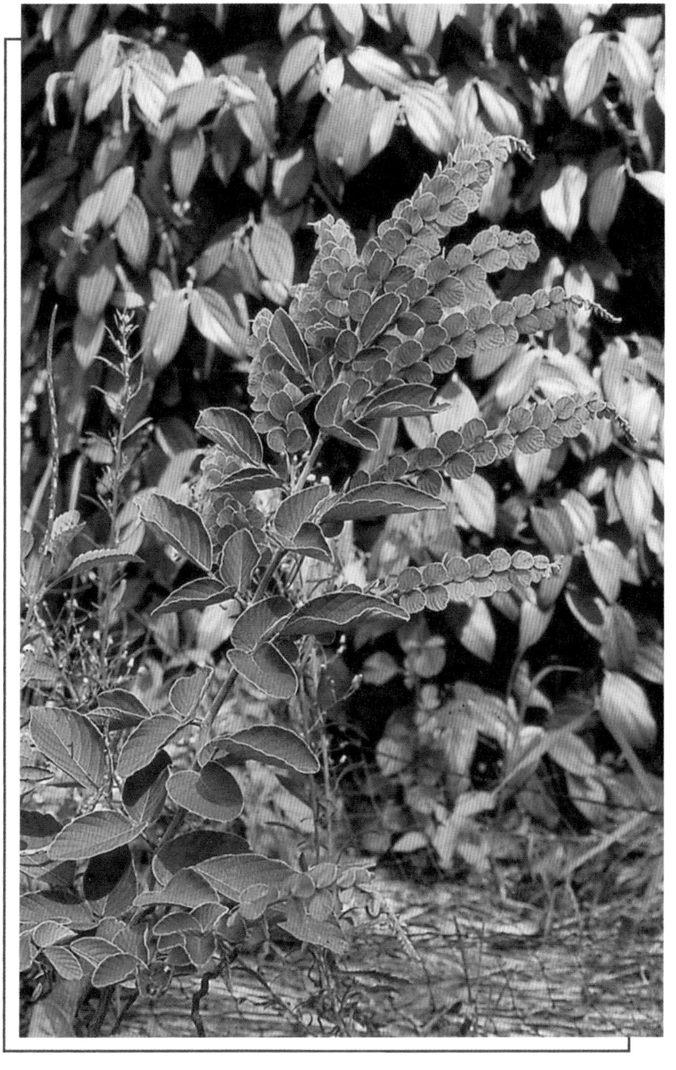

◎排钱树

大驳骨

◎常用别名

大还魂、接骨木、大驳骨丹。

◎植物基源

爵床科植物鸭嘴花 *Adhatoda vasica* Nees 的枝叶。

◎采收加工

全年可采，洗净，切段，晒干。生用。

◎性味功用

辛，温。活血祛瘀，消肿止痛。内服：9~15 克，水煎服。外用：适量。

识别特征：常绿灌木，高 1~2 米。茎直立，圆柱形。老枝灰黄色，新枝绿色，节显著膨大，呈膝状[1]。除花序稍被微毛外，全部均无毛。叶对生，厚纸质，具短柄；叶片椭圆形，先端钝，基部渐窄，全缘。穗状花序顶生及枝端腋生[2]，花密集，每花都有一对卵形的叶状外苞片和一对窄小的内苞片；花冠二唇形，白色且有紫色线条[3]。蒴果椭圆形，被毛。花期夏季。多栽于庭园，或生于村旁、旷野灌丛中。分布于广东、广西等地。

验方精选：①风湿痹痛：大驳骨 60 克，鸡骨香、泽兰、透骨消各 15 克，肉郎伞 90 克，共捣烂，酒炒热外敷。②肾炎水肿：大驳骨 9~15 克，煎服。③创伤出血：大驳骨适量，研粉，外敷。④漆疮：大驳骨 120 克，煎汤放凉后洗患处。⑤跌仆损伤：大驳骨、透骨消、泽兰、血见愁、金牛草各 15 克，水煎服。⑥乳腺炎：鲜大驳骨适量，同黄糖、酒糟捣敷。⑦风湿性关节炎：大驳骨 15~30 克，水煎服。

附注：同科植物黑叶爵床 *Adhatoda ventricosa* (Wall) Nees 同等入药。

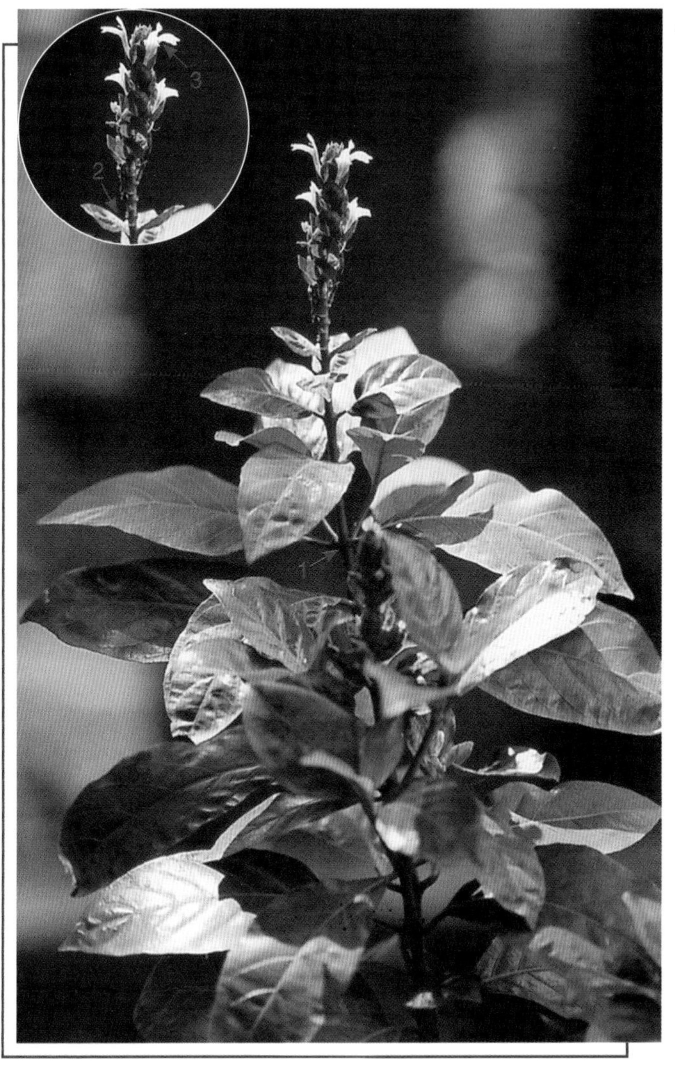

◎鸭嘴花

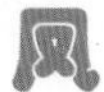

仙

◎常用别名

金凤花、指甲花、灯盏花。

◎植物基源

凤仙花科植物凤仙 *Impatiens balsamina* L. 的全草。

◎采收加工

夏季采收。摘取盛开的花朵，晒干。生用。

◎性味功用

甘、微苦，温。归肝经。活血，消肿，止痛，祛风。内服：3~6 克，水煎服。外用：适量。

识别特征: 1 年生草本，肉质，高 30~100 厘米。茎直立，粗壮，无毛或被柔毛。叶互生；叶片披针形或狭披针形，边缘有很密的锯齿[1]；叶柄两侧有数颗腺体。花较大型，蝶形[2]，两侧对称，花梗短，腋生；花瓣 5 或重瓣，粉红色、深红色、紫色或白色；萼片 3，阔卵形，后面一片大，花瓣状，向后延伸成一中空的距，侧生的 2 片小，阔卵形。蒴果椭圆形，被茸毛[3]。多栽植于庭院作观赏用。分布于全国大部分地区。

验方精选: ①关节风湿痛：鲜凤仙 6 克，水煎调酒服。②风气痛：凤仙叶适量，煎汤洗之。③跌仆损伤：凤仙适量，捣汁一茶杯，黄酒冲服。④瘰疬、发背、一切痈肿：鲜凤仙适量，捣烂敷患处。⑤蛇咬伤：鲜凤仙 30 克，捣烂绞汁服，渣外敷。

附注：急性子：为凤仙花的成熟种子。辛、微苦，温；有小毒。归肝、脾经。破血消积，软坚散结。内服：3~9 克，水煎服；或 1.5~4.5 克，研末服。外用：熬膏敷贴。孕妇忌用。多服对咽喉有刺激性。

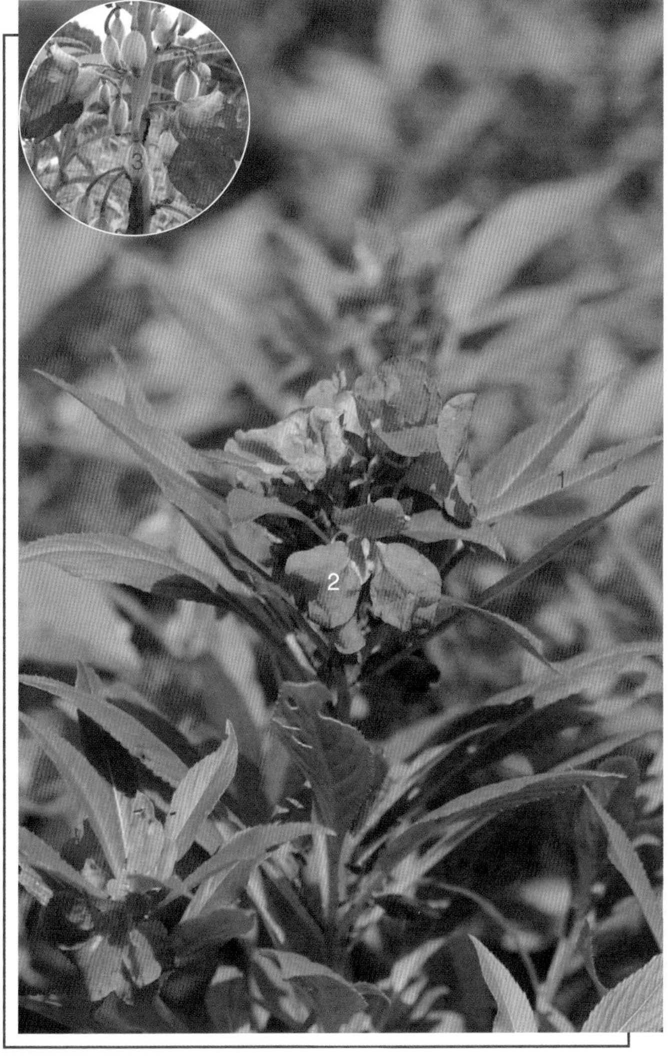

◎凤仙

龙船花

◎**常用别名**

五月花、映山红、红缨花。

◎**植物基源**

茜草科植物龙船花 *Ixora chinensis* Lam. 的花。

◎**采收加工**

夏季采摘，晒干。生用。

◎**性味功用**

甘、辛，凉。活血散瘀，清肝降压。内服：9~15 克，水煎服。外用：适量。

识别特征：小灌木，高 0.5~2 米。茎直立，多分枝，小枝褐色或深绿色[1]。单叶对生，叶柄极短；叶片矩圆状披针形或矩圆状倒卵形，先端钝短尖，基部楔形或浑圆，全缘，薄革质或纸质。花红色或黄红色，伞房状 3 歧聚伞花序顶生，花多而稠密[2]；总花梗短，枝梗红色；萼齿 4 裂；花冠管细长，裂片倒卵形或近圆形，先端浑圆；枣裂片小；花冠有长管。浆果近球形[3]，成熟时黑红色。花期夏季。野生或栽培。主产于福建、广东、广西等地。

验方精选：①高血压：龙船花 9~15 克，水煎服。②月经不调、闭经：龙船花 9~15 克，水煎服。

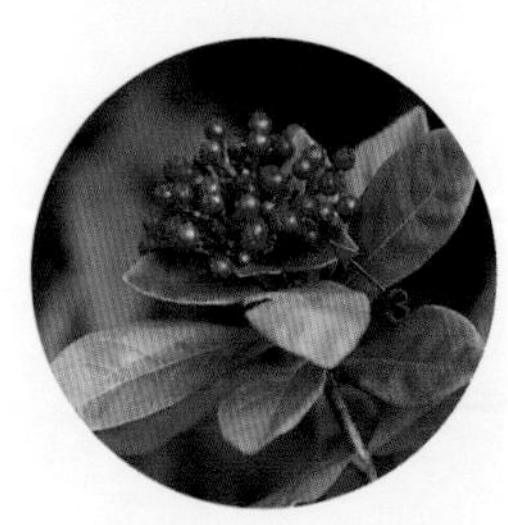

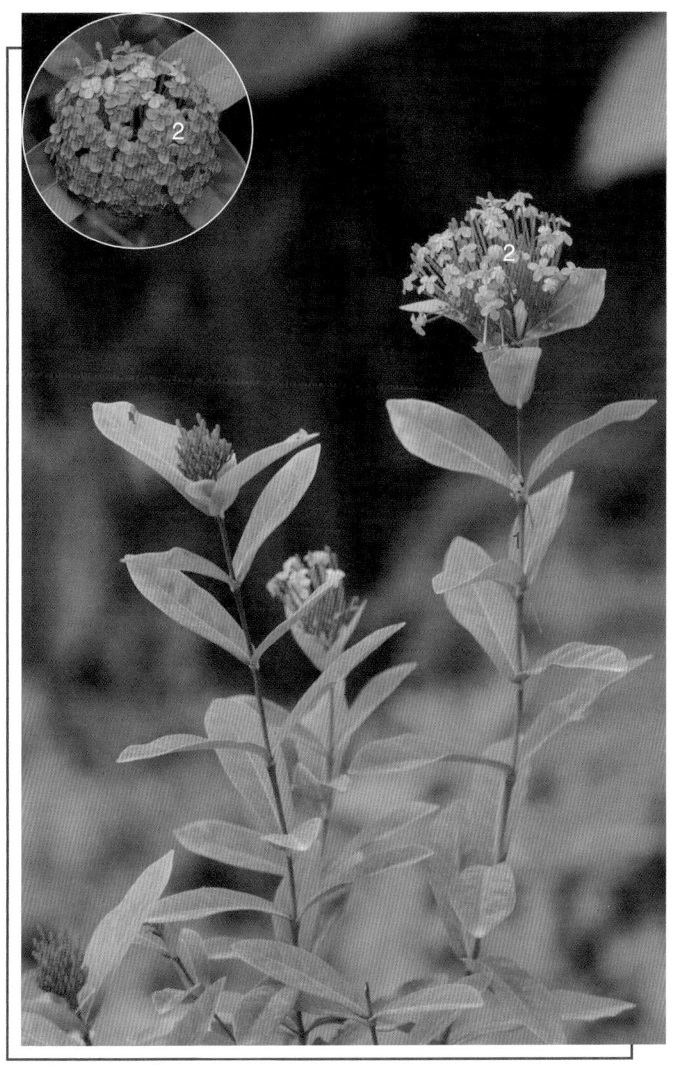

◎龙船花

白花丹

◎**常用别名**

白雪花、一见消、假茉莉。

◎**植物基源**

蓝雪科植物白花丹 *Plumbago zeylanica* L. 的全草或根。

◎**采收加工**

秋季采集，根晒干后入药，鲜叶仅供外用。

◎**性味功用**

辛、苦、涩，温；有毒。活血散瘀消肿，祛风除湿。内服：3~9 克，水煎服（久煎 3~4 小时以上）。外用：花适量，捣烂敷患处，一般外敷不宜超过 30 分钟。

识别特征：攀缘状亚灌木，高 2~3 米。茎多分枝，有细棱，光滑无毛，茎节有紫红色环纹[1]。叶互生；叶柄基部扩大而抱茎[2]；叶片纸质，矩圆状卵形至卵形，全缘或微波状，无毛。花白色或白色带蓝色[3]，排成顶生穗状花序；花萼管状，密被有黏性的腺毛[4]，具 5 棱，棱间膜质；花冠高脚碟状，裂片 5。蒴果膜质，盖裂。花期 9~10 月。生于山林、谷地。主产于福建、广东、广西等地。

验方精选：①风湿关节疼痛，腰腿扭伤：白花丹根 3 克，水煎服，或泡酒，每次 5 毫升，每日 2 次。②血瘀经闭：白花丹根 6 克，或加猪瘦肉 60 克，水煎服。③跌仆损伤：鲜白花丹叶 1 把，捣烂，酌情加热的红酒，摩擦伤口周围。④扭伤、蛇咬伤、恶疮：鲜白花丹叶 3~4 片，与它药配合捣烂外敷，一般敷 15~30 分钟除去，以免局部起泡。⑤肛周脓肿、急性淋巴腺炎、乳腺炎、蜂窝织炎、疖肿：鲜白花丹适量，捣烂，用双层纱布包好，敷于患处至痊愈。

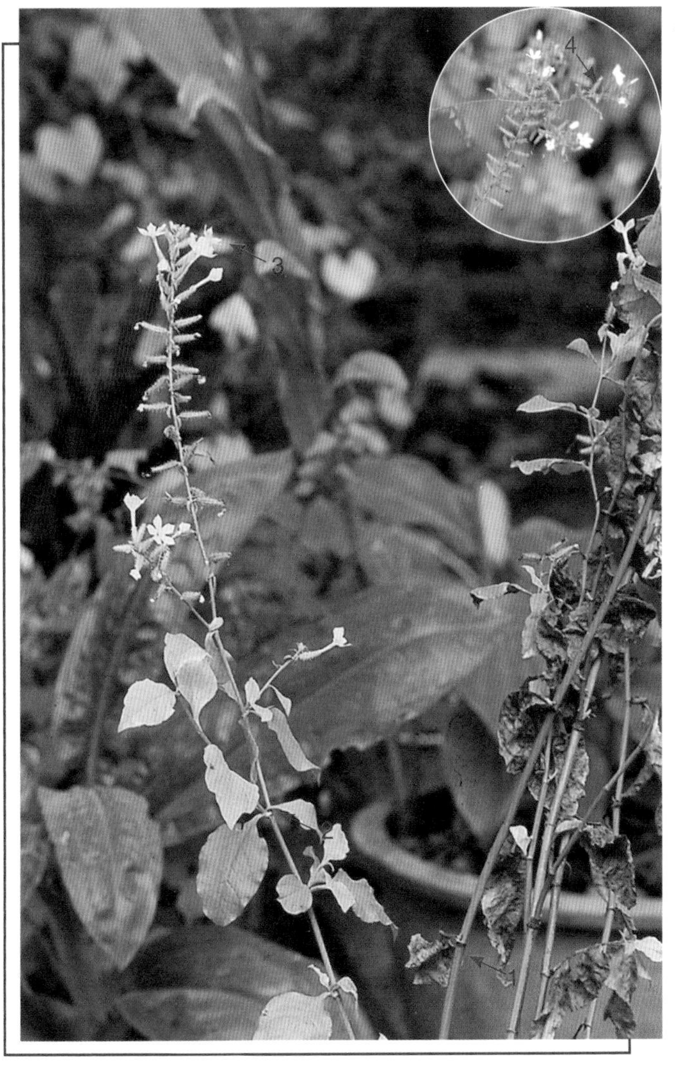

◎白花丹

广东刘寄奴

◎**常用别名**

白花蒿、鸭脚艾、四季菜、甜菜仔。

◎**植物基源**

菊科植物白苞蒿 *Artemisia lactiflora* Wal1. ex DC. 的全草。

◎**采收加工**

夏、秋季采收，割取地上部分，晒干。生用。

◎**性味功用**

辛、甘，温。活血祛瘀，消肿止痛。内服：10~15 克（鲜品 30~60 克），水煎服。外用：适量。

识别特征：多年生草本，全株无毛，揉之有香气。茎直立，高 1~2 米，有分枝。叶互生；叶片广卵形，羽状分裂[1]，裂片边缘有锯齿，两面无毛；上部叶较小，细裂或不裂，无柄；中部叶具短柄；基部叶具长柄。头状花序卵状球形，无总花梗，先端集生成穗状[2]，再排成圆锥花序式；花白色，全为管状花；总苞片 3~4 层，白色（故又名“白花蒿”），披针形，边缘膜质。瘦果圆柱形。花期 9 月。生于阴湿的田边、沟边、林缘、村边、路旁。主产于广东、广西等地。

验方精选：①慢性肝炎：广东刘寄奴、何首乌各 30 克，水煎，分 3 次温服。②胃肠炎：广东刘寄奴、番石榴叶各 30 克，水煎，分 3 次温服。③闭经：鲜广东刘寄奴 30~60 克。酒水煎汤，加适量红糖，分 3 次温服。④跌仆肿痛：鲜广东刘寄奴 60 克，鲜韭菜根、鲜鹅不食草各 30 克，共捣烂，酒炒热，取汁服，并取渣热敷患处。

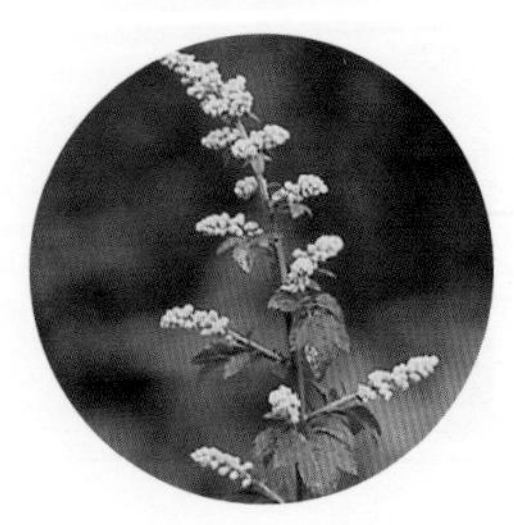

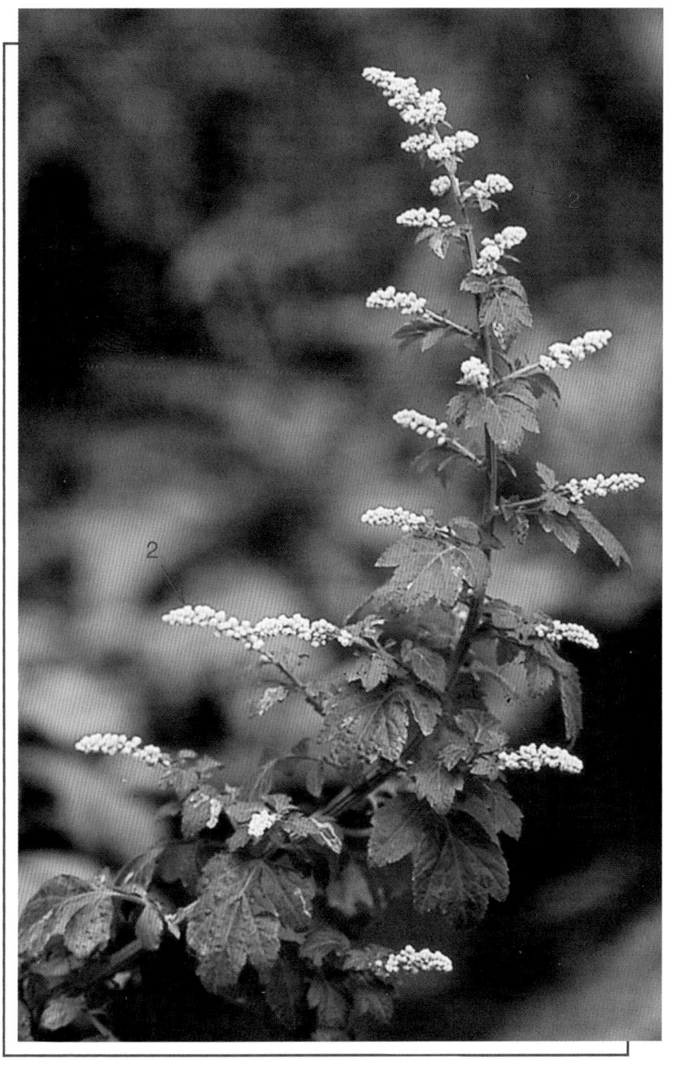

◎白苞蒿

韩信草

◎常用别名

耳挖草、大力草、蓝花茶匙癀。

◎植物基源

唇形科植物韩信草 *Scutellaria indica* L. 的全草。

◎采收加工

夏、秋季采收，拔取全草，洗净，晒干。生用。

◎性味功用

辛、苦，平。祛瘀止痛，止血，解毒。内服：10~15 克，水煎服。外用：适量。

识别特征：多年生草本。茎单生或数茎丛生，发自短的根状茎，高 12~28 厘米，细瘦，方柱形，被微柔毛[1]。叶草质至近纸质，心状圆形至卵圆形[2]，顶端钝或圆形，基部圆形或多少呈心形，边缘有圆锯齿，两面被柔毛或糙伏毛。花蓝紫色，对生，多朵排成顶生总状花序[3]；花萼钟状，二唇形；花冠被微柔毛，二唇形。小坚果 4 个，横生，卵形，藏于增大的宿存萼内。花期 4~5 月，果期 6~9 月。生于路边、山坡。分布于我国中部、东南部至西南各地，主产于广东、广西、陕西、河南等地。

验方精选：①跌仆损伤、吐血：鲜韩信草 30 克，捣烂绞汁，炖酒服。②吐血、咯血：鲜韩信草 30 克，捣烂绞汁，加适量冰糖炖服。③劳郁积伤，胸胁闷痛：韩信草 15 克，水煎服；或全草 250 克，酒 500 毫升，浸 3 日后可用，每次 30 克，每日 2 次。④痈疽、无名肿毒：鲜韩信草适量，捣烂，敷患处。⑤咽喉诸证：鲜韩信草 30~60 克，捣烂绞汁，加适量蜂蜜服用。

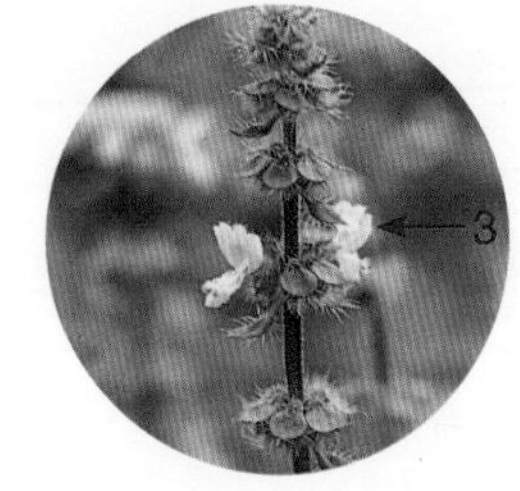

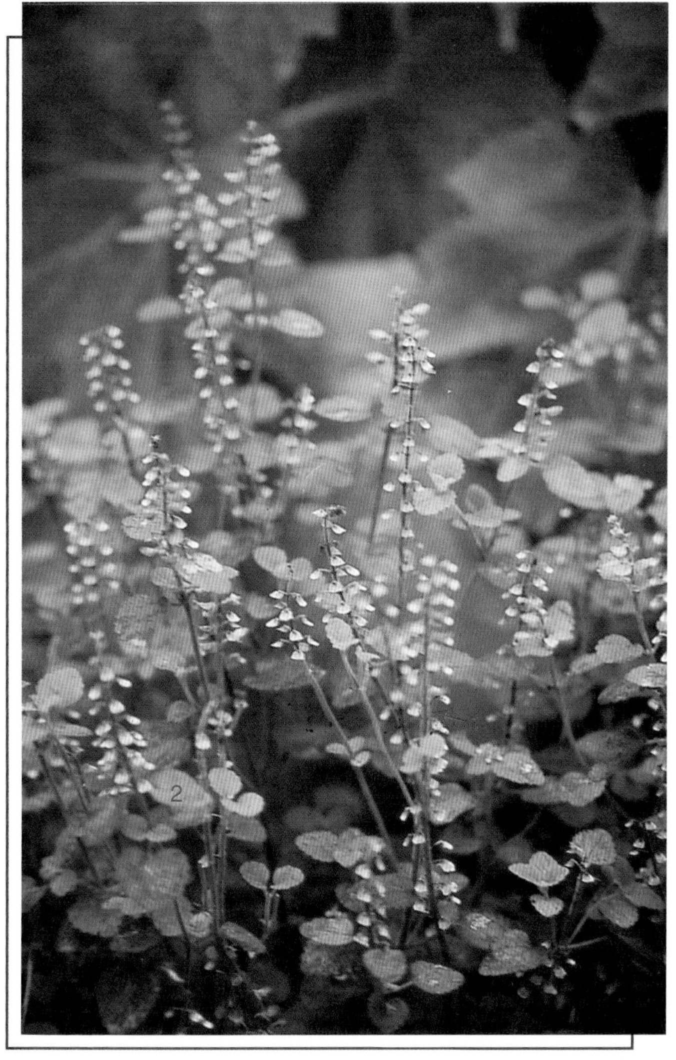

◎韩信草

春花木

◎常用别名

车轮梅、石斑木、铁里木。

◎植物基源

蔷薇科植物石斑木 *Rhaphiolepis indica* (L.) Lindl.ex Ker 的枝叶或根。

◎采收加工

全年可采，洗净，晒干。生用。

◎性味功用

微苦、涩，寒。活血祛瘀，清热解毒。内服：6~10 克，水煎服。外用：适量。

识别特征：直立灌木，近秃净，高 1~4 米。单叶互生，革质；叶片由卵形至矩圆形或披针形，先端短渐尖或略钝，基部渐狭成短柄，两面均秃净，而上面光亮，边缘有小锯齿[1]；托叶锥尖，脱落。花白色而染粉红，排成顶生稍稠密的伞房花序或圆锥花序[2]；苞片和小苞片膜质，狭披针形；花瓣 5。果球形，大小不等，顶冠以萼枝的基部而成一环（故又名“车轮梅”）。花期春、夏季，果期 10~11 月。生于山地林间或溪边灌木丛中。分布于安徽、浙江、江西、湖南、贵州、云南、福建、广东、广西、台湾等地。

验方精选：①跌打损伤：春花木根 9 克，水煎服；或用叶捣烂外敷。②足踝关节陈伤作痛：春花木根 1500 克，切片，加川牛膝 120 克，用烧酒 5000 毫升，浸 1 个月后淀渣取酒，每日早晚饭前按酒量服用。

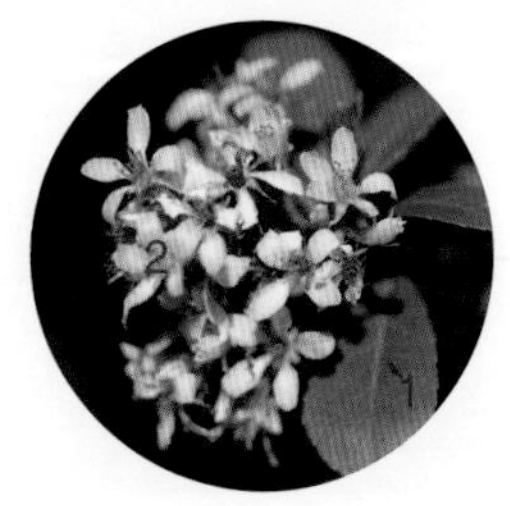

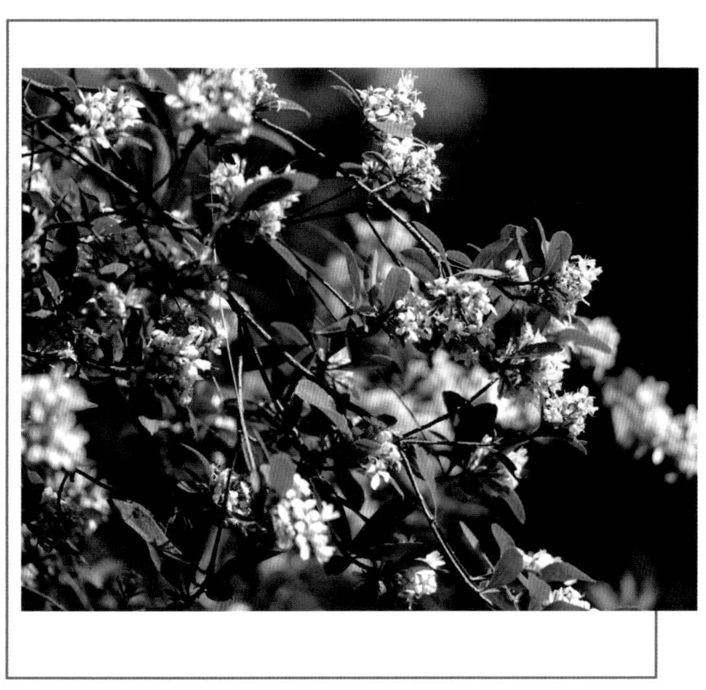

◎石斑木

大叶蛇泡簕

◎常用别名

老虎泡、八月泡。

◎植物基源

蔷薇科植物粗叶悬钩子 *Rubus alceaefolius* Poir. 的根和叶。

◎采收加工

全年可采，洗净，切段，晒干。生用。

◎性味功用

甘、淡，微凉。活血祛瘀，清热利湿。内服：15~30克，水煎服。外用：适量，研末调敷。

识别特征：藤状灌木。枝、叶柄和花序柄均有小钩刺并密生黄色绒毛[1]。单叶互生；托叶大，早落；叶片心状卵形或心圆形，大小极不等，不整齐3~7浅裂，裂片通常圆钝或急尖，边缘有细浅圆齿，上面有粗毛和囊泡状小凸起或平坦，下面密生灰色或浅黄色绵毛和长柔毛，叶脉掌状三至五出，锈色[2]。圆锥花序或总状花序顶生及腋生；苞片较大，叶状；萼被毛；花瓣宽圆白色。聚合果浆果状球形，红色，上有多数肉质小核果[3]。花期秋季。生于村边、路旁、沟边灌丛中。主产于广东、广西、海南等地。

验方精选：①乳腺炎：大叶蛇泡簕、黄花地丁各30克，水煎服，渣捣烂敷患处。②急慢性肝炎、肝脾肿大：大叶蛇泡簕30克，水煎服。③口腔炎、牙痛：大叶蛇泡簕30克，入地金牛15克，水煎汤，漱口含洗患处，每日3次。

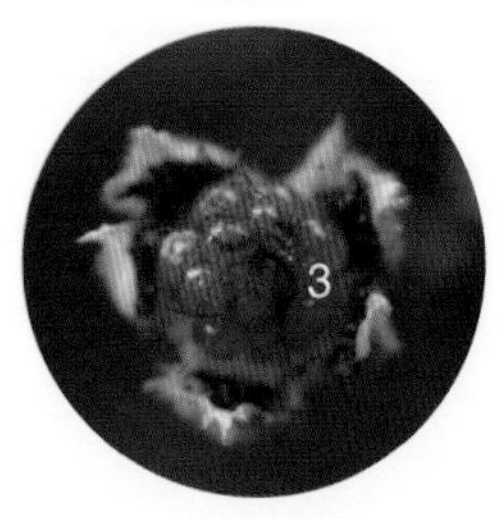

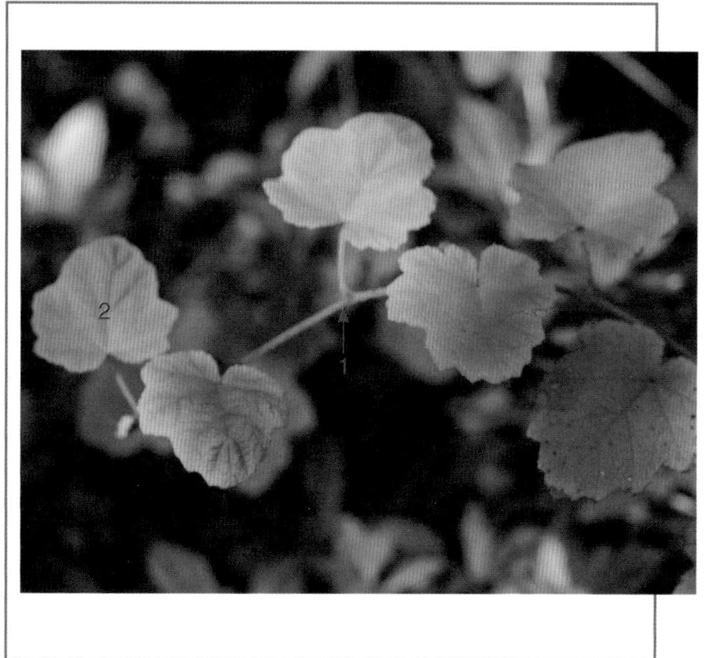

◎大叶蛇泡勒

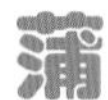

◎**常用别名**

扇叶葵、葵扇叶。

◎**植物基源**

棕榈科植物蒲葵*Livistona chinensis* (Jacq.) R. Br.的叶、种子或根。

◎**采收加工**

秋、冬季果熟时采收种子，晒干。根四季均可采挖，洗净，晒干。生用或煅用。

◎**性味功用**

甘、涩，平。活血祛瘀，止血。内服：15~30克，水煎服。外用：适量，煅存性研末撒。

识别特征：多年生常绿乔木，杆直立，高达20米，有密接环纹[1]。叶大，扇形，丛生于干顶，直径达1米以上，掌状深裂成多数披针形裂片[2]，先端下垂；叶柄长可达1米多，平凸状，下部边缘生倒钩刺2行[3]。圆锥花序腋生，疏散而广歧；花序下端有佛焰苞，棕色，筒形，革质，2裂；花小，无梗，浅黄色。核果椭圆形至矩圆形，状如橄榄，熟时呈黑褐色。花期春、夏季。栽培于路旁、池边等。主产于福建、台湾、广东等地。

验方精选：①血崩：蒲葵叶柄适量，于新瓦上煅灰冲服0.5克，或炒香15克，水煎服。②外伤出血：蒲葵叶及柄适量，煅存性，研末撒于伤口处。③各种癌症：蒲葵树子（干品）30克，水煎1~2小时服，或与瘦猪肉炖服。

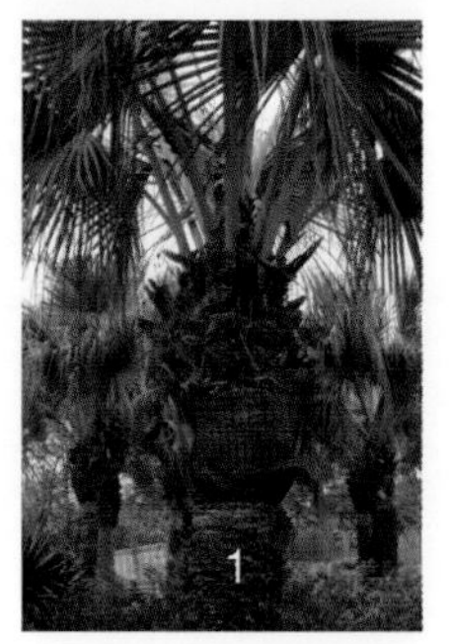

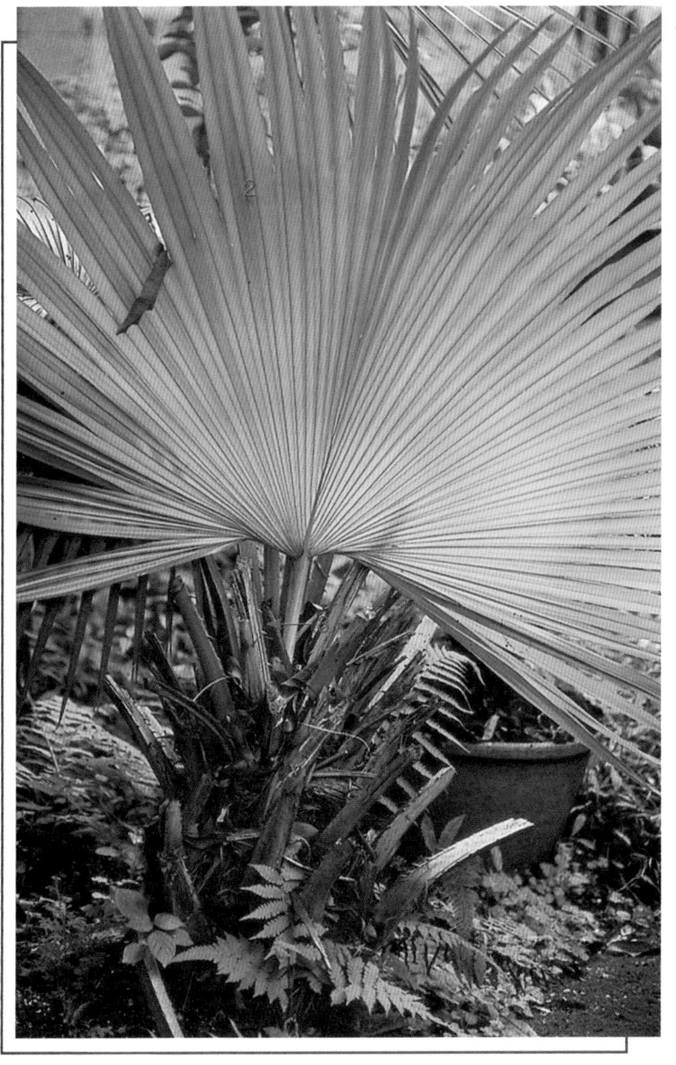

◎蒲葵

牛耳枫

◎**常用别名**

老虎耳、南岭虎皮楠、假楠木。

◎**植物基源**

交让木科植物牛耳枫 *Daphniphyllum calycinum* Benth. 的根、叶。

◎**采收加工**

全年可采，晒干。生用。

◎**性味功用**

苦、涩，凉。活血消肿，祛风止痛，清热解毒。内服：9~15 克，水煎服。外用：适量，煎水洗。

识别特征：常绿灌木，高 1~5 米。单叶互生，近轮生；叶柄长短不等[1]，可达 6 厘米，上部渐短；叶片宽椭圆形、长椭圆形或倒卵形，先端钝或近圆形[2]，全缘，侧脉明显，下面有白色细小乳头状突起。总状花序腋生[3]，雌雄异株；花小，花萼盘状，无花瓣；雄花梗较雌花梗长。核果卵圆形，被白粉[4]，具突起，基部有萼宿存。种子 1。花期 4~7 月，果期 6~8 月。生于平原、丘陵的疏林下和灌木丛中。分布于江西、广东、广西等地。

验方精选：①蛇伤或骨折：鲜牛耳枫叶适量，捣烂敷。②感冒发热、扁桃体炎、脾脏肿大：鲜牛耳枫根 15~30 克，或干根 9~15 克，水煎服。③产后骨痛：牛耳枫、枫木叶、五指风各适量，水煎洗，每日 1 次。

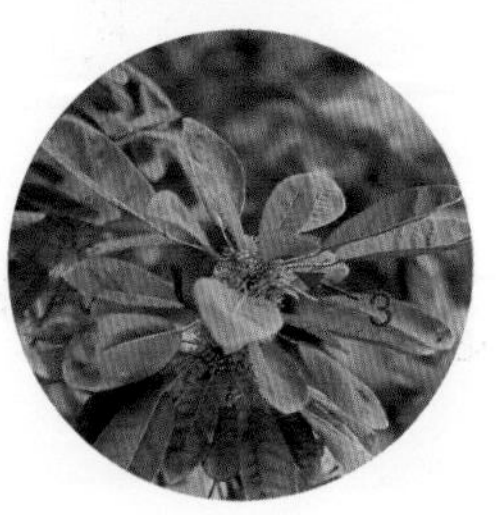

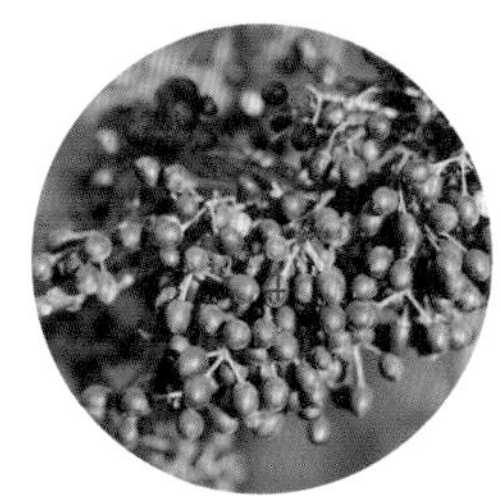

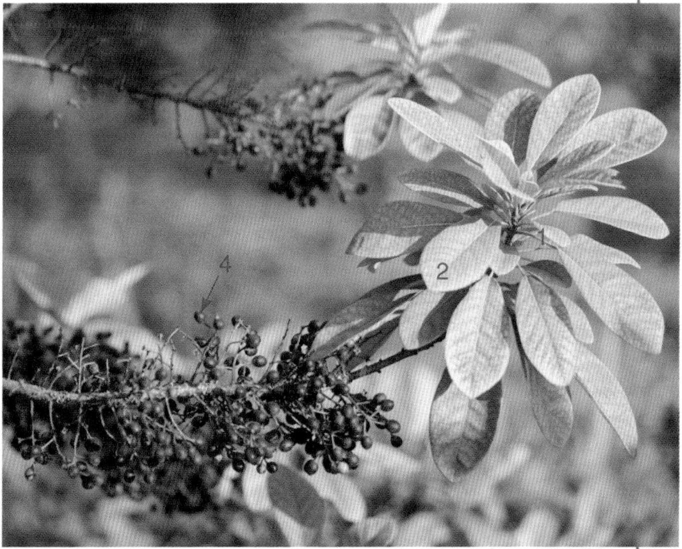

◎牛耳枫

尖尾枫

◎**常用别名**

尖尾风、赶风柴、大风药。

◎**植物基源**

马鞭草科植物长叶紫珠 *Callicarpa longifolia* Lamk. 的叶。

◎**采收加工**

全年可采，洗净，晒干。生用或鲜用。

◎**性味功用**

辛，温。活血行气消肿，祛风止痛。内服：15~25克，水煎服。外用：适量，捣敷。

识别特征：灌木至小乔木，高可达5米。小枝四棱形，节明显[1]，上有一环柔毛。叶有辣味，对生，有柄；叶片披针形，先端长渐尖，呈尾状[2]（故名“尖尾枫”），基部楔形，全缘或有细浅小锯齿，上面脉上有柔毛，下面无毛，主脉隆起，腺点不显著，干时呈小窝状。聚伞花序多花，总梗略被细毛；花小，管状，紫红色或淡红色；花萼具不明显4萼齿；花冠管状钟形，裂片4。核果扁球形，淡紫色[3]，基部有宿萼。花期夏季。生于荒坡、沟边、灌木丛中半阴的地方。分布于广西、广东、四川、江西等地。

验方精选：①产后风：尖尾枫鲜叶适量，捣汁半杯，黄酒半杯，姜汁3~5滴。调匀后炖热服。②风寒咳嗽：尖尾枫鲜叶24克（刷去茸毛），冰糖15克，水煎服。③胃出血：尖尾枫鲜叶适量，捣汁半茶杯，加适量蜂蜜服用。④寒积腹痛：尖尾枫干叶、千金藤干根各15克，水煎服。⑤无名肿毒初起：尖尾枫鲜叶适量，加红糖捣烂外敷患处。

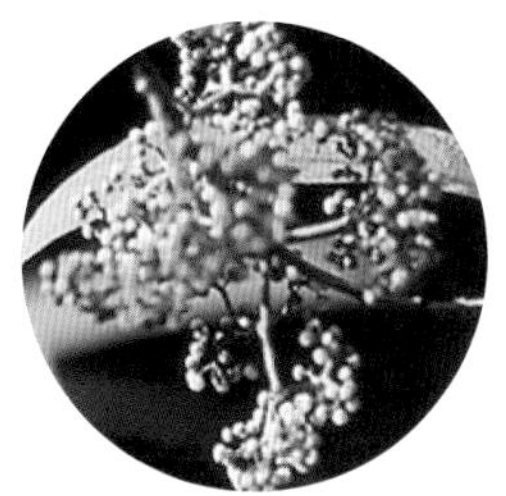

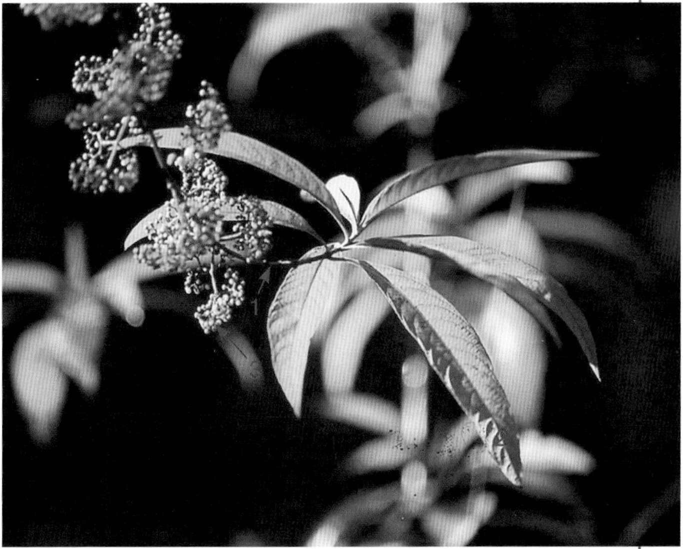

◎长叶紫珠

红丝线

◎**常用别名**

红丝线草、山蓝、红蓝。

◎**植物基源**

爵床科植物山蓝 *Peristrophe roxburghiana* (Schult.) Brem. 的全草。

◎**采收加工**

全年可采，洗净，晒干。生用或鲜用。

◎**性味功用**

甘、淡，凉。活血祛瘀消肿，止血，清肺止咳。内服：15~30 克，水煎服。

识别特征：多年生草本，高达 50 厘米。茎枝交互对生，具 5~6 钝棱，节膨大[1]，嫩枝被柔毛。单叶对生，卵形[2]，干时黑紫色，全缘，嫩时两面被柔毛，后渐变无毛；将叶揉烂后放在开水中片刻即有红色线条出现，稍久，水全部变红，故名“红丝线”。聚伞花序，有 1 对卵形叶状苞片，内有花 3 朵，通常仅中央 1 朵发育；花紫红色[3]花萼短小；花冠二唇形。果棒状，2 室，成熟时纵裂。种子 4，扁球形。花期秋、冬季。多为栽培，亦有生于山坡、荒地、路旁。分布于我国南部，主产于江西、福建、广西、广东等地。

验方精选：①急性气管炎、肺热咳嗽：红丝线、石仙桃各 15 克，石斛、麦冬各 10 克，水煎服。②痰火咳嗽、吐血：鲜红丝线 60 克，瘦肉 120 克，煲烂后服汤食肉。③肺结核咯血：红丝线 10~15 克，水煎服。④跌打肿痛：鲜红丝线适量，捣烂，酒炒外敷痛处。⑤外伤出血：鲜红丝线适量，捣烂敷患处。

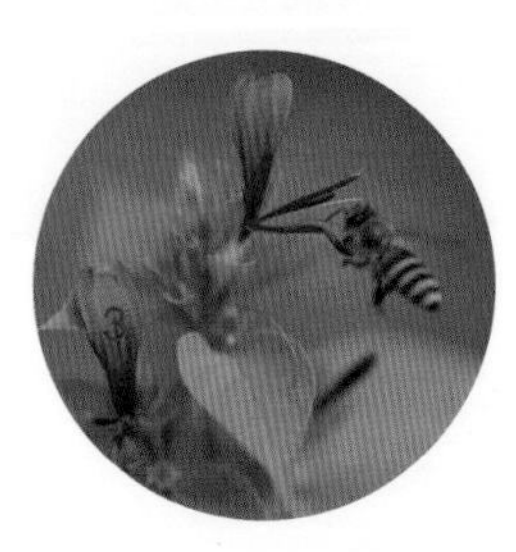

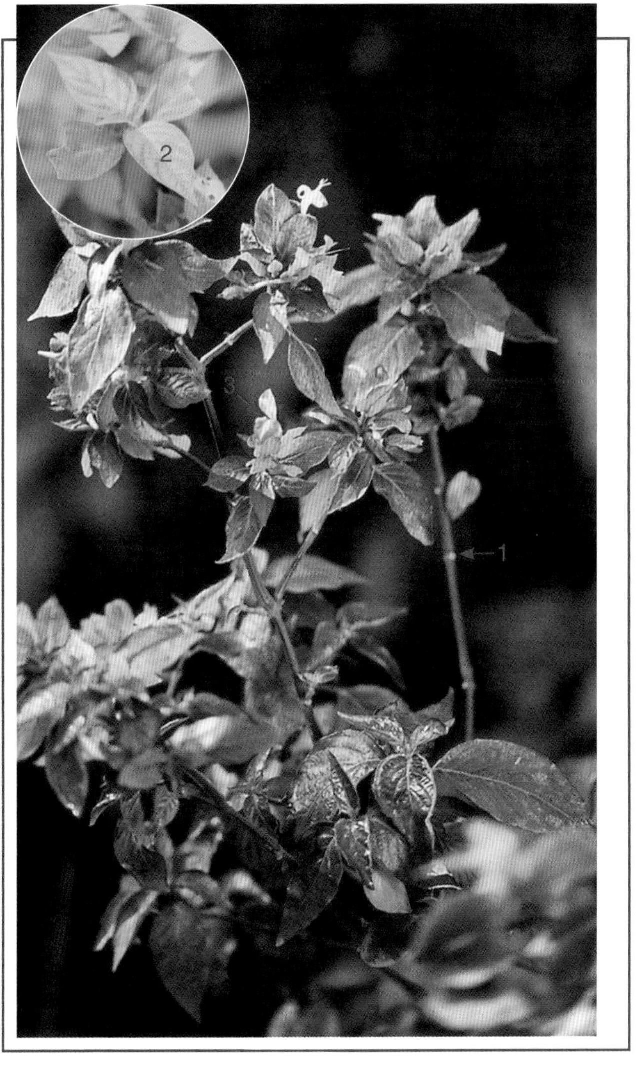

◎山蓝

苦石莲

◎常用别名

石莲子、南蛇子、猫儿核。

◎植物基源

豆科植物喙荚云实 *Caesalpinia minax* Hance 的干燥成熟种子。

◎采收加工

秋季采收成熟果实，晒至果实裂开，取出种子，晒干。生用。

◎性味功用

苦，寒。活血祛瘀，清热利湿。内服：6~15 克，水煎服。外用：适量，煎水洗或捣敷。

识别特征：本质大藤本，全株有刺[1]，嫩枝和嫩叶均被毛。二回偶数羽状复叶[2]；小叶近无柄，卵状披针形，顶端有凸尖头。多朵排成腋生总状花序，总轴被锈色绒毛，每花有 1 个大的苞片；花萼 5 深裂，裂片长圆形；花瓣 5 片，白色或上面 (近轴) 一片紫红色，倒卵形，边缘啮蚀状。荚果椭圆状长圆形，扁平，顶端有短喙[3]，密生茶褐色针刺[4]。种子椭圆形，种皮坚硬，黑褐色，有光泽。花期 3~4 月，果期 5~9 月。生于山沟中空旷的溪旁、路边或灌木丛中。分布于广东、广西、四川、云南等地。

验方精选：①痧病、感冒：苦石莲、茅莓根、磨盘草各 12 克，香附 15 克，青蒿、马鞭草各 10 克，水煎服。②高热：苦石莲、功劳叶各 15 克，穿心莲、马鞭草、淡竹叶各 10 克，水煎服。③子宫脱垂：苦石莲 30 克，五指毛桃根、羊耳菊根各 20 克，同鸡肉煲服。④脱肛：苦石莲适量，烧存性研末与适量香油调成膏状，涂搽脱出部分，以鲜海桐皮叶托着。⑤急性胃肠炎：苦石莲适量，炒爆研末，每次开水冲服 2 克。

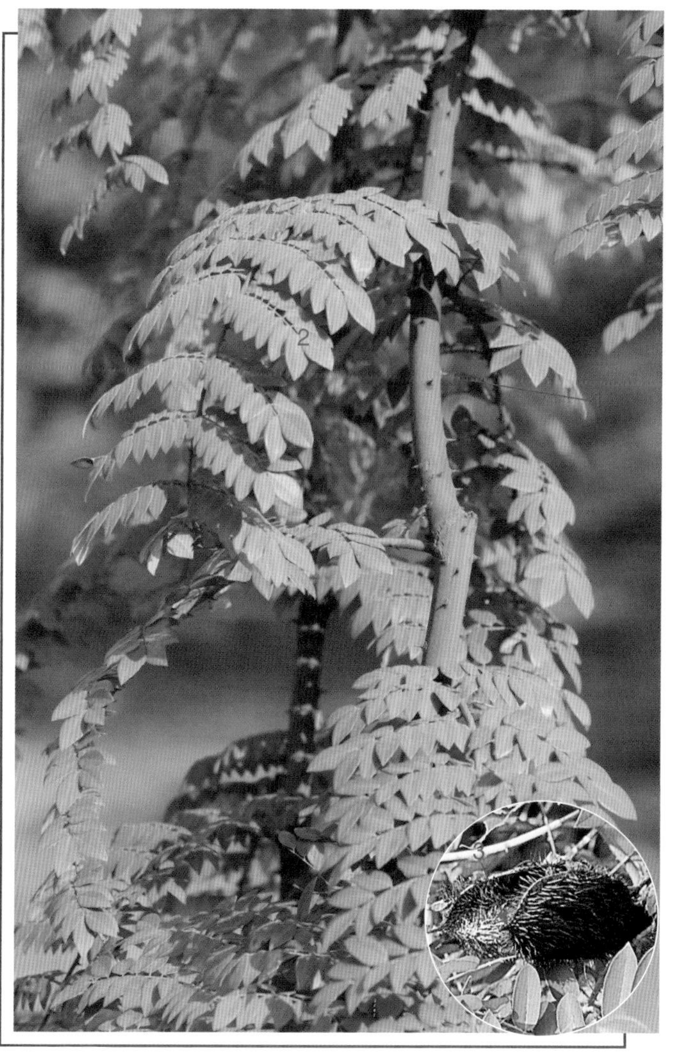

◎喙荚云实

青竹标

◎**常用别名**

水蜈蚣、金竹标。

◎**植物基源**

天南星科植物岩角藤 *Rhaphidophora hongkongensis* Schott 的全株。

◎**采收加工**

全年可采，晒干。生用。

◎**性味功用**

苦，寒。祛瘀镇痛，润肺止咳。内服：6~9 克，水煎服或浸酒。外用：适量，捣敷。

识别特征：粗壮常绿肉质藤本，以气根攀缘于他物上[1]，高达 10 余米。茎圆柱形，有明显的节[2]，绿色。叶大，具长柄[3]，互生，卵圆形，全缘，先端渐尖，基部钝圆。肉穗花序顶生，无柄，长柱形；佛焰苞白色，舟状，脱落。浆果分离。花期夏季。生于阴湿山坡、沟谷。分布于云南、贵州、广西等地。

验方精选：①骨折：鲜青竹标适量，捣烂敷患处。②跌仆损伤、风湿麻木：青竹标 30 克，泡酒 500 克，3~5 日后服用，每次 10 毫升，每日 3 次。③支气管炎、百日咳：青竹标 6~9 克，化橘红 3 克，煎汤服用。

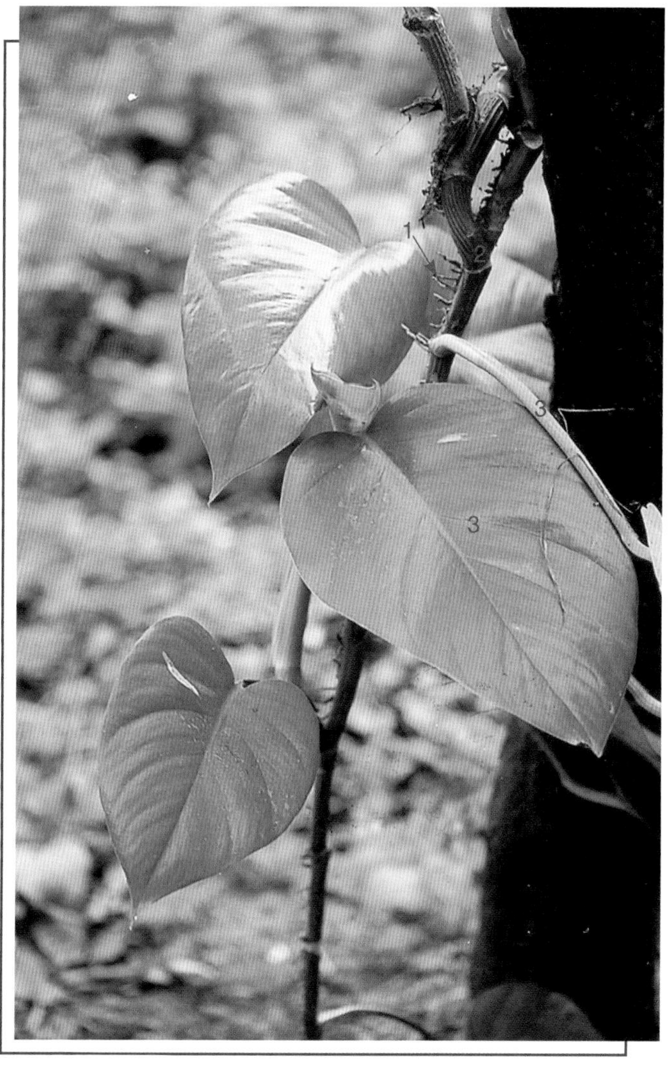

◎岩角藤

麒麟尾

◎**常用别名**

羽叶藤、狮尾草。

◎**植物基源**

天南星科植物麒麟尾 *Rhaphidophora pinnata* (L. f.) Schott 的全株。

◎**采收加工**

全年可采收。

◎**性味功用**

淡、微涩，平。活血散瘀，清热凉血，消肿止痛。内服：9~15 克（鲜品 30~60 克），水煎服或炖肉服。外用：适量，捣敷或煎水洗。

识别特征：常绿大藤本，以气根攀登于乔木或石上。茎粗壮，节上生根[1]。叶极大，具长柄[2]；叶片幼时狭披针形或披针状矩圆形，全缘，成长时阔矩圆形，羽状深裂几达中脉，裂片剑形而稍弯，如复叶状[3]。花序柄圆柱形，粗壮；佛焰苞外面绿色，里面淡黄色；肉穗花序无柄；花被缺；花丝短，扁平；子房 1 室，柱头线形。花期春季。生于密林中。分布于我国南部。

验方精选：①痰火瘰疬：麒麟尾 15 克，和猪肉煮汤服。②鼻出血：麒麟尾 15 克，水煎服。

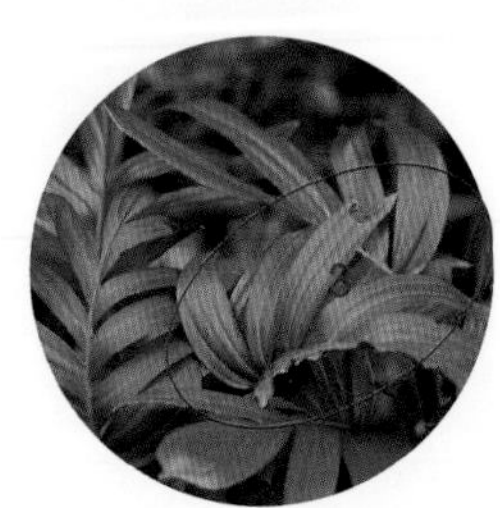

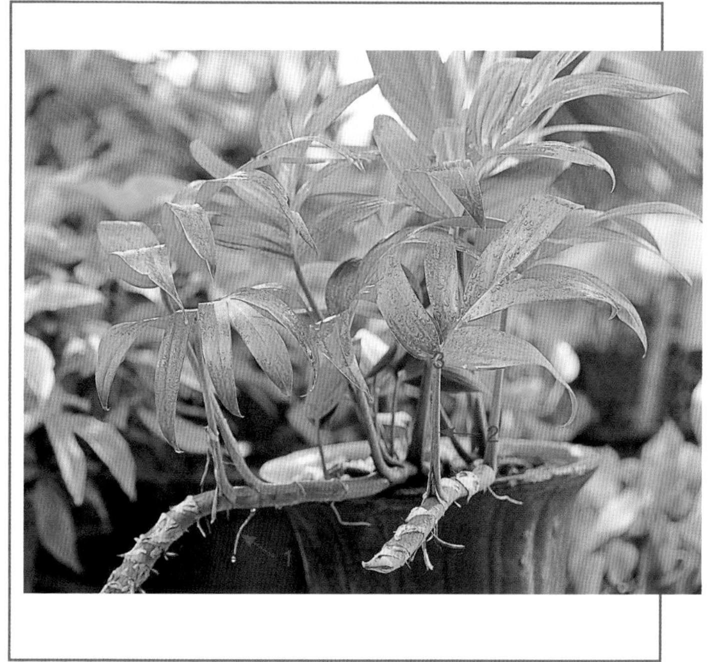

◎麒麟尾

驳骨丹

◎常用别名

小驳骨、小还魂、接骨草。

◎植物基源

爵床科植物裹篱樵 *Gendarussa vulgaris* Nees 的茎叶。

◎采收加工

7~8 月采，洗净，切段，晒干。生用。

◎性味功用

辛，温。祛瘀生新，消肿止痛。内服：9~15 克，水煎服或研末。外用：适量，捣敷、研末调敷或煎水洗。

识别特征：灌木，高可达 1.5 米。茎直立，多分枝，小枝四菱形，茎节膨大，略带紫色[1]，无毛。叶互生，有短柄；叶片披针形，全缘，先端渐尖[2]，上面青绿色，下面黄绿色，光亮。穗状花序顶生或生于上部叶腋内，往往成圆锥状；花下苞片狭小，常脱落；萼 5 齿裂，线形；花冠唇形，白色或粉红色，有紫斑[3]。蒴果棒状。花期初夏。多栽于庭园，或生于村旁、旷野灌丛中。分布于广东、广西等地。

验方精选：①跌打扭伤、风湿性关节炎：驳骨丹 9~15 克（鲜品加倍），水煎服。②跌打损伤、骨折：驳骨丹、续断各 15 克，水煎服。

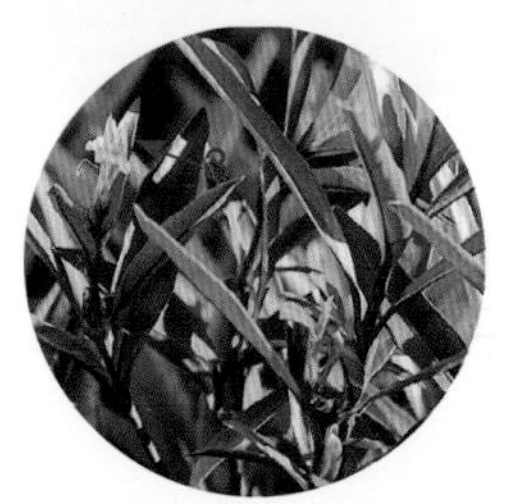

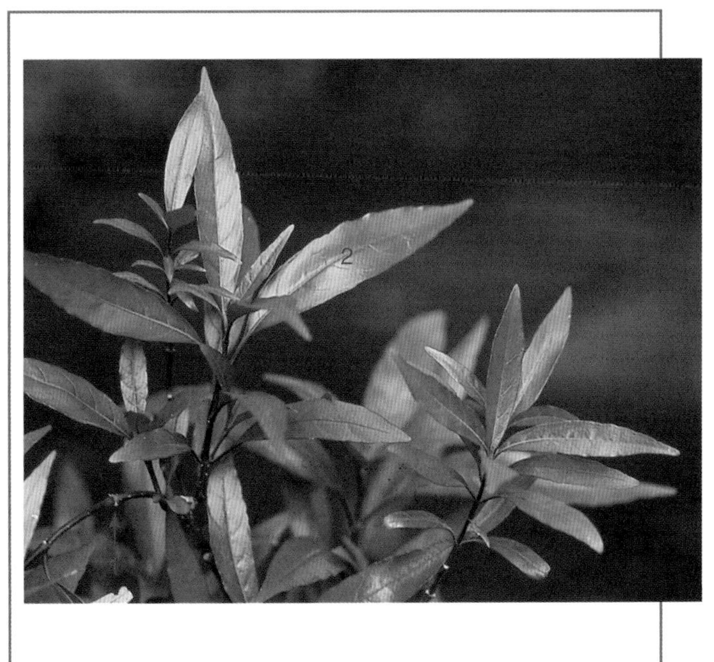

◎裹篱樵

鼠曲草

◎常用别名

佛耳草、清明菜、黄花曲草。

◎植物基源

菊科植物鼠曲草 *Gnaphalium affine* D. Don 的全草。

◎采收加工

5~6 月开花时采收，晒干。生用。

◎性味功用

甘、微酸，平。化痰止咳，祛风除湿，解毒。内服：6~15 克，水煎服。外用：适量，煎水洗或捣敷。

识别特征：1~2 年生草本，高 15~50 厘米，全株密被白绵毛[1]。茎直立，基部分枝。叶互生；基生叶花后凋落，下部和中部叶匙形[2]，两面被白色绵毛。头状花序多数，在顶端密集成伞房状[3]；总苞球形钟形，金黄色，干膜质；花黄色，边缘雌花花冠丝状，中央两性花筒状[4]，先端 5 裂。瘦果长椭圆形，具乳头突起，冠毛黄白色。花期 4~6 月，果期 8~9 月。生于山谷荒地中。主产于华东、华南及西南。

验方精选：①咳嗽，壅滞胸膈痞满：鼠曲草、雄黄、鹅管石、款冬花各等份，以上药研为末，每服用药 3 克，放在炉子上烧，开口把烟吸进喉咙。②咳嗽痰多：鼠曲草 15 克，冰糖 18 克，一同煎服。③支气管炎、寒喘：鼠曲草、黄荆子各 15 克，前胡、云雾草各 9 克，天竺子 12 克，荠菜根 30 克，水煎服。④风寒感冒：鼠曲草 15 克，水煎服。⑤蚕豆病：鼠曲草 60 克，车前草、凤尾草各 30 克，茵陈 15 克，加水 1200 毫升，煎成 800 毫升，加适量白糖当茶饮。

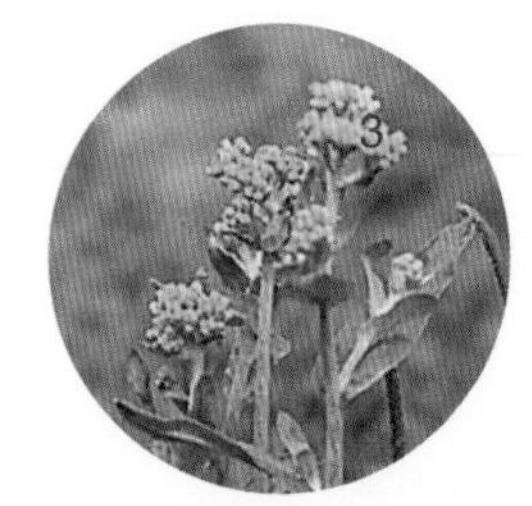

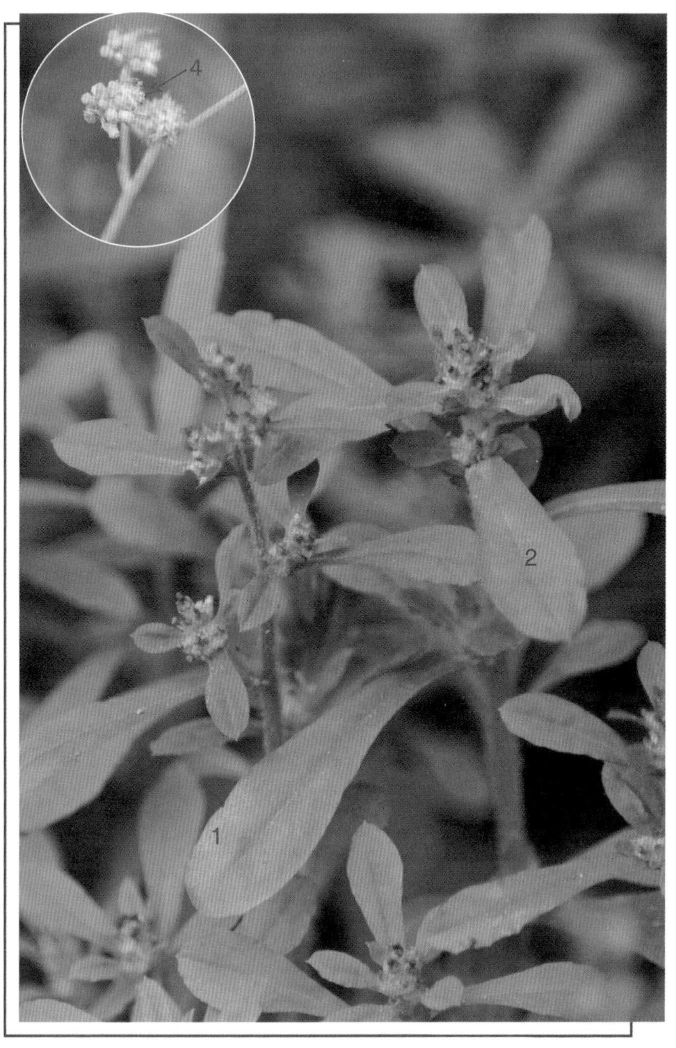

◎鼠曲草

蚌兰花

◎常用别名

蚌花、紫万年青、荷包花。

◎植物基源

鸭跖科植物紫万年青 *Rhoeo discolor* (L' Her) Hance 的带有苞片的花序。

◎采收加工

夏、秋季采摘，晒干，或蒸 10 分钟后再晒干。生用或鲜用。

◎性味功用

甘，凉。清肺化痰，凉血止痢。内服：10~15 克（鲜品 30~60 克），水煎服。

识别特征： 多年生草本。茎粗壮，多少肉质，高不及 50 厘米，不分枝。叶互生而紧贴，披针形，先端渐尖，基部鞘状[1]，上面绿色[2]，下面紫色[3]。花白色，腋生，具短柄，多数，聚生，包藏于苞片内；苞片 2，蚌壳状（故又名“蚌花”），大而压扁，淡紫色[4]；萼片 3，分离，花瓣状；花瓣 3，分离。蒴果，开裂。花期夏季。多栽培供观赏。分布于广东、广西、福建等地。

验方精选： ①肺热燥咳、咳痰带血、百日咳、鼻衄、菌痢：干蚌兰花 20~30 朵，水煎服。②跌打损伤：干蚌兰花 15 克，水煎服。③肺结核咳嗽、痰中带血、颈淋巴结炎、痔疮出血：鲜蚌兰花 30 克，猪瘦肉 150 克，煎汤，熟后加食盐调味，饮汤食肉。

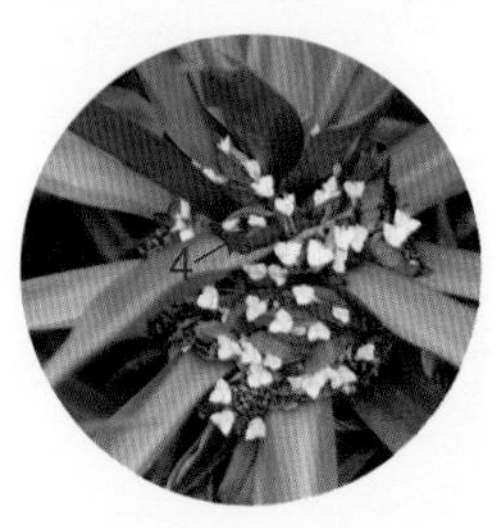

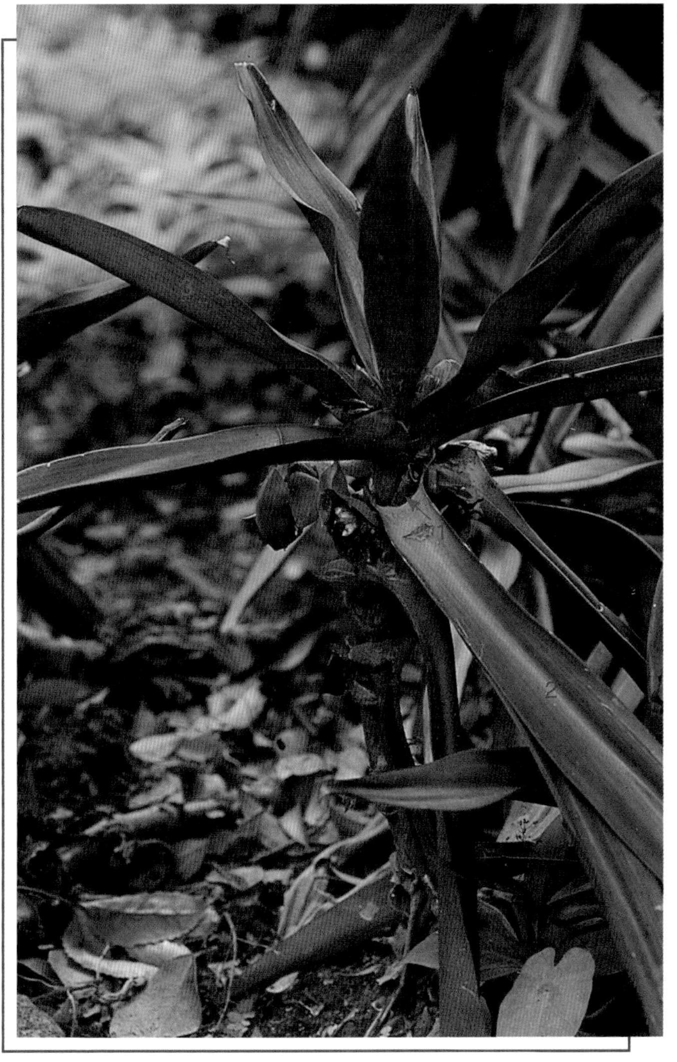

◎紫万年青

杜衡

◎**常用别名**

马辛、马蹄香、南细辛。

◎**植物基源**

马兜铃植物杜衡 *Asarum forbesii* Maxim. 的根茎及根或全草。

◎**采收加工**

4~6月采制，洗净，晒干，生用。

◎**性味功用**

辛，温。散风逐寒，消痰行水，活血，平喘，定痛。内服：3~6克，水煎服。外用：适量，研末吹鼻或捣敷。

识别特征：多年生草本。根茎下部生有多数黄白色须根，有香气。叶宽心形至肾状心形[1]，边缘及脉上密被细柔毛。花单生于叶腋；花被筒状，顶端3裂，外面淡棕紫色，有淡黄色、显著陷入的网纹，内面紫色，网纹隆起。蒴果肉质。花期3~4月，果期5~6月。生于腐殖质多的阴湿山坡及林下。分布于江苏、安徽、浙江、江西，湖南、四川、重庆等地。

验方精选：①风寒头痛，伤风伤寒，头痛、发热初觉者：杜衡适量，研为末，每服3克，加适量热酒下，过一会饮热茶1碗，催汗。②龋齿疼痛：鲜杜衡叶适量，捻烂，塞入蛀孔中。③哮喘：杜衡适量，焙干研为细末，每服3~6克。如正在发病，则用适量淡醋送下。④暑天发痧：杜衡根（研粉）1克。开水送服。⑤损伤疼痛、蛇咬伤：杜衡（研末）每次吞服0.6克；同时外用鲜杜衡，捣敷患处。

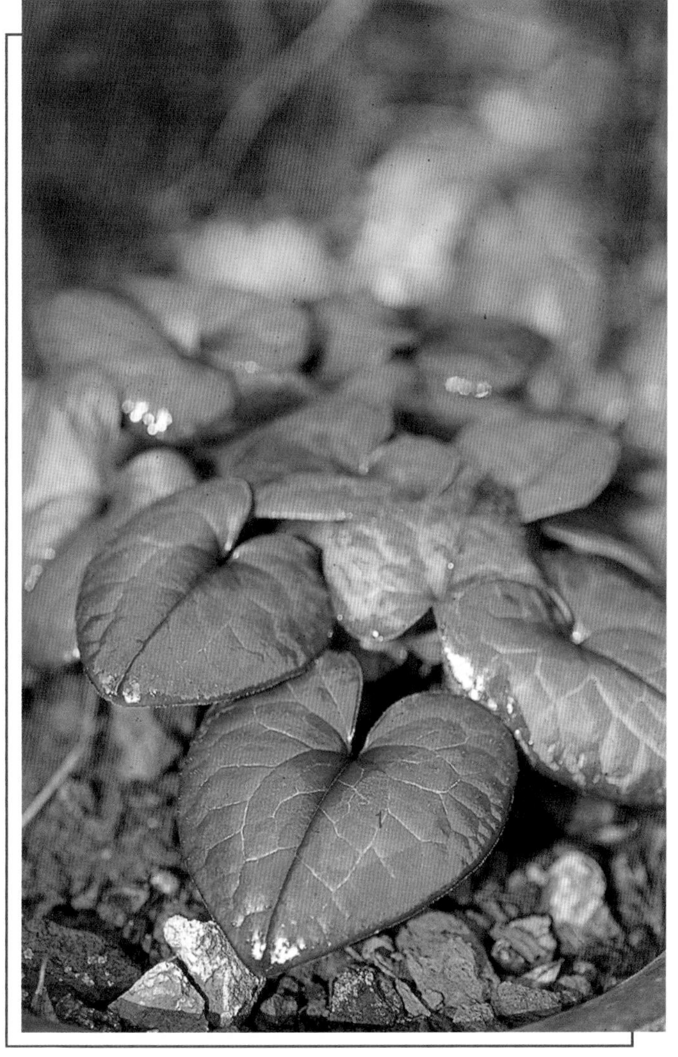

◎杜衡

枸骨叶

◎常用别名

功劳叶、老虎刺叶、苦丁茶。

◎植物基源

冬青科植物枸骨 *Ilex cornuta* Lindl.et Paxt 的叶。

◎采收加工

全年可采，以 8~12 月采者最多，晒干。生用。

◎性味功用

苦，凉。清虚热，益肝肾，祛风湿。内服：9~15 克，水煎服。外用：适量，捣汁或熬膏涂敷。

识别特征：常绿小乔木或灌木，高约 3 米 。树皮灰白色，平滑，枝条繁密。叶互生，硬革质；叶片近长方形[1]，先端较宽，有 3 枚尖硬刺齿[2]，中央的刺齿向下反卷，基部两侧各有刺 1~2；老树的叶椭圆形，常无刺或仅叶先端有刺，上面绿色，有光泽，有短柄。花杂性，簇生于 2 年生枝上；花萼 4 裂；花瓣 4，黄绿色，基部愈合[3]。果实球形[4]，鲜红色。花期 4~5 月，果期 9~10 月。生于山坡、路边、荒地。主产于长江中下游各地。

验方精选：①肺结核：枸骨嫩叶 30 克，烘干，开水泡，代茶饮。②腰及关节痛：枸骨叶适量，浸酒饮。③肺结核潮热咯血、腰酸脚软：枸骨叶、地骨皮、白茅根各 15 克，水煎服。④肾虚腰痛：枸骨叶、杜仲各 15 克，巴戟天 12 克，千斤拔 30 克，水煎服。⑤月经不调：枸骨叶 15 克，穿破石、酸藤果根各 30 克，水煎，取药液煮鸡蛋服。

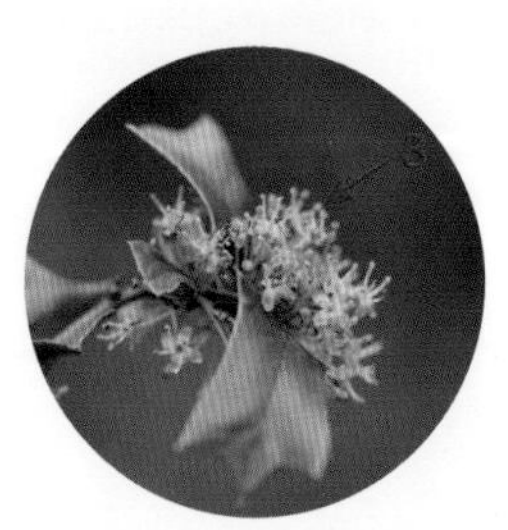

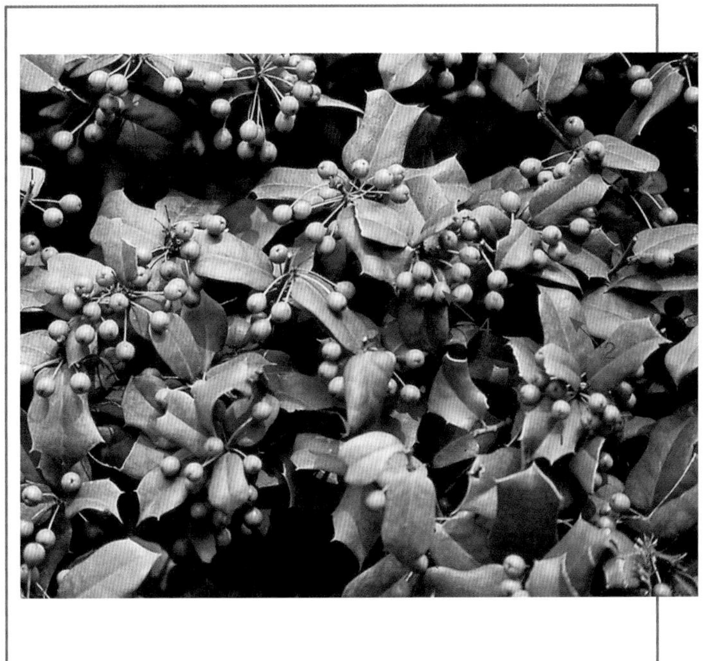

◎枸骨

石黄皮

◎**常用别名**

肾蕨、金鸡孵蛋、圆羊齿。

◎**植物基源**

骨碎补科植物肾蕨 *Nephrolepis auriculata* (L.) Trimen 的块茎。

◎**采收加工**

全年采集块茎，开水烫后晒干。生用。

◎**性味功用**

甘、涩，凉。清肺止咳，止血，清热利湿。内服：15~30 克，水煎服。

识别特征：多年生草本，高 30~60 厘米。根茎有直立的主轴及从主轴上发出的匍匐茎，匍匐茎上有白色卵形块茎，主轴密被钻形鳞片。叶丛生，草质，无毛；叶片长披针形，一回羽状复叶，羽片先端钝，基部心形而常不对称，上侧稍呈耳形[1]，边缘有钝锯齿。孢子囊群生于叶背，沿中脉两旁各一行；囊群盖圆肾形，棕褐色。生于石山、石缝或溪涧边。主产于西南及福建、台湾、广东、广西、浙江、湖南等地。

验方精选：①瘰火瘰疬：石黄皮 15 克，黄糖少许，共捣烂敷患处。②小儿麻疹后痢疾：石黄皮 30 克，捣烂，水煎服。③感冒发热：石黄皮 30 克，山芝麻 15 克，青蒿 20 克，水煎服。④湿热黄疸：石黄皮、茵陈、广金钱草各 30 克，栀子 15 克，水煎服。⑤小儿疳积：石黄皮 15 克，青蛙 1 只，煲熟后食用；或石黄皮 30 克，水煎服。

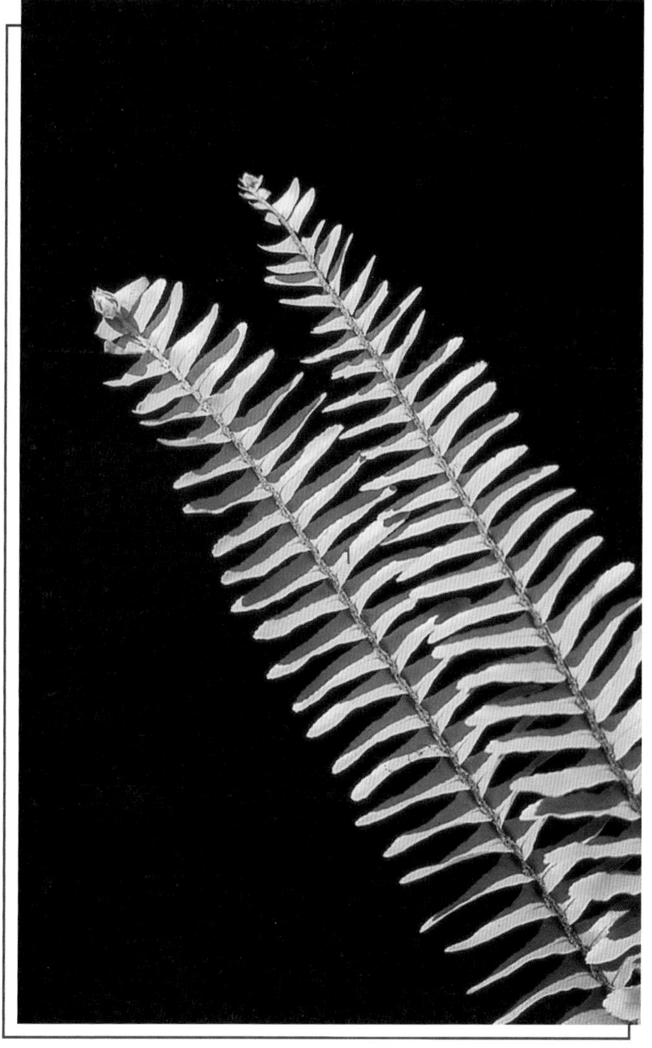

◎肾蕨

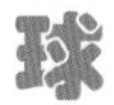

球兰

◎常用别名

蜡兰、玉绣球、铁加杯。

◎植物基源

萝藦科植物球兰 *Hoya carnosa* (L. f.) R. Br. 的藤茎或叶。

◎采收加工

洗净，阴干，切段。生用。

◎性味功用

苦，平。止咳化痰，清热解毒，软坚散结，通经下乳，舒筋活络。内服：6~9 克，水煎服。外用：适量，捣敷。

识别特征：多年生藤本，有丰富乳汁。茎细，稍肉质，表面灰黄色，常有不定根。叶对生，厚而肉质[1]；叶片卵状心形至卵状椭圆形，先端短头，基部圆形或楔形，脉羽状。总状式和伞状花序腋生，呈球形，故名“球兰”[2]；花肉质，白色；花冠裂片 5，阔卵形；副花冠 5 裂，星芒状。花萼小，5 裂，淡红色，有毛；蓇葖果线形。花期 5~6 月。多生于热带潮湿林下或石缝中，常附生岩石或树上，亦有人工栽培。我国西南、华南及福建、江西等地均有分布。

验方精选：①肺炎或麻疹并发肺炎：鲜球兰叶 7~8 片，冷开水洗净，捣烂绞汁服用。②痈肿初起：鲜球兰叶 1 把，加红糖 15 克（如有红晕灼痛者，则改加冬蜜 1 小杯），捣烂，加热，贴于患处，每日换 2 次。③乳妇奶少：球兰、西洋参各 9 克，生姜 3 片，炖肉或煮稀饭吃。④睾丸炎：鲜球兰叶 6~9 克，捣烂，水炖服。

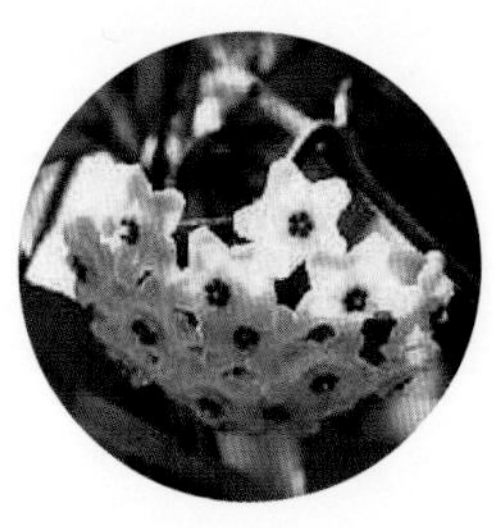

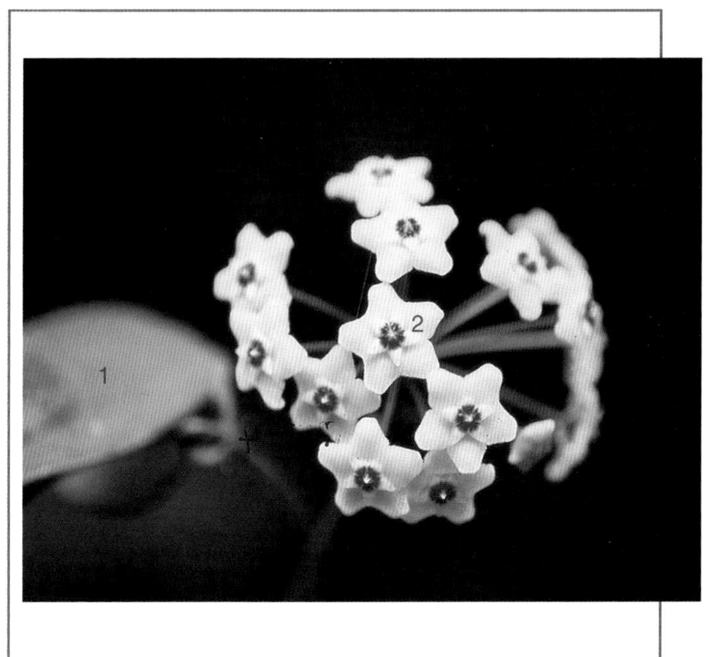

◎球兰

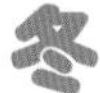
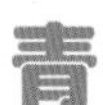

毛冬青

◎**常用别名**

六月霜、山冬青、茶叶冬青。

◎**植物基源**

冬青科植物毛冬青 *Ilex pubescens* Hook. et Arn. 的根。

◎**采收加工**

全年均可采挖。洗净，切片，晒干。生用。成品药材以块片大小均匀、质坚结、切开面灰黄色、味微苦后甘者为佳。

◎**性味功用**

苦，微寒。活血通脉，清热解毒，化痰止咳。煎服，30~60 克。外用适量，煎汁涂或浸泡。

识别特征：常绿灌木，高约 3 米。小枝具棱，被粗毛[1]，干后黑褐色。单叶互生，纸质或膜质；叶片椭圆形或倒卵状椭圆形，先端尖[2]，通常有小凸尖，基部阔楔形或略钝，下面被疏粗毛，边缘具稀疏的小尖齿或近全缘，中脉上面凹陷，被疏毛，侧脉每边 4~5 条。花淡紫色或白色，雌雄异株；花序簇生，或雌花序为假圆锥形花序状。浆果状核果，球形，熟时红色[3]，分核常 6 颗。花期 4~5 月，果期 6~8 月。生于林中或灌丛中。主产于广东、广西、安徽、福建等地。

验方精选：①肺热喘咳：毛冬青 15 克，水煎，冲白糖适量，分 3 次服。②感冒、扁桃体炎、痢疾：毛冬青 15~30 克，水煎服。③刀枪伤、跌打肿痛：毛冬青适量，水煎，待冷，每日涂 3~6 次。

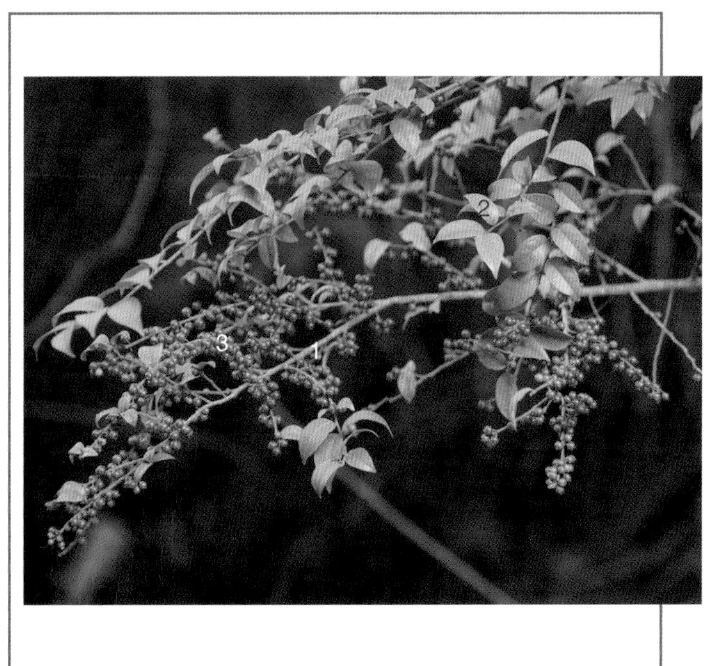

◎毛冬青

千日红

◎**常用别名**

万年红、千年红、百年红。

◎**植物基源**

苋科植物千日红 *Gomphrena globosa* L. 的花序。

◎**采收加工**

9~10 月花开放时采收花序，晒干。生用。

◎**性味功用**

甘、微咸，平。止咳平喘，平肝明目，利尿。内服：5~15 克，水煎服。

识别特征：1 年生草本，高 30~80 厘米，全株有灰色长毛[1]。茎直立，分枝。叶对生；叶片长椭圆形至椭圆状披针形[2]，两面均有较长的白柔毛。花序圆球形，顶生[3]；苞片紫红色或下部杂有白色，成片栽种时宛如千个红日，故名“千日红”；花被片 5，外披白柔毛。胞果近圆形。种子扁豆形。花期 7~10 月。栽培花卉。我国各地均有栽培。

验方精选：①头风痛：千日红 9 克，马鞭草 21 克，水煎服。②气喘、白痢：千日红 10 个，水煎，冲入黄酒少量服，连服 3 次。③小便不利：千日红 3~9 克，煎服。④高血压：千日红、三七、菊花各 10 克，混匀后分 3~5 次放入瓷杯中，开水冲泡，凉后饮用。

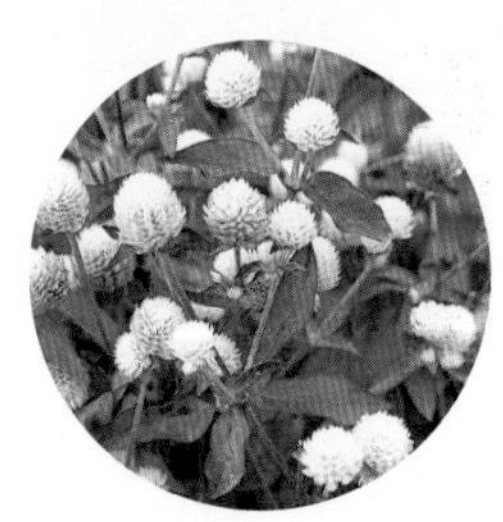

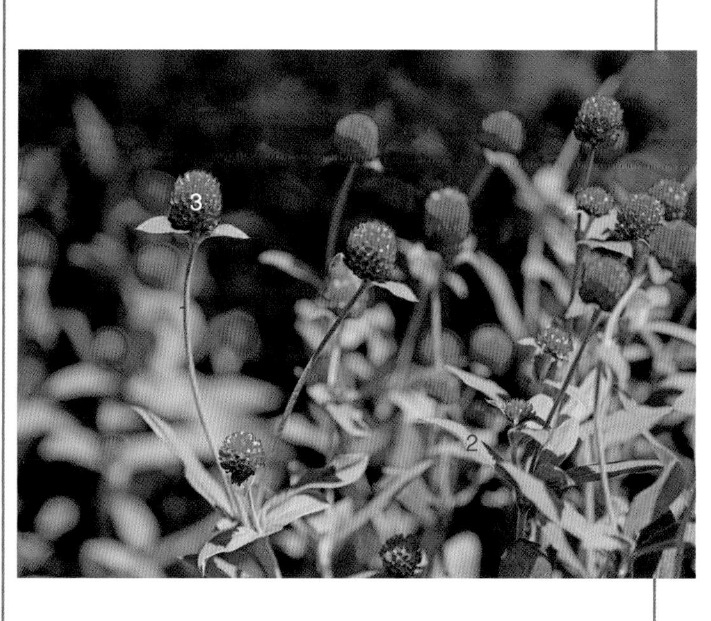

◎千日红

白鹤灵芝

◎**常用别名**

癣草。

◎**植物基源**

爵床科植物白鹤灵芝 *Rhinacanthus nasutus* (L.) Kurz 的枝、叶。

◎**采收加工**

夏季枝叶茂盛的花前期采集，晒干。生用。

◎**性味功用**

甘、淡，平。润肺平喘、祛痰止咳，去湿止痒。内服：5~15 克，水煎服。外用：适量，捣敷。

识别特征：灌木，攀缘状，高 1~2 米。茎圆形，节稍膨大，被毛，关节状[1]。叶对生，有柄；叶片卵形、椭圆形或长圆状披针形，先端短渐尖或钝，基部楔形，全缘，下面叶脉明显[2]，两面有毛。花单生或 2~3 朵，无柄；花白色，花冠管延长，二唇形[3]。蒴果长椭圆形。种子 4 颗或少数，有种钩。栽培或野生。分布于广东、广西、云南等地。

验方精选：①早期肺结核：鲜白鹤灵芝枝叶 30 克，加冰糖水煎服。②各种体癣、湿疹：鲜白鹤灵芝叶适量，加煤油或 75% 乙醇，一同捣烂，涂患处。③肺结核咯血或痰中带血：白鹤灵芝、旱莲草各 20 克，石蚕 6 克，每日 1 剂，水煎，分 2 次服。

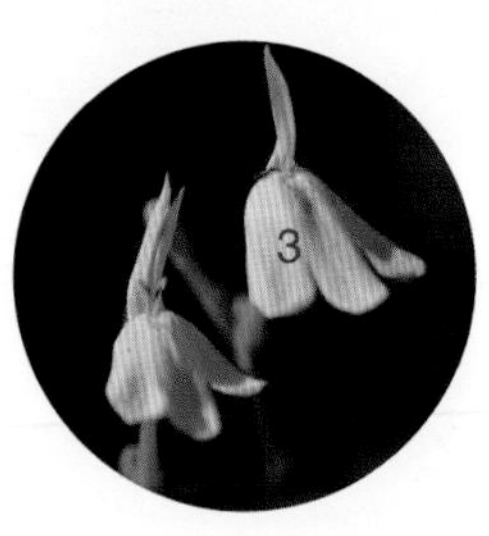

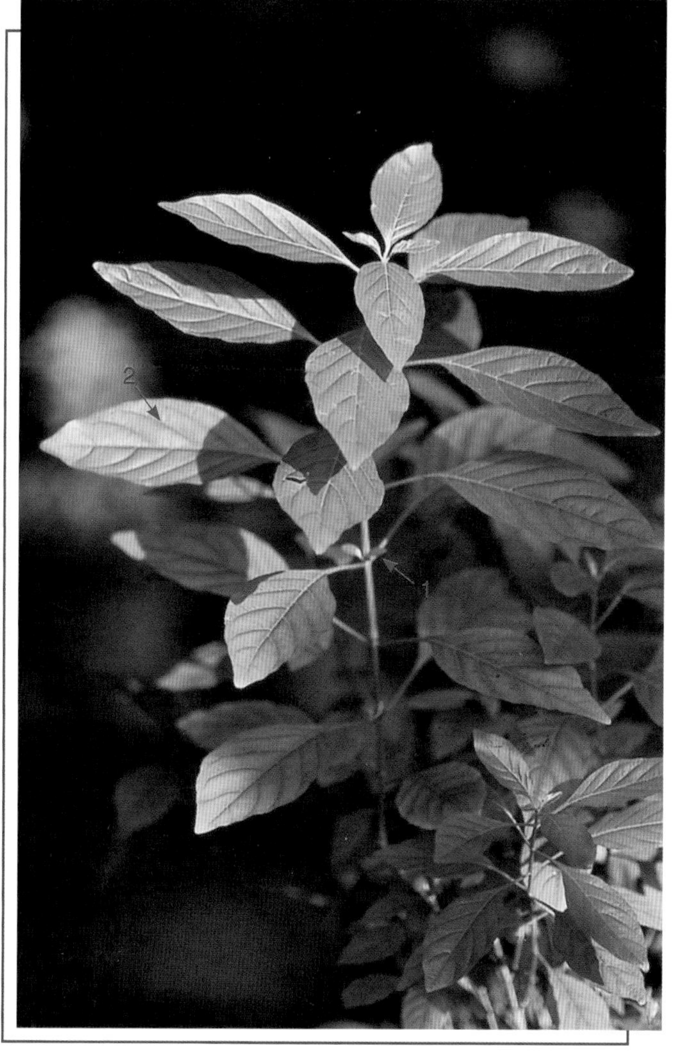

◎白鹤灵芝

百眼藤

◎**常用别名**

爬山虎、下山虎、咸鱼头、鸡眼藤。

◎**植物基源**

茜草科植物鸡眼藤 *Morinda parvifolia* Bartl.ex DC. 的块茎。

◎**采收加工**

四季可采，洗净晒干，除去杂质，切片。生用。

◎**性味功用**

甘，凉。清热止咳，消食去湿，散瘀止痛。内服：15~30 克，水煎服。

识别特征：藤状灌木，茎黑褐色[1]，嫩枝被短柔毛。根粗，皮厚。叶对生，纸质；叶片椭圆状矩圆形或倒卵状椭圆形，全缘，背脉腋内有束毛；托叶膜质，草黄色。头状花序顶生，具短柄，由 2~6 个合成一伞形花序；花白色或绿白色；花萼合生；花冠管极短，裂片矩圆状披针形。聚合果球形[2]，由多数外被肉质宿萼的小坚果组成，形如许多眼睛聚集在一起，故名“百眼藤”[3]，成熟时红色。花期夏季。生于沟边、山坡、路旁。分布于我国南部。

验方精选：①风热感冒咳嗽：百眼藤、板蓝根、马兜铃各 30 克，水煎微温服。②初期百日咳，呛咳不已：百眼藤 20 克，鸡胆汁 3 只，水煎汤下胆汁，加适量蜂蜜服，每日 3 次。③肺热盛，咳嗽汗出：百眼藤 15 克，桑白皮、地骨皮各 12 克，水煎凉服。④痧疹、腹胀、泄泻：百眼藤、破布叶、山芝麻各 30 克，水煎，冷服。

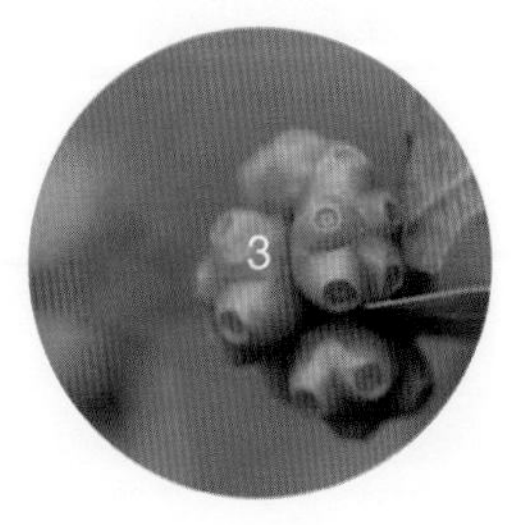

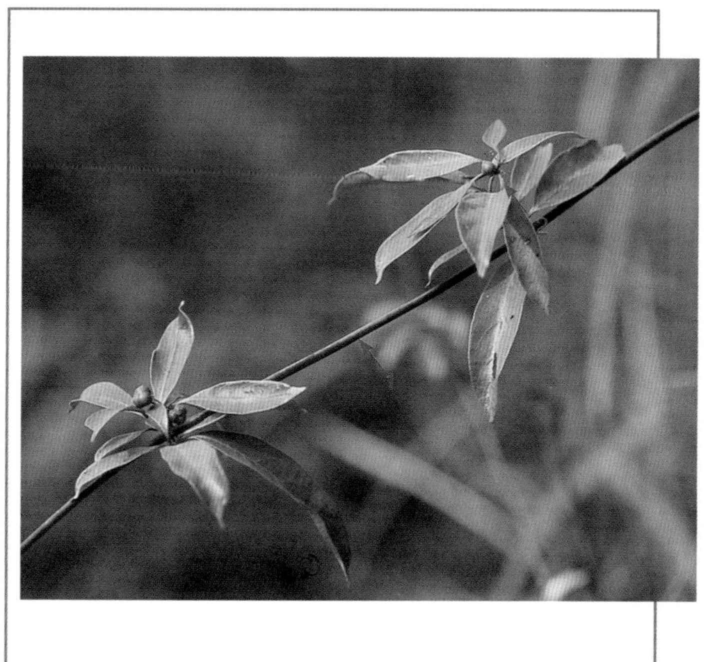

◎鸡眼藤

吉祥草

◎**常用别名**

小青胆、长春草、玉带草。

◎**植物基源**

百合科植物吉祥草 *Reineckea carnea* (Andr.) Kunth 的全草。

◎**采收加工**

全年可采，洗净，晾干。生用或鲜用。

◎**性味功用**

甘，平。润肺止咳，补肾接骨，除湿。内服：10~30 克，水煎服。

识别特征：多年生常绿草本，具匍匐根茎，明显分节，节上生根[1]。叶丛生；叶片线形或线状披针形，全缘，无柄，平行脉，有纵沟，具叶鞘[2]。花茎高 5~15 厘米，穗状花序；花被漏斗状，先端 6 裂，裂片反卷，粉红色[3]；苞片卵形，淡褐色或带紫色，每苞有 1 花。浆果近圆形，熟时红色[4]。种子白色。花期秋季。生于山谷、林下湿地，多栽培。主产于长江以南至西南各地。

验方精选：①虚弱干呛咳嗽：吉祥草、土羌活头适量，水煎去渣，炖猪心、猪肺服。②喘咳：吉祥草 30 克，炖猪肺或肉吃。③吐血、咯血：吉祥草 30 克，煨水服。④黄疸：吉祥草 30 克，蒸淘米水喝。⑤妇女病：吉祥草、天冬、白及、三白草根、百合各 15 克，加酒少许，炖猪心、猪肺服。⑥肺热咳嗽：吉祥草 10 克，红薯叶 250 克，冰糖适量，水煎服。胃痛、反胃、便溏者忌服。

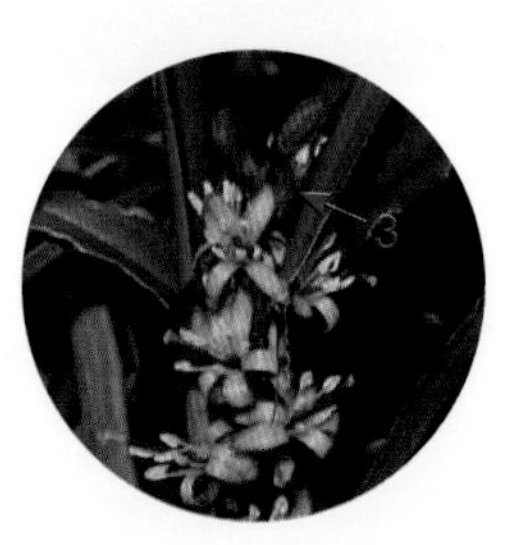

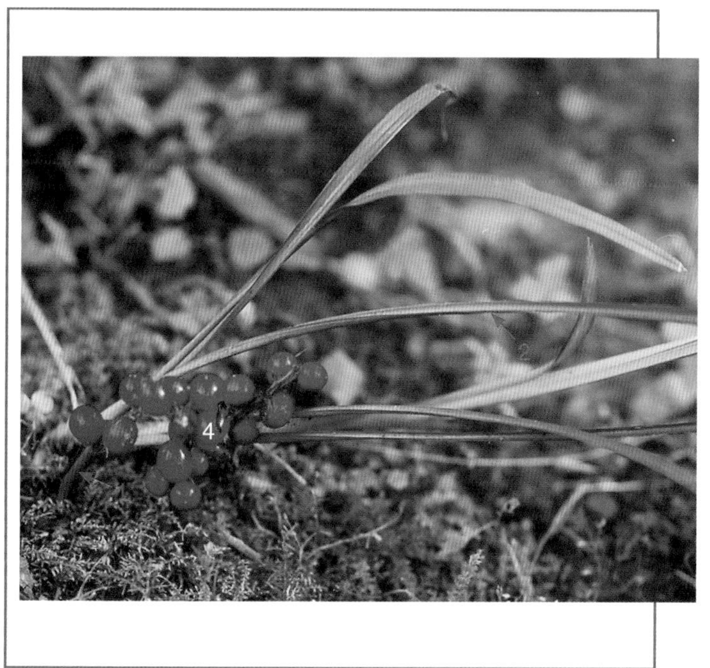

◎吉祥草

飞天蠄蟧

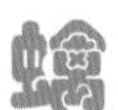

◎常用别名

龙骨风、大贯众、山蠄蟧。

◎植物基源

桫椤科植物桫椤 *Alsophila spinulosa* (Wall. ex Hook.)R. M. Tryon 的茎干。

◎采收加工

全年可采，削去坚硬的外皮，切片，晒干。生用。

◎性味功用

苦、涩，凉。清肺胃热，祛风除湿止痛。内服：15~30 克，水煎服。外用：适量，煎水洗或取鲜汁擦患处。

识别特征：大型蕨类，主干高达 2~6 米，深褐色或浅黑色，外皮坚硬，有老叶脱落后留下的痕迹[1]。叶丛生于主干顶端；叶柄和叶轴粗壮，深棕色，有密刺；叶片巨大，纸质，三回羽状分裂[2]，羽片长矩圆形，先端长渐尖，羽轴下面无毛，但下部有疏刺，上面连同小羽轴疏生棕色卷曲有节的毛，小羽轴和主脉下面有略呈泡状的鳞片；小羽片羽裂几达小羽轴，裂片披针形，短尖头，有疏锯齿；叶脉分枝。孢子囊群生于小叶分叉点上凸起的囊托上；囊群盖近圆球形，膜质，初时向上包被囊群，成熟时裂开。生于山谷、溪边、林下阴湿处。主产于广东、广西。

验方精选：①哮喘、咳嗽：飞天蠄蟧 15 克，陈皮 6 克，猪肉适量，煎汤服。②慢性支气管炎：飞天蠄蟧、五指毛桃各 15 克，羊耳菊 5 克，鱼腥草（后下）10 克，水煎服。③肾虚腰痛：飞天蠄蟧、红杜仲、淫羊藿、巴戟各 15 克，水煎服。

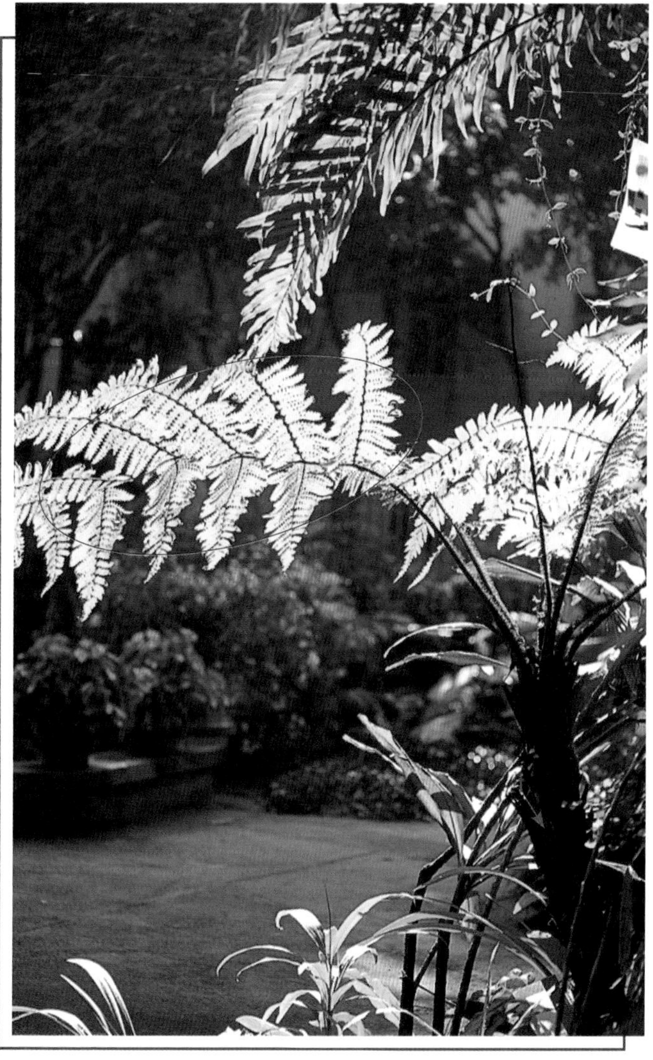

◎桫椤

小百部

◎**常用别名**

石刁柏、索罗罗、芦竹。

◎**植物基源**

百合科植物石刁柏 *Asparagus officinalis* L. 的块根。

◎**采收加工**

2~3 月间，挖取生长 2~3 年的地下块根，洗净泥土，晒干。或置沸水浸烫后，取出晒干。

◎**性味功用**

苦、甘，微温；有小毒。祛痰止咳，杀虫止痒。内服：3~9 克，水煎服或入丸、散剂。外用：煎水熏洗或捣汁涂。

识别特征：多年生草本，高 1~2 米。块根成簇，肉质，粗壮。茎直立，光滑无刺，分枝，绿色而稍带粉白色[1]；嫩茎粗厚，有紧贴的鳞片状叶；叶状枝成束，丝状，圆柱形[2]。叶（即鳞片）极小。花单性，具柄，1~4 朵簇生于叶状枝的腋内，钟形[3]；花被 6 片，黄绿色。浆果球形[4]，肉质，红色。花期秋季。生于山林下阴湿之地。我国南部有栽培。

验方精选：①肺热咳嗽：小百部根 9 克，水煎服。②皮肤疥癣及一切寄生虫病：鲜小百部根适量，捣汁涂于患处。③淋巴结结核：鲜小百部根 60 克，炒荞麦面 15 克，捣成泥膏，外敷，每日换药 1 次。

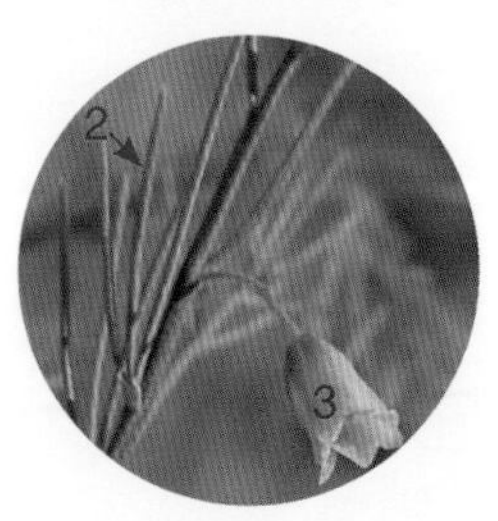

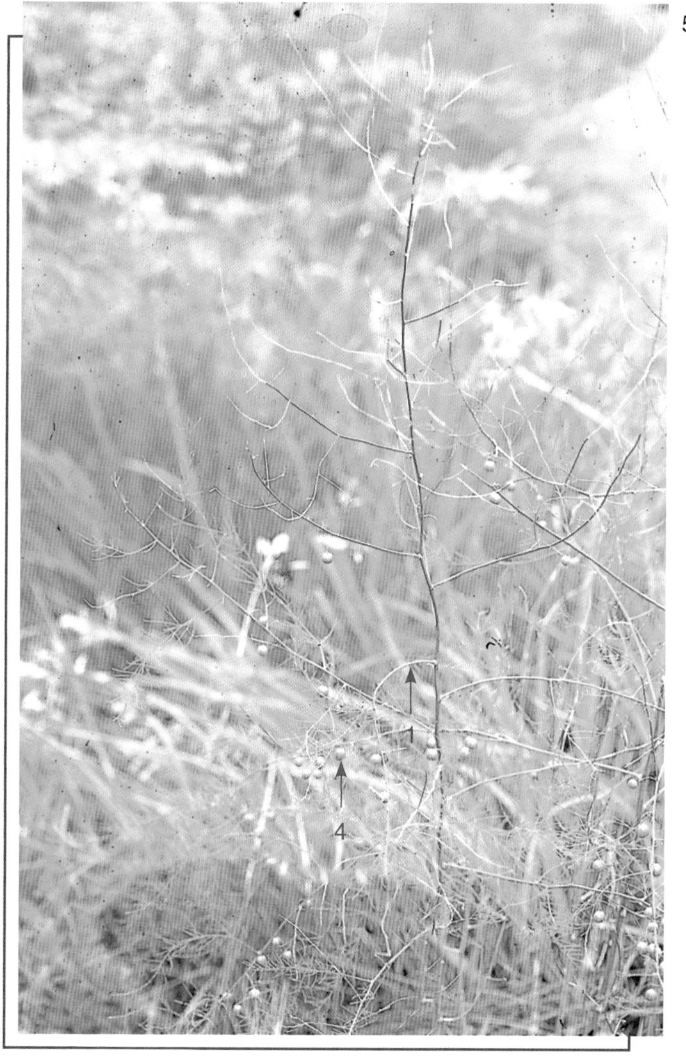

◎石刁柏

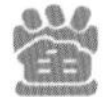

壳

◎常用别名

鲎鱼壳、鲎甲。

◎动物基源

鲎科动物东方鲎 *Tachypleus tridentatus* Leach 的甲壳。

◎性味功用

咸，平。止咳化痰，续筋接骨，凉血止血。内服：3~6 克，煅存性研末服，或入丸剂。外用：研末敷。

识别特征：体长约 70 厘米，宽约 30 厘米，全身深褐色。头胸及腹部各有 1 坚硬的甲壳被覆，头胸部背甲广阔如马蹄形，背面有 3 条纵脊，中央一条的前端有单眼一对，两侧纵脊上，各有复眼一对。腹面有口，口缘有附肢 6 对。腹部背甲呈六角形，两侧有缺裂及短刺，腹面有板状的附肢 6 对。腹部下面有 1 条强直的剑状物，称为剑尾。穴居，生活于海底沙土中。分布于福建、广东一带海中。

验方精选：①咳嗽：鲎壳 15 克，皂荚 0.3 克（去黑皮，涂酥炙焦黄，去子），贝母 0.3 克（煨微黄），桔梗 0.3 克（去芦头），捣为末，炼蜜为丸，每含 1 克。②跌仆肿痛：陈鲎壳适量，煅灰，泡酒服。③创伤出血：鲎壳适量，煅存性为末，敷伤口。④烧烫伤：鲎壳煅存性研末，加适量茶油调敷患处。

附注：①鲎肉：为东方鲎的肉。辛、咸，平。清热疗痔，杀虫消疳。内服：30~60 克，蒸熟食用。②鲎尾：为东方鲎的剑尾。咸，平。清肠止痢，止血止带。内服：3~6 克，烧存性研末服。③鲎胆：为东方鲎的胆囊。苦、咸，寒。祛风除癞，驱蛔杀虫。

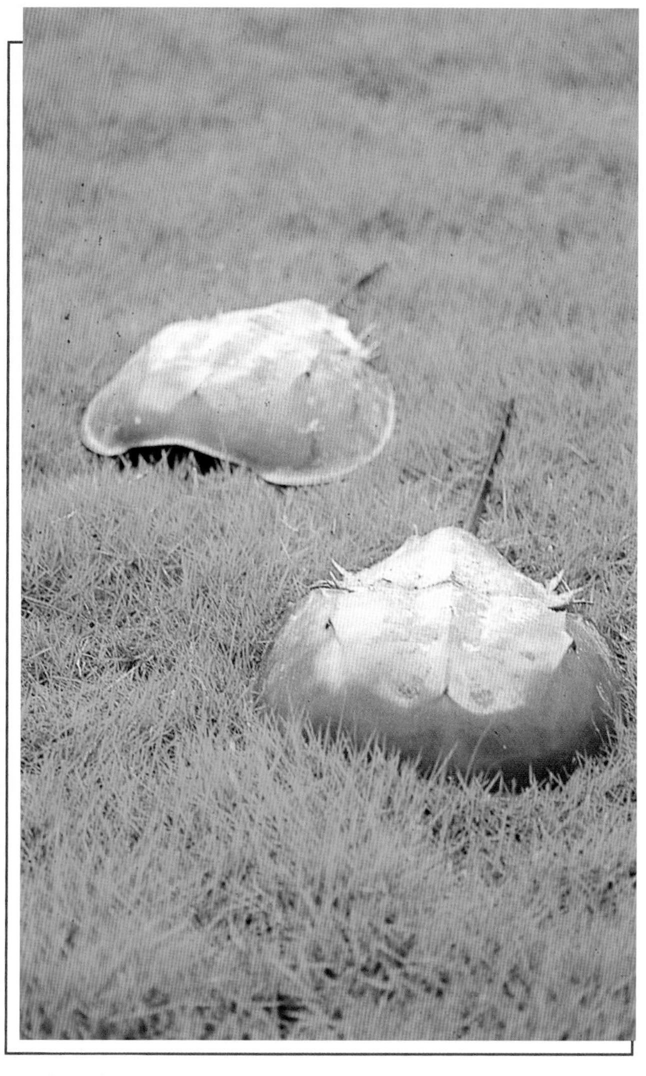

◎东方鲎

酢浆草

◎**常用别名**

酸浆草、酸味草。

◎**植物基源**

酢浆草植物酢浆草 *Oxalis corniculata* L. 的全草。

◎**采收加工**

四季均可采集，以夏、秋季有花果时采集较好。生用或鲜用。

◎**性味功用**

酸，寒。镇静安神，清热利湿，凉血止血，解毒消肿。内服：6~12 克，水煎服。外用：适量。

识别特征：为多年生草本。茎匍匐或斜升，多分枝，上被疏长毛，节节生根。全草味酸。复叶互生，掌状多叶，小叶 3 枚[1]，倒心形[2]，无柄，有柔毛。花 1 至数朵成腋生的伞形花序；花瓣 5，黄色[3]，倒卵形。蒴果近圆柱形，有毛[4]，有 5 棱。花期 5~7 月。生于路旁、水边等湿地。分布于全国各地。

验方精选：①水泻：酢浆草 9 克，加红糖蒸服。②痢疾：酢浆草研末，每服 15 克，开水送服。③湿热黄疸：酢浆草 12~24 克，水煎，分 2 次服。④血尿：酢浆草 24 克，取汁，加适量蜂蜜服用。⑤尿结石：酢浆草 12 克，甜酒 60 克，同水煎服，每日 3 次。

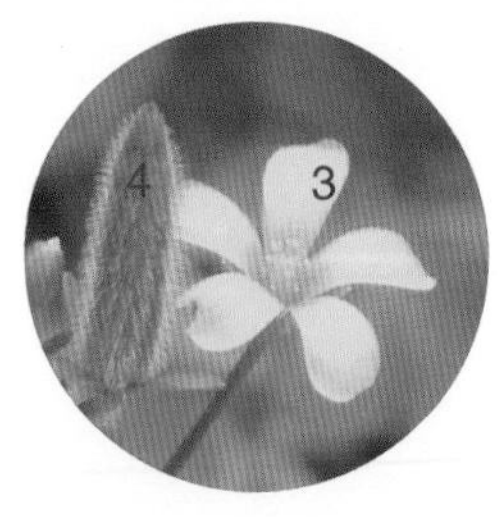

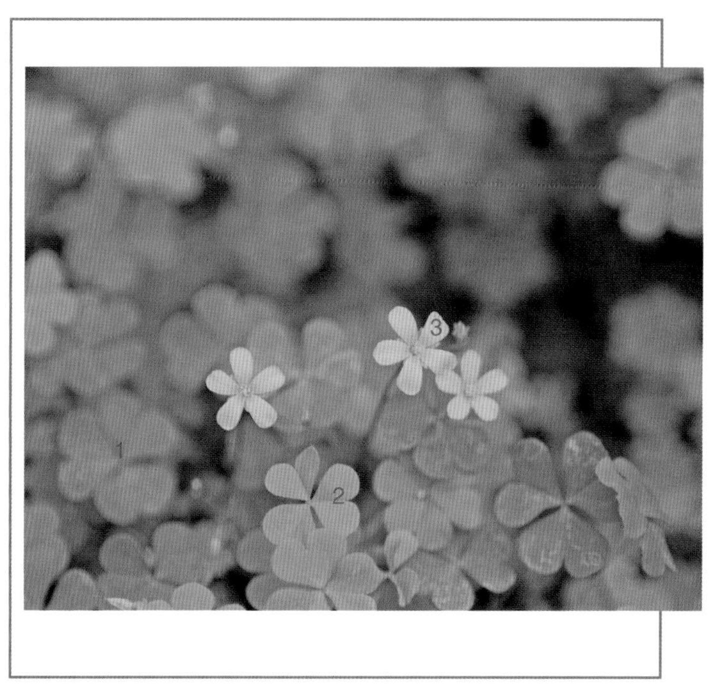

◎酢浆草

白千层

◎常用别名

玉树。

◎植物基源

桃金娘科植物白千层 *Melaleuca leucadendron* L. 的树皮。

◎采收加工

全年可采，剥取树皮，晒干。生用。

◎性味功用

淡，平。安神镇静。内服：6~9 克，水煎服。

识别特征： 常绿乔木，高约 20 米。树皮灰白色，厚而疏松，可呈薄片状层层剥落[1]，故名“白千层”。单叶互生，有时对生，狭椭圆形或披针形[2]，两端渐尖，全缘，有纵脉 3~7 条。穗状花序顶生[3]，中轴具毛，于花后继续生长成一有叶的新枝；花密集，乳白色，无梗。蒴果顶部 3 裂[4]，杯状或半球状，顶部截形，成熟时裂开成 3 果瓣。花期 1~2 月。生于较干燥的沙地上，多为栽培。分布于福建、台湾、广东、广西等地。

验方精选： 神经衰弱、失眠：白千层干皮 6~9 克，水煎服。

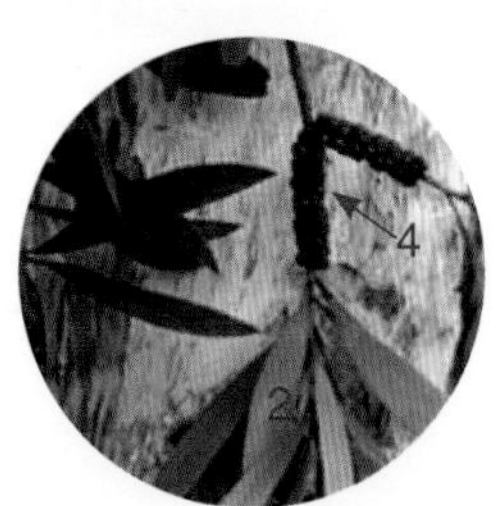

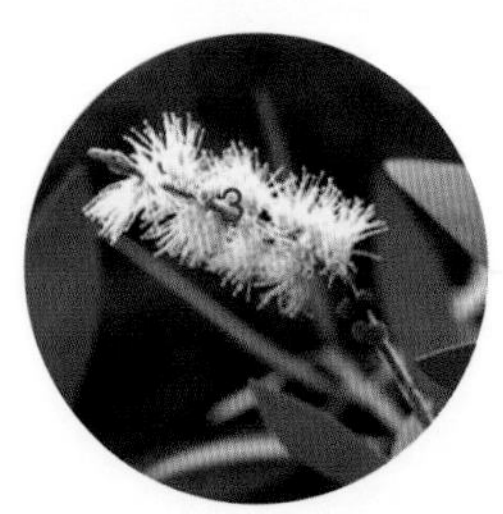

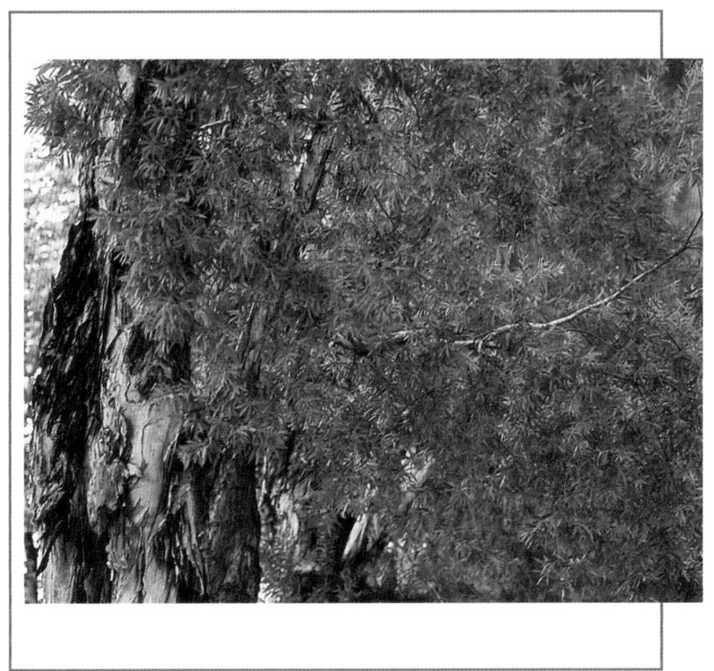

◎白千层

缬草

◎常用别名

满山香、香草、 拨地麻。

◎植物基源

败酱科植物缬草 *Valeriana officinalis* L. 的根及根茎。

◎采收加工

秋季（9~10 月）采挖，去掉茎叶及泥土，晒干。生用。

◎性味功用

辛、苦，温；有微毒。镇静安神，活血化瘀，温经散寒。内服：3~4.5 克，水煎服，或研末，或浸酒。

识别特征：多年生草本，高 1~2 米，有特殊香气，干后气味更浓。茎直立，多纵棱，基部、节上被毛。基生叶丛生，有长柄[1]，早枯；茎生叶对生，羽状全裂[2]，裂片披针形，全缘或疏生 2~3 浅齿，叶柄短或无。伞房状三出聚伞圆锥花序[3]；花萼退化；花冠筒初时淡粉红色，后变白色，先端 5 裂。瘦果扇卵形，顶端具 12 条羽状冠毛。种子 1。花期 6~7 月，果期 7~8 月。生于山坡、路边、荒林中。分布于西北、华北及台湾等地。

验方精选：①神经衰弱：缬草、五味子各 3 克，水煎服或浸酒服。②腰腿痛、腹痛、跌打损伤、心悸、神经衰弱：缬草 3 克，研为细末，水冲服，或加童便冲服。③神经官能症：缬草 30 克，五味子 9 克，合欢皮 9 克，酒 250 克，浸泡 7 日，每次服 10 毫升，每日 3 次。④心律失常：缬草 15 克，党参、黄精各 30 克，琥珀粉 1 克，三七末 1 克，研末，每次 18 克，每日 3 次，温开水送服。

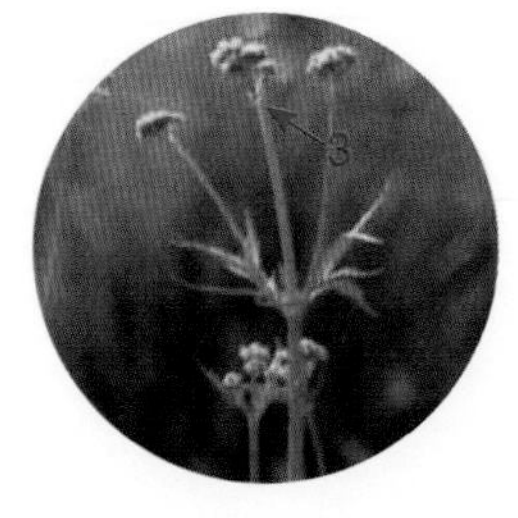

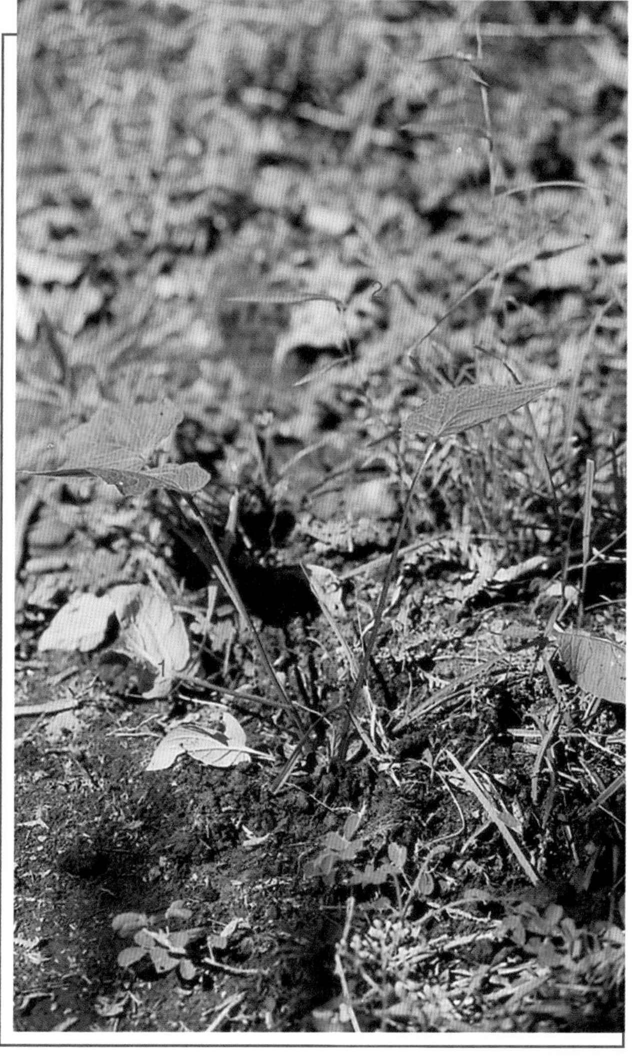

◎ 缬草

蒺藜

◎**常用别名**

白蒺藜、刺蒺藜。

◎**植物基源**

蒺藜科植物蒺藜 *Tribulus terrestris* L. 的果实。

◎**采收加工**

秋季果实成熟时采收，割取全株，晒干，打下果实，炒黄或盐水炙用。成品药材以颗粒均匀、饱满坚实、色灰白者为佳。

◎**性味功用**

苦、辛，平。归肝经。平肝疏肝，祛风明目。煎服，6~15 克。

识别特征：一年生或多年生草本，全株密被灰白色柔毛[1]。茎匍匐，由基部生出多数分枝。双数羽状复叶，对生[2]；托叶对生，形小，卵形至卵状披针形；花单生叶腋间[3]，花梗丝状；萼披针，边缘膜质透明；花瓣 5，黄色，倒卵形[4]。果五角形，每果瓣呈斧形；每分果有种子 2~3 枚。花期 5~7 月，果期 7~9 月。生于沙丘、路旁。分布于我国大部分地区。主产于河南、河北、山东、安徽等地。

验方精选：①身体风痒，燥涩顽痹：蒺藜 120 克，胡麻仁 60 克，玉竹 90 克，金银花 30 克，炼蜜为丸，早晚各 9 克，白开水送服。②白内障：蒺藜 120 克，玉竹 90 克，共炒为散，每次 9 克，早饭前白开水调服。③通身浮肿：蒺藜适量，煎汤洗。

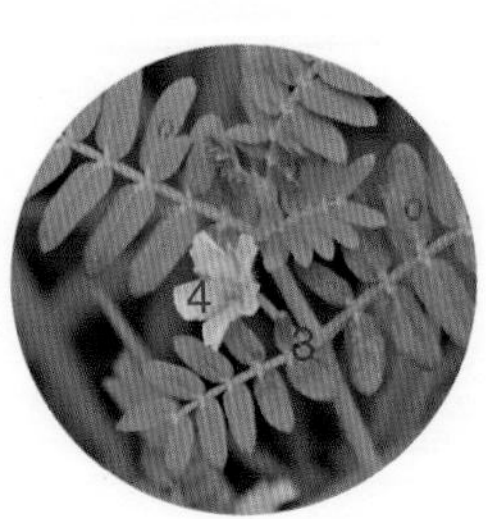

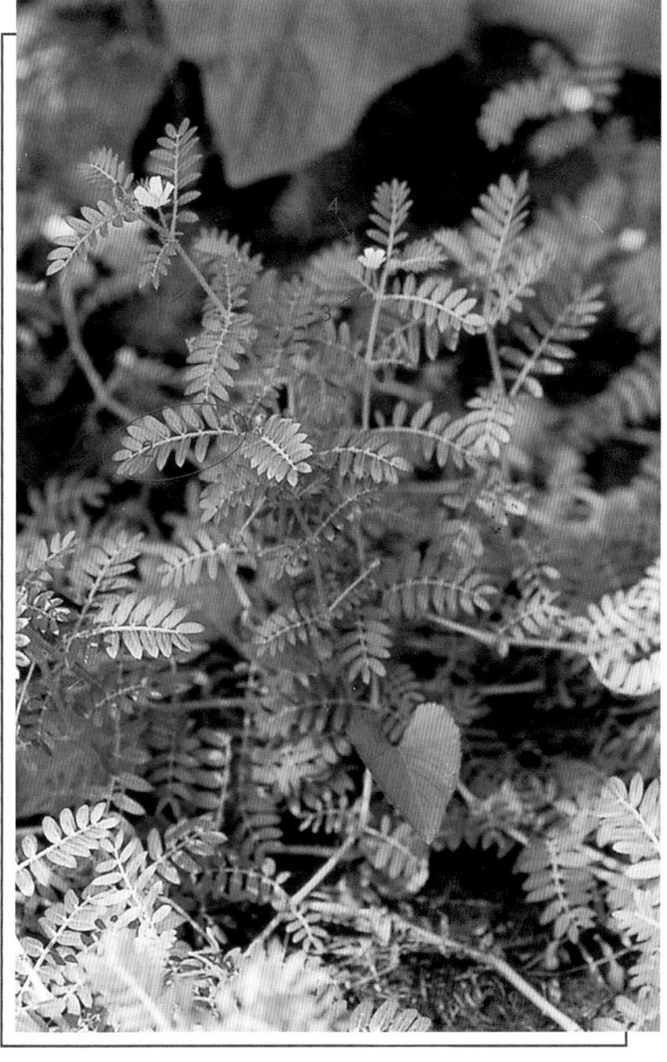

◎蒺藜

旱芹

◎**常用别名**

芹菜、香芹、野芹。

◎**植物基源**

伞形科植物旱芹 *Apium graveolens* L. 的全草。

◎**采收加工**

春、夏、秋季均可采集。生用或鲜用。

◎**性味功用**

甘、微辛，凉。清热平肝，凉血利尿，解毒消肿。内服：10~15 克，水煎服或捣汁服。外用：适量。

识别特征： 1 年或 2 年生草本，秃净，有强烈香气。茎圆柱形[1]，上部分枝，有纵棱及节。根出叶丛生[2]；单数羽状复叶，倒卵形至矩圆形[3]，具长柄；小叶 2~3 对，基部小叶柄最长。复伞形花序侧生或顶生[4]；花小，两性，萼齿不明显；花瓣 5，色白，广卵形，先端内曲。双悬果近圆形或椭圆形，分果椭圆形，具有 5 条明显的肋线。花期 4 月，果期 6 月。多栽培。分布于全国各地。

验方精选： ①早期高血压：鲜旱芹 120 克，马兜铃 9 克，大、小蓟各 15 克，制成流浸膏，每次 10 毫升，每日服 3 次。②痈肿：鲜旱芹 30~60 克，散血草、红泽兰、犁头草各适量，一同捣烂，敷在痈肿处。③乳糜尿：取青茎旱芹下半部之茎及全根 10 根，洗净，加水 500 毫升，文火煎至 200 毫升，早晚空腹分服，每日 1 剂。④月经不调，崩中带下，或便血：鲜旱芹 30 克，茜草 6 克，六月雪 12 克，水煎服。

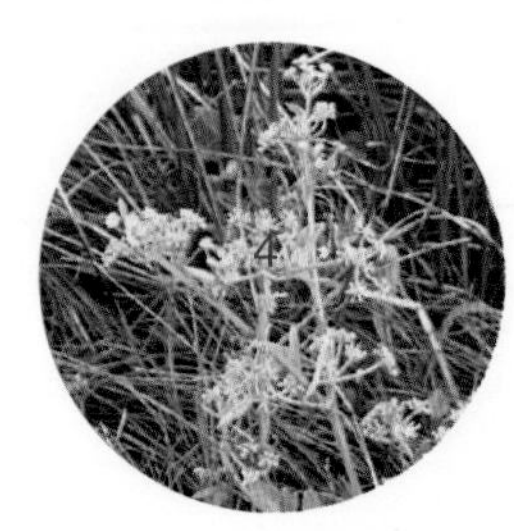

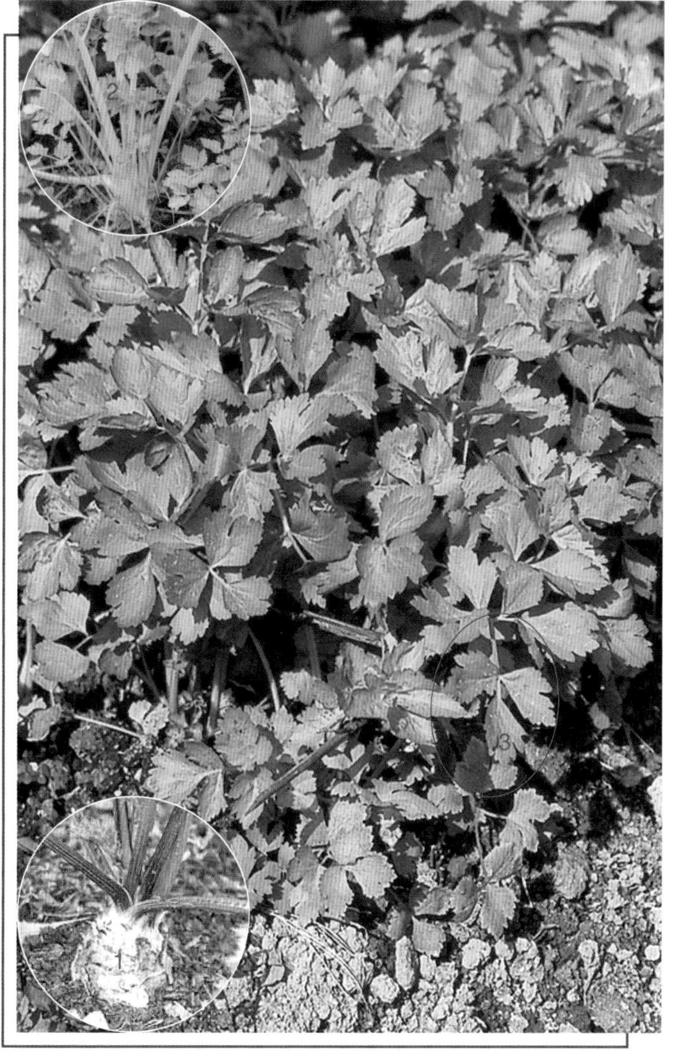

◎旱芹

萝芙

◎**常用别名**

山辣椒、山胡椒、鱼胆木、矮青木。

◎**植物基源**

夹竹桃科植物萝芙木 *Rauvolfia verticillata* (Lour.) Baill. 的根。

◎**采收加工**

秋、冬季采根，洗净泥土，切片晒干。

◎**性味功用**

苦，寒；有小毒。平抑肝阳，疏风清热，解毒消肿。内服：10~15 克，水煎服。外用：适量。

识别特征：常绿灌木。根木质，有外皮，较薄，淡黄色，质紧密，纵纹细密，有侧根多条。茎多技，小枝淡灰褐色，疏生圆点状黄色皮孔，幼枝绿色，有棱角[1]，枝条折断有乳汁流出。叶通常 3~4 片轮生，质薄而柔，长椭圆状披针形，全缘或略带波状[2]。聚伞花序腋生或顶生，花冠白色[3]，呈高脚碟状，上部 5 裂。果实核果状，椭圆形，成对或单生，红色[4]，熟后为紫黑色。花期 5~7 月，果期 8~10 月。生于溪边、河边、山谷或村旁阴湿处。主产于广西、广东、台湾、云南、贵州等地。

验方精选：①高血压：萝芙木、钩藤各 10 克，玉米须 6 克，水煎服；或萝芙木、钩藤、夏枯草各 15 克，水煎服。②风热感冒，发热头痛：萝芙木 10 克，板蓝根 30 克，水煎温服。③急性黄疸型肝炎：萝芙木 10 克，虎杖 30 克，茵陈 45 克，水煎温服。④风热痹痛：萝芙木 10 克，海桐皮、桑枝皮各 30 克，水煎温服。

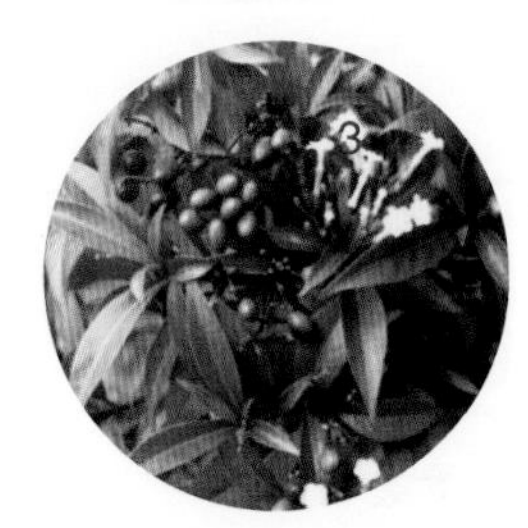

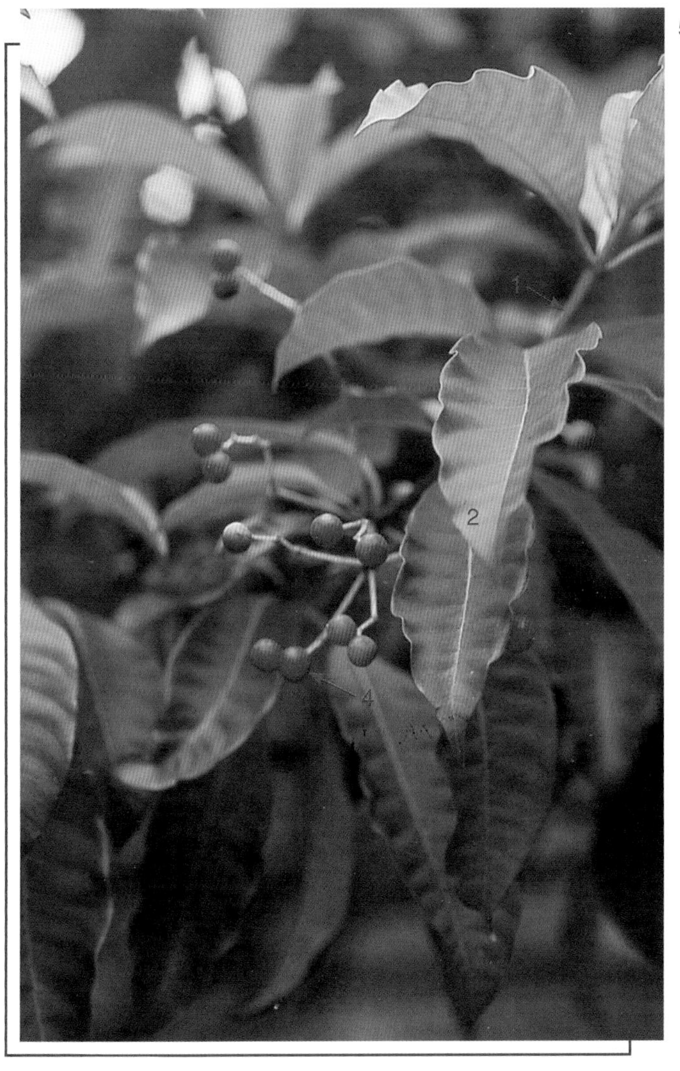

◎萝芙木

千斤拔

◎常用别名

大力黄、老鼠尾、牛大力。

◎植物基源

豆科植物千斤拔 *Flemingia philippinensis* (Merr. et Rolfe) Li. 的根。

◎采收加工

宜于秋后采挖，洗净，切段，晒干。生用。

◎性味功用

甘、辛，温。补肝肾，强筋骨，祛风利湿，消瘀解毒。内服：30~60 克，水煎服。

识别特征：蔓性半灌木，高 1~2 米。三出复叶互生[1]，具柄[2]；小叶矩状卵形或卵状披针形，先端钝，有小短尖，基部宽楔形至圆形，上面毛少，下面密被长毛，基脉 3 条；托叶条状披针形。秋季叶腋抽出总状花序，花密集，具梗，与萼均被白色长硬毛；花萼 5 裂，下面 1 枚裂片较长，有密集的腺点；蝶形花冠红紫色[3]，花瓣均有小耳及爪。荚果矩圆形[4]，浅黄色，有黑色球形种子 2 粒。花期 8~9 月，果期 10 月。生于空旷山坡草地、田边。分布于华南、华中各地及福建、台湾、贵州、云南等地。

验方精选：①风湿筋骨痛及产后关节痛：千斤拔 30 克，猪蹄 1 截，以酒、水各半炖烂，去渣，食肉及汤。②慢性肾炎：千斤拔 30~60 克，水煎服。③咳嗽：鲜千斤拔 30~60 克，水煎服。④跌打损伤：千斤拔 30 克，酒、水各半煎服。⑤带下病：千斤拔 30 克，同猪肉 60 克，一并炖熟，去渣，食肉及汤。

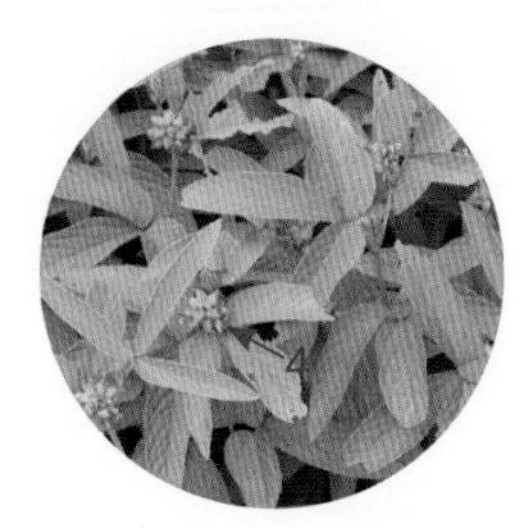

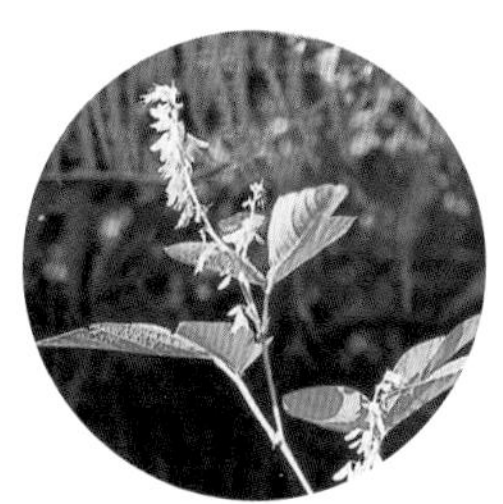

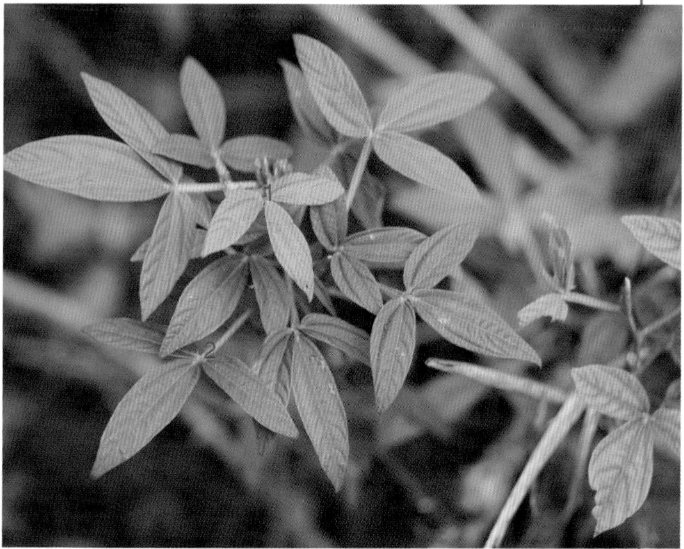

◎千斤拔

五指毛桃

◎**常用别名**

五指牛奶、土黄芪、五爪龙、南芪。

◎**植物基源**

桑科植物粗叶榕 *Ficus hirta* Vahl 的根。

◎**采收加工**

秋季采挖，洗净，切片，晒干。

◎**性味功用**

辛、甘，微温。补气健脾，祛痰平喘，祛风湿，止痹痛。内服：15~30 克，水煎服。

识别特征：灌木或小乔木，高 1~2 米，全株具贴伏短硬毛[1]和白色乳汁，有芳香味，根尤其浓。茎直立，很少分枝。单叶互生，纸质，多型，长椭圆状披针形或广卵形，常具 3~5 枚深裂片或有锯齿或全缘（因其叶通常 5 深裂，呈五指状[2]，故名“五指毛桃”），两面均粗糙。隐头花序球形，成对腋生，无梗；花小，花被片 4；萼片 4，紫色，线状披针形。瘦果椭圆形，有小瘤状凸体[3]，花序托熟时由红色变黑色。花期夏季，果期 8~10 月。生于山坡、沟谷、路旁的灌木丛中。分布于我国南部及西南部，主产于广东、广西、福建、云南等地。

验方精选：①急性黄疸型肝炎、慢性肝炎：五指毛桃 25 克，穿破石 100 克，葫芦茶 9 克，水煎服，每日 2 次，每 1 个月为 1 个疗程。②产后无乳：五指毛桃 30 克，炖猪脚服。③带下病：五指毛桃 30 克，一匹绸 60 克，水煎服。

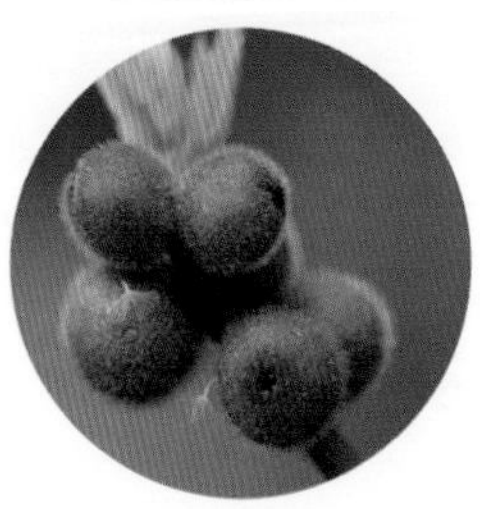

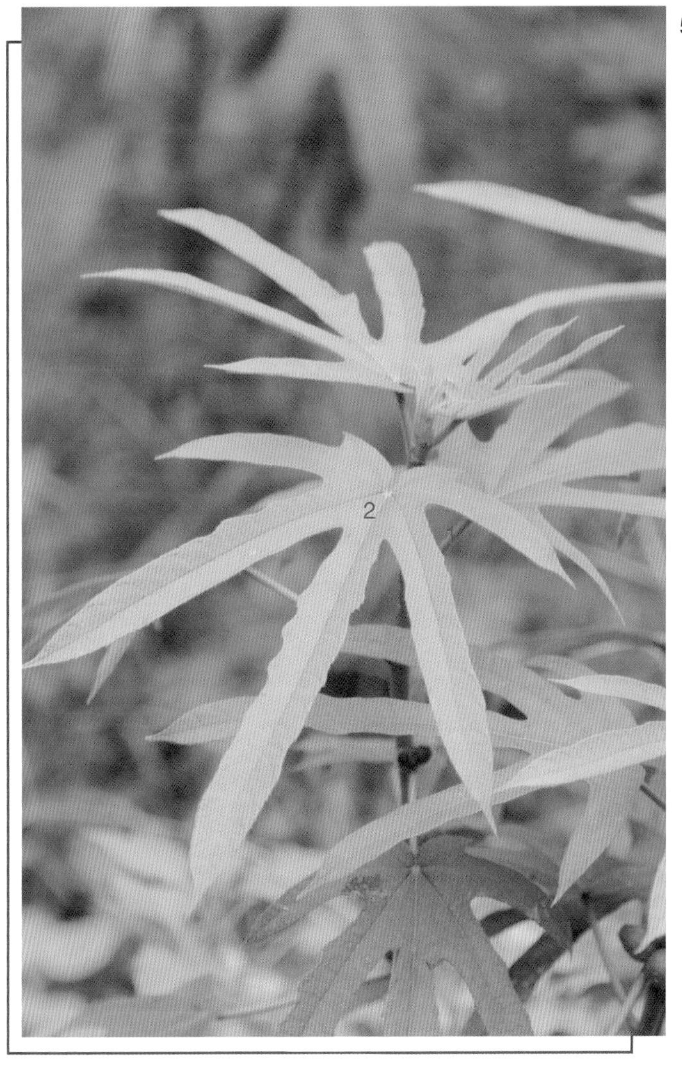

◎粗叶榕

牛大力

◎常用别名

倒吊金钟、山莲藕、大力薯。

◎植物基源

豆科植物美丽崖豆藤 *Millettia speciosa* Champ. 的根。

◎采收加工

夏、秋季采集，晒干。生用。

◎性味功用

甘，平。补气益肺，舒筋活络。内服：15~30 克，水煎服。

识别特征：攀缘灌木，长 1~3 米。幼枝被棕色绒毛，老枝近无毛。单数羽状复叶互生[1]，叶柄与叶轴被短柔毛；小叶片矩状披针形，全缘，上面光亮，疏被柔毛，下面密被白色短柔毛，小叶柄短，小托叶锥形[2]。秋季叶腋抽出总状花序，有花约 30 朵，单生；花梗较长；蝶形花冠白色，带有黄色晕[3]。荚果似紫藤果实，密被棕色绒毛，果瓣木质，裂后扭曲。种子 4~6 粒，卵圆形。花期夏、秋季，果期晚秋。生于山谷、路旁、灌木林丛。主产于广东、广西等地。

验方精选：①慢性肝炎：牛大力 30 克，十大功劳 9 克，甘草 3 克，水煎服。②胸膜炎：牛大力 15 克，一见喜 3 克，水煎服。③喉炎：牛大力 100 克，龙吐珠 100 克，瘦肉 250 克，加水 5 碗，慢火煎取 1 碗服。④高血压、高脂血症：牛大力、千斤拔、桑寄生、鸡血藤各 15 克、蜜枣 2 粒，与猪瘦肉或蛇肉同炖服。

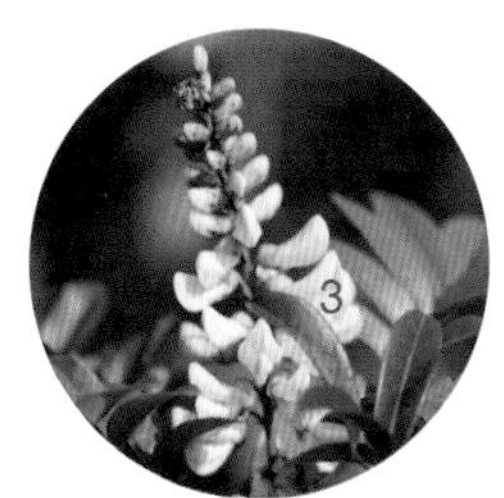

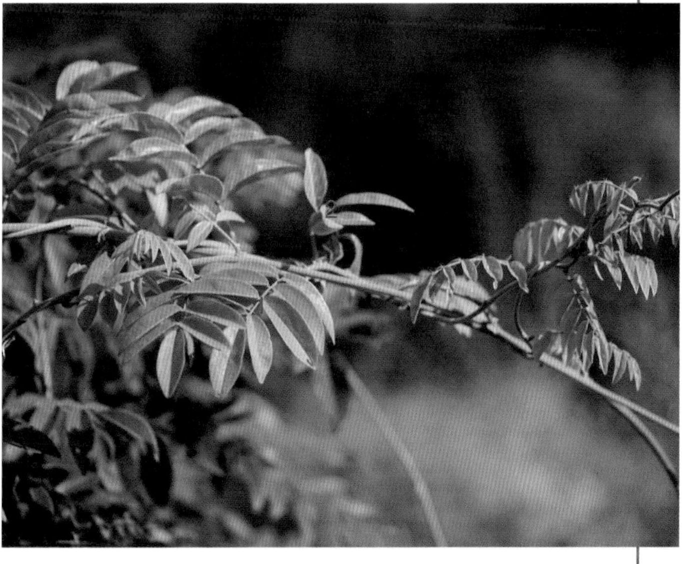

◎美丽崖豆藤

土

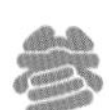

◎常用别名

飞来参、土高丽参、申时花。

◎植物基源

马齿苋科植物土人参 *Talinum paniculatum* (Jacq.) Gaertn. 的根。

◎采收加工

秋、冬季挖根洗净，切片，晒干。

◎性味功用

甘，平。补气健脾，润肺止咳，清热敛汗，调经止带。内服：30~60 克，水煎服。外用：适量，捣敷。

识别特征： 1 年生草本，高可达 60 厘米左右，肉质，全体无毛。茎圆柱形，下部有分枝，基部稍木质化。叶互生，倒卵形，全缘[1]，基部渐次狭窄而成短柄，两面绿色而光滑。茎顶分枝成长圆锥状的花丛，总花柄呈紫绿色或暗绿色；花小多数，淡紫红色[2]；萼片 2，早落；花瓣 5，倒卵形或椭圆形[3]。蒴果红色[4]，熟时灰褐色。种子细小，黑色，扁圆形。花期 6~7 月，果期 9~10 月。常栽于村庄附近阴湿的地方。主产于浙江、江苏、安徽、福建等地。

验方精选： ①虚劳咳嗽：土人参、隔山撬、通花根各 30 克，冰糖适量，炖鸡服。②多尿症：土人参、金樱子根各 60 克，水煎服，每日 2~3 次。③盗汗、自汗：土人参 60 克，猪肚 1 个，炖服。④劳倦乏力：土人参 30 克，或加墨鱼干 1 只，酒水炖服。⑤脾虚泄泻：土人参 30 克，大枣 15 克，水煎服。

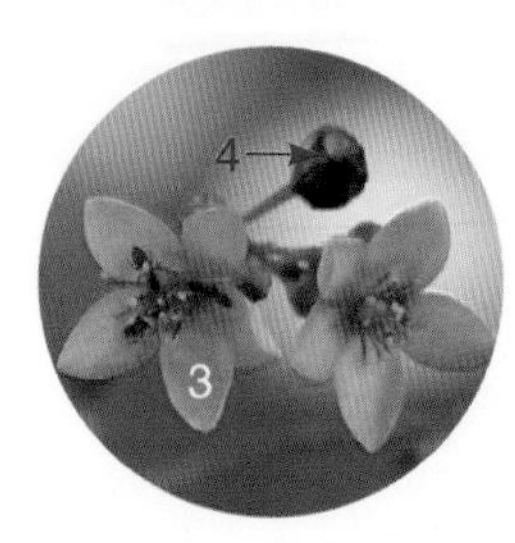

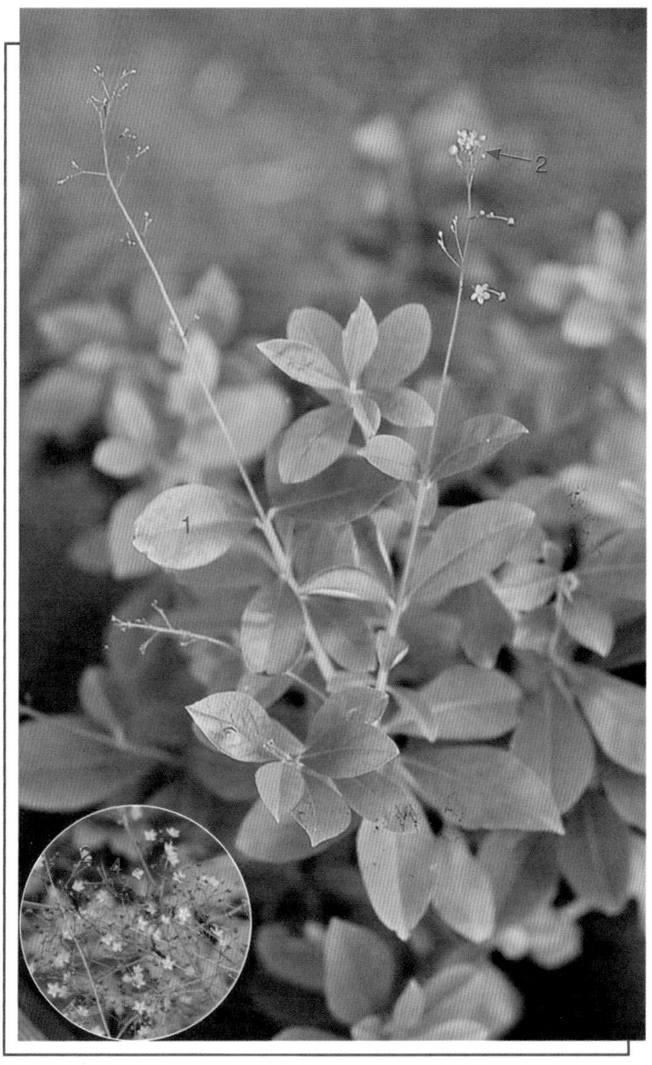

◎栌兰

土党参

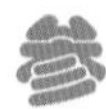

◎**常用别名**

土洋参、南人参、人参薯。

◎**植物基源**

桔梗科植物金钱豹 *Campanumoea javanica* Bl. 的根。

◎**采收加工**

秋季挖取根部，洗净，除去须根，晒干。生用。

◎**性味功用**

甘、微苦，温。健脾补肺，祛痰止咳。内服：15~30 克，水煎服。

识别特征：多年生缠绕草本。主根肥大，肉质，米黄色，须根少。茎细弱，浅绿色[1]，光滑无毛。单叶对生，卵圆状心形[2]，先端尖，边缘有钝锯齿，基部深心脏形，两面无毛；叶柄几与叶片等长[3]。花钟状，单生于叶腋，两性；花冠淡黄绿色，有紫色条纹，裂片 5，向外反卷；萼片 5，披针形或卵状披针形，基部稍联合。浆果半球形而扁。种子多数。花期 8~9 月。生于低山区的向阳坡地上。分布于我国南部和西南部，主产于广西、四川、重庆、福建、云南等地。

验方精选：①肺虚咳嗽：土党参、百合、尖贝、百部、莲米、甜杏仁各适量，炖五花肉服。②产后乳少（催乳）：土党参、黄芪、党参、当归各 15 克，炖鸡服用。③带下病（气虚证）：土党参、白背叶根各 15 克，海螵蛸 24 克，刺苋菜根 30 克，水煎服，每日 1 剂。④寒咳：土党参 30 克，白胡椒、艾叶各 9 克，水煎服。⑤小儿遗尿：土党参 30 克，猪瘦肉 120 克，水炖，服汤食肉。

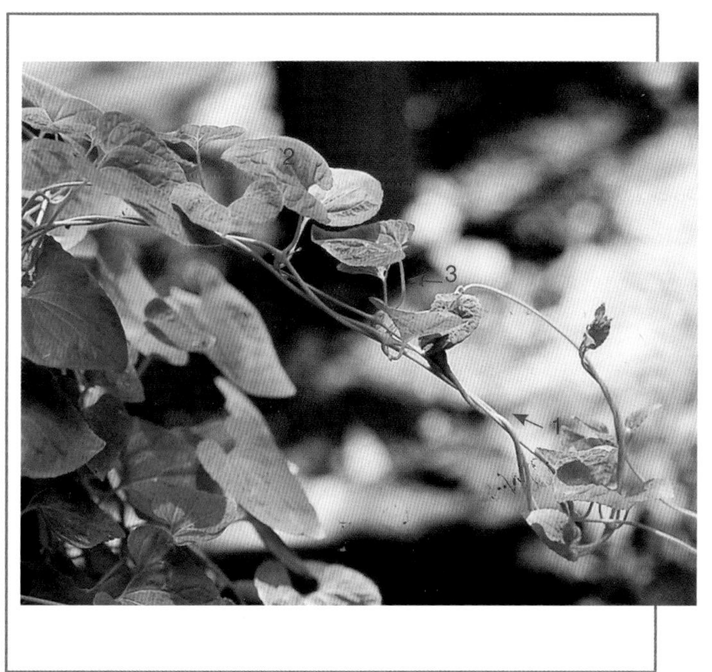

◎金钱豹

黄花倒水莲

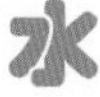

◎**常用别名**

黄花大远志、黄花参、鸡仔树、吊吊黄。

◎**植物基源**

远志科植物黄花倒水莲 *Polygala Fallax* Hemsl 的根。

◎**采收加工**

全年可采，洗净，切片，晒干。生用。

◎**性味功用**

甘，微温。补益强壮，祛湿散瘀。内服：15~30 克，水煎服。外用：适量，捣敷。

识别特征：落叶灌木，高 1~3 米，全株有甜味。根肉质，黄白色或淡黄色。树皮灰白色，嫩枝无毛。叶互生，膜质，披针形或倒卵状披针形，全缘[1]，两面被短柔毛，具短柄[2]。总状花序顶生，下垂；花黄色，左右对称[3]；萼片 5，内面 2 枚大而花瓣状；花瓣 3，下部合生，中央的一瓣较大，呈囊状，近顶端处有流苏状附属物。蒴果阔肾形，扁平。种子有毛，一端平截，一端突起。花期夏季。生于疏林中、沟边、林缘。分布于广西、广东、湖南、江西、福建、四川、重庆、云南等地。

验方精选：①肝炎：黄花倒水莲 15 克，或鲜叶 30 克，水煎服。②营养不良性水肿：黄花倒水莲、旋覆花根、何首乌、黄精、土党参各 30 克，水煎服。③贫血：黄花倒水莲、土党参、鸡血藤各 30 克，水煎服。

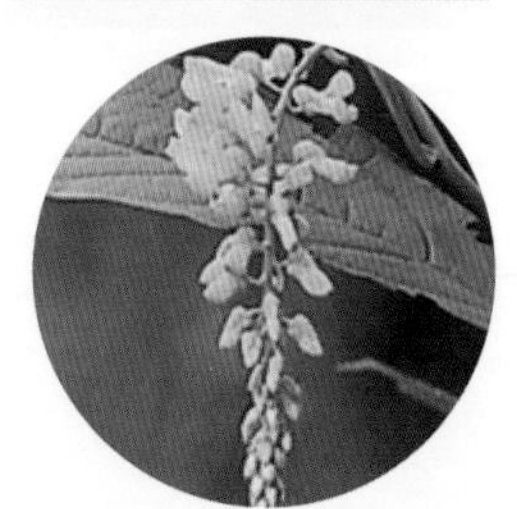

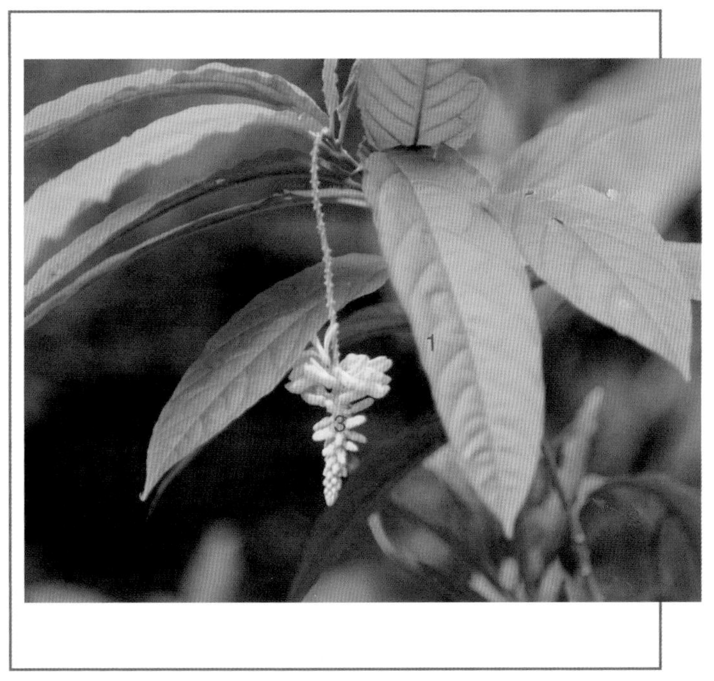

◎黄花倒水莲

金毛狗脊

◎**常用别名**

金毛狮子、狗仔头、黄狗毛。

◎**植物基源**

蚌壳蕨科植物金毛狗脊 *Cibotium barometz* (L.) J. Sm. 的根茎。

◎**采收加工**

秋季采挖，蒸后切片晒干。生用或沙烫用。

◎**性味功用**

苦、甘，温。归肝、肾经。祛风湿，补肝肾，强腰膝。内服：9~15 克，水煎服。

识别特征：为多年生树型蕨，高达 2.5~3 米。根茎多平卧，短而粗壮，木质，密被金黄色而有金色光泽的长柔毛。叶多数，丛生成冠状，大形；叶柄粗壮，褐色，基部密被金黄色长柔毛和黄色披针形鳞片；叶片卵圆形，长可达 2 米，三回羽状分裂，羽片互生，卵状披针形[1]，上面暗绿色，下面粉灰色，叶脉开放，不分枝。孢子囊群着生于边缘的侧脉顶上，矩圆形，棕褐色[2]，每裂片上有 2~12 枚；囊群盖 2 瓣，双唇状，形如蚌壳，棕褐色，成熟时侧裂。生于山脚沟边或林下阴处酸性土壤处。主产于云南、广西、浙江、福建等地。

验方精选：①腰痛及小便过多：金毛狗脊、木瓜、五加皮、杜仲各 15 克，水煎服。②年老多尿：金毛狗脊、蜂糖罐根、小棕根各 15 克，炖猪肉吃。③风湿骨痛、腰膝无力：金毛狗脊 18 克，香樟根、马鞭草各 12 克，杜仲、续断各 15 克，铁脚威灵仙 9 克，红牛膝 6 克，泡酒服用。④病后足肿：金毛狗脊适量，煎汤渍洗患处，并节食以养胃气。

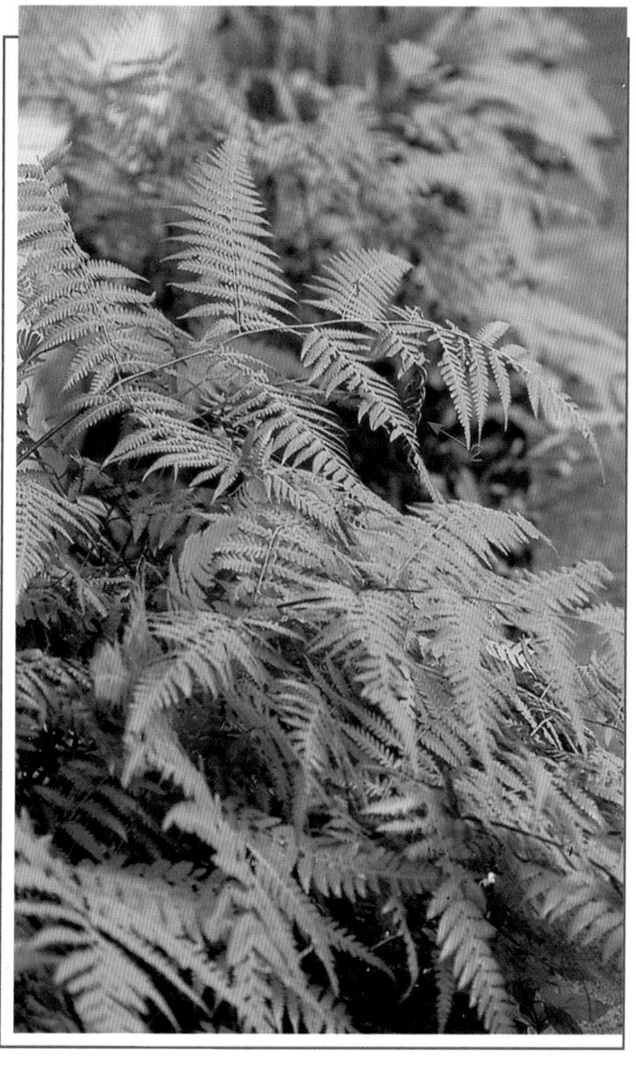

◎金毛狗脊

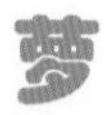

萝藦

◎**常用别名**

白环藤、羊角菜、羊婆奶。

◎**植物基源**

萝藦科植物萝藦 *Metaplexis Japonica* (Thunb.) Mak. 的全草或根。

◎**采收加工**

7~8 月采集全草，鲜用或晒干。

◎**性味功用**

甘、辛，平。补肾益精，通乳，解毒。内服：15~30 克，水煎服。外用：适量，捣敷。

识别特征：多年生缠绕草本，长达 2 米以上，全体被柔毛，有乳汁。块根肥大，黄白色，有横纹。单叶对生，有长柄；叶片卵状心形[1]，全缘，上面绿色，下面粉绿色，脉上被疏毛；柄被细毛。花白色带淡紫红斑纹[2]；总状花序腋生；花冠 5 裂，裂片里面密生长毛，副花冠极短，成一环。蓇葖果纺锤形，呈角状[3]，成熟时为淡褐色，表面有瘤状小突起。种子多数，扁卵形，顶端有一簇白色细毛[4]。花期 7~8 月，果期 9~10 月。生于山坡及路边向阳地。分布于河北、河南、陕西、江苏、浙江、福建、湖北、四川、辽宁等地。

验方精选：①吐血虚损：萝藦、地骨皮、柏子仁、五味子各 90 克，研为细末，空腹时以米饮送下 15 克。②肾炎水肿：萝藦根 30 克，水煎服，每日 1 剂。

附注：①萝藦子：为萝藦的果实。甘、微辛，温。补益精气，生肌止血。内服：9~18 克，水煎服。外用：适量，捣敷。②天浆壳：为萝藦的果壳。咸，平。清肺化痰。内服：6~9 克，水煎服。

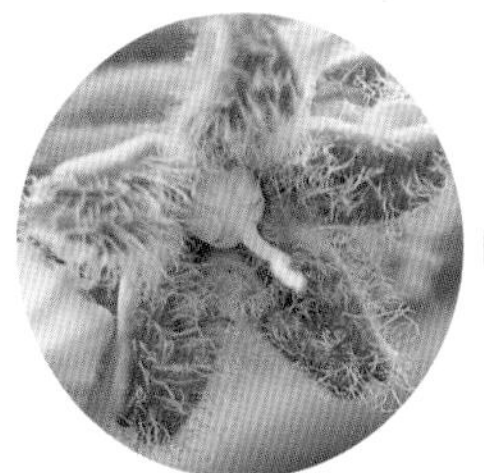

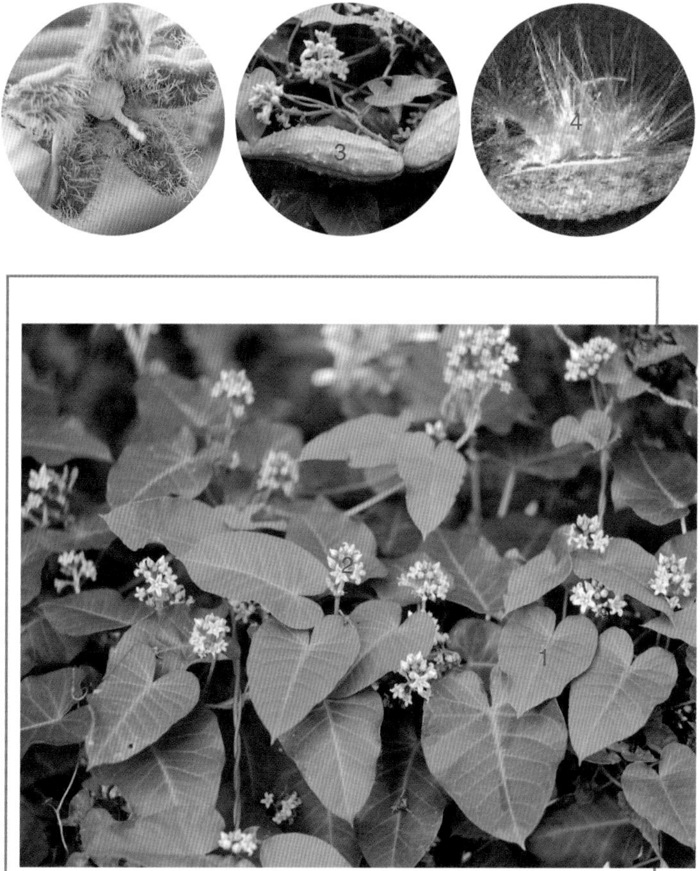

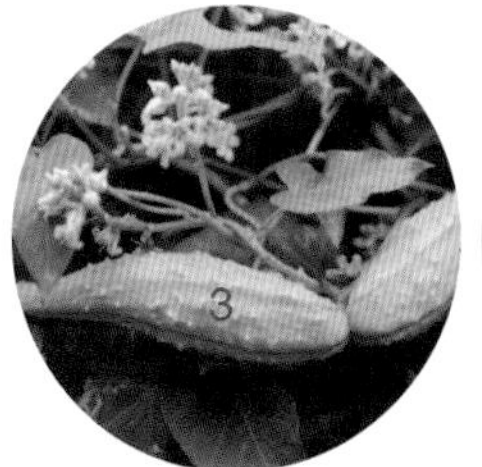

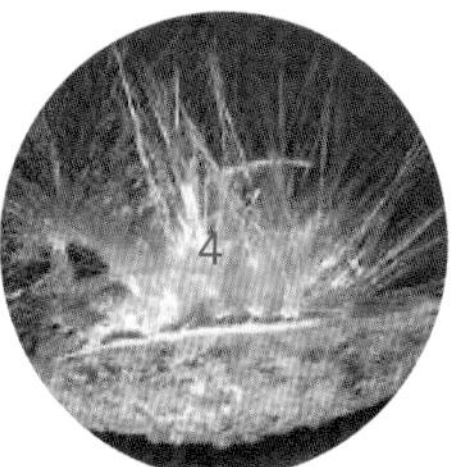

◎萝藦

栗子

◎常用别名

板栗、风栗、家栗。

◎植物基源

壳斗科植物栗 *Castanea mollissima* BI. 的种仁。

◎采收加工

秋季果实成熟时采摘。

◎性味功用

甘，温。养胃健脾，补肾强筋，活血止血，消肿解毒。内服：随量生食、煮食或炒研末服。外用：适量，捣敷。

识别特征：落叶乔木，高 15~20 米。树皮暗灰色，上有许多黄灰色的圆形皮孔，枝条灰褐色[1]。单叶互生，薄革质，长圆状披针形或长圆形，上面深绿色，下面淡绿色，有白色绒毛，边缘齿端为内弯的刺毛状[2]；叶柄短[3]，有毛。花单性，雌雄同株；雄花序穗状，生于新枝下部的叶腋，淡黄褐色；雌花无梗，生于雄花序下部，外有壳斗状总苞。总苞球形，外面生尖锐被毛的刺[4]，内藏坚果 2~3，成熟时裂为 4 瓣。坚果深褐色。花期 5~7 月，果期 8~10 月。除新疆、青海以外，全国各地均有栽培。

验方精选：①肾虚腰膝无力：栗子风干，每日空腹食 7 枚，再食猪肾粥。②小儿脚弱无力：每日吃生栗子。③支气管炎：栗子肉 250 克，煮瘦肉服。

附注：①栗壳：栗的外果皮。甘、涩，平。养胃和中，收敛止血。②栗花：苦、涩，温。收涩止泻，温经祛寒。③栗荴：为栗的内果皮。甘、涩，平。消痰散结软坚。④栗毛球：又称风栗壳。为栗的总苞。甘、涩，平。止咳，化痰，消炎。

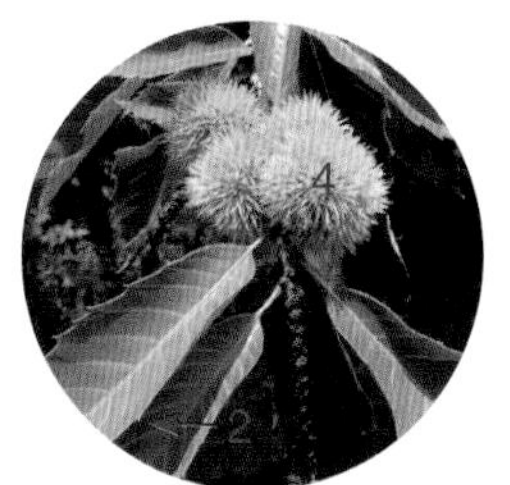

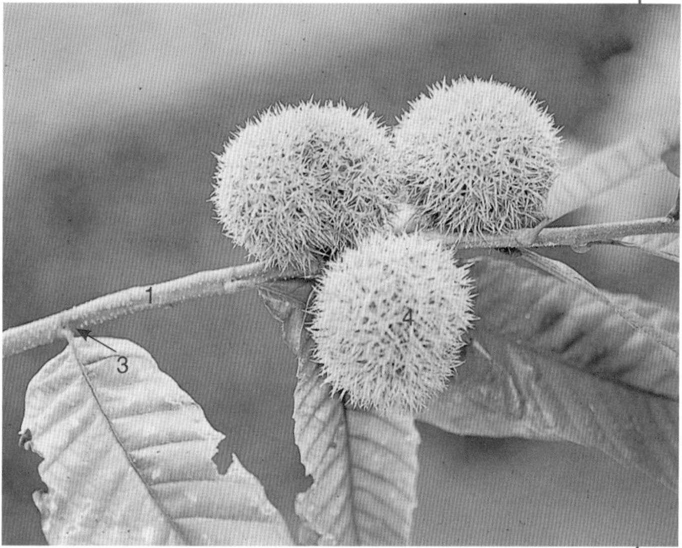

◎栗

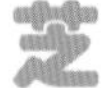
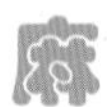

黑芝麻

◎常用别名

黑脂麻、胡麻仁、胡麻。

◎植物基源

芝麻科植物芝麻 *Sesamum indicum* L. 的成熟种子。

◎采收加工

秋季果实成熟时采割植株，晒干，打下种子，再晒干。生用或炒用。

◎性味功用

甘，平。归肝、肾、大肠经。补肝肾，益精血，润肠燥。内服：10~30 克，水煎服，或炒熟入丸、膏剂。

识别特征：1 年生草本，高达 1 米。茎直立，四棱形，全株被毛[1]。单叶对生或上部叶互生，卵形、长圆形或披针形[2]，上部的常为披针形，近全缘，中部的有齿缺，下部的常掌状 3 裂。花单生或 2~3 朵生于叶腋；有柄；花冠管状，被柔毛，白色，常杂有淡紫红色或黄色[3]；萼片 5 裂，裂片披针形。蒴果四棱[4]，也可六棱、八棱，长圆筒状，黑褐色，具短柄，密被白色柔毛，花萼宿存。种子多数，卵形，先端微突尖，黑色，也有白色或淡黄色的（药用为黑色的）。生于山坡地，多栽培。我国各地有栽培。

验方精选：①蜘蛛咬伤、诸虫咬伤：黑芝麻适量，研烂外敷。②肝肾不足，时发目疾，便秘：黑芝麻（炒）、桑叶（霜）等份，研为末，以糯米饮制丸（或炼蜜为丸），每日服 12 克，不能间断。③小儿瘰疬：黑芝麻、连翘等份，为末，经常服用。④产后乳少：黑芝麻 10 克，炒研，放入少许盐调味后食用。

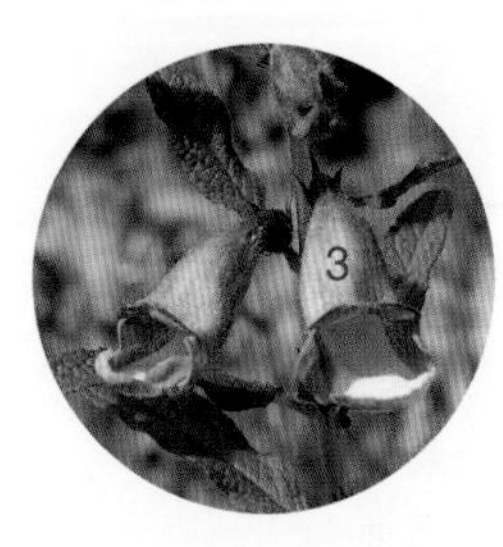

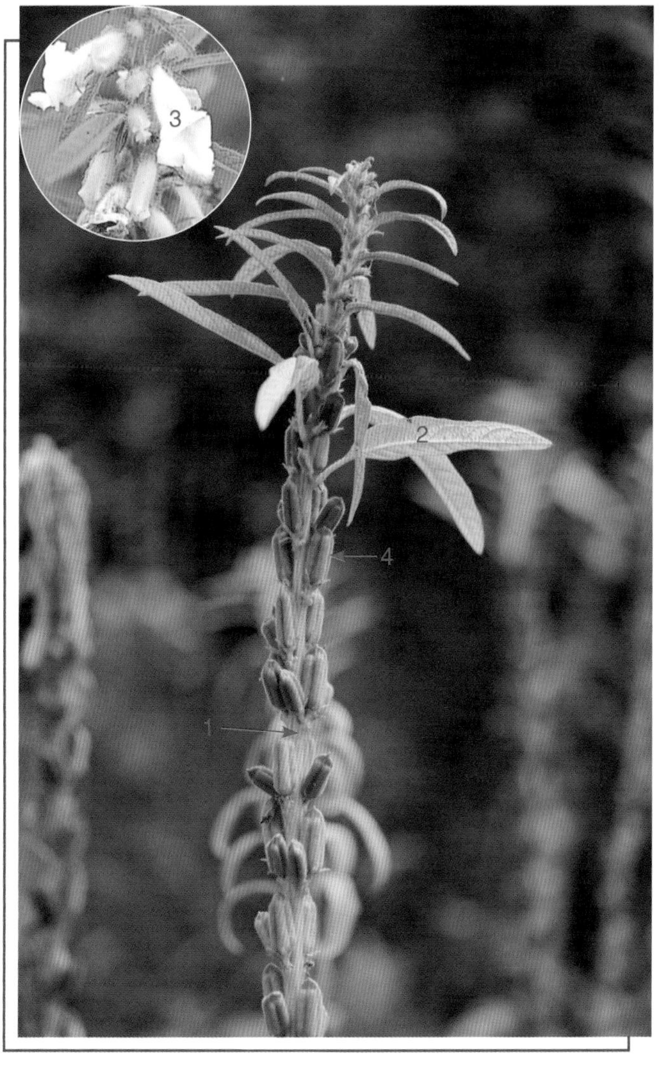

◎芝麻

石仙桃

◎常用别名

石上莲、石橄榄、石穿盘。

◎植物基源

兰科植物石仙桃 *Pholidota chinensis* Lindl. 的假鳞茎或全草。

◎采收加工

宜于秋季采收，除去须根、杂质，切段，晒干。生用或鲜用。

◎性味功用

甘，凉。养阴清肺，清热利湿，化痰止咳，消瘀止痛。内服：9~15 克（鲜品 30~60 克），水煎服。外用：适量，捣敷。

识别特征：多年生草本，根茎肥厚，匍匐而短，被膜质鳞片，每隔 1~2 有一假鳞茎，下侧有须根。假鳞茎碧绿色，肉质肥厚，呈瓶状或卵形[1]，因植物常附生于石上，故有“石仙桃”之名，外表皱缩，污黄色或黄棕色，光滑，顶端有叶落后留下的叶痕，中央常有锥尖状干枯的芽，基部有鞘状鳞叶。叶 2 片，顶生于假鳞茎之上[2]，长圆形，全缘，平行脉多条。花葶生于假鳞茎顶端，从两叶间长出；总状花序生于花茎顶端，弯下，有花 8~20 朵，花绿白色[3]；苞片卵状披针形，不落；萼片卵形；花瓣线形急尖，稍短。蒴果。花期 4~5 月，果期 6~8 月。生于山谷林下阴湿的山石上。主产于福建、广东、广西、云南等地。

验方精选：①肺结核咯血、慢性咳嗽、急性肠胃炎及慢性胃炎：石仙桃鲜品 20~30 克，水煎服。②外伤出血：石仙桃干粉外敷或鲜品捣敷。③胃及十二指肠溃疡：石仙桃全草 15 克，水煎服。

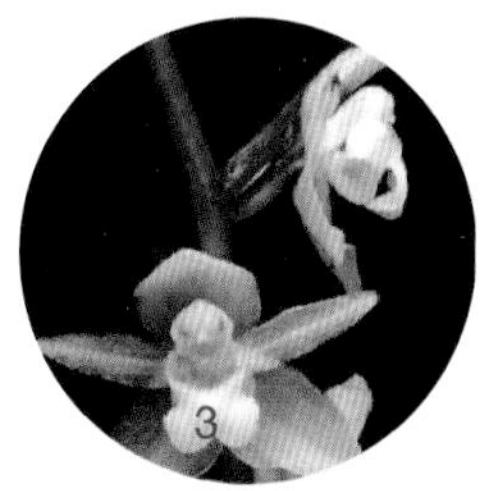

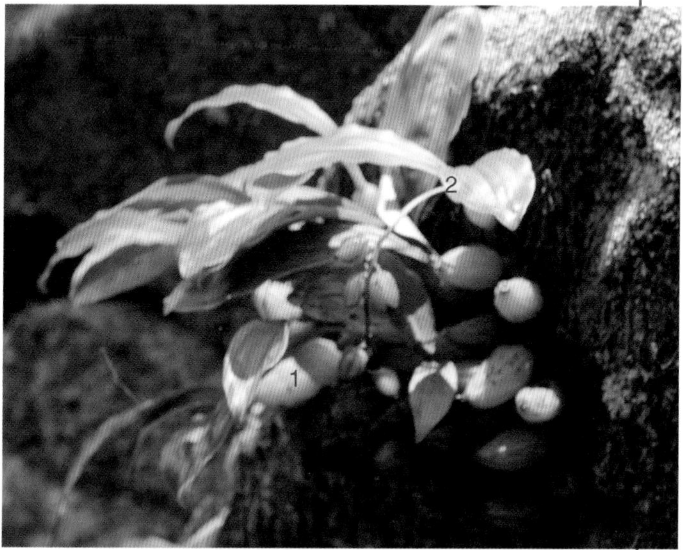

◎石仙桃

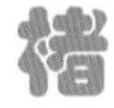

楮实

◎**常用别名**

酱黄木子、楮实子、野杨梅子。

◎**植物基源**

桑科植物构树 *Broussonetia papyrifera* (L.) L'Hér. ex Vent. 的果实。

◎**采收加工**

8~10 月间当果实成熟呈红色时打下，晒干，除去杂质。生用。

◎**性味功用**

甘，寒。滋肾，清肝明目。内服：10~15 克，水煎服或入丸、散剂。外用：适量，捣敷。

识别特征：落叶乔木，高达 10 米。茎、叶具乳汁[1]；嫩枝被柔毛，后脱落。叶互生；叶片卵形，不分裂或 3~5 深裂，先端尖，基部圆形或心形，有时不对称，边缘锯齿状[2]，上面暗绿色，具粗糙伏毛，下面灰绿色，密生柔毛；叶柄具长柔毛[3]；托叶膜质，早落。花单性，雌雄异株；雄花为腋生葇荑花序，下垂；雌花为球形头状花序，有多数棒状苞片，先端圆锥形，有毛。聚花果肉质，球形，橙红色[4]。花期 5 月，果期 9 月。野生或栽培于路边。分布于全国大部分地区。

验方精选：①目昏：楮实、荆芥穗、地骨皮各等份，共研为细末，炼蜜为丸，每服 10~15 克，米汤调下。②喉部炎症：楮实 1 个 (重者 2 个)，阴干，立即研为末，井水调服。

附注：楮叶：又称构叶、酱黄叶。为桑科植物构树的叶。甘，凉。凉血止血，利水消肿，解毒消疮。内服：6~10 克，水煎服、捣汁饮或入丸、散剂。外用：适量，捣敷或研末调敷。

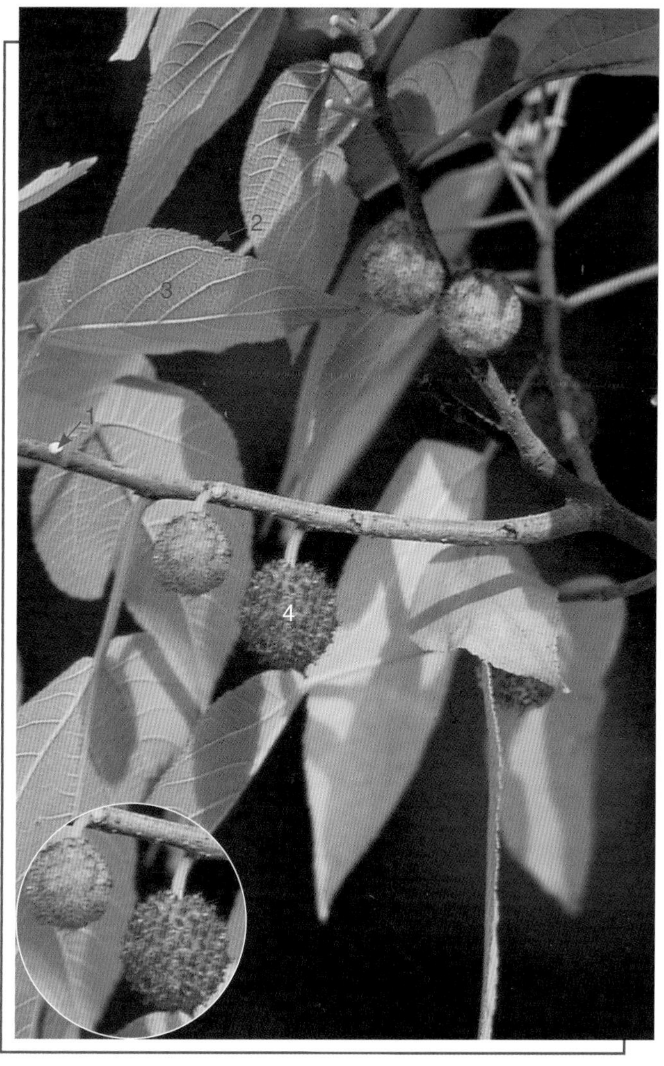

◎构树

金雀花

◎常用别名

黄雀花、金鹊花、斧头花、锦鸡儿。

◎植物基源

豆科植物锦鸡儿 *Caragana sinica* (Buc'hoz) Rehd. 的花。

◎采收加工

4 月中旬采收，晒干备用。防蛀。

◎性味功用

甘、微温。滋阴润肺，益精助阳，活血止痛。内服：3~15 克，水煎服或研末。

识别特征：小灌木，高达 1~2 米。茎直立或多数丛生，小枝细长有棱，黄褐色或灰色[1]。托叶 2 枚，狭锥形，常硬化而成针刺[2]；双数羽状复叶，小叶 4，倒卵形，先端圆或凹，具小短尖或无尖，革质或硬纸质，上面深绿色，有光泽，下面较淡。花蝶形，单生，黄色而带红色[3]，凋谢时褐红色；花萼钟状，萼齿阔三角形。荚果，内含种子数粒。花期 4~6 月。生于山坡上。分布于河北、山东、陕西及华东、西南、中南等地。

验方精选：①健脾补肾，明目聪耳：金雀花适量，同猪肉做汤或蒸鸡蛋服。②干血劳：金雀花适量，蒸后分多次服。③头晕头痛：金雀花 15 克，天麻 2.4 克，水煎服。④虚劳咳嗽：金雀花（蜜炙）30 克，枇杷芋、羌活各 9 克，水煎服。⑤跌仆损伤：金雀花干品研粉 3 克，以酒送下。

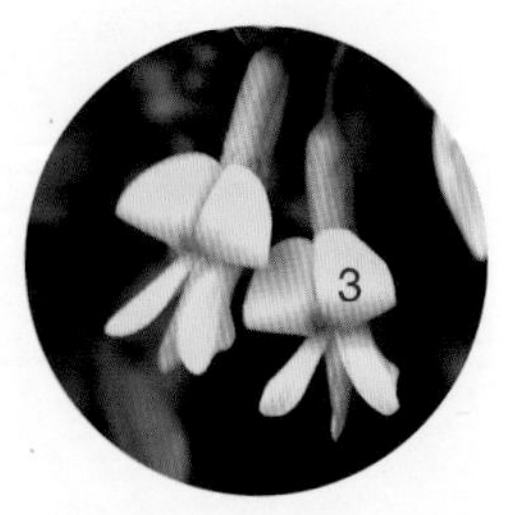

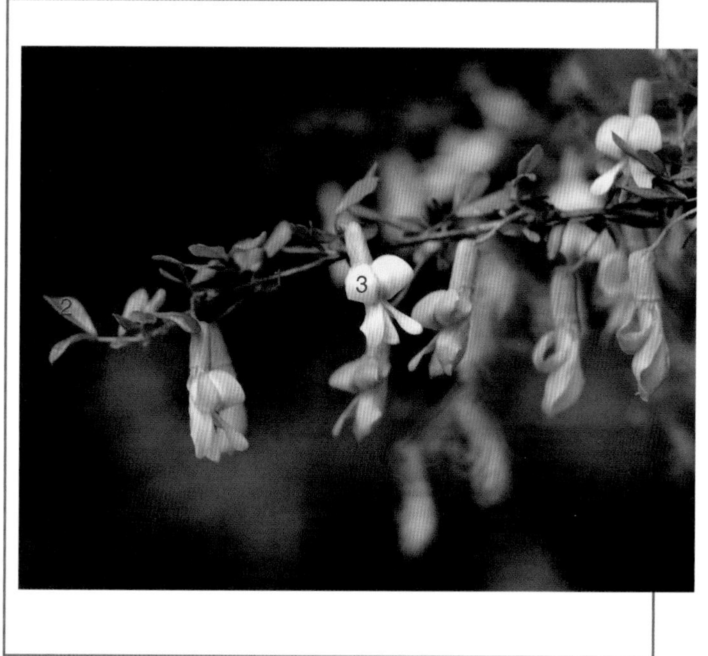

◎锦鸡儿

紫玉簪

◎**常用别名**

紫萼、红玉簪、棱子草。

◎**植物基源**

百合科植物紫玉簪 *Hosta albo-marginata* (Hook.) Ohni 的花。

◎**采收加工**

秋季采收，晒干，生用。

◎**性味功用**

甘、苦，平。滋阴补肾，和血止血，清热解毒。内服：3~9 克，水煎服。

识别特征：多年生草本，高达 60~70 厘米。根茎粗壮。单叶基生；柄长[1]；叶片卵形，先端急尖，全缘波状，基部楔形，两侧下延，上面深绿色，有光泽，下面绿色，叶脉约 7 对，弧形，凸出且明显[2]。花葶由叶丛中抽出，花葶中部有叶状膜质苞片；总状花序，有短梗，梗基部有 1 枚斜卵形苞片，绿色；花淡紫色，形如紫玉簪[3]，故名“紫玉簪”。蒴果筒形，两端尖。种子黑色，有光泽。花期 6 月，果期 8~9 月。生于山坡林下的阴湿地区，亦有栽培。分布于陕西、四川、重庆、江西、贵州等地。

验方精选：①咽喉肿痛：紫玉簪 3 克，板蓝根、玄参各 15 克，水煎服。②小便不通：紫玉簪、蛇蜕各 60 克，丁香 30 克，共为末，每服 3 克，酒调送下；或紫玉簪 3 克，萹蓄、车前草各 12 克，灯心草 3 克，水煎服。

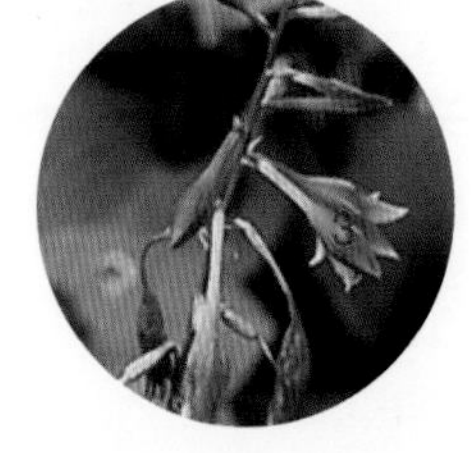

附注：①紫玉簪叶：为紫玉簪的叶。甘、涩，平。固崩止带，敛疮疗疡。②紫玉簪根：为紫玉簪的根茎。甘、苦，平。消肿止痛，固崩止带，消毒散结。

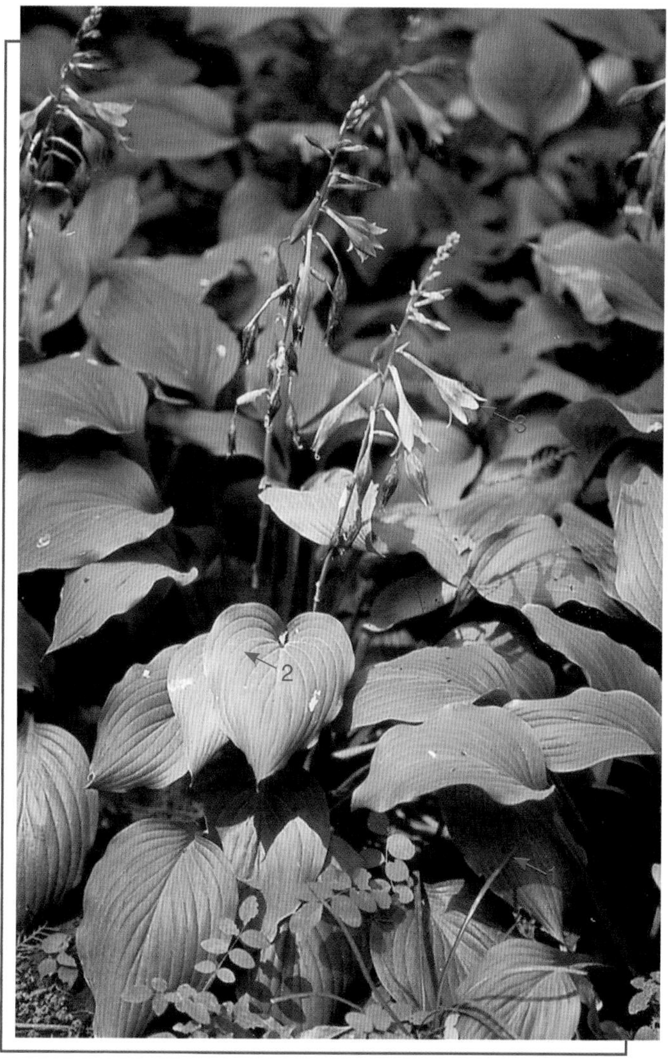

◎紫玉簪

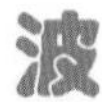

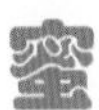

菠罗蜜

◎**常用别名**

木波罗、树波罗。

◎**植物基源**

桑科植物菠罗蜜 *Artocarpus heterophyllus* Lam. 的果实。

◎**采收加工**

夏、秋季果实成熟时采收。

◎**性味功用**

甘、微酸，平。甘酸化阴，生津止渴，健脾醒酒。内服：60~120 克，嚼食。

识别特征：常绿乔木，全体有乳汁。叶互生，椭圆形至倒卵形，厚革质[1]，先端钝而短尖，全缘，上面有光泽，下面略粗糙；幼枝上的叶有时 3 裂；托叶佛焰苞状，早落。花单性，雌雄同株；雄花序顶生或腋生，圆柱形；雌花序圆柱形或矩圆形，生于干上或主枝上的球形花托内。聚花果长椭圆形，成熟时重者达 20 千克，黄绿色，表面有无数的柔软突起[2]；剖开气味香甜，内藏有白色可食性果肉，气味香甜。花期 2~3 月。生于热带。广东、广西、云南、台湾等地有栽培。

验方精选：①烦渴：鲜菠罗蜜 60~120 克，嚼食。②解酒：菠罗蜜 60 克，水煎服。③乳汁不通：菠罗蜜 6~12 克，炖猪肉服或水煎服，并食果仁。

附注：①菠罗蜜叶：为木菠罗的叶。辛，平。活血化瘀，祛腐生肌。外用：研末撒或调敷。②菠罗蜜树液：为木菠罗树干中流出的树脂。苦，凉。解毒消肿。外用：鲜树液涂抹。③菠罗蜜果仁：为木菠罗的种仁。甘、微酸，平。补中益气，养血催乳。内服：60~120 克，水煎服。

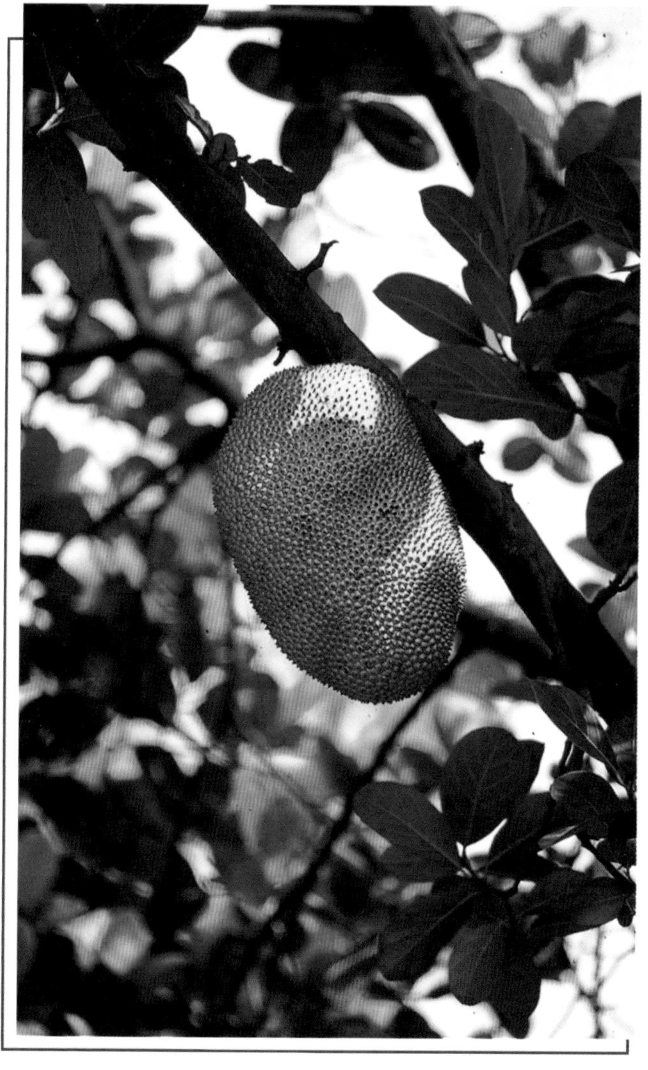

◎菠罗蜜

地稔

◎**常用别名**

山地稔、地红花、铺地稔。

◎**植物基源**

野牡丹科植物地稔 *Melastoma dodecandrum* Lour. 的全草。

◎**采收加工**

5~6 月采收，拔取全株，洗净泥土，除去杂质，晒干。生用或鲜用。

◎**性味功用**

甘、微涩，凉。活血止血，清热解毒。内服：9~15 克（鲜品 50~100 克），水煎服。外用：煎水洗或捣敷。

识别特征：披散或匍匐状亚灌木。枝秃净或被疏粗毛。叶小，卵形、倒卵形或椭圆形，先端短尖，基部浑圆，3~5 条主脉[1]，除上面边缘和背脉上薄被疏粗毛外，余均秃净；叶柄被粗毛。花 1~3 朵生于枝梢；萼管被短粗毛[2]；花瓣 5，紫红色，倒卵圆形[3]。浆果球形，熟时紫色，被粗毛[4]。花期 5 月，果期 6~7 月。生于山坡、路旁酸性土壤上。分布于我国东南、西南各地。

验方精选：①急性细菌性痢疾：鲜地稔 50 克，凤尾草 20 克，马齿苋 15 克，水煎服。②肾盂肾炎：鲜地稔 50 克，马齿苋、六角仙各 20 克，车前草 15 克，水煎服。③肾炎水肿：鲜地稔 50 克，赤小豆、苡米根、地胆草各 15 克，水煎服。④急性扁桃体炎、喉炎：地稔、六角仙、卤地菊各 30 克，水煎服。⑤疔疮痈肿：鲜地稔、鲜地丁草各适量，捣烂敷患处。

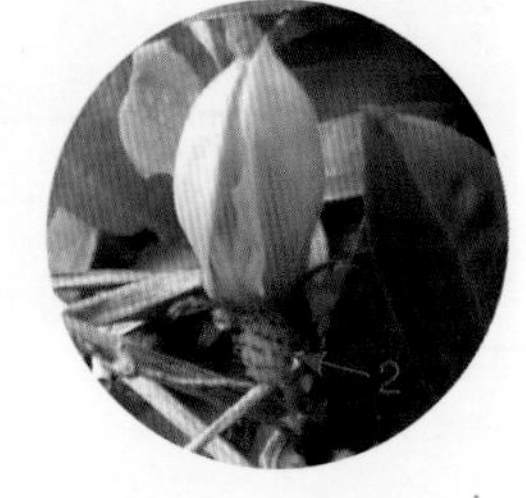

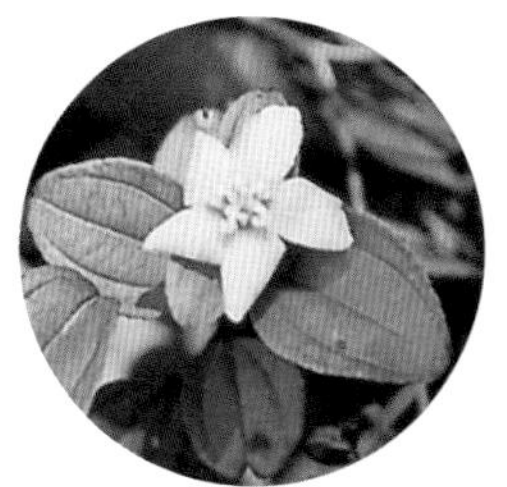

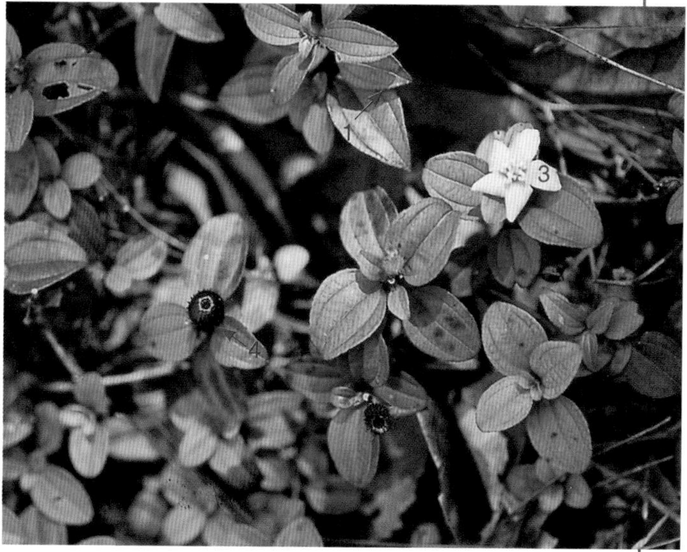

◎地稔

朝天罐

◎**常用别名**

向天葫芦、公石榴、大金钟。

◎**植物基源**

野牡丹科植物朝天罐 *Osbeckia opipara* C. Y. Wu et C. chen 的根或果枝。

◎**采收加工**

夏、秋季采收，挖取根部，或割取果枝，洗净，晒干。生用。

◎**性味功用**

酸、涩，微寒。涩肠止泻，收敛止血，止带。内服：9~15 克，水煎服。

识别特征：小灌木，高 1~2.5 米。茎四棱[1]，被粗毛。叶对生，椭圆状披针形，全缘，基部或近心形，两面被黄褐色粗毛[2]，主脉 5 条，明显。圆锥花序顶生，或紧缩为伞房式[3]；小苞片卵形；花瓣 4，淡紫蓝色或白色，宽卵形。蒴果顶端 4 孔开裂，宿萼花瓶状。花期 8~9 月，果期 10~11 月。生于山坡路旁酸性土壤上。分布于我国南部及东南部地区。

验方精选：①虚弱咳嗽：朝天罐、杏仁各 15 克，桃仁 9 克，炖猪肉或水煎服。②肺结核咳嗽、咯血：朝天罐 15 克，葵花盘 12 克，柿花蒂、一朵云、清明菜各 9 克，水煎服。③痢疾：朝天罐根 15 克，红痢加红糖，白痢加白糖煎服。④痔疮：鲜朝天罐根 30 克，炖猪心、猪肺服。⑤筋骨拘挛、下肢酸软、风湿关节痛：朝天罐 9~15 克，加酒水各半煎服。

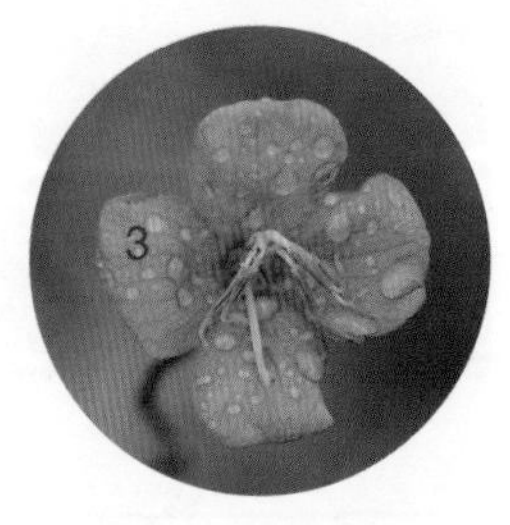

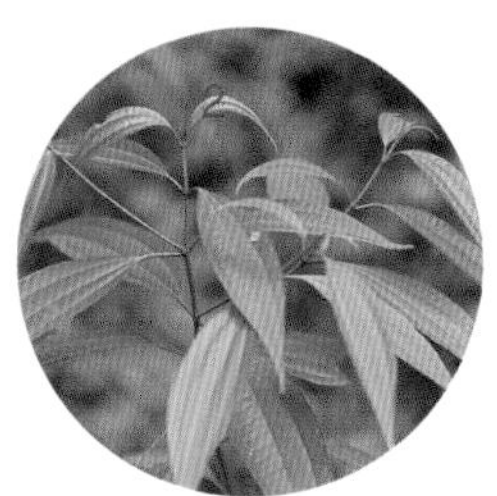

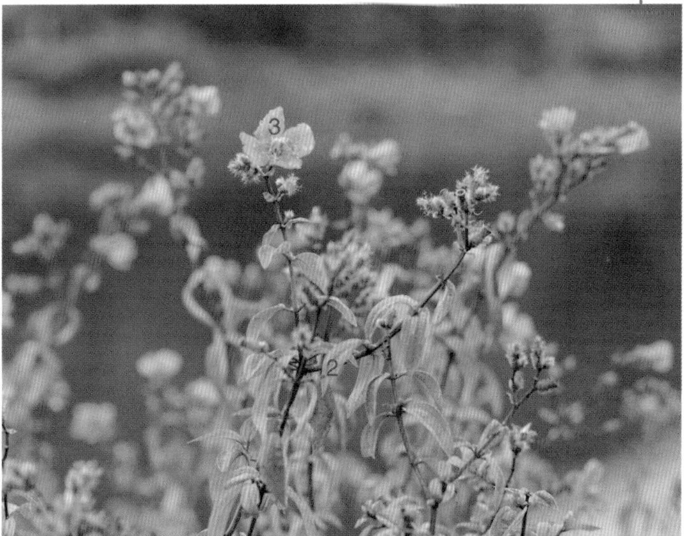

◎朝天罐

番石榴

◎常用别名

拨仔、罗拨、鸡矢果。

◎植物基源

桃金娘科植物番石榴 *Psidium guajava* L. 未成熟的干燥幼果。

◎采收加工

夏、秋季采收未成熟幼果，晒干。生用。

◎性味功用

酸、涩，温。涩肠止泻。内服：6~9 克，水煎服。

识别特征：落叶乔木，高 5~10 米。树皮浅黄褐色，嫩枝四方形[1]。单叶互生，矩圆状卵圆形至卵圆形，革质，全缘，上面深绿色，下面浅绿色，疏生小腺体，密被短柔毛，主脉隆起，侧脉 7~11 对，亦隆起[2]。花两性，腋生 1~4 朵；萼片 5，绿色，卵圆形；花瓣白色，卵形[3]。浆果球形，卵圆状或洋梨状[4]，表面青绿，凹凸不平；果肉通常黄色，也有白色或胭脂红色；种子卵圆形，淡白色。花期 5~8 月，果期 8~11 月。生于路旁、山坡、荒郊，多栽培。分布于广东、广西、四川、重庆、云南、福建、台湾等地。

验方精选：解巴豆毒：番石榴、土炒白术、石榴皮各 9 克。清水 1 碗半，煎至 1 碗饮服。

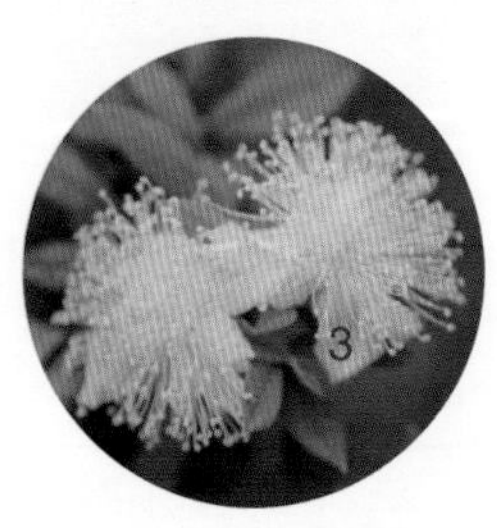

附注：①番石榴叶：为番石榴的叶。甘、涩，平。收敛止泻。内服：3~6 克，水煎服。外用：适量，煎水洗或捣敷。②番石榴皮：为番石榴的根皮或树皮。酸、甘，平。解毒止痛。内服：以白醋煎而含之。外用：煅灰调涂患处。

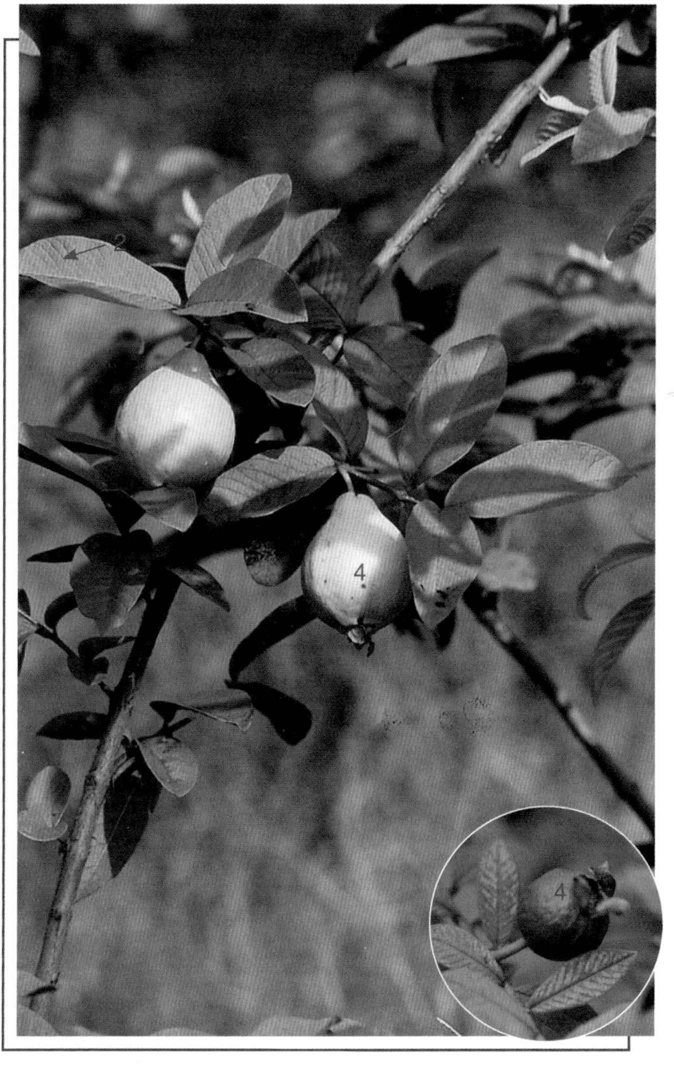

◎番石榴

刺梨根

◎**常用别名**

茨藜子根、茨藜根。

◎**植物基源**

蔷薇科植物缫丝花 *Rosa roxburghii* Tratt. 的根。

◎**采收加工**

7~8月采挖，洗净，切片，晒干。生用。

◎**性味功用**

酸、涩，平。消食健胃，收敛止泻。内服：15~30克，水煎服。

识别特征：落叶灌木，高约2.5米。多分枝，遍体具短皮刺[1]，刺成对生于叶基部。叶互生，单数羽状复叶；叶具柄，叶轴及小叶中脉疏生小刺[2]；小叶7~15片，椭圆形，边缘有细锯齿，无毛，无柄；托叶大部分附着柄上。花1~2朵生于短枝上，具梗；花托环状，具刺；花萼裂片常再羽裂，先端尾状，具刺；花冠淡红色，花瓣5，宽倒卵形，凹头[3]。果扁球形[4]，熟后黄色，外面密生皮刺[5]，具直立宿存萼片；瘦果卵圆形，骨质，先端具束毛。花期4~7月。生于中海拔及低海拔地区的沟旁、路边或灌木林旁。分布于江苏、湖北、四川、贵州、云南、广东等地。

验方精选：①慢性胃炎、胃痛：刺梨根适量，煎成浓液，每日代茶饮，连服1周。②胃气胀痛：刺梨根、红糖各30克，水煎服。③脾虚白痢、消化不良：刺梨根、何首乌各30克，头晕药15克，加水煎，连服2剂。④赤白崩带：刺梨根250克，金毛狗脊120克，泡酒，早晚各服1酒杯。⑤久咳：刺梨根适量，加糖煎服。

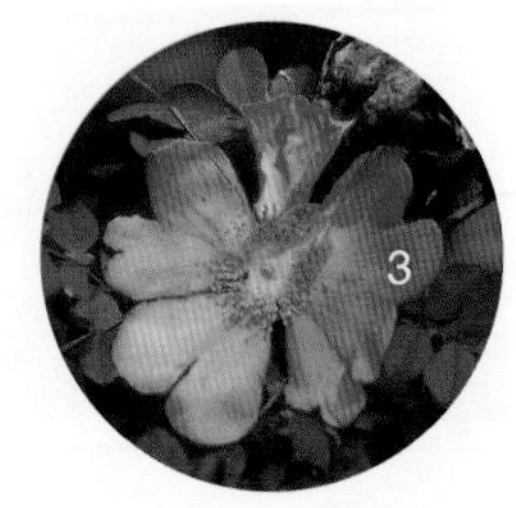

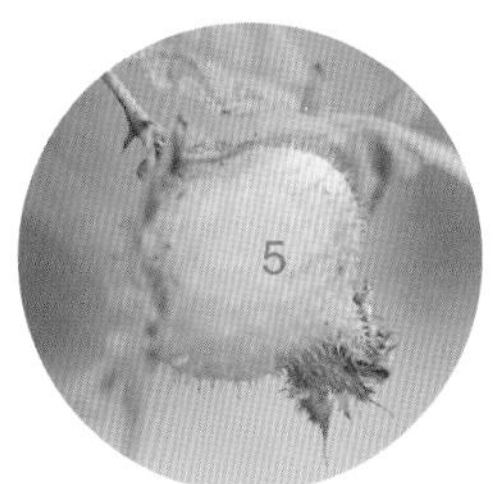

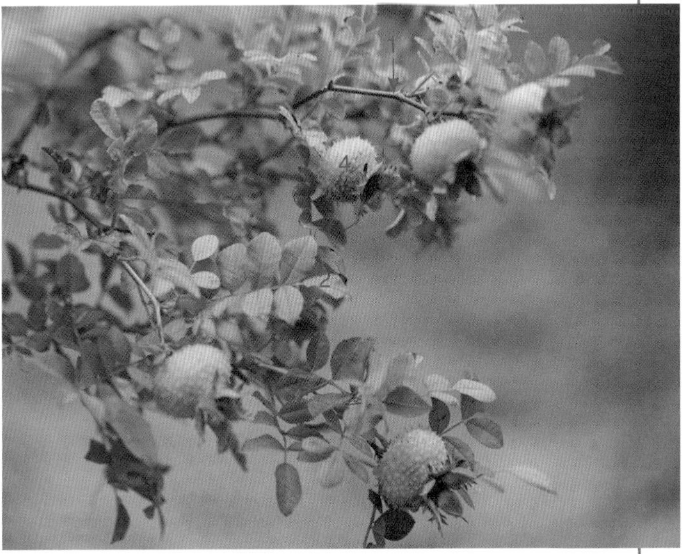

◎缫丝花

谷芽

◎常用别名

稻芽。

◎植物基源

禾本科植物稻 *Oryza sativa* L. 的成熟果实经发芽干燥而成。

◎采收加工

取稻谷用水浸泡 1~2 日，捞出置容器中，保持湿润，至须根长 3~7 毫米时，取出晒干，即生谷芽。用文火炒至深黄色并大部爆裂，取出放凉，即炒谷芽。用武火炒至焦黄色，微喷清水，取出风干，即焦谷芽。

◎性味功用

甘，平。归脾、胃经。消食健胃。内服：9~15 克，水煎服。炒用长于和中，生用偏于消食。

识别特征：1 年生草本。秆直立，丛生，中空，有节，有分蘖。叶具叶鞘；叶舌膜质而较硬，披针形，基部两侧下延与叶鞘边缘相合，幼时有明显的叶耳；叶片披针形至条状披针形，粗糙，叶脉明显。圆锥花序疏松，成熟时向下弯垂，分枝具角棱；小穗长圆形。颖果卵圆形，绿色，熟时金黄色，表面被短粗毛，粗糙。种子仁白色，有明显的线状种脐。花、果期夏、秋两季。水生和陆生。全国各地均产。

验方精选：①增强食欲：谷芽 120 克，研为末，加入姜汁、盐各少许，混合制饼，焙干，再加入炙甘草、砂仁、白术（麸炒）各 30 克，研为末，白汤点服，每次用 9~15 克。②脾胃虚弱泄泻：谷芽、茯苓、芡实、建曲、山楂肉、扁豆、泽泻、甘草各 15 克，水煎服。③病后脾土不健：谷芽适量，蒸露，代茶饮。

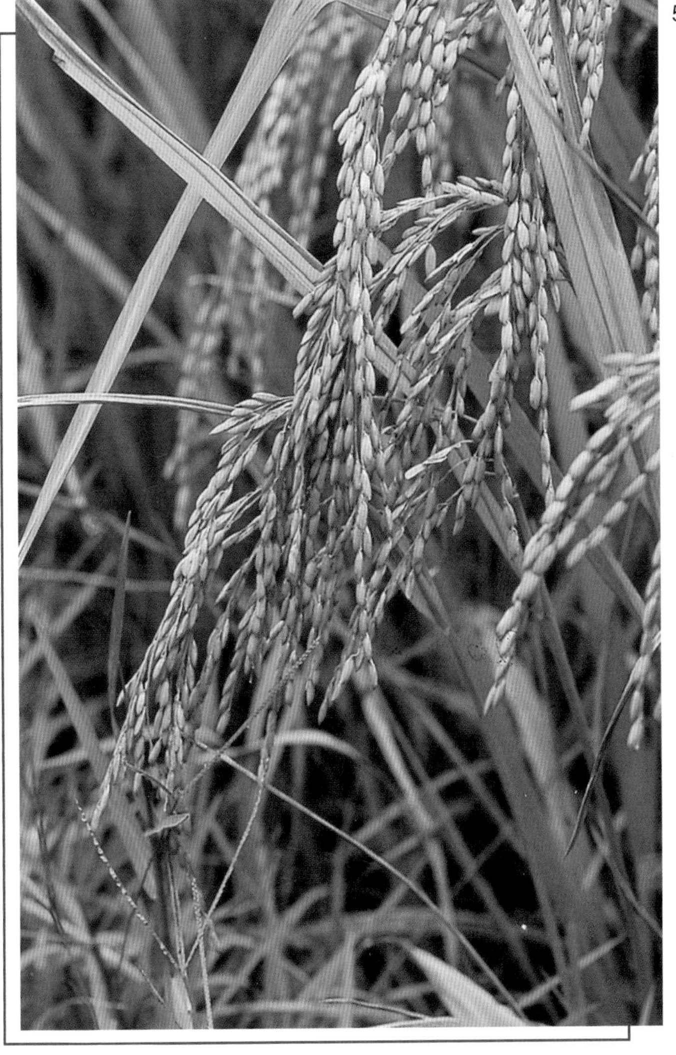

◎稻

葫芦茶

◎常用别名

田刀柄、螳螂草、钊板茶。

◎植物基源

豆科植物葫芦茶 *Desmodium triquetrum* (L.) Ohashi 的全草。

◎采收加工

4~10 月采收，洗净，晒干。生用或鲜用。

◎性味功用

微苦、涩，微寒。清热消滞，解暑祛湿，杀虫，利水消肿。内服：15~30 克，水煎服。外用：适量，鲜品捣敷，或煎水洗。

识别特征：半灌木，高约 1 米。直立，多分枝，枝四棱，棱上被粗毛[1]，后变秃净。单身复叶互生，形似倒转葫芦[2]，故名"葫芦茶"；翅柄基部有大托叶 2 枚，托叶披针形，上有纵槽纹，翅顶有刺状小托叶 2 枚。总状花序顶生或腋生；花多数，蝶形，淡紫色[3]；萼阔钟形，下面裂齿成形。荚果扁平或矩圆形，5~8 节，被毛，易吸附在衣裤上，节间略收缩而呈波状。花期 7 月，果期 8~10 月。生于山坡、路旁、沟边荒地中。主产于我国南部。

验方精选：①咽喉肿痛：葫芦茶 30 克，煎水含咽。②肺病咯血：葫芦茶 30 克，清水煎服。③风湿性关节酸痛：葫芦茶茎 60 克，同猪脚节炖服。④硬皮症：葫芦茶、糯米藤各等份，和食盐捣烂敷患处。

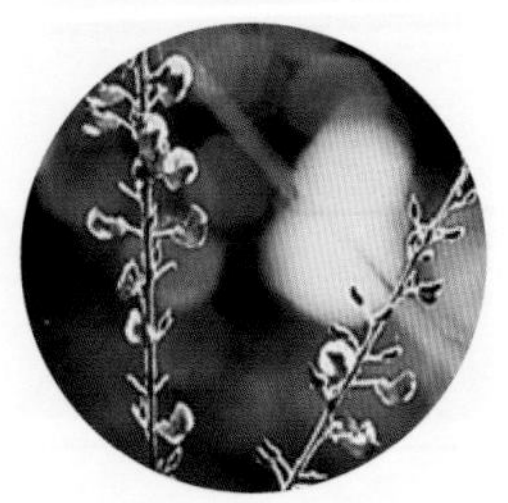

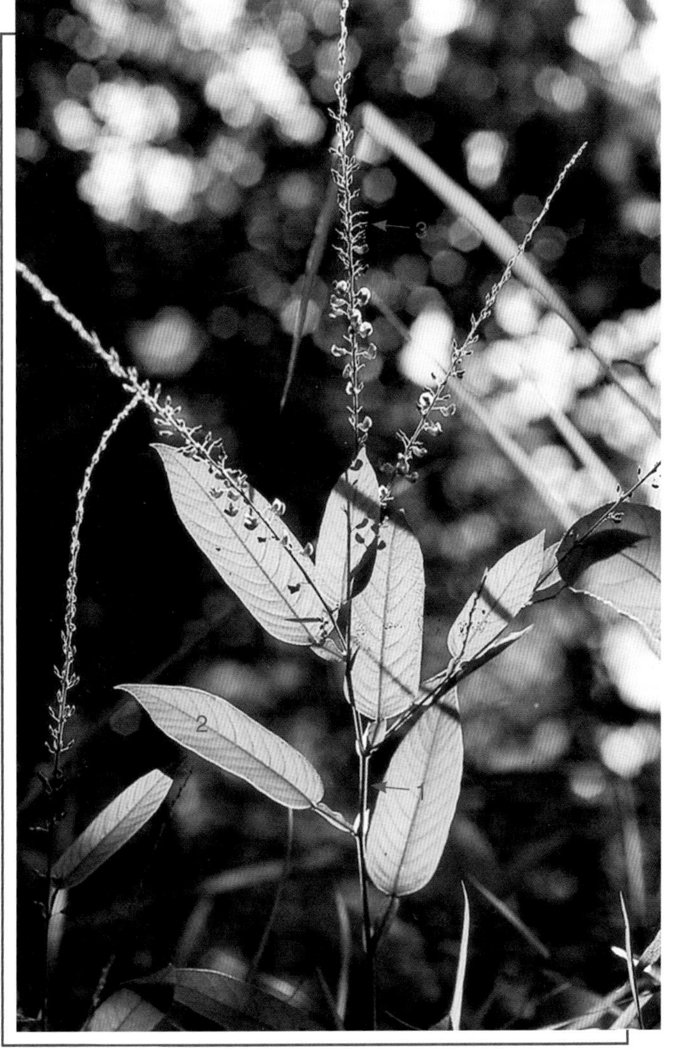

◎葫芦茶

独脚金

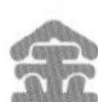

◎**常用别名**

细独脚马骝、黄花甘、独脚柑。

◎**植物基源**

玄参科植物独脚金 *Striga asiatica* (L.) D Kuntze 的全草。

◎**采收加工**

夏、秋季采集，洗净，晒干。生用。

◎**性味功用**

甘、淡，平。健脾，消食，清肝，杀虫。内服：6~9克，水煎服；大剂量可用至15~30克。

识别特征：1年生草本，高8~15厘米。茎直立，单生或少分枝[1]（多单生，故名“独脚金”“独脚柑”），粗糙或被毛。叶线形或披针形，全缘，两面均粗糙，具短毛，上部叶互生，下部叶对生。花单生于叶腋，黄色、红色或白色[2]，无柄；花冠二唇形，冠管细长，上唇较短；苞片通常长于萼；花萼细长，通常有10棱，5齿裂。蒴果近球形或长椭圆形，室裂。种子多数。花期7月，果期8~9月。生于山坡、路旁荒地。主产于广东、广西、福建、贵州等地。

验方精选：①小儿疳积、夜盲：独脚金10克，和猪肝煮熟服，每日1次。②小儿伤食：独脚金、截叶铁扫帚各10克，水煎服。③夜盲：独脚金10克，配家禽或家畜肝脏煮服。④驱虫：独脚金10克，槟榔3枚，猪瘦肉100克，加清水3碗同煮至1碗，用食盐少许调味，佐餐食，饮汤吃肉。⑤小儿疳积、脾虚肝热：独脚金10克，猪瘦肉100克，生姜1~2片，加入清水3碗，放进瓦煲内，先用武火煲沸后，改为文火煲至1碗，调入少许食盐。

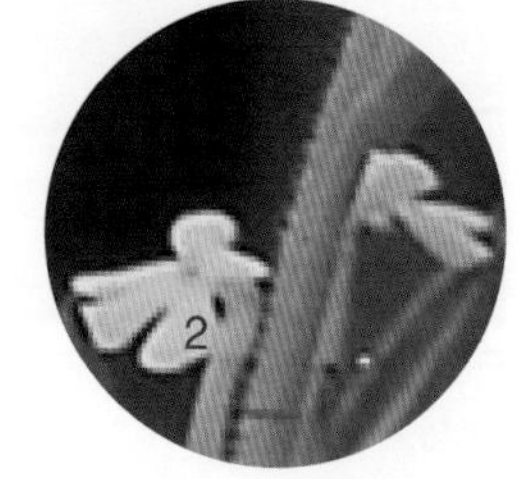

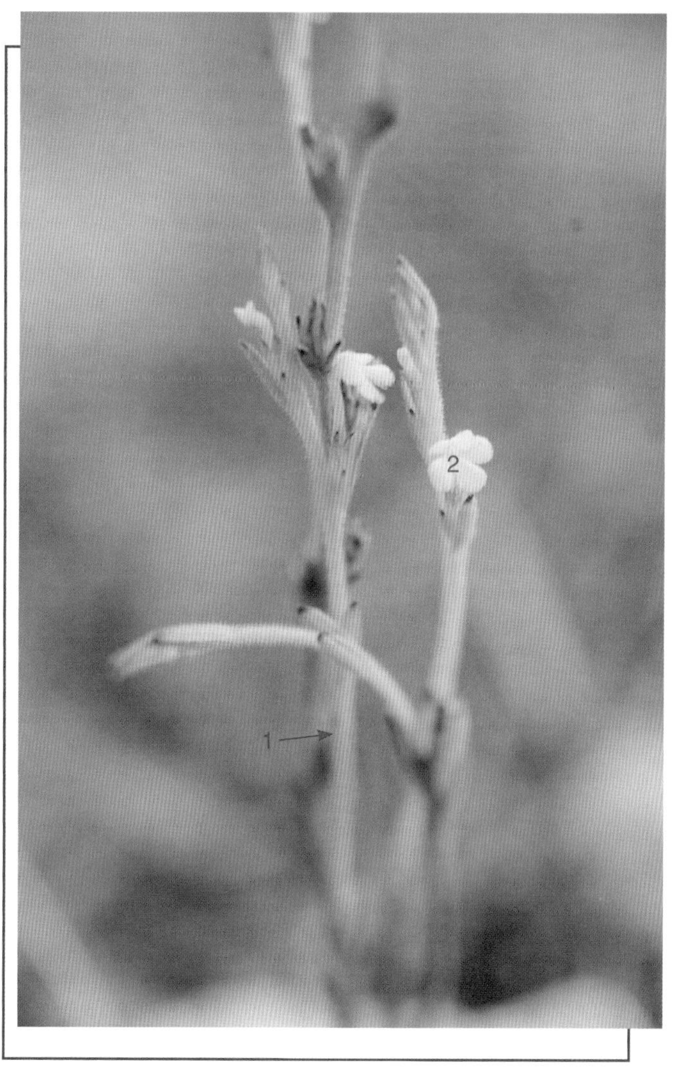

◎独脚金

布渣叶

◎常用别名

破布叶。

◎植物基源

椴树科植物破布叶 *Microcos paniculata* L. 的叶。

◎采收加工

夏、秋季采收带幼枝的叶，晒干。生用或鲜用。

◎性味功用

甘、淡，微寒。消食滞，清湿热。内服：15~30 克，水煎服。

识别特征：灌木或小乔木，高 3~10 米。树皮灰黑色。叶互生，纸质或薄革质，具短柄；叶片卵形或卵状矩圆形，边缘有不明显锯齿，常破裂[1]，上表面净秃光滑，下表面粗糙；托叶对生，线状披针形。圆锥花序顶生或生于上部叶腋内[2]，被星状柔毛；花 2~3 朵聚生于苞片内；萼片 5，被星状柔毛；花瓣 5 枚，黄色，矩圆形。核果近倒卵形，秃净；核有毛。花期 7~9 月，果期 10~12 月。生于路旁、郊外、山林。主产于广东、广西、云南等地。

验方精选：①感冒、消化不良、腹胀：布渣叶 15~30 克，水煎服。②黄疸：布渣叶 60 克，猪血 120 克，水煎服用，每日 1 次，连服 6 日。③蜈蚣咬伤：布渣叶 15~30 克，水煎服。④湿疹、尿道炎、肠胃炎、小便不通畅：布渣叶 20 克，木棉花 40 克，桑叶 15 克，清水 4 碗煲至将好，加入冰糖，片刻汤成，去渣饮汤。

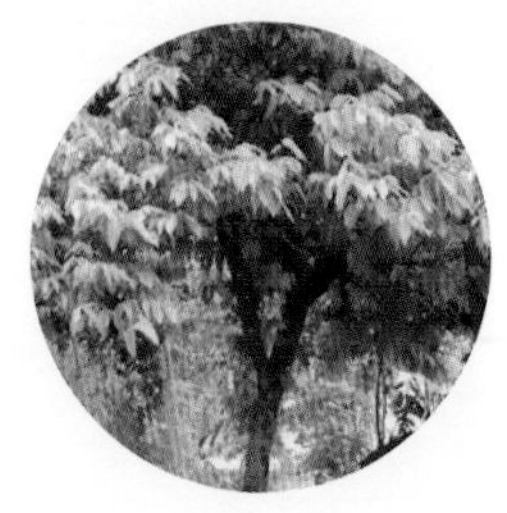

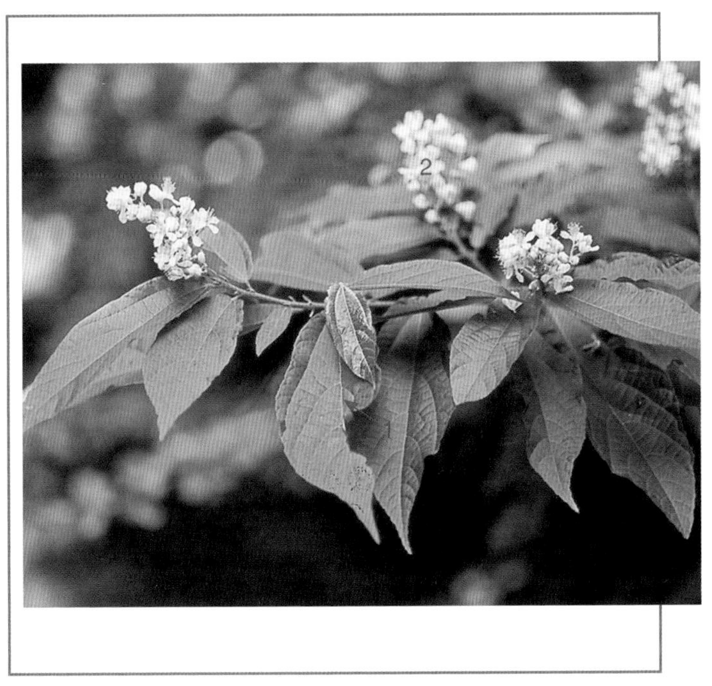

◎破布叶

人面子

◎常用别名

银稔。

◎植物基源

漆树科植物人面子 *Dracontomelon duperreanum* Pierre 的果实。

◎采收加工

秋季果实成熟时采摘。

◎性味功用

甘、酸，平。健胃消食，解毒醒酒。内服：10~15克，水煎服；小儿惊痫用核烧灰研末服，其他用果实。外用：适量，鲜品捣敷。

识别特征：常绿大乔木，高可达 20 米以上。小枝具棱，被灰白色细茸毛。单数羽状复叶，互生[1]；小叶 11~17，互生，长圆形或长圆状椭圆形，全缘，近革质，两面网脉明显，或于背面脉腋内有簇毛。圆锥花序顶生或腋生[2]，被柔毛；花小，钟形，青白色；萼 5 裂，裂片阔卵形，被柔毛；花瓣 5，披针形，先端外弯；花盘杯状。核果肉质，扁球形，黄色[3]，表面有毛；核有 3 个种孔，形如人面，故称“人面子”。花期春、夏季。生于平原、丘陵、村旁、河边、池畔等处，多栽培于路边。主产于广东、广西等地。

验方精选：①小儿惊厥：人面子核适量，烧灰服用，每次服 1 克。②背痈：人面子数粒，去核，和鲫鱼 1 条，捣烂敷患处。

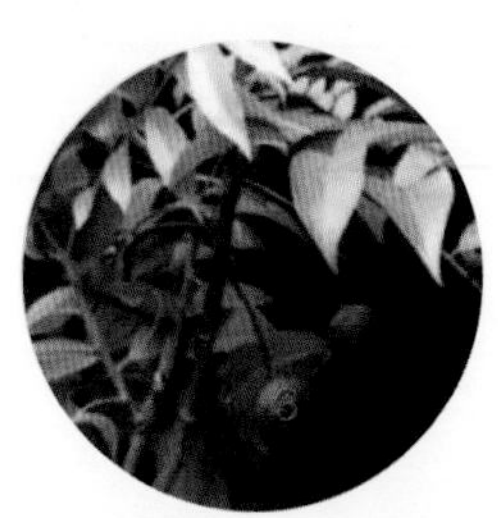

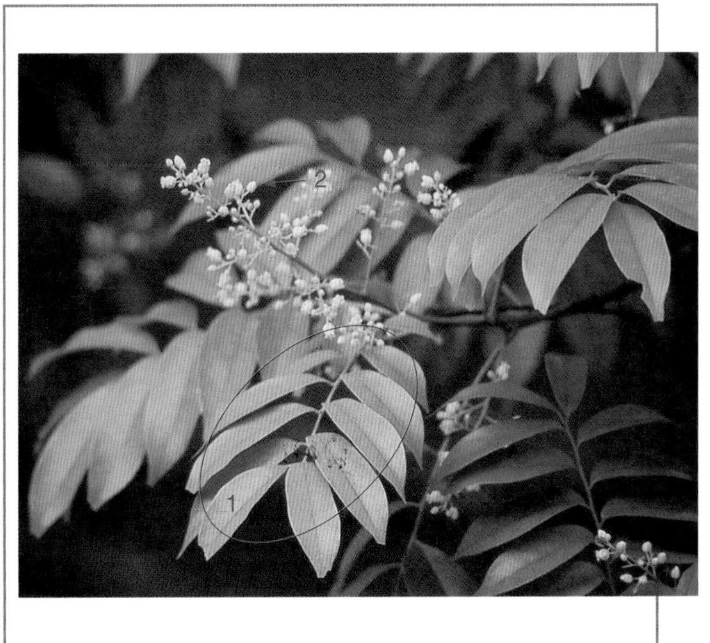

◎人面子

啤酒花

◎常用别名

忽布、香蛇麻。

◎植物基源

桑科植物啤酒花 *Humulus lupulus* 的雌花序。

◎采收加工

夏、秋季花盛开时采摘雌花序，晒干。生用或鲜用。

◎性味功用

苦，微凉。健胃消食，利尿安神。内服：1.5~3 克，水煎服。

识别特征：多年生缠绕草本，长可达 10 米，全株有倒钩刺。茎枝和叶柄密生细毛。叶纸质，对生，卵形，3 裂或不裂，基部心形或圆形，边缘有粗锯齿[1]，上面密生小刺毛，下面有疏毛和小油点；叶柄长[2]。花单性，雌雄异株；雄花排列成圆锥花序；雌花排列成一近圆形的穗状花序，苞片覆瓦状[3]。果穗呈球果状；宿存苞片膜质且增大，有油点，内包扁平瘦果 1~2 个。生于山沟碎石缝间、林中，或栽培。分布于我国东北、华北、新疆等地。

验方精选：①肺结核：啤酒花 3 克，水煎服。②食积腹胀、消化不良：啤酒花 3 克，焦麦芽 9 克，焦山楂 15 克，水煎服。③水肿、膀胱炎：啤酒花 3 克，车前草、白茅根各 9 克，水煎服。④神经衰弱、失眠：啤酒花 3 克，酸枣根 9 克，水煎服。⑤水肿、小便不利：啤酒花 3 克，车前子 9 克（或车前草 20 克），冬瓜皮 30 克，水煎服。

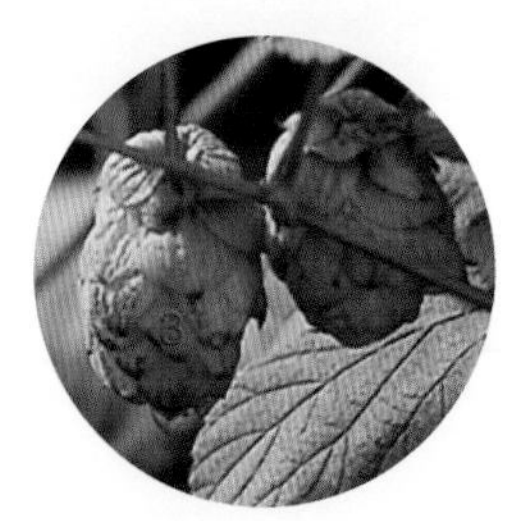

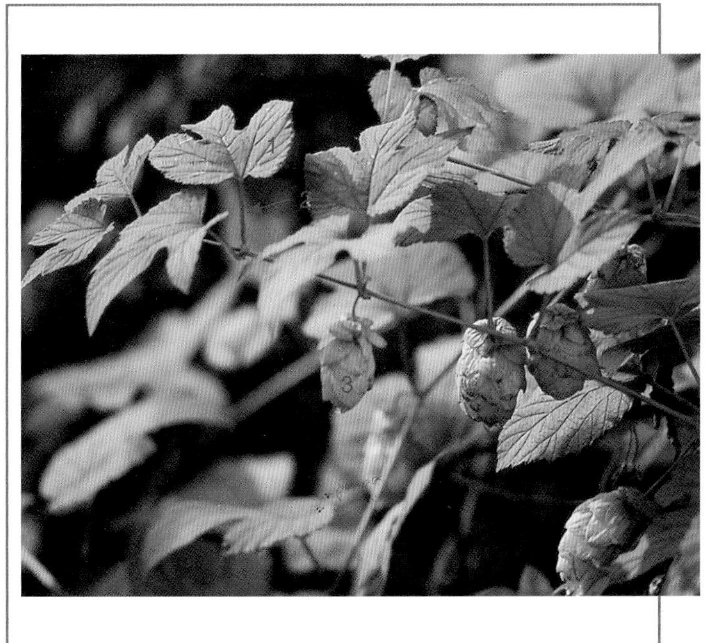

◎啤酒花

枳椇子

◎常用别名

万寿果、捌枣子、木珊瑚、枳枣、鸡爪梨。

◎植物基源

鼠李科植物枳椇 *Hovenia acerba* Lindl. 的带肉质果柄的果实或种子。

◎采收加工

10~11 月果实成熟时采收，将果实连同果柄一齐摘下，晒干；或碾碎果壳，筛出种子，晒干。

◎性味功用

甘、酸，平。止渴除烦，解酒降逆。内服：15~30 克，水煎服、浸酒或入丸剂。

识别特征：落叶乔木，高达 10 米。小枝红褐色[1]。单叶互生，宽卵形或椭圆状卵形，边缘有细锯齿，基出 3 条主脉[2]，淡红色，叶脉被短柔毛或无毛；叶柄具锈色细毛[3]。聚伞花序腋生或顶生，被毛[4]；花杂性，绿色，花梗长；萼片 5；花瓣 5，倒卵形。总果呈圆柱形枝状，多分叉，左右拐折[5]，颜色如枣，红褐色，成熟后味甜可食，故名“拐枣子”。种子扁圆，红褐色。花期 6 月，果熟期 10 月。生于旷野山坡、沟边或栽培。分布于河北、河南、广东、贵州、云南等地。

验方精选：①酒色过度，成劳吐血：枳椇子 120 克，红甘蔗 1 根。炖猪心、猪肺服。②小儿惊风：枳椇果实 30 克，水煎服。③小儿黄瘦：枳椇果实 30 克，水煎服。

附注：①枳椇叶：止呕，解酒，下死胎。②枳椇根：涩，温。用于虚劳吐血、风湿筋骨痛。湿热、寒邪未解者忌用。③枳椇木汁：为枳椇树干流出的液汁。甘，平。用于狐臭。④枳椇木皮：甘，温。用于各种痔疮。

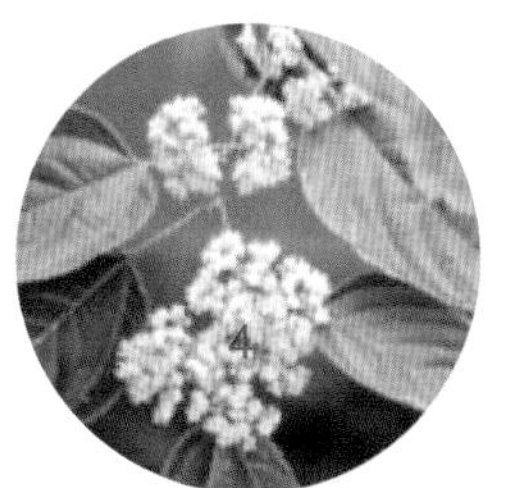

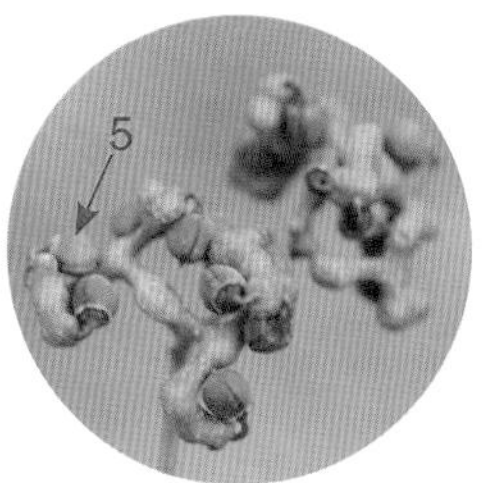

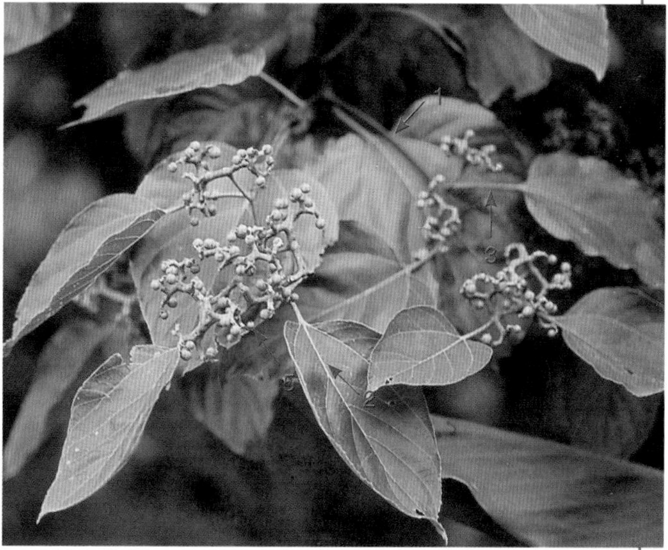

◎枳椇

土荆芥

◎常用别名

鹅脚草、钩虫草、虎骨香。

◎植物基源

藜科植物土荆芥 *Chenopodium ambrosioides* L. 带有果穗的全草。

◎采收加工

8 月下旬至 9 月下旬采收全草，摊放通风处，或捆束悬挂阴干，除去杂质及根，切细。生用或鲜用。

◎性味功用

辛，温；有毒。杀虫祛风，通经止痛。内服：3~6 克，水煎服或入丸、散剂。外用：适量，煎水洗或捣敷。

识别特征：1 年或多年生直立草本，高约 1 米，揉之有强烈特异的香气。茎多分枝，有棱，被腺毛[1]或无毛。单叶互生，具短柄；叶片长圆形至长圆状披针形，下部的叶边缘有不规则钝齿或呈波浪形[2]，上部的叶较小，为线形或线状披针形，全缘，上面绿色，下面有腺点。穗状花序腋生及顶生，分枝或不分枝；花小，绿色[3]，常为 3~5 朵簇生于苞腋内，少为单生；苞片叶状；花束细小，两性或雌性。胞果膜质，扁球形，包藏于花被内。种子细小，红棕色，光亮。花期夏、秋季。生于村旁、旷地、路旁，亦有栽培。主产于广西、广东、福建、贵州等地。

验方精选：①钩虫、蛔虫、蛲虫病：土荆芥适量，阴干研末，酌加糖和米糊为丸，每次用开水送下 3 克，早晚各 1 次。②钩虫、蛔虫、绦虫病：土荆芥 3~6 克，水煎服。③头虱：土荆芥适量，捣烂加茶油敷。④脱肛、子宫脱垂：鲜土荆芥 12 克，水煎，每日 2 次。⑤风湿关节痛：鲜土荆芥根 12 克。加水炖服。

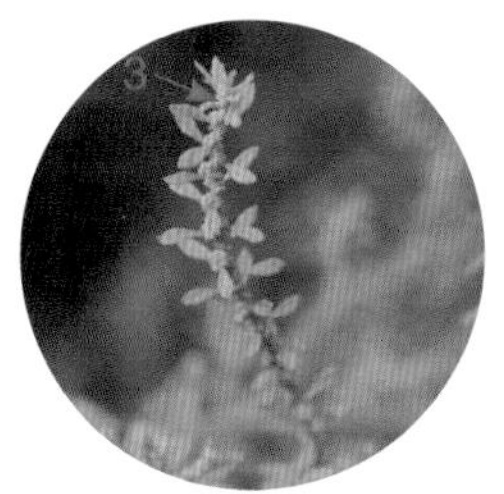

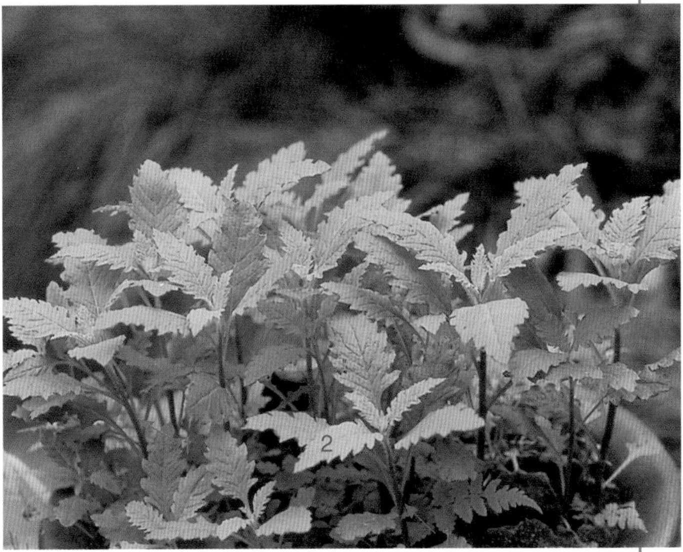

2

◎土荆芥

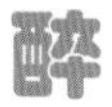

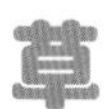

◎**常用别名**

驴尾草、金鸡尾、红鱼波、鱼泡草。

◎**植物基源**

马钱科植物醉鱼草 *Buddleja lindleyana* 的全草。

◎**采收加工**

4~6月采收，洗净，晒干。生用或鲜用。

◎**性味功用**

辛、苦，温；有毒。杀虫，祛风除湿，活血祛瘀，化痰止咳平喘。内服：9~15克，水煎服或捣汁服。外用：适量，捣汁涂或研末掺。

识别特征：落叶灌木，高1~2.5米。树皮茶褐色，嫩枝具四棱且稍有翅，并有短白茸毛[1]。单叶对生，卵圆形至卵状倒披针形[2]，纸质，全缘或有小齿，两面密被绵毛，尤以幼叶毛最多，老时无毛。轮伞花序集成顶生直立或稍下垂的长穗状花序，花偏向一侧[3]；总苞1片，披针形，有茸毛；萼钟状，4或5浅裂；花冠紫色，有白色闪光的细鳞片，前端膨大，4裂，裂片卵圆形。蒴果2瓣裂，椭圆形。种子细小，近纺锤状。花期4~7月，果期10~11月。生于山坡、林缘、沟边等向阳处。主产于江西、福建、湖南、广西、广东、四川、重庆等地。

验方精选：①流感：醉鱼草9~15克，水久煎服。②钩虫病：醉鱼草15克，水煮2小时，加白糖，晚饭后与次晨饭前分服（个别服药后有恶心、腹痛、腹泻、头昏乏力等）。③疟疾：醉鱼草、白英各15克，水久煎，于疟疾发作前3~4小时内服，连服2日。④跌仆损伤：鲜醉鱼草15~24克，酌加红酒、开水炖1小时，内服。

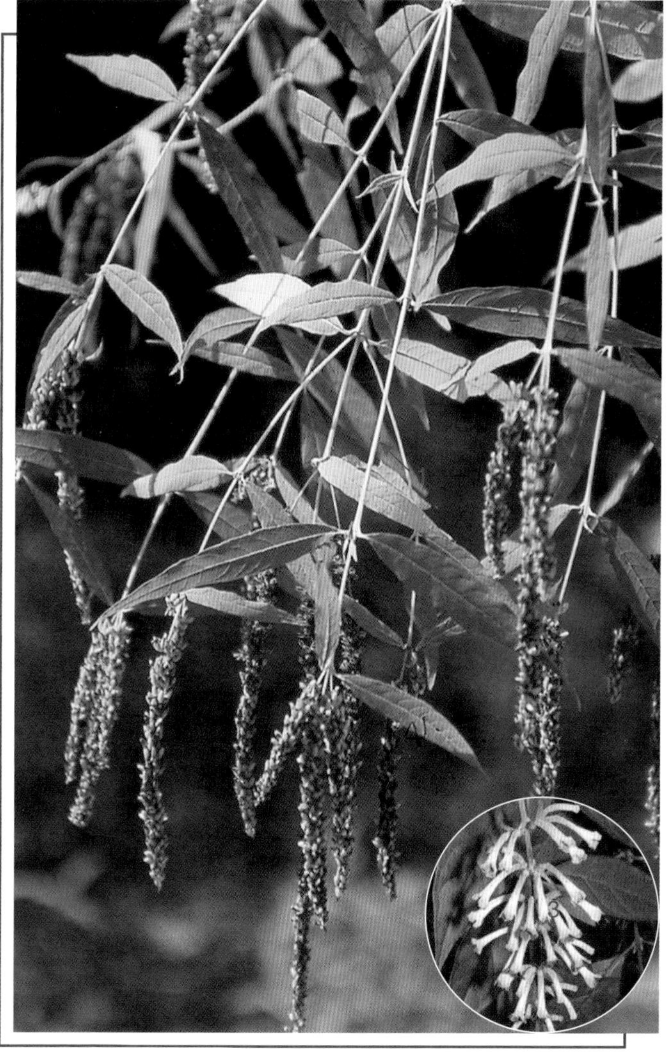

◎醉鱼草

榧子

◎常用别名

香榧、玉榧、赤果。

◎植物基源

红豆杉科植物榧树 *Torreya grandis* Fort et lindl. 的成熟种子。

◎采收加工

秋季种子成熟时采收，除去肉质假种皮，取出种子，洗净，晒干。生用或炒用。

◎性味功用

甘，平。归肺、胃、大肠经。杀虫消积，通便，润肺。内服：15~30克，水煎服；或炒熟嚼服，每次15克。

识别特征：常绿乔木，高达25米。树皮灰褐色，枝开张[1]，小枝无毛。叶呈假2列状排列[2]，线状披针形，愈向上部愈狭，先端突刺尖，基部圆形，全缘，质坚硬，上面暗黄绿色，有光泽，下面淡绿色，中肋显明，在其两侧各有一条凹下的黄白色气孔带。花单性，通常雌雄异株；雄花序椭圆形至矩圆形，具总花梗；雌花无梗，成对生，只1朵花发育，基部具数对交互对生的苞片。种子核果状，倒卵状长圆形[3]，先端有小短尖，红褐色，有不规则的纵沟；胚乳内缩或微内缩。花期4月。种子成熟期为次年10月。生于山坡，野生或栽培。分布于安徽、江苏、浙江、福建、江西、湖南、湖北等地。

验方精选：①绦虫病：榧子每日吃7颗，连吃7日。②十二指肠蛔虫、蛲虫等：榧子（切碎）30克，使君子仁（切细）30克，大蒜瓣（切细）30克，水煎去渣，每日3次，空腹时服。③卒吐血出：榧子研为末，白汤服9克，先吃3个面饼为引，每日3次。

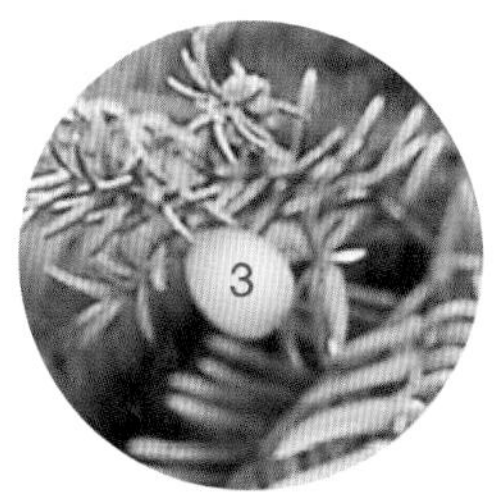

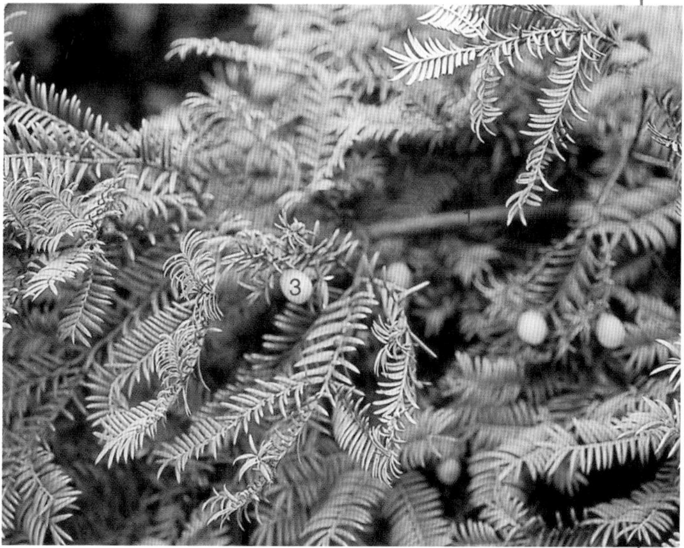

◎榧树

椰子瓢

◎常用别名

椰子肉。

◎植物基源

棕榈科植物椰子 *Cocos nucifera* L. 的胚乳（椰肉）。

◎采收加工

宜于果实成熟时采收，鲜用或晒干生用。

◎性味功用

甘，平。杀虫消疳，益气健脾。内服：饮服椰子水100~150毫升，或食用鲜椰肉50~100克。

识别特征：乔木，高20~30米。杆直立，不分枝，有轮状叶痕[1]。羽状复叶，常20~30片丛生于茎顶[2]；小叶片线形，革质[3]。花单性，雌雄同株；花序生自叶腋间，雄花较细小而多，生于花序上部，雌花较大而小，生于花序下部，或雌雄花混生；雄花左右对称，花被3。核果椭圆形或卵状椭圆形，略呈三棱[4]，未熟时青绿色，成熟时暗褐棕色，外果皮较薄，中果皮为厚纤维层，内果皮角质，极硬，有3个基生孔迹。种皮薄，衬托着白色的胚乳（即椰肉）；胚乳内有一大空腔贮藏浆液（即椰汁）。花后1年果熟。生于热带沙地上或气温较高的河流及溪谷两岸、较湿润的平地。分布于海南、台湾、广东、云南（南部）等地。

验方精选：①绦虫病：椰子1个，饮汁食其肉。②姜片虫病：椰子瓢直接服用，成人每次约1个，儿童酌减，于清晨空腹时服。

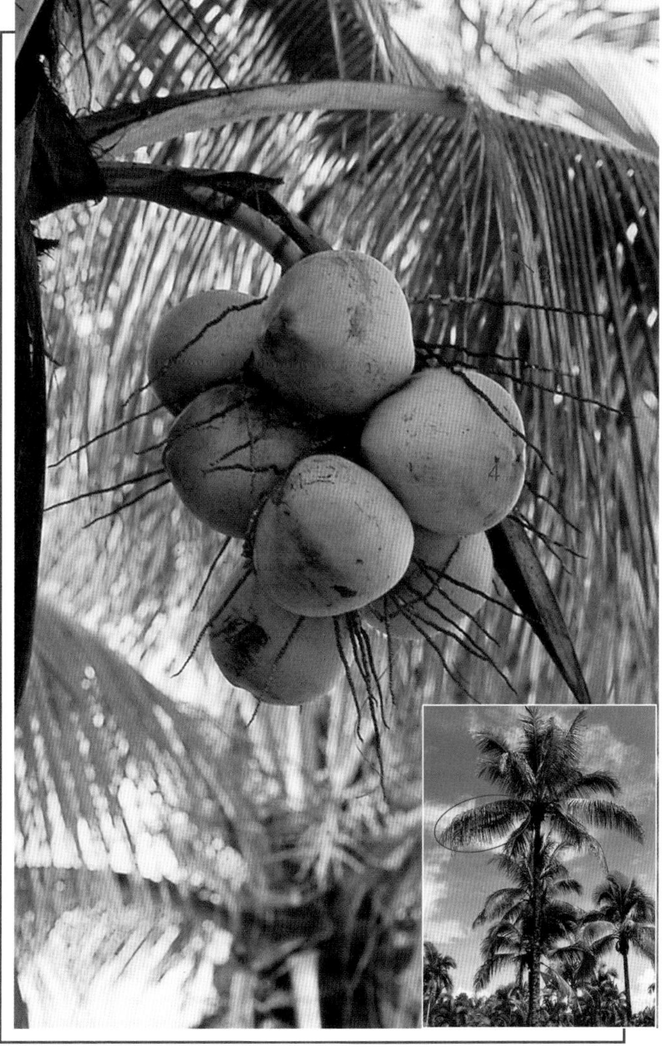

◎椰子

凤眼果

◎常用别名

频婆果、罗晃子、富贵子。

◎植物基源

梧桐科植物苹婆 *Sterculia nobilis* Smith 的种子。

◎采收加工

夏、秋季果实成熟开裂时采摘。

◎性味功用

甘，温。温胃，杀虫。内服：5~10 个，水煎服，或研末为散。外用：适量，煅存性研末调搽。

识别特征： 乔木，高达 10 米。树皮褐色[1]、富含纤维。叶纸质，阔矩圆形至矩圆状椭圆形[2]，先端渐尖或钝，基部钝。圆锥花序下垂；花杂性，无花冠；花萼粉红色，5 裂至中部，裂片三角状条形；雌花少数。蓇葖果通常两个对生[3]，厚革质，卵状，具喙，熟时红色，开裂，露出红色或紫红色种子，形如凤眼[4]。种子卵形，红色或紫红色，煮熟可食。花期 5 月，果期 6~7 月。野生于山坡林内或灌丛中，亦有栽培。分布于广东、广西、贵州等地。

验方精选： ①腹中蛔虫上攻，心下大痛欲死，面有白斑：凤眼果、牵牛子各 7 个，水煎服。②翻胃吐食，食下即出，或朝食暮吐，暮食朝吐：凤眼果 7 个，煅烧存性，每日以适量酒送下。③疝痛：凤眼果 7 个，酒煎服。

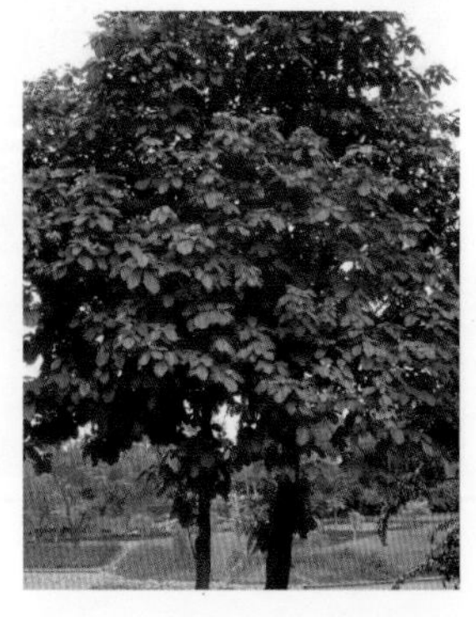

附注： 凤眼果壳：为苹婆的果壳。淡，平。用于小肠疝、烂耳、痔疮。内服：煅灰冲酒饮。外用：研末外敷或煎水洗。

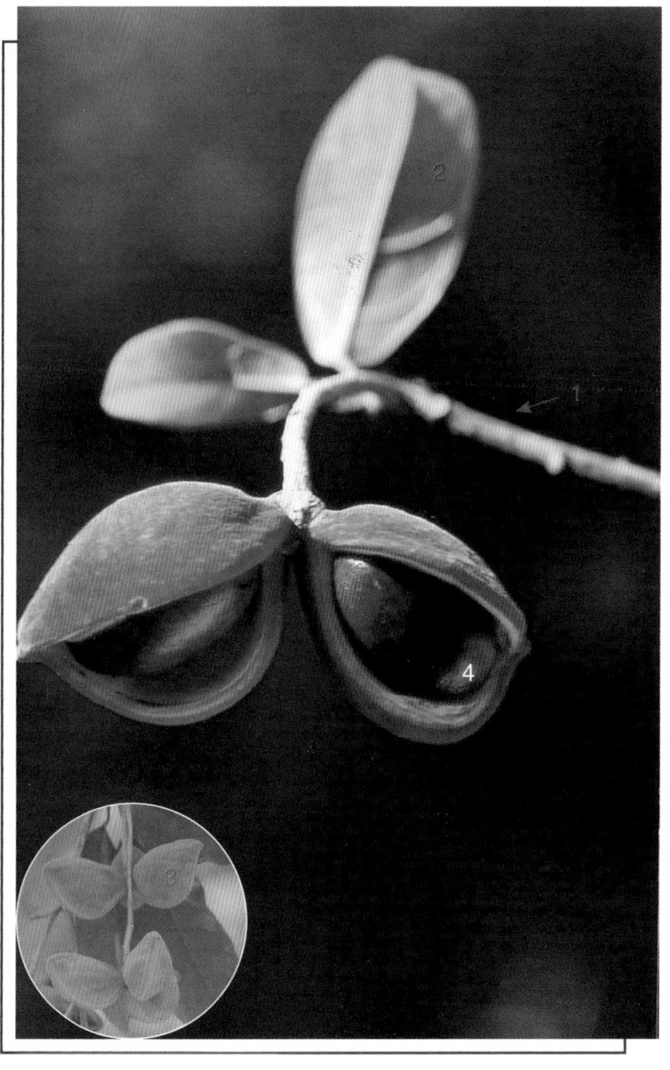

◎苹婆

野漆树叶

◎常用别名

山漆、毛叶漆、染山红。

◎植物基源

漆树科植物野漆树 *Rhus sylvestris* Sieb. et Zucc. 的叶。

◎采收加工

春、夏季枝繁叶盛的时候，采收。

◎性味功用

辛，温；小毒。活血通络，消积杀虫。内服：9~15 克，水煎服。外用：适量，研末撒或捣敷。

识别特征：落叶乔木，高可达 10 米，有白色乳汁。嫩枝和冬芽红褐色[1]，具棕黄色毛。单数羽状复叶，互生；小叶卵形或卵状椭圆形，全缘，上面疏生柔毛或近光滑，下面有黄柔毛，侧脉显著；叶柄短，有毛。圆锥花序侧生；花细小，黄色[2]；雌雄异株，或单性花与两性花共存。核果偏斜而扁[3]，宽大于高，淡棕黄色，光滑。花期 5~6 月，果熟期 9~10 月。生于山野。分布于华东、华南及贵州、四川、重庆等地。

验方精选：①蛔虫病：野漆树叶 9~15 克，酌加水久煎，取半小碗，早晚饭前温服。②创伤出血：野漆树叶晒干研末敷伤口；或鲜野漆树根皮适量，加白糖捣烂外敷。③胼胝：鲜野漆树叶 30~60 克，和桐油捣烂敷患处。④湿热疮毒：野漆树根及叶 60~90 克，水煎服。

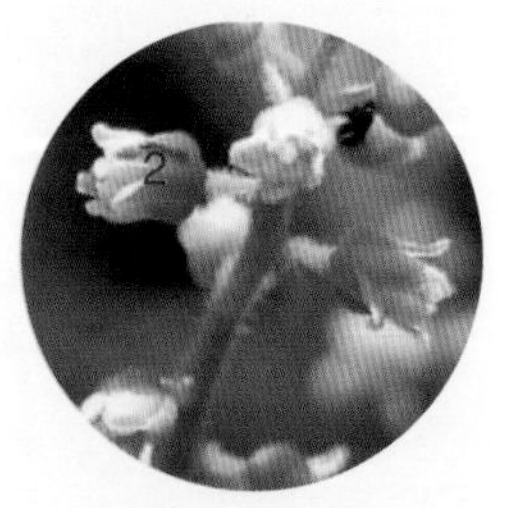

附注：野漆树根：为野漆树的根。涩，温。疏肝解郁，化瘀止血。

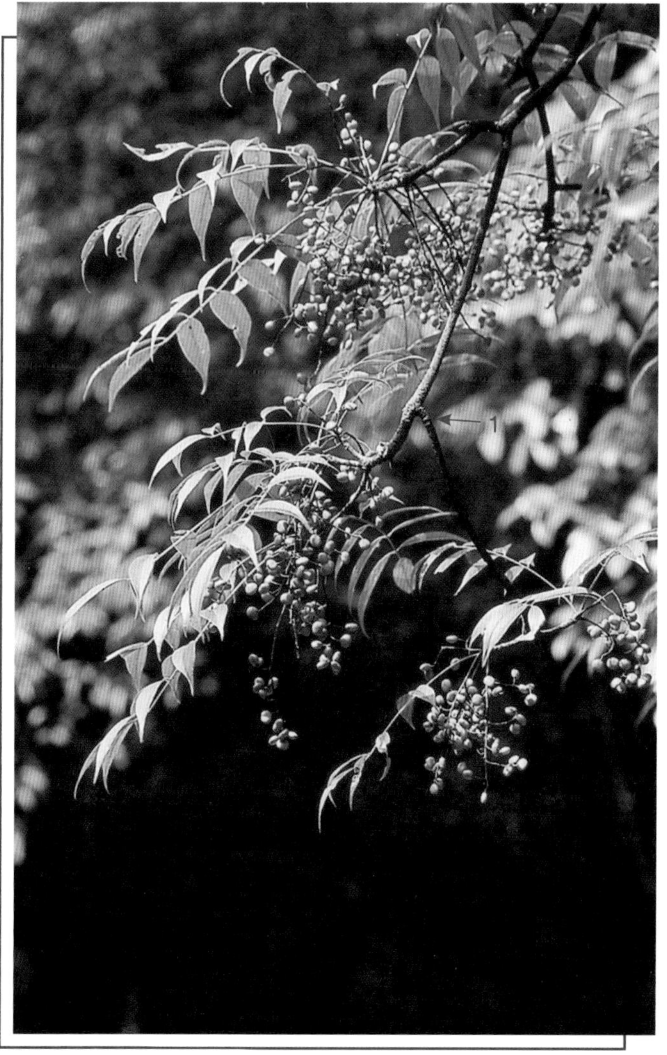

◎野漆树

药物名（正名、别名）、基源名索引

（按拼音顺序排列）

黑体字：药物正名　宋体字：药物别名　仿宋体字：基源名

H

Ⓚ

Ⓛ

Q

Ⓡ

Ⓢ

Ⓣ

Y

传染病和寄生虫病

流行性感冒

蜈蚣草　醉鱼草　黄荆　山黄皮　桉叶　千里光　四季青

感冒

牡荆叶　山黄皮　豆豉姜　桧叶　香菊　冰糖草　五色梅　水翁花　玉叶金花　伤寒草　咸虾花　隔山香　华山矾　鸡谷草　地胆草　牛白藤　过塘草　四季青　蔊菜　一枝黄花　金线吊葫芦　地桃花　蜈蚣草　丽春花　倒吊笔　珠兰　祖师麻　竹叶　花椒　橙皮　毛冬青　牛耳枫　苦石莲　鼠曲草　石黄皮　百眼藤　萝芙木　布渣叶　醉鱼草　黄荆

麻疹

过塘蛇　夜来香　荠菜　球兰　萝藦　隔山香

脑炎

地胆头　三椏苦叶

肝炎

伤寒草　大沙叶　大叶金花草　鬼针草　石龙芮　佛甲草　风尾草　凤冠草　石指甲　大黄　常春藤　鹰不泊　叶下珠　柳枝　金丝草　田基黄　鸡骨草　盆上芫荽　美人蕉根　马蹄金　吐烟花　猕猴桃根　溪黄草　积雪草　铁包金　广东刘寄奴　大叶蛇泡簕　萝芙木　五指毛桃　牛大力　黄花倒水莲

腮腺炎

栗子　了哥王　金果榄　万寿菊

白喉

万年青根　蟛蜞菊　白毛夏枯草

百日咳

水蜈蚣　南天竹　木蝴蝶　金线吊葫芦　万寿菊　马蹄金　青竹标　蚌兰花　百眼藤　萝藦　栗子　倒地铃

痢疾

石黄皮　酢浆草　栗子花　地稔　朝天罐　番石榴　华山矾　山芝麻　大叶金花草　鬼针草　扶桑　白毛夏枯草　山乌龟　茄子　照山白　广东土牛膝　蝙蝠葛　铁苋菜　野苋菜　凤尾草　地桃花　苦树皮　翻白草　木棉花　母草　红背叶　番木瓜　丽春花　吊竹梅　龙须藤　南蛇藤　鹿衔草　荭草　柠檬桉叶　李根　叶下珠　葎草　无根藤　碎米荠　溪黄草　积雪草　阴香皮　杨梅根　黄麻叶　苎麻根　荠菜　岗稔果　秋海棠根　毛冬青

肺结核

啤酒花　络石藤　鹿衔草　葎草　三白草　铁包金　红丝线　白鹤灵芝　石仙桃

疟疾

牡蒿　千里光　鬼针草　石龙芮　翻白草　蔷薇根　琴叶榕　辣椒　青皮　醉鱼草　水蜈蚣

寄生虫病

桉叶　蜈蚣草　美商陆　小百部　土荆芥　醉鱼草　椰子瓢　凤眼果

内科疾病

中暑

星宿菜　牛白藤　山蒟　积雪草　牡荆叶　玉叶金花　大叶金花草

支气管炎

水蜈蚣　大叶金花草　木蝴蝶　万年青根　红背叶　万寿菊　三椏苦叶　倒吊笔　三十六根　小叶买麻藤　酒饼叶　臭茉莉　红丝线　青竹标　鼠曲草　飞天蠄蟧　栗子　玉叶金花

咳嗽

牛白藤　过塘蛇　扶桑　金线吊葫芦　万年青　吊兰　水杨梅　翻白草　丽春花　吊竹梅　四块瓦　葎草　黄蜀葵　问荆　兖州卷柏　玫瑰花　橙皮　白屈菜　虎舌红　楮叶　元宝草　黄药子　铁包金　尖尾枫　红丝线　鼠曲草　蚌兰花　吉祥草　飞天蠄蟧　千斤拔　土人参　土党参　萝藦　栗子　石仙桃　五色梅　伤寒草　隔山香　华山矾　九头狮子草　路边菊

哮喘

杜衡　飞天蠄蟧　三十六根　梧桐叶　穿山龙　青竹标　兖州卷柏　毛冬青　鼠曲草　千日红　吉祥草　萝藦

肺炎

露兜簕　葎草　球兰　九头狮子草　了哥王

咯血

隔山香　木棉花　吊竹梅　十大功劳叶　兖州卷柏　荔枝草　鸡冠花　岗稔果　薯莨　铁包金　红丝线　吉祥草　石仙桃

胃肠炎

牡荆叶　牛白藤　广东刘寄奴　苦石莲　山乌龟　石仙桃　刺梨根　桉叶　蝙蝠葛　铁苋菜　地桃花　水杨梅　鹿衔草　溪黄草　土木香　番石榴　黄荆

胃肠溃疡

山乌龟　龙须藤　白屈菜　石仙桃

吐血

荠菜　荔枝草　鸡冠花　岗稔果　血见愁　楮叶　秋海棠根　蜀葵花　黄药子　飞龙掌血　韩信草　红丝线　吉祥草　萝藦　栗子　枳椇子　榧子　野漆树叶　酸模　朱砂根　万年青根　吊兰　天香炉　蔷薇根　荷叶　络石藤叶　兖州卷柏　玫瑰花　杨梅根

便血

蜀葵花　栗子　野漆树叶　酸模　茄子　天香炉　蕹菜　岗稔果

胆囊炎

山大黄　楤木　马蹄金　溪黄草

肝硬化

黄鹌菜　盆上芫荽

肾炎

母草　走马箭　酒饼叶　鹰不泊　楤木　猫须草　金丝草　马蹄金　翠云草　活血丹　大驳骨　千斤拔　萝藦　地稔　玉叶金花　鬼针草

水肿

鹰不泊　楤木　臭茉莉　猫须草　千金子　李树叶　美商陆

柳枝　萱草根　桐木　马蹄金　猕猴桃根　白屈菜　荠菜　活血丹　盐肤木根　大驳骨　黄花倒水莲　萝藦　地稔　啤酒花　冰糖草　路边菊　星宿菜　了哥王　梓实　广东土牛膝　杠板归　水杨梅　铁线草　走马箭　酒饼叶

膀胱炎

夹竹桃　碎米荠　啤酒花　桉叶　猫须草

尿道炎

芒萁骨　金丝草　碎米荠

尿血

玉叶金花　薜荔藤　葎草　莴苣　荔枝草　蜀葵花

泌尿系统感染

柳枝　苎麻根　蜀葵子　酢浆草　翠云草　积雪草　黄麻叶　血见愁　秋海棠根　白背叶根　白千层　问荆　过塘蛇　芭蕉根　酸模　玉簪花　土茯苓　苘麻　马齿苋　茄子　广东土牛膝　岗梅根　凤尾草　地桃花　吊竹梅　功劳子　石指甲　过江龙　龚箕笃　紫鸭跖草　紫茉莉　金丝草　水芹　蕹菜　定经草　碎米荠

遗尿

土党参　蔷薇根

遗精

胡桃　楤木根　定经草

阳痿

萝藦　雪莲花

贫血

岗稔果　黄花倒水莲

高血压

龙船花　旱芹　萝芙木　防风草　伤寒草　茶叶　臭茉莉　穿山龙

甲状腺肿大

刺苋菜

盗汗

葎草　土人参

风湿病

桐根　翠云草　猕猴桃根　鸡矢藤　竹叶花椒根　阴香皮　黑老虎　木通根　鸡骨香　大驳骨　岗稔根　盐肤木根　飞龙掌雪　排钱草　凤仙　白花丹　大驳骨　青竹标　驳骨丹　构骨叶　球兰　飞天蠄蟧　千斤拔　金毛狗脊　黑芝麻　朝天罐　葫芦茶　枳椇根　土荆芥根　豆豉姜　山黄皮　桧叶　星宿菜　山芝麻　蛇泡簕　土茯苓　朱砂根　广东土牛膝　蔊菜　地桃花根　木棉根　蓖麻根　威灵仙　走马箭　倒吊笔　半枫荷　走马胎　小叶买麻藤　梧桐叶　大枫艾　龙须藤　过江龙　南蛇藤　珠兰　鹰不泊　楤木　扁担藤　臭茉莉　薜荔藤　鹿衔草　丝棉木　荭草　金丝桃　柠檬桉叶　穿山龙　文冠果　六方藤　草石蚕　入地金牛　柳根

坐骨神经痛

楮叶

肋间神经痛

飞龙掌血

头痛

鹅不食草　水翁花　咸虾花　梓白皮　茶叶　常春藤　大枫艾　石楠叶　玫瑰花　岗稔果　杜衡　萝芙木　金雀花　刺梨花

头晕

水杨梅　十大功劳叶　倒吊笔　紫茉莉　金雀花　刺梨根

糖尿病

铁线草　金丝草　倒地铃

癫痫

蓖麻子　珠兰　夹竹桃

神经衰弱

吐烟花　岗稔果　白千层　缬草　啤酒花

妇产科疾病

痛经

大枫艾　琴叶榕　黑老虎　白屈菜

闭经

雪莲花　鸡矢藤　排钱草　龙船花　广东刘寄奴　构骨叶　星宿菜　天香炉　蔷薇根

崩漏

荠菜　血见愁　秋海棠根　蜀葵花　飞龙掌血　栗子　紫玉簪　波罗蜜　鹿衔草　兖州卷柏　无根藤　美人蕉根　杨梅根　黄麻叶　薯莨　虎舌红　木耳　芒萁骨　蒲葵叶　刺犁根　牡蒿　芭蕉根　土茯苓　荷叶　半枫荷

产后瘀血痛

犁头草　走马胎

子宫脱垂

排钱草　土荆芥　苦石莲

子宫出血

马蹄蕨

乳汁不通

薜荔果　莴苣子　波罗蜜

产后关节痛

千斤拔

带下病

美商陆　紫茉莉根　水芹　定经草　碎米荠　美人蕉根　苎麻根　秋海棠根　蜀葵花　芒萁根　千斤拔　五指毛桃　土党参　星宿菜　九头狮草　斩龙剑　蛇泡簕　芭蕉根　土茯苓　红背叶根　蔷微根　吊竹梅　臭茉莉

乳腺炎

犁头草　了哥王　岗梅根　佛甲草　野苋菜　玫瑰花　大驳骨　琴叶榕　萱草根　桐皮

儿科疾病

小儿惊风

南蛇藤　荷莲豆　及己　枳椇果　臭草

小儿发热

水芹

疳积

独脚金　铁苋菜　夜来香　叶下珠　鸡矢藤　虎舌红　石黄皮　石仙桃

外科疾病

痈疽疔疮疖

八角莲　白背三七　白花丹　白屈菜　蓖麻根　蓖麻子　波罗蜜　常春藤　朝天罐　赤小豆　臭草叶　楮叶　刺苋菜　大驳骨　大驳骨　大枫艾　大浮萍　大沙叶　倒地铃　地稔　定经草　鹅不食草　番石榴皮　防风草　凤冠草　凤仙　凤眼果　扶桑　岗梅根　韩信草　旱芹　华山矾　黄蜀葵　黄药子　鸡冠花　及己　金果榄　金线吊葫芦　九头狮子草　杠板归　辣椒　犁头草　荔枝草　栗子　了哥王　柳叶　露兜簕　路边菊　绿豆衣　葎草　罗裙带　马鞍藤　马齿苋　马蹄蕨　米碎花　母草　牡蒿　千里光　蔷薇根　茄子　青天葵　苘麻　秋海棠　球兰　人面子　入地金牛　三桠苦叶　山大刀　山芝麻　石龙芮　石指甲　蜀葵花　水葫芦　丝棉木　四季青　酸藤果　桐皮　土茯苓　吐烟花　万年青根　万寿菊　梧桐叶　蜈蚣草　香菊　血见愁　阳桃叶　野牡丹　野苋菜　元宝草　照山白　枳椇子　紫茉莉　紫鸭跖草　紫玉簪

丹毒

李根　桐皮　翠云草

乳腺炎

伤寒草　路边菊　柳叶　金果榄　黄鹌菜　万寿菊　臭牡丹　白花丹　大叶蛇泡簕

淋巴结炎

无莿根　栗子

淋巴结核

倒吊笔　八月札　小百部

对口疮

倒地铃　入地金牛

臁疮

梧桐叶

骨髓炎

无莿根

脓肿

蓖麻子　白花丹

胆石症

山大黄　盆上芫荽

胆囊炎

山大黄　楤木　马蹄金　溪黄草

阑尾炎

路边菊　金果榄

泌尿系统结石

蛇泡簕　猫须草　露兜簕　活血丹

疝气

斩龙剑　金线吊葫芦　鬼灯笼　赪桐　薜荔藤　露兜簕　葎草根　青橘皮　荔枝核　楮叶　凤眼果

睾丸炎

球兰　斩龙剑

痔疮

岗梅根　野苋菜　刺苋菜根　凤冠草　三椏苦叶　梧桐叶　马鞍藤　臭茉莉　飞天蠄蟧　露兜簕果　黄蜀葵根　飞火蠄蟧杨梅根　朝天罐　枳椇木皮　凤眼果壳

脱肛

天香炉　臭牡丹叶　臭茉莉　粪箕笃　白鸡冠花　苦石莲　土荆芥

跌打损伤

假芫荽　山黄皮　五色梅叶　鸭脚木叶　星宿菜　白背三七　八角莲　了哥王　竹节蓼　一枝黄花　吊兰　鬼灯笼　野牡丹　木棉根皮　三椏苦叶　蓖麻根　山大黄　七叶莲　走马箭　半枫荷　走马胎　三十六根　梧桐　飞天蠄蟧　大枫艾　酒饼叶　珠兰　鹰不泊　楤木　四块瓦　穿山龙　六方藤　入地金牛　大浮萍　问荆　猕猴桃根　竹叶花椒根　阴香　黑老虎　米仔兰　苎麻根　薯莨　虎舌红　秋海棠根　酸藤果　月季花　毛冬青根　铁包金　活血丹　飞龙掌血　排钱草　凤仙花　白花丹　广东刘寄奴　韩信草　春花木　大驳骨　红丝线　青竹标　驳骨丹　蚌兰花　缬草　千斤拔　波罗蜜叶　番石榴叶　醉鱼草　野漆树叶

外伤出血

雪莲花　飞天蠄蟧　楮叶　蒲葵叶　红丝线　黄花倒水莲　石仙桃　醉鱼草　红背叶　蔷薇花　络石藤　七叶莲

汤火烫伤

芒萁骨　蜡梅花　华山矾　白背三七　蔷薇根　石指甲　蜈

蜈蚣萍　柳根　翠云草　蜀葵花

冻疮

茄叶　辣椒

蛇伤

石龙芮　竹节蓼　马蹄蕨　刺苋菜　三椏苦叶　石指甲　三十六根　金丝桃　入地金牛　千金子　阳桃叶　田基黄　铁线莲　竹叶花椒　黄麻根　白屈菜根　铁包金　盐肤木根　凤仙　白花丹　辣椒　九里香　牛耳枫　血见愁　了哥王

蜈蚣咬伤

地胆草　竹节蓼　马齿苋　蜈蚣草　樟树枝　布渣叶

蜂蝎等咬蜇伤

斩龙剑　金丝桃　蜀葵花

皮肤科疾病

荨麻疹

水葫芦　大浮萍　桧叶

疱疹

薯莨　牛白藤　八角莲　杠板归　臭茉莉　荷莲豆

湿疹

防风草　五色梅　牡蒿　茄根　铁苋菜　三椏苦叶　蜈蚣萍　田基黄　九里香　苎麻叶　白鹤灵芝　番石榴叶

皮炎

五色梅　铁苋菜　三椏苦叶　白屈菜　吐烟花

癣

黄荆　桉树叶　大枫艾　阳桃叶　白屈菜　苎麻　秋海棠花　蜀葵子　白鹤灵芝　小百部

五官科疾病

中耳炎

马蹄金

衄血

荷叶　丝棉木　血见愁　楮叶　蜀葵花　飞龙掌血　栗壳

扁桃体炎

玉叶金花　杠板归　蝙蝠葛　金果榄　一枝黄花　毛冬青根　牛耳枫　地稔

咽喉炎

倒地铃　蝙蝠葛　黄鹌菜　地稔

咽喉肿痛

水蜈蚣　荸荠　玉簪花　山乌龟　梓叶　朱砂根　金果榄　一枝黄花　金线吊葫芦　万年青根　橄榄根　佛甲草　凤冠草　石指甲　粪箕笃　酸藤果　黄药子　韩信草　石仙桃　紫玉簪花　葫芦茶

急性结膜炎

吊竹梅　夜来香　田基黄　地胆草

皮肤溃疡

罗裙带　吐烟花　酸藤果　紫玉簪叶

夜盲

青葙子　夜来香　叶下珠　独脚金

目翳

青葙子

口腔炎

水蜈蚣　金果榄　大叶蛇泡簕

牙痛

地胆草　过塘蛇　茄花　铁线草　万寿菊　十大功劳叶　臭牡丹叶　雪莲花　草石蚕　入地金牛　李根　柳根　美人蕉根　铁线莲　沙姜　竹叶花椒　九里香　荔枝草　木耳　大叶蛇泡簕　飞天蠄蟧　紫玉簪根　番石榴皮

鼻衄

黄药子　蚌兰花　黑芝麻

《青草药识别应用图谱（第二版）》读者调查表